M. Manilii Astronomicon ex recensione et cum notis Richardi Bentleii.

M. MANILII
ASTRONOMICON

EX RECENSIONE
ET
CUM NOTIS
RICHARDI BENTLEII.

LONDINI,
Typis HENRICI WOODFALL,
Sumptibus PAULI et ISAACI VAILLANT.
MDCCXXXIX.

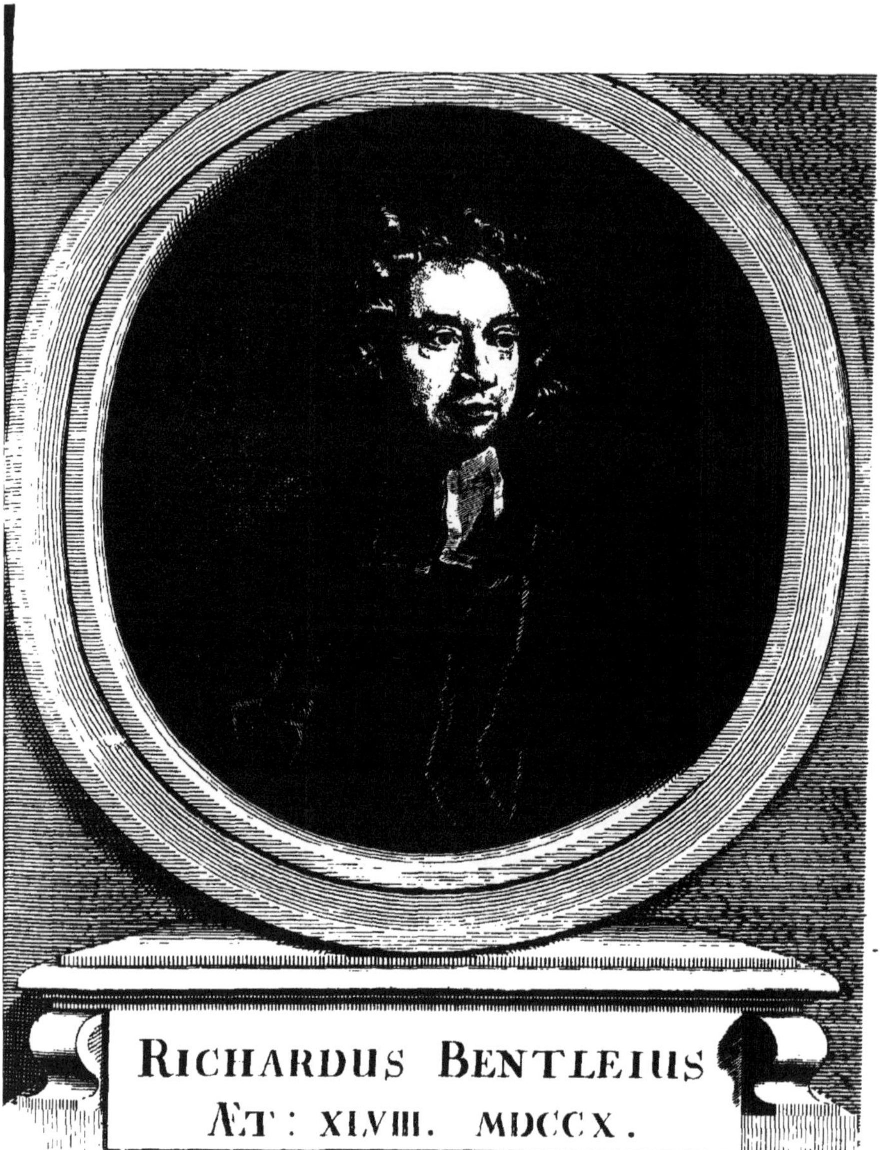
RICHARDUS BENTLEIUS
ÆT: XLVIII. MDCCX.

ILLUSTRISSIMO PRINCIPI AC DOMINO

HOMAE HOLLES

DUCI DE NEWCASTLE,

GIAE MAIESTATI A SANCTIORIBUS CONSILIIS

ET A SECRETIS,

OBILISSIMI ORDINIS PERISCELIDIS EQUITI,

ACADEMIAEQUE CANTABRIGIENSIS

MAGNO SENESCHALLO.

DUO iam abierunt anni, Vir illuſtriſſime, ex quo mihi Bibliothecam tuam ordinandam committere dignatus es. Ea ſcilicet te tangebat cura in hac elicisſima tempeſtate, qua literae humaniores ubique prosſtratae iacent; ea vel in maximis tuis occupatio-

nibus

nibus ſolicitabat animum cogitatio; nempe ut haberes, ubi Te per negotiorum intervalla quam utiliſſime poſſes oblectare. Neque vero eſt cur quiſquam Te iure reprehendat, ſi, quod tempus alii vel pecuniis ſuis exercendis vel ludis ceteriſque voluptatibus tribuunt, hoc Tibi omne ſumas ad ea ſtudia recolenda, quibus a prima uſque adoleſcentia tantopere fueris deditus; quibuſque aliqua ſaltem ex parte acceptum referas, quod ad hunc ampliſſimum honoris gradum, ad hanc tantam famae nominiſque celebritatem, mature adeo perveneris. Licet enim tuae Tibi facultates generiſque ſplendor facilem ſane ad ſumma omnia patefacerent aditum; magni tamen eſt ingenii, omnique literarum genere probe exculti, graviſſimum illud munus, quod perplurimos iam annos tanto cum plauſu et gratulatione obtines, pro dignitate exequi.

Huic tuo igitur deſiderio, Vir nobiliſſime, tam iuſto tam laudabili quo cumulatius ſatisfacerem; cum alia omnia mihi undique ſubſidia diligentius conquiſivi, tum etiam Richardum Bentleium patruum meum digniſſimum de hac re conſului. Qui quidem, ut fuit in me ſemper indulgentiſſimus, non ſolum conſilio ſuo me adiuvit; verum ipſe inſuper aliquid ad Bibliothecam tuam inſtruendam conferre cupiens mihi ſtatim Manilium ſuum, iam olim prelo deſtinatum ac deſcriptum, ſed fato quaſi aliquo ad hoc uſque tempus reſervatum, in manus tradidit, ea lege et conditione ut Tibi eum ſuo etiam nomine dicarem. Libens ſcilicet facturus ipſe, ſi modo ſibi per aetatem rebus hiſce levioribus amplius vacare iam fuiſſet

conceſſum.

concessum. Liceat igitur Manilio, Vir ornatissime, tuis tandem sub auspiciis in publicum prodire: qui, cum hunc novum suum cultum omnino Tibi debeat, se Tibi venditare mirabiliter gestit. Neque sane est, ut opinor, cur Tu hunc talem dedigneris clientem. Quamvis enim ad elegantiam vel Terentii vel Horatii, praegravante scilicet materia, fortasse non accedat; dignus tamen, si modo Tibi ita fuerit visum, qui in Bibliothecam tuam selectissimam, tot sibi abstersis maculis, nunc denuo recipiatur.

Utinam sane, quae mea est in literas literatosque propensissima voluntas, tanta nunc patronorum daretur copia, ut mihi difficilis fuisset deliberatio, cuinam potissimum hunc Nostrum commendarem: cum vero Tu unus fere ex omnibus tristes nunc respicias Camenas; si non privatum officium patruique mandata, publica certe vox Te mihi omnino designasset. Neque profecto improvisum hoc nobis contigit, aut inopinatum; cum ab ineunte aetate ea Tui dederis documenta, unde facile coniectura augurari licuit, Talem Te aliquando evasurum, qualem nunc iudicamus cognitum. Testis est Alma Mater Cantabrigia, quae Te inter illustrissimos suos filios gratulabunda commemorat; iucundissimamque illius temporis memoriam saepius recolit, cum in Aula Clarensi privatus adhuc quam familiarissime versarere. Quo quidem omni tempore studio adeo inflammato in eas disciplinas, quibus illa aetas erudiri solet, incubuisti; ita sanctissimis ipsius institutis morigerum Te in omnibus praebuisti; ut cunctis abunde constaret nihil esse, quod

non

non eo ingenio, induſtria, verecundia conſequi poſſes. Et quamquam Te vitae tuae rationes, principiſque prudentiſſimi voluntas, ad alia maiora maturius avocarunt: iſtum tamen, quo in literas tum flagrabas, amorem adeo non abieciſti; ut in maximis etiam occupationibus ſtudia humanitatis numquam plane intermiſeris. Quali vero ſis in literas animo, quam certus eruditorum fautor ac patronus, nuperrime quidem omnibus planiſſime intellectum eſt; cum Academiae tuae patrocinium tam benigne ſuſcepiſti, Seneſchallique Tibi ea, qua debuit, obſervantia oblatum munus minime es aſpernatus. Noveras enim, Vir praeſtantiſſime, probe noveras Academias iam ex tempore aliquo male audire: partim quidem ex indoctorum hominum obtrectationibus; qui, cum omnis plane humanitatis ſint expertes, nullaſque umquam attigerint literas, totum illud, quod ipſi non aſſequantur, faſtidioſe ſatis contemnunt; optimarumque artium ſtudia invidioſe exagitant, quaſi hominum tantum otioſorum ſint oblectamenta, nihilque omnino adiumenti ad res gerendas afferant: partim etiam eorum ex calumniis; qui, cum per duos treſve annos alicubi forſitan in Academiis haeſerint, parvoſque admodum in ſtudiis fecerint progreſſus, quo melius ſuae patrocinentur ignaviae, Almam Matrem iniuſte criminantur; quaſi iam plane debilis et effoeta nullos omnino ferat fructus, ſed filios ſuos in otio inertiſſimo langueſcere prorſus patiatur. Quae omnia redarguere res ſane eſſet perfacilis; atque adeo Tu unus orationi noſtrae abunde feciſſes fidem, qui quidem ex hujus diſciplina profectus ampliſſimum reipublicae mu-

nus

nus tam insigniter ornas. Horum igitur ut occurreret malevolentiae, in tuum Academia confugit sinum: neque enim alium habuit praestantiorem, cui reipublicae literariae gubernacula in hac tempestate deferret. Te sibi patronum vel, si quod sanctius in terris cariusve detur nomen, patrem sibi asciscit; tua fide, consilio, auctoritate, constantia, tota nititur; ut ipsam contra iniquissimorum hominum, qui bonis suis invident, criminationes defendas, orat obtestaturque: Te optime enim posse, qua polles apud regem gratia, confitentur omnes; velle etiam, quod tuum in se perpetuum fuit studium, nulla quidem dubitat.

Neque vero non perspicit ceteras etiam animi tui egregias sane virtutes: in quibus liberalitatem plane eximiam, promptamque semper in eruditos munificentiam, singulari cum magnitudine animi coniunctam, summis prout meritae sunt effert laudibus. Integritatem vero, spectatamque in muniis exercendis abstinentiam, quam maxime suspicit et admiratur: quae quidem quantae sint virtutes, hisce praesertim moribus perditissimis, si minus ipsae per sese eluceant, aliorum certe ex cupiditate plenissime cognosci potest. Tibi autem, Vir nobilissime, cum maiores tui illustrissimi fecerunt, ut rem familiarem amplificare omnino non sit necesse; tum animi tui aequitas et moderatio facit ut, etiamsi possis, tamen id non velis. Neque tamen quisquam Te privatae luxuriae insimulavit umquam. Quis enim in omnibus vitae partibus, nisi sicubi regis et reipublicae agatur gloria, moderatior temperatiorque? quis, tui praeſertim loci et amplitudinis, in omni cultu modeſtior? Atque adeo hinc Tibi infinitae iſtae ſuppetunt copiae, quas in tenuioribus locupletandis, quas in miſerorum afflictis fortunis ſublevandis, quas in conciliandis cunctorum animis et ad regis reique publicae uſus adiungendis glorioſe adeo impendis: ad quam laudem comparandam perplurima certe a natura habes adiumenta. Ea enim es humanitate, comitate, morum ſuavitate; tam mirifice in univerſorum animos benigna tua oratione influis; ita facile Te, cum placuerit, ſubmittis, atque etiam infimis, ſalva dignitate, quodammodo communem praebes; ut ad demerendos homines plane videare natus. Quid, quod ſingulorum fere nomina adeo fideliter perceperis; ut, ſiquando quis illorum blandius ut fit ſit compellandus, nomenclatore quidem minime indigeas? Neque enim gravioribus tantum rebus, quaeque ad ſummam rempublicam aliquo modo pertineant, memoria illa tua incredibilis ac plane divina inſervit; verum hiſce etiam levioribus, quae tamen ad benevolentiam conciliandam plurimum valent, facillime ſeſe accommodat. Publicas vero tuas virtutes, quaeque in colloquiis, quae in concilio, quae in ſenatu, quae in univerſa denique republica praeclariſſime geſſeris; cum neque huiuſce ſint loci aut temporis, neque noſtri ingenii ac tenuitatis; mihi ſane deliberatum eſt omnino non attingere: praeſertim cum ea in annales etiam ſint itura, et apud futuros hiſtoricos iuſtum ſibi praeconium aliquando ſint inventura. Neque tamen hic commemorabo de fide tua in regem, amore in patriam,

caritate

caritate in tuos, constantia in amicos, benevolentia in omnes: non quod Tu hisce etiam in virtutibus non aeque excellas; sed quod cum Tibi ipsi, quae tua est modestia, haec laudum tuarum praedicatio nequaquam ad aures accedat grata; tum vero aliis nihil novi, nihil non pervulgati, nihil non sermone omnium celebrati afferre possim. Ut regi igitur et reipublicae, ut amicis atque adeo bonis omnibus, diu Te incolumem conservet Deus; ex animo quidem precatur Tibi,

Vir Illustrissime,

Summa Observantia

Et Cultu

Devinctissimus

LONDINI
pridie idus Apriles
MDCCXXXIX.

RICHARDUS BENTLEIUS.

LECTORI S.

SPeraveram equidem Richardum Bentleium patruum meum dignissimum huic suae Manilii editioni, sicuti olim in se susceperat, voluisse praefari: cum vero ipse excusans aetatem fidem liberare iam plane abnuerit; pauca mihi sunt praefanda, ut scias, benevole lector, quid Vir ille doctissimus de hoc suo auctore senserit; quibus instructus subsidiis ad eum recensendum accesserit; qualisque in eo edendo ipsius fuerit ratio.

Et primum, ad auctoris patriam quod attinet, nihil sane habet quod affirmet: suspicatur tamen eum fuisse alicubi forsitan ex Asia peregrinum, tum ex singulari eius quorumdam verborum constructione, tum quia nusquam apparet ipsos Romanos hisce artibus adeo mature operam dedisse. Duos vero istos versiculos IV, 41, 776,

Speratum Hannibalem nostris *cecidisse catenis*,
Qua genitus cum fratre Remus hanc *condidit urbem*,

ex quibus nonnulli efficere conantur Manilium non modo fuisse Romanum, verum etiam Romae hoc suum poema composuisse; eos ambos pro spuriis, quales alii plurimis etiam in locis occurrunt, habet omninoque reiicit.

De auctoris nomine multum variant codices manuscripti. Codex enim Gemblacensis, omnium quotquot sunt longe optimus et antiquissimus, nullum a prima manu praefert titulum; sed manu tandem recenti, quod ex ipsis literarum ductibus abunde liquet, tituli loco ascriptum est *Manlius Poeta*. Neque sane est cur hoc casu aliquo ab exscriptore tantum praetermissum credamus; cum is in Prisciano, qui in eodem est volumine et ab eadem etiam manu, adeo se praebuerit diligentem, ut nomen tum auctoris tum etiam traductoris conservaverit. Liber enim iste sic habet in fronte,

INCIPIT PERIEGESIS PRISCIANI GRAMMATICI:

et in fine, FELICITER EXPLICIT PERIEGESIS ID EST
DESCRIPTIO ORBIS TERRARUM ET MARIS
PRISCIANI GRAMMATICI SECUNDUM
DIONISIUM:

ex quo certissime, ut opinor, concludamus licet exscriptorem hunc nullum invenisse auctoris nomen in suo exemplari. Tum vero codex Lipsiensis, qui quidem huic proxime accedit aetate, ita inscribitur,

ARATI

ARATI PHILOSOPHI ASTRONOMICON LIBER PRIMUS INCIPIT: at codex Vossianus annorum fere ccc sic habet, MARCI MALLII ANTIOCHI POENI ASTRONOMICON DIVO OCTAVIO QUIRINO AUGUSTO: codex autem Cassinensis, cuius antiquitatem tantopere sed frustra, ut opinor, iactitat Bonincontrius (nam quas ex eo profert lectiones omnes fere sunt malae notae, et ex codice transcriptae Gemblacensi longe recentiore) hanc inscriptionem exhibet, C. MANILII POETAE ILLUSTRIS ASTRONOMICON INCIPIT. Fieri igitur non potest, ut certi aliquid de hac re ex codicibus manuscriptis statuatur; cum Gemblacensis quidem a prima manu nullum omnino prae se ferat titulum, Lipsiensis evidentissime falsum, et e recentioribus nulli fere duo in eodem prorsus consentiant. Iam si antiquos scriptores attentius evolvamus, facile sane occurrit unde aliorum de hoc commenta refutemus, unde ipsi aliquid melius stabiliamus non occurrit. Nam quod quidam volunt hunc Nostrum eum esse Manlium Astrologiae conditorem, de quo Plinius meminit Nat. Hist. xxxv, 17, temporum ratio id plane repudiat. In confesso enim est apud omnes istum Manlium venisse Romam tertio bello Punico: quare opus suum Augusto iam seni post cladem Varianam dicare non potuit. Neque vero multo melius rem expediunt isti, qui censent hunc eum esse Manlium Mathematicum, qui, ut scriptum est apud Plinium xxxvi, 10, pilam Augusti obelisco imposuit. Nam, quem Plinius ibi memorat Mathematicum, nullo modo apparet eum fuisse poetam: et certe probabilius est, si quid tale de eo cognovisset Plinius, hoc neutiquam fuisse dissimulaturum. Neque sane necesse est hunc poetam, quicumque is tandem fuerit, adeo celebrem fuisse Mathematicum; cum, ut est apud Ciceronem, *constet inter doctos hominem ignarum astrologiae ornatissimis atque optimis versibus Aratum de caelo stellisque dixisse*; et re vera pateat hunc Nostrum saepius esse imperitum earum rerum, quas profitetur. Quod vero omnem omnino ansam istis praecidit, Harduinus disertis verbis affirmat Manlii nomen in codicibus manuscriptis ibi non extare; atque adeo e contextu prorsus eiecit. Crediderim sane opus hoc ab auctore suo numquam fuisse editum; vel quod is praematura morte abreptus illud nondum perfecisset, vel alia etiam aliqua forsitan de causa: sed cum per aliquot saecula delituisset, vix tandem in lucem fuisse prolatum. Hinc est, quod nemo veterum Grammaticorum versum ullum ex eo laudet; quod ubique in codicibus vetustioribus omnino ſine nomine, in recentioribus vero tam plane diverſo feratur; dum ſcilicet ſibi quiſque ad libitum auctori anonymo affinxit nomen. Et Arati quidem nomen quin ſit ablegandum, nulla, ut opinor, amplius eſt controverſia, cum adeo ſit manifeſtum omnibus unde huc migravit: Mallii autem vel Manlii vel Manilii quo tandem modo occupaverit codices, non adeo eſt in promptu iam deſignare. Forſitan is a vero non longe aberraverit, qui quidem coniecerit illud e Plinio huc fuiſſe traductum. Neque ſane mirum, ſi *Manlius Antiochus Aſtrologiae conditor* tantopere arriſerit eruditulo alicui, qui ſcilicet ſibi perſuaſum habuit ſummi tantum eſſe Aſtrologi tam perite de Aſtrologia ſcribere, ut, nulla habita ratione temporum, illud ſtatim ſuo praefixerit codici: atque hinc in ceteros codices aliqua tamen cum variatione fuiſſe propagatum.

Neque vero magis inter doctos de huius aetate convenit. Gevartius enim ad Theodoſii uſque tempora eum reiicit; illumque ipſum eſſe Theodorum Manlium autumat, in quem conſulem Claudianus Panegyricum ſcripſit. Sed eius argumenta, ut opinor, hoc neutiquam evincunt. Nam ex ipſo nomine, cum id adeo ſit incertum, nullum profecto ſatis firmum argumentum peti poteſt. Quod autem ex eo arguat recentiorem, quia nuſquam illius apud veteres ſcriptores occurrat mentio; hoc ei quidem commune eſt cum aliis auctoribus, quorum tamen de antiquitate nulla umquam extitit dubitatio. Quintus enim Curtius tam multis aetatibus ignotus latuit, ut ante ſaeculum a Chriſto nato decimum nemo omnium ſit repertus, qui vel minimam ipſius hiſtoriaeve ſuae mentionem iniecerit: Velleii item Paterculi hiſtoria adeo parum nobis ex omni antiquitate eſt cognita, ut niſi unicum eius exemplar, idque miſere dilaceratum, caſu neſcio quo in Germania fuiſſet repertum, ſcriptoris huiuſce elegantiſſimi nomen plane intercidiſſet: et tamen nemo eſt mediocriter modo doctus, qui neſciat Velleium quidem imperante Tiberio floruiſſe, Curtiumque ab eodem non longo temporis intervallo fuiſſe disiunctum. At ſtylus poëtae noſtri Auguſtaeo aevo vix ſatis videtur congruere. Quaſi vero hoc ſit adeo mirum, ſi in homine peregrino nonnihil peregrinitatis appareat. Nam graviora illa, quae nulla ratione defendi poterant, quaeque idcirco Gevartium tantopere offenderunt, ea omnia in hac editione vel feliciter emendata, vel auctori prorſus abiudicata reperies. Sit ſpeciminis loco libri quinti verſus 737,

Sic etiam magno quaedam reſpondere *mundo*;

ubi

ubi praeter omnem Latini ſermonis morem poëta, ut vulgo quidem fertur, penultimam in *reſpondere* corripuit; quod ne in peregrino quidem ullo modo eſſet ferendum. Eruditiſſimus autem editor certiſſima coniectura laboranti poëtae hic ſubvenit: repoſuit enim, quod et ipſe loci ſenſus plane efflagitat,

Sic etiam in magno quaedam reſpublica *mundo eſt*.

Sed taedet hiſce refutandis diutius immorari: nam tum ex ipſa operis inſcriptione, tum ex aliis locis infinitis abunde liquet auctorem hunc tempore Auguſti fuiſſe. Unum modo aliud proferam argumentum, quod hanc noſtram opinionem amplius confirmat, et omnem omnino ſcrupulum de ea re videtur eximere, ex eiuſdem Viri doctiſſimi notis ad Terentii Andriam ii, 1, 20, ubi haec habet: *Veteres in nominibus ſubſtantivis exeuntibus in* ius *vel* ium *ſemper genitivos caſus* i *ſimplici efferebant*; *numquam* auxilii, conſilii, &c. *ſed* auxili, conſili. *Primus ex poetis qui hodie extant Propertius bis vel ter*, *Ovidius ſaepiſſime*, *et poſt eum alii omnes geminum* ii *uſurpant: ſub Auguſti ſcilicet ſeneſcentis aetate mutatio illa facta eſt*. *Nigidius Figulus Romanorum a Varrone doctiſſimus apud Gellium* XIII, 25, Voculatio, *inquit*, qui poterit ſervari, ſi non ſciemus in nominibus, ut *Valeri*, utrum interrogandi an vocandi ſint? Nam interrogandi ſecunda ſyllaba ſuperiore tono eſt quam prima, deinde noviſſima deiicitur: at in caſu vocandi ſummo tono eſt prima, deinde gradatim deſcendunt. *Explicante ibidem Gellio*, voculatio *apud Nigidium eſt quem* accentum *nos dicimus*; caſus interrogandi *quem nos* genitivum. *Ergo Nigidii aetate*, *qui poſt Auguſtum natum vixit*, *in nominibus in* ius *nulla erat diſtinctio vocativi et genitivi niſi ſolo accentu: a recto* Valerius *vocativus* Váleri, *genitivus* Valéri *pronuntiabatur*. Cum igitur Noſter habeat *conſilium*, *auxilium*, *ingenium*, *imperium*, *pretium*, *vitium*, *principium*, *connubium*, *coniugium*, *ſolſtitium*, *ſpatium*, *hoſpitium*, *officium*, *ſupplicium*, *ſtudium*, *odium*, *ſpolium*; numquam vero *conſilii*, *auxilii*, &c. licet ceteris caſibus obliquis ſaepiſſime utatur: omnino concludendum eſt, illum vixiſſe ante hunc inductum morem. Neque enim credibile eſt eum adeo religioſe ab uſu horum genitivorum, qui quidem tantas ſibi attuliſſent commoditates, abſtinere voluiſſe, ſi quidem ſibi ex more ſui ſaeculi iis uti licuiſſet. Ne quid tamen diſſimulemus, Noſter ſemel quidem habet *dodecatemorii:* cum vero hoc ſit verbum plane graecum, probabile eſt ſcriptum etiam fuiſſe literis graecis δωδεκατημορίῳ; utcumque vero ſit, haec unica certe exceptio

exceptio ad hanc noſtram rationem infirmandam haud valebit. Ex hiſce igitur omnibus ſic demum ſtatuimus: Auctorem hunc fuiſſe alicubi forſitan ex Aſia peregrinum: verum nomen eius, cum neque codices manuſcripti, neque auctor ipſe, neque veteres ſcriptores hic nos quicquam adiuvent, iam erui non poſſe: eum tamen ad Auguſti tempora omnino pertinere.

Iam vero ut ſcias quibus opibus inſtructus Vir doctiſſimus huic poëtae recenſendo ſe accinxit: praeter editionem Bononienſem omnium primam in folio, anno MCCCCLXXIV; Italam ſecundam in quarto, anno et loco editionis non memorato, ex bibliotheca Regiae Societatis Londini; Romanam in folio cum notis Laurentii Bonincontrii, anno MCCCCLXXXIV; et recentiores quotquot ſunt omnes, hiſce uſus eſt codicibus manuſcriptis: *Gemblacenſi* DCCC annorum, omnium optimo et vetuſtiſſimo, quem per aliquod tempus penes ſe habuit, et ad editionem Scaligeri poſteriorem ipſe bis exegit: *Lipſienſi* in Bibliotheca Paulina annorum DCC, quem cum eadem editione duo eruditi iuvenes contulerunt, Ioach. Frid. Fellerus anno MDCXCIII, et Gotefridus Richterus anno MDCCIX: *Veneto* annorum DCC a Io. Frid. Gronovio olim collato, cuius variantes lectiones Vir celeberrimus Iacobus Gronovius benigne communicavit: *Voſſiano* ab annis fere CCC ſcripto ſed ab antiquiſſimo codice expreſſo, quem Lugduni Batavorum ſtudioſi duo adoleſcentes cum eadem editione Scaligerana accuratiſſime contulerunt anno MDCCIX. Hi quatuor codices in pleriſque omnibus conſentiunt, et a poſterioribus, qui ſub Petrarchae aetate interpolati ſunt, immane quantum diſcrepant. Uſus eſt praeterea codice *P. Pithoei*, cuius varias lectiones in margine editionis primae Bononienſis vidit; hic quaſi medius eſt inter vetuſtos illos et recentiores, et in plurimis convenit cum Voſſiano: alio in *Collegio Corporis Chriſti Oxonii* CCC annorum: item alio in *Bibliotheca Bodleiana*, qui prius erat viri clariſſimi Edvardi Bernardi, eiuſdem aetatis: alio etiam in *Bibliotheca Regia Pariſiis* eiuſdem aetatis, cuius varias lectiones celeberrimus Bern. Montfaucon ſuppeditavit: alio denique in *Bibliotheca Palatina* eiuſdem aetatis, ex editione Franciſci Iunii et adverſariis Caſparis Barthii.

Hiſce talibus inſtructus ſubſidiis Manilium perplurimis certe in locis quam feliciſſime emendavit; ſic tamen ubique ſe geſſit, ut ne minimum quidem ab editione Scaligeri poſteriore receſſerit, quin illius mutationis ſtatim in notis reddiderit rationem. Quinetiam eas

ipſas,

ipſas, quas eiecit, lectiones utcumque falſas et abſurdas infra textum tamen ubique poſuit: ita ut lector uno eodemque conſpectu hanc Scaligerique editionem intueri poſſit. Et ſi forte editor certiſſima ductus coniectura longius paulo a recepta lectione aliquando deflexiſſe videatur; reminiſcendum tamen eſt hunc poëtam eſſe omnium ſcriptorum quotquot ſunt corruptiſſimum, adeo ut variae in eo lectiones verborum fere exaequent numerum, verſuum certe longe exſuperent. Et hae quidem lectiones ſaepius vel in optimis etiam codicibus ita ſunt ineptae, ut omnem pene fidem iis abrogare; ita inter ſe contrariae et plane oppoſitae, ut coniecturis vel maxime a recepta lectione diſtantibus locum dare videantur. Tum et ea ipſa, quae immutavit, in textum ſaepius Scaligeri tantum ex coniectura venerunt. Nonnulli vero hic illic occurrebant verſus vel prorſus ſpurii, vel ita ſaltem depravati, ut nullus ſenſus idoneus ex iis elici poſſet; hos igitur omnes, ne ullam lectori crearent moram, typis ut vulgo vocantur Italicis imprimendos voluit. In notis quidem ea fere ſola tractavit, quae ad textum conſtituendum pertinent, et haec ipſa plerumque breviter; vel quod hiſce nugis velle addere pondus videri nollet, vel quod obſcuram diligentiae laudem minime aucuparetur.

Conſtitueram ſane nonnullas adieciſſe figuras in ſecundo libro, ubi etiam illarum in notis bis terve occurrit mentio; rem vero attentius perpendenti eae minus videbantur neceſſariae: earum igitur loco orbis caeleſtis dedi tabulam, ex antiquo globo marmoreo in aedibus Farneſianis Romae fideliter expreſſam. Quod cum ſit antiquitatis monumentum plane ſingulare, et ad Manilium etiam illuſtrandum plurimum conferat; rem non ingratam me harum rerum ſtudioſis facturum arbitrabar, ſi illud in aes inciſum nunc primum, quod quidem ſciam, in publicum emitterem. Licet enim Vir eruditiſſimus Franciſcus Blanchinus eius ſaepius fecerit mentionem in hiſtoria ſua univerſali, et aliquam etiam eius dederit imaginem; ea tamen eſt adeo minuta, ut qualis ſit globus iſte exinde perſpici omnino nequeat. Idem Vir praeclarus in diſſertatione ſua de Kalendario et Cyclo Caeſaris promiſit ſe *globum hunc Romanarum antiquitatum imo et Graecarum et Aſſyrii et Aegypti monumentum praeſtantiſſimum aliquando editurum:* aliis vero impeditus negotiis, ut credere par eſt, fidem praeſtare haud potuit. At nuperrime Vir eximius Martinus Foulkes, ut aliis omnibus, ſic artibus etiam Mathematicis inſtructiſſimus,

mus, globi huiusce Farnesiani ectypum summa conformatum cura secum Roma deportavit; et nobiscum pro singulari sua humanitate, summoque ad literas promovendas studio, benigne communicavit. Quinetiam ne quid forte in eo describendo erraret artifex, ipse etiam tabulam hanc ad ectypum suum accuratissime exegit. Ad polum quidem antarcticum paululum deficit globus; qua scilicet Herculis incumbit humeris: ut cernere est in minore huic subiecta figura. Deest etiam aliquid ad polum arcticum; qua parte marmor, incertum qua de causa, est plane excavatum.

Cum autem apud plurimos poeta hic plane sorduerit, vel quia illum tot deformatum mendis minus intelligebant, vel quia rem talem posse exornari minime credebant; placuit hic testimonii loco adiungere duorum doctissimorum hominum gravissima de illo iudicia. Scaliger quidem prolegomena sua ad Manilium sic concludit: *De Manilio autem nondum statui, magis optandumne fuerit illum publice in scholis legi, an dolendum quod hactenus neglectus iacuerit. Poëta ingeniosissimus, nitidissimus scriptor, qui obscuras res tam luculento sermone, materiam morosissimam tam iucundo charactere exornare potuerit: Ovidio suavitate par, maiestate superior; uno vincitur, quod non potest manum tollere de tabula, et numquam scit desinere; in quo peccat, non iudicio sed fertilitate et indulgentia styli. Est et aliud non leve vitium in Nostro, quod nimius in verborum iteratione; cum posset aut parcius eadem, aut alia pro illis usurpare. Hisce exceptis, nihil ad perfectionem absoluti operis in hoc auctore requiras. In primis omnia eius prooemia et παρεκβάσεις extra omnem aleam posita sunt. Nihil illis divinius, nihil copiosius, gravius et iucundius dici potest.* Barthius vero saepissime illum in Adversariis suis collaudat, e quibus unum modo hunc proferam locum p. 374: *Quantus poëta, quamque eloquens scriptor Manilius fuerit, quantique ingenii, licet vel ex sola descriptione Andromedae perspicere; quae paucos Latinae linguae conditores habet suspicere: adeo multis orationis acutae et nervosae luminibus exornata est.* Vale.

Errata

In textu.		In notis.	
i, 289.	ad *lege* at	iv, 911.	habeatur. *lege* habeatur?
ii, 623.	Nemaee — Nemeaee	v, 81	campum — circum
iv, 783.	Tinacriam — Trinacriam	v, 178.	denti — videnti
iv, 912.	fibrae. — fibrae?	v, 571.	verteba — vertebat
v, 390.	ver, — venit	v, 578.	quia — qui

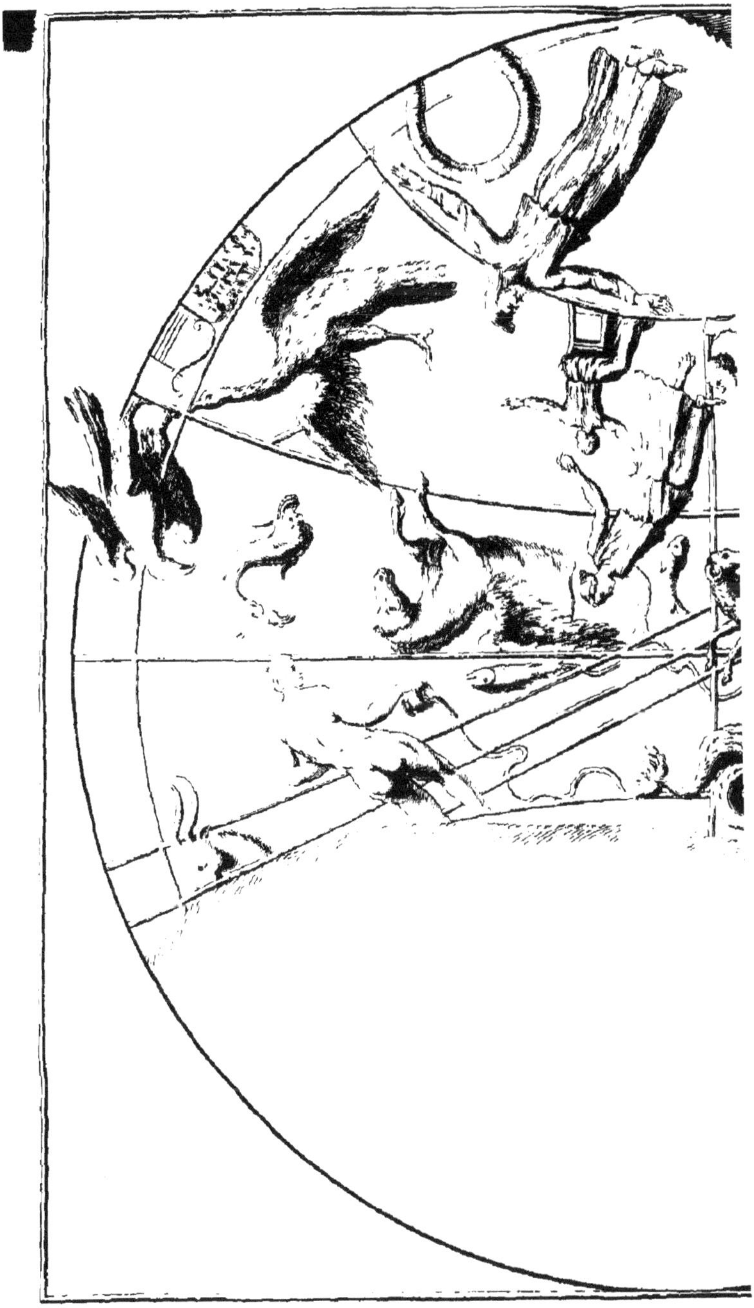

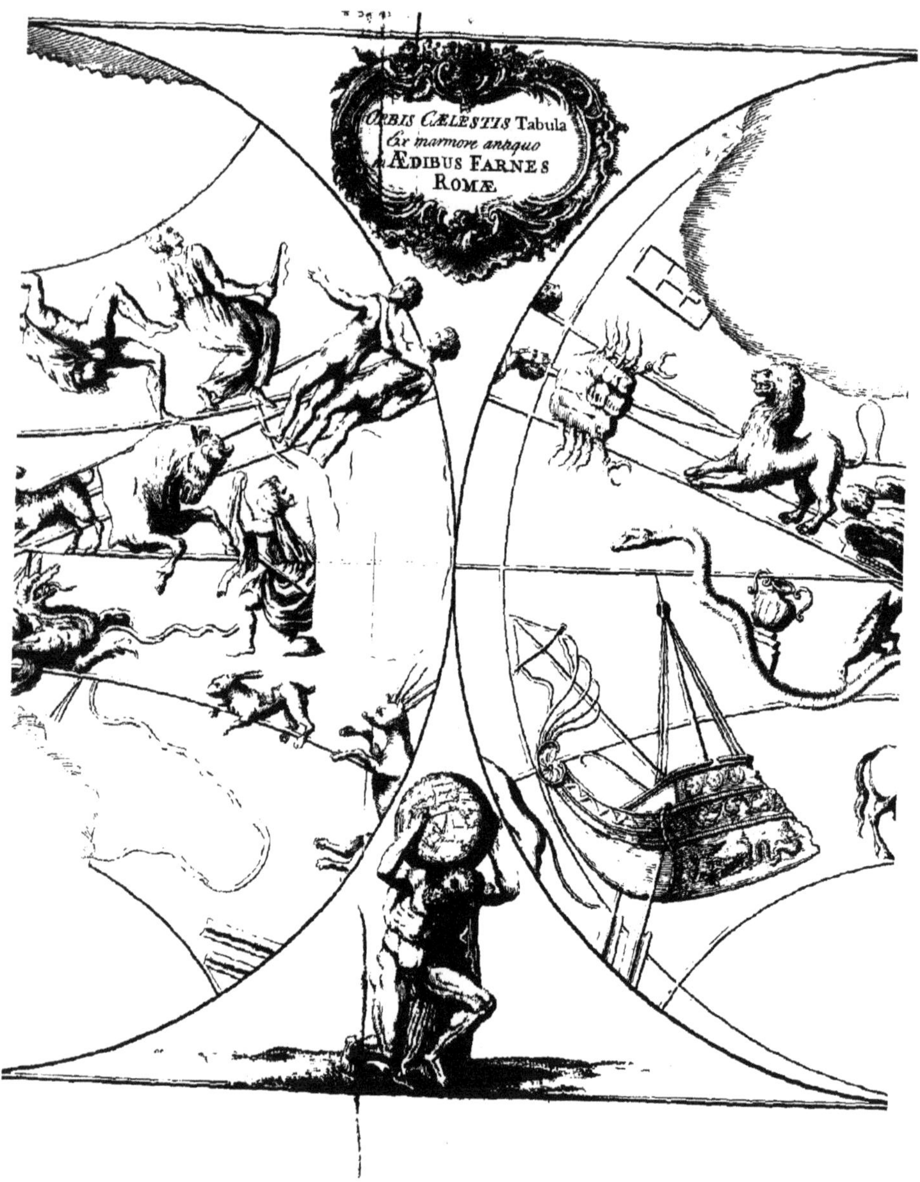
ORBIS CÆLESTIS Tabula
Ex marmore antiquo
in ÆDIBUS FARNES
ROMÆ

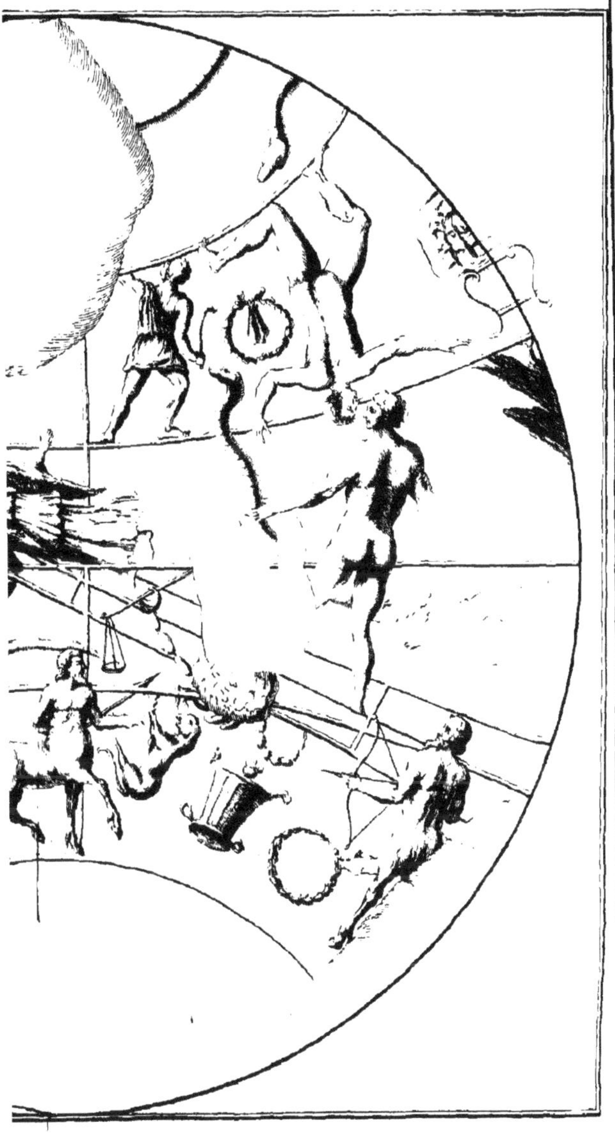

M. MANILII
ASTRONOMICÔN
LIBER PRIMUS.

CARMINE divinas artes, et conſcia fati
Sidera diverſos hominum variantia caſus,
Caeleſtis rationis opus, deducere mundo
Aggredior; primuſque novis Helicona movere
Cantibus, ad viridi nutantes vertice ſilvas
Hoſpita ſacra ferens nulli memorata priorum.
Tu mihi, tu, Caeſar, patriae princepſque paterque,
Qui regis auguſtis parentem legibus orbem,
Conceſſumque patri mundum deus ipſe mereris,
Das animos, vireſque facis ad tanta canenda.

Et

Vulg v 5. ET. 7 HUNC mihi 10 ANIMUM

V 5 ET VIRIDI NUTANTES VERTICE SILVAS. Omnes quidem codices *et* habent reponendum tamen,

AD viridi nutantes vertice ſilvas
Hoſpita ſacra ferens.

Hoc pacto junguntur apte, quae prius laxa erant et hiantia Vidit hoc et Fred Gronovius *Nutantes vertice*, ut Virgil Aen ix, 681

Conſurgunt geminae quercus, intonſaque caelo
Attollunt capita, et ſublimi vertice nutant

V 7 HUNC MIHI TU CAESAR Scripti veteres *hunc*, recentiores *nunc* Repono, quod concinnius eſt,

Tu mihi, tu Caeſar, patriae princepſque paterque

ut Virgil Aen vi, 834

Tuque prior, tu parce, genus qui ducis Olympo

et Aen vii, 41. Tu *vatem*, tu *diva mone.* et Aen ix, 404.

Tu *dea*, tu *praeſens noſtro ſuccurre labori*

V 10. DAS ANIMUM, VIRESQUE FACIS. Cum ſemel inſediſſet mendoſum illud *hunc* in verſu ſeptimo, conſequens erat, ut iidem hic ponerent *animum* Atqui ab Auctoris manu erat, *Das* ANIMOS, *vireſque facis*

ut Virgil Aen ii, 617

Ipſe pater Danais animos *vireſque ſecundas*
Sufficit

et Aen vii, 383 *Dant* animos *plagae.* Martialis, viii, 73

Si dare vis noſtrae vires animoſque *Thaliae.*

Ovid Amor ii, xvii, 7 *Dat facies* animos. et Met xii, 242. *Vina dabant* animos, et alibi paſſim *Vireſque facis*. ut Ovid

Met.

Iamque favet mundus propius ſcrutantibus ipſum ,
Et cupit aethereos per carmina pandere cenſus .
Hoc ſub pace vacat . iam nunc iuvat ire per altum
Aëra , et inmenſo ſpatiantem vivere caelo,
Signaque et adverſos ſtellarum noſcere curſus .
Quod ſolum noviſſe parum eſt. impenſius ipſa
Scire iuvat magni penitus praecordia mundi :
Quaque regat terrena ſuis animalia ſignis

Cernere ,

Vulg v 11 IAM PROPIUSQUE 12 RAPIT 13 TANTUM —— IPSUM 18 GENERETQUE.

Met iv, 527
Occupat hunc (vires *inſania* fecerat) *Ino*

V 11 IAM PROPIUSQUE FAVET MUNDUS Illud *que* loco venit non ſuo Repono,
IAMQUE *favet mundus* PROPIUS *ſcrutantibus ipſum*
et ordine et ſententia meliore Non enim *propius favet* connectenda ſunt, ſed *propius ſcrutantibus* , ut Noſter alibi *propius rimari*, *propius adſpectare* 1, 735
Dum nova rimatur propius *ſpectacula mundi.*
iv, 908 *victorque ad ſidera mittit*
Sidereos oculos, propiuſque adſpectat *Olympum*

V. 12 ET RAPIT AETHEREOS PER CARMINA PANDERE CENSUS. Pro *rapit*, quae recentiorum codicum lectio eſt, veteres quattuor *cupit* Atque id revocandum
Et CUPIT *aethereos per carmina pandere cenſus*
Mundus *favet* ſe ſcrutantibus, et *cupit*, gaudet, ſe aperire Noſter ii, 142
Et gaudente *ſui mundo* per carmina *vatis*

V 13 HOC SUB PACE VACAT TANTUM IUVAT IRE PER IPSUM. *Vacat* Gemblacenſis cum novitiis aliquot, recte ceteri antiqui *vocat* omnes ſententiam ibi finiunt, puncto poſt *vacat* vel *vocat* poſito Et ſane hoc *tantum* inſulſe hic repetitur ; cum paulo ante habuerimus, *ad* tanta *canenda*. Lego et diſtinguo,
Hoc ſub pace vacat. IAM NUNC *iuvat ire per* ALTUM *Aera*

Virgilius Georg 1, 42
Ingredere, et votis iam nunc *adſueſce vocari.*
Propertius ii, 15
Ipſe ego venabor iam nunc *me ſacra Dianae*
Suſcipere, et Veneri ponere vota iuvat
Ceterum *altum* reponimus ex codice Veneto ceteri enim *ipſum* Sed *ipſum* paulo ante habuimus, et mox habebimus *ipſa*, utrumque in fine verſiculi Pythagoras apud Naſonem Met. xv, 147 iuvat *ire per* alta
Aſtra ; iuvat, terris et inerti ſede relictis,
Nube vehi.

V. 18 QUAQUE REGAT GENERETQUE SUIS ANIMALIA SIGNIS. *Quaque* a Scaligero eſt, et recte . libri enim omnes *quaeque*. Sed inepte et perverſo ordine veniunt, *regat generetque* ; quaſi prius *regeret* animalia, deinde *generaret* Corrigo,
Quaque regat TERRENA *ſuis animalia ſignis.*
ut Noſter ii, 83
Ducit ab aethereis terrena animalia *ſignis*
Si miraris et obſtupeſcis, *terrena* potuiſſe demutari in *generetque* ; perge modo in his libris perlegendis, et foedioribus mendis implicatus mirari deſines.

V 22 CERTA TUM LEGE CANENTEM. Vetuſti omnes *cum lege* ; pauci ex novitiis *tum*. quod Scaligerum admiſiſſe doleo. Quorſum enim *tum*, alio ſcilicet tempore, cum *iam* canit, et mundus *iam* circumſtrepit ? lege igitur,
certa CUM *lege canentem*
ubi *cum* praepoſitio eſt, non conjunctio. *Lege* ; hoc eſt, metro, lege carminis. Sic Horatius Carm iv, ii, 10.

Seu

Cernere, et in numerum Phoebo modulante referre.
Bina mihi poſitis lucent altaria flammis:
Ad duo templa precor, duplici circumdatus aeſtu,
Carminis et rerum: certa cum lege canentem
Mundus et inmenſo vatem circumſtrepit orbe,
Vixque ſoluta ſuis inmittit verba figuris.
Quem primum interius licuit cognoſcere caelum,
Munere caeleſtum? quis enim, nolentibus illis,

Cepiſſet

Vulg v. 22. TUM 25 INFERNIS——TERRIS 26 MUNERA——CONDENTIBUS.

Seu per audaces nova dithyrambos
Verba devolvit, numeriſque fertur
Lege ſolutis

Atque hoc prius dixerat,

duplici circumdatus aeſtu
Carminis et rerum

rerum ut Aſtronomus; *carminis*, ut Poeta Sic III, 35 ipſe de eadem re iure gloriatur;

quae noſſe nimis, quid? dicere quantum eſt?
Ordine quid proprio? pedibus quid jungere certis?

V 24. VIXQUE SOLUTA SUIS Interpretantur *ſoluta*, ἔναρθρα, *articulata verba.* Tu intellige *proſaica* Vix oratione proſa tradi poſſunt Aſtronomica; quanto difficilius verſibus? Horatius iam citatus,

numeriſque fertur *Lege* ſolutis

Ovid Triſt IV, X, 24

Scribere conabar verba ſoluta *modis.*

Statius Silv. II, VII, 21.

Dum qui vos geminas tulit per artes,
Et vinctae pede vocis et ſolutae.

Suis figuris, id eſt, ſuis circulis et diagrammatis, ſine quibus aſtronomica tradi et doceri nequeunt

V 25 QUEM PRIMUM INFERNIS LICUIT COGNOSCERE TERRIS MUNERA CAELESTUM? *Infernis* Scaligero placuit; *Quis*, inquit, *ab his locis infernis ad illa superna penetraſſet?* Ego contra aio, Quis unquam dixit *infernas terras?* infernae ſedes, valles, &c. ſemper de inferis accipiuntur Codices omnes *interius*, non *infernis*, recte nam in alio verbo mendum deliteſcit Lego,

Quem primum INTERIUS *licuit cognoſcere* CAELUM?

Quis, ait, primus valuit *interiora caeli* cognoſcere? ut Noſter I. 19

Scire iuvat magni penitus praecordia mundi

et III, 61

Quae quaſi per mediam mundi praecordia *partem*

Quem primum licuit? quod uſitatius diceretur *cui primo licuit?* ſed ita Plautus Pſeudol I, I, 14 *Licet* me *id ſcire, quid ſit?* et Lucanus II, 15

liceat *ſperare* timentes

V 26 MUNERA CAELESTUM? Gemblacenſis pro varia lectione, *munere* eaque lectio certiſſima eſt. Nulli licuit interius caelum cognoſcere, niſi favore superûm ſive munere caeleſtum ut Noſter I, 11

Iamque favet *mundus propius ſcrutantibus ipſum.*

Sequentia haec plane poſtulant

V. 26 QUIS ENIM CONDENTIBUS ILLIS? Quo ſenſu eſt illud *condentibus?* Alius accipit *creantibus* alius *abſcondentibus* Illud ineptiſſimum, et hoc ineptum. Non enim *abſcondunt* ſuperi Sic IV, 922

Ipſe vocat noſtros animos ad ſidera mundus;
Nec patitur, quia non condit, *ſua iura latere.*

Repone,

quis enim NOLENTIBUS ILLIS?

ut mox. *invitis diis* Probat *deorum munere*

Aſtro-

Cepiſſet furto mundum, quo cuncta reguntur?
Quis foret humano conatus pectore tantum,
Invitis ut diis cuperet deus ipſe videri?
Tu princeps auctorque ſacri, Cyllenie, tanti:
Per te iam caelum interius, iam ſidera nota,
Sublimes aperire vias, imumque ſub orbem,
Et per inane ſuis parentia finibus aſtra,
Mominaque, et curſus ſignorum, pondera, vires.
Maior uti facies mundi foret, et veneranda
Non ſpecies tantum, ſed et ipſa potentia rerum:
Sentirentque deum gentes, quam maximus eſſet,
Quis ſua diſpoſuit per tempora, cognita ut eſſent
Omnibus et mundi facies, caelumque ſupernum.
Et natura dedit vires, ſeque ipſa recluſit;
Regales animos primum dignata movere,
Proxima tangentes rerum faſtigia caelo:
Qui domuere feras gentes oriente ſub ipſo,

Quas

Vulg v 27 CLEPSISSET

Aſtrologiam inventam eſſe, quis enim, *illis nolentibus*, arcana fatorum ſcire potuiſſet?

V 27 CLEPSISSET FURTO MUNDUM *Clepere*, verbum ſuo tempore probum; ſed, cum auctor ſcriberet, nimis antiquum et caſcum Dedit ille,

CEPISSET *furto mundum, quo cuncta reguntur?*

Capere furto, ut *capere arte, dolo, fraude, aſtu, inſidiis, &c* Sic Noſter iv, 30

Captus *et a captis orbis foret*

et iv, 886 *Et* capto *potimur mundo*

et ii, 127

Quis neget eſſe neſas invitum prendere *mundum,*
Et, velut in ſemet, captum *deducere in orbem?*

V 29. *Invitis ut diis cuperet deus ipſe videri?*

32 *Sublimes aperire vias, imumque ſub orbem*
33. *Et per inane ſuis parentia finibus aſtra,*
34 *Mominaque et curſus ſignorum, pondera, vires?*
30 *Tu princeps auctorque ſacri, Cyllenie, tanti*
31. *Per te iam caelum interius, iam ſidera nota*
35 *Maior uti facies mundi foret*

Primus Scaliger hunc verſuum ordinem in editione ſua dedit Libri univerſi eum ſervant, quem in textu nunc exhibemus *Momina* quoque a Scaligero eſt libri omnes *nomina*. Equidem indignor tam capitale ingenium a ſpuriis et inficetis verſibus ludificari Novem iſti, qui verſum 30 ſequuntur, omnes ſuppoſiti ſunt *Caelum interius* v. 31 jam habuimus v. 25 *Sublimes aperire vias*, &c nullo

ſenſu

Quas ſecat Euphrates; in quas et Nilus inundat,
Qua mundus redit, et nigras ſuperevolat urbes.
Tum qui templa ſacris coluerunt omne per aevum,
Delectique ſacerdotes in publica vota
Officio vinxere deum; quibus ipſa potentis
Numinis accendit caſtam praeſentia mentem,
Inque deum deus ipſe tulit patuitque miniſtris.
Hi tantum movere decus; primique per artem
Sideribus videre vagis pendentia fata.
Singula nam proprio ſignarunt tempora caſu,
Longa per aſſiduas complexi ſaecula curas:
Naſcenti quae cuique dies, quae vita fuiſſet:
In quas fortunae leges quaeque hora valeret:
Quantaque quam parvi facerent diſcrimina motus.
Poſtquam omnis caeli ſpecies, redeuntibus aſtris,
Deſcripta in proprias ſedes, et reddita certis
Fatorum ordinibus ſua cuique potentia formae;

Per

Vulg v 55 NASCENDI. 59. PERCEPTA.

ſenſu. *Pondera, vires* ſemibarbare, pro et pondera, atque vires *Maior mundi facies* quî fieri poteſt *maior? veneranda*; non ſolet auctor hexametrum ſic claudere. *Species*, idem prorſus, quod paulo ante *facies*. *Deum, quam maximus eſſet*; ne latine quidem dictum. Poſtremi duo verſus a libris omnibus abſunt; credo eos a Bonincontrio, qui primus Manilium cum commentario edidit, fuiſſe confictos Iam vero vides, ut apte verſus genuini connectantur;

Tu princeps auctorque ſacri, Cyllenie, tanti:
Et natura dedit vires.

V. 44 QUAS SECAT EUPHRATES, IN QUAS ET NILUS INUNDAT Etiam hic verſus eo abeat, unde malum pedem huc intulit An Euphrates ſecat *gentes?* Terras potius et campos arbitrabar *In quas inundat*; barbare dictum. Et fruſtra Gronovius ſubſtituit *rigat* Riguos amnes atque hortos noveram. riguas gentes iam primum inaudio

V 45 QUA MUNDUS REDIT Sub ipſo orientis limine, qua mundus redit ſupra horizontem Sic iii, 586 de cardine orientali:

Si bene conſtiterit primo ſub cardine luna,
Qua redit in terras mundus.

V. 55 NASCENDI QUAE CUIQUE DIES. *Naſcendi lex, naſcendi ſors* recte dicuntur: ſed quis umquam *diem* dixit *naſcendi* pro *die natali?* Repone,

NASCENTI *quae cuique dies, quae vita fuiſſet*

V 59. PERCEPTA IN PROPRIAS SEDES. Veteres codices *praecepta*, recentiores *percepta*: neutrum convenit. Repone,

De-

Per varios uſus artem experientia fecit,
Exemplo monſtrante viam; ſpeculataque longe
Deprendit tacitis dominantia legibus aſtra,
Et totum alterna mundum ratione moveri,
Fatorumque vices certis diſcurrere ſignis.
Nam rudis ante illos nullo diſcrimine vita
In ſpeciem converſa, operum ratione carebat,
Et ſtupefacta novo pendebat lumine mundi:
Tum velut amiſſis moerens, tum laeta renatis
Sideribus; varioſque dies incertaque noctis
Tempora nec ſimiles umbras, iam ſole regreſſo,
Iam propiore, ſuis impar diſcernere cauſis.
Necdum etiam doctas ſolertia fecerat artes,
Terraque ſub rudibus ceſſabat vaſta colonis.
Tumque in deſertis habitabat montibus aurum,
Immotuſque novos pontus ſubduxerat orbes.

Nec

Vulg V 72. POTERAT 78 SED———SE NOSSE PUTABAT.

DESCRIPTA *in proprias ſedes* ut IV, 589
Quattuor in partes *caeli* deſcribitur *orbis*
et IV, 733
Et certis deſcripta *nitent regionibus aſtra*

V 64 ET TOTUM ALTERNA MUNDUM RATIONE MOVERI Libri univerſi *alterna*. et ita Scaliger in textu, ſed in notis mavult *aeterna* quod et bonus Fayus ſecutus eſt Tu codicum auctoritatem hic ſequere Sic II, 402
Ut ſociata forent alterna *ſidera* ſorte,
Et ſimilis ſibi mundus, et omnia in omnibus eſſet
et II, 62
Totumque alterno *conſenſu vivere mundum,*
Et rationis *agi* motu

V 65. CERTIS DISCURRERE SIGNIS Hanc emendationem Scaligero debemus libri omnes *diſcernere*

V 71. IAM SOLE REGRESSO, IAM PROPIORE SUIS POTERAT DISCERNERE CAUSIS Quid ait? poteratne rudis vita *ſuis cauſis* diſcernere varietatem dierum, noctium, et umbrarum? Sic verba, ut feruntur, affirmant Sed auctor hoc volebat, *non poterat diſcernere* et idem voluerunt interpretes, verbis utcunque invitis Fefellit hos particula negativa *nec*, *nec ſimiles umbras*. quam ad *poterant* referebant, ut ſit *nec poterant* Atqui *nec ſimiles* ſeparari non poſſunt· idem quod *et non ſimiles*, *et diſſimiles*. Vidit hoc acutiſſimus Huetius; et ut particulam negativam lucraretur, ſubſtituit NEC *ſole regreſſo*. Sed omnes ubique ſcripti habent, *iam ſole regreſſo*, *iam propiore* &c, ſi unum *iam* abſtuleris, quid fiet de altero? nam geminatum hic requiri ſciunt, qui latine ſciunt Repono,
iam ſole regreſſo,
Iam propiore, ſuis IMPAR *diſcernere cauſis*
Conſtructio eſt, *Rudis aetas operum ratione carebat*, moerens *amiſſis ſideribus*, laeta *renatis*, impar *varios dies diſcernere ſuis cauſis*.

V 78.

Nec vitam pelago, nec ventis credere vota
Audebant, ſe quiſque ſatis noviſſe putabant.
Sed cum longa dies acuit mortalia corda,
Et labor ingenium miſeris dedit, et ſua quemque
Advigilare ſibi iuſſit fortuna premendo:
Seducta in varias certarunt pectora curas,
Et quodcumque ſagax tentando repperit uſus,
In commune novum commentum laeta dederunt.
Tunc et lingua ſuas accepit barbara leges,
Et fera diverſis exercita frugibus arva,
Et vagus in caecum penetravit navita pontum,
Fecit et ignotis iter in commercia terris.
Tum belli paciſque artes commenta vetuſtas.
Semper enim ex aliis alia proſeminat uſus.
Ne vulgata canam; linguas didicere volucrum,
Conſultare fibras, et rumpere vocibus angues,

Sol-

Vulg. v. 84. BONUM——DEDERE. 88 ITINER. 90. ALIAS 91. NEC.

V 78 SED QUISQUE SATIS SE NOSSE PUTABAT. Libri veteres uno conſenſu, quod paullo melius vulgato eſt,

SE *quiſque ſatis* NOVISSE PUTABANT.

V. 84. IN COMMUNE BONUM COMMENTUM LAETA DEDERE. *Commune bonum* frequenter occurrit, et ſic codices. Lege tamen,

In commune NOVUM *commentum laeta* DEDERUNT

In commune; abſolute, ut paſſim Phaedrus v, vi, 3.

Eja, inquit, in commune *quodcumque eſt lucri.*

Novum commentum; quod uſus modo repererat. Porro *dederunt* vetuſti omnes.

V. 88 FECIT ET IGNOTIS ITINER COMMERCIA TERRIS Sic veteres *itiner*, excepto Veneto, qui *iter in*. Sane nimis vetuſtum pro auctoris ſaeculo illud *itiner*. Lego,

Fecit et ignotis ITER IN *commercia terris*

Fecit et terris ignotis iter, commerciorum cauſa. *Terris*, caſu dativo, non idem quod *ad terras*, ſed fecit, ut ignotae terrae iter inter ſe tentarent Sic Ovid. Met. iv, 69

Et voci feciſtis iter,

hoc eſt, ut vox iter haberet et Met xv, 106.

Fecit iter ſceleri. et Art Am ii, 332.

In tabulas multis haec via fecit iter.

V 90. SEMPER ENIM EX ALIIS ALIAS PROSEMINAT USUS Si *alias* adſciſcis, intelligendum erit ex priore verſu *artes* Sed libri veteres *alia* non ſolum artes, ſed res quaſcumque. Recte. Producit finalem *alias* cum caeſurae virtute, tum geminae conſonantis.

V 91. NEC VULGATA CANAM. Melius veterrimus Gemblacenſis;

NE *vulgata canam.*

V. 96.

Sollicitare umbras, imumque Acheronta movere,
In noctemque dies, in lucem vertere noctes:
Omnia conando docilis ſolertia vicit:
Nec prius impoſuit rebus finemque manumque,
Quam caelum aſcendit ratio, cepitque profundis
Naturam rerum clauſtris, viditque quod uſquam eſt.
Nubila cur tanto quaterentur pulſa fragore;
Hiberna aeſtiva nix grandine mollior eſſet,
Arderent terrae, ſolidusque tremiſceret orbis,
Cur imbres ruerent, ventos quae cauſa moveret,
Pervidit; ſolvitque animis miracula rerum:
Eripuitque Iovi fulmen vireſque tonandi,
Et ſonitum ventis conceſſit, nubibus ignem.
Quae poſtquam in proprias deduxit ſingula cauſas,
Vicinam ex alto mundi cognoſcere molem
Intendit, totumque animo comprendere caelum:
Attribuitque ſuas formas, ſua nomina ſignis;

Quaſque

Vulg v 96 MODUMQUE. 97 PROFUNDUM. 98 CAUSIS 104. TONANTIS.

V 96 NEC PRIUS IMPOSUIT REBUS FINEMQUE MODUMQUE Elegans lectio eſt in vetuſtis omnibus;

Nec prius impoſuit rebus finemque MANUMQUE

Ovidius Heroid XVI, 115

Impoſita *eſt factae poſtquam* manus *ultima claſſ*

et Met VIII, 200

Impoſita *eſt* *poſtquam* manus *ultima coeptis* et XIII, 403

Impoſita *eſt ſero tandem* manus *ultima bello.*

et Rem Amor 114

Supremam bellis impoſuiſſe manum

Ita alii non raro.

V 97 CEPITQUE PROFUNDAM NATURAM RERUM CAUSIS Gemblacenſis, Lipſ Voſſ. *profundam*. Venetus *profundum* ceteri omnes, qui recentiores ſunt, *profundis*. Repono,

Quam caelum aſcendit ratio, cepitque PROFUNDIS

Naturam rerum CLAUSTRIS, *viditque quod uſquam eſt*.

Cepit naturam, ut Noſter I, 27. *cepiſſet mundum*, et II, 127 *prendere mundum. Clauſtra naturae*, ut Lucretius I, 71

confringere ut arcta

Naturae primus portarum clauſtra *cupiret.*

Haec oppoſita ſunt: ratio et in caelum aſcendit, et deſcendit in profunda naturae clauſtra. Noſter I, 541 ratio, *cui nulla reſiſtunt*

Clauſtra, *nec immenſae moles, caecive receſſus.*

V 104 ERIPUITQUE IOVI FULMEN VIRESQUE TONANTIS. Vetuſti *tonantis*: quam

Quaſque vices agerent, certa ſub ſorte notavit:
Omniaque ad numen mundi faciemque moveri,
Sideribus vario mutantibus ordine fata.
Hoc mihi ſurgit opus, non ullis ante ſacratum
Carminibus. faveat magno fortuna labori,
Annoſa et molli contingat vita ſenecta;
Ut poſſim rerum tantas evincere moles,
Magnaque cum parvis ſimili percurrere cura.
Ac quoniam caelo deſcendit carmen ab alto,
Et venit in terras fatorum conditus ordo,
Ipſa mihi primum naturae forma canenda eſt,
Ponenduſque ſua totus ſub imagine mundus:
Quem ſive ex nullis repetentem ſemina rebus
Natali quoque egere placet, ſemperque fuiſſe
Et fore, principio pariter fatoque carentem:
Seu permixta chaos rerum primordia quondam
Diſcrevit partu, mundumque enixa nitentem

Fugit

Vulg v 116. EMERGERE. 118 ET.

quam lectionem ſi admitterem; tunc legere vellem,

Eripuitque Iovi NOMEN *viresque tonantis.*

Sed recentiores duo, *tonandi* atque id placet. Ita Noſter i, 368. de Iove,

Lacte fero creſcens ad fulmina vimque tonandi. et iv, 903.

Unus in inſpectus rerum vireſque loquendi.

Ovid. Amor. iii, vi, 70.

Currendi vires *eripiente metu*·

Sic alibi *vires nocendi, ſequendi, loquendi,* &c. Amor iii, v, 19 de tauro.

Viſus erat, ſomno vires *adimente* ferendi,
Cornigerum terrae depoſuiſſe caput.

Ubi perperam acutiſſimus Heinſius ex codicibus quibuſdam in textum intulit *ferenti*. *Ferre caput*, paſſim.

Virgil Aen. i, 193 de cervis,

Ductoreſque ipſos primum capita alta ferentes.

V. 112 SIDERIBUS VARIO. Hoc Scaliger recte nam libri omnes *variis*.

V. 116. TANTAS EMERGERE MOLES. Scaliger. *moles ἀρχαϊκῶς pro fluctibus.* Huetius: *Emergere, active: hoc uſu vix alibi reperias.* Neque hic reperiri poteſt; dedit enim auctor,

Ut poſſim rerum tantas EVINCERE *moles.*

Virg Aen. ii, 496.

Non ſic aggeribus ruptis cum ſpumeus amnis
Exiit, oppoſitaſque evicit *gurgite* moles

Noſter ii, 783

Sic mihi cunctanti tantae ſuccedere moli.

In codicibus ſcriptis, qui ſcribendi compendia ſectantur, *emgere* et *euicere* non niſi litera differunt.

V. 118. ET QUONIAM CAELO CARMEN DE

C

Fugit in infernas caligo pulſa tenebras:
Sive individuis, in idem reditura ſoluta,
Principiis natura manet, poſt ſaecula mille;
Et paene ex nihilo ſumptum eſt nihilumque futurum,
Caecaque materies caelum perfecit et orbem:
Sive ignis fabricavit opus, flammaeque micantes,
Quae mundi fecere oculos, habitantque per omne
Corpus, et in caelo vibrantia fulmina fingunt:
Seu liquor hoc peperit, ſine quo riget arida rerum
Materies, ipſumque creat, quo ſolvitur, ignem:
Aut neque terra patrem novit, nec flamma, nec aër,
Aut humor; faciuntque deum per quattuor artus,
Et mundi ſtruxere globum, prohibentque requiri
Ultra ſe quicquam: cum per ſe cuncta creentur;

Frigida

Vulg v 136 VORAT. 140 TUM——CREANTUR.

DESCENDIT AB ALTO Lege ex veterrimis,

Ac *quoniam caelo* DESCENDIT CARMEN *ab alto*

Ac tantum mutavimus, quod illi *at*.

V. 128 SIVE INDIVIDUIS IN IDEM REDITURA SOLUTA. Hi quattuor verſus ſpurii ſunt, et a manu indocta. Epicuri hoc dogma longe luculentioribus verbis enarratur infra, atque ibidem refutatur et ſpernitur, ut 1, 493.

nec forte coiſſe magiſtra
Ut voluit credi qui primus moenia mundi
Seminibus ſtruxit minimis, inque illa reſolvit.

Quomodo igitur hic ut probabile ponitur, quod illic improbatur? Vide inſuper ſermonis barbariſmos: *in idem* reditura, pro *in eadem*, principia ſcilicet *Sumptum eſt nihilumque futurum*, pro *ſumpta* et *futura*; nempe *natura* Vide et ignorantiam hominis· quaſi Epicuri individua *paene nihilum* vel ipſum *nihilum* eſſent· quae ad infinitos mundos condendos ſufficere potuiſſent.

V. 136. IPSUMQUE VORAT, QUO SOLVITUR, IGNEM. Vetuſti *vorat* recentiores *vocat* *Elegantiſſime*, inquit Scaliger, *liquor vorat ignem, et ignis liquorem*. Sed hoc nunc non agitur, quid ignis *voret*, ſed quid *pariat*. Dedit auctor,

ipſumque CREAT, *quo ſolvitur, ignem.*

Sive aqua, inquit, cetera elementa, ipſumque, a quo diſperditur, ignem creat Quod ut re mirabile; ita dictu argutum, et re vera elegantiſſimum.

V 139. PROHIBENTQUE REQUIRI ULTRA SE QUICQUAM· TUM PER SE CUNCTA CREANTUR Periit prava lectione argumenti vis et ratio Repone,

CUM *per ſe cuncta* CREENTUR.

Cum vetuſti omnes· *creentur* Lipſienſis pro varia lectione.

V 141. FRIGIDA NE CALIDIS. In vitio eſt illud *ne* Non enim ideo creantur, *ne* deſint; ſed quia creantur, ideo non deſunt. Lege,

cum per ſe cuncta creentur;
Frigida NEC *calidis deſint.*

Sex

Frigida nec calidis desint, aut humida siccis,
Spiritus aut solidis; sitque haec discordia concors,
Quae nexus habiles et opus generabile fingit,
Atque omnis partus elementa capacia reddit.
Semper erit genus in pugna; dubiumque manebit,
Quod latet, et tantum supra est hominemque deumque.
Sed facies quacumque tamen sub origine rerum
Convenit, et certo digestum est ordine corpus.
Ignis in aethereas volucer se sustulit oras;
Summaque complexus stellantis culmina caeli,
Flammarum vallo naturae moenia fecit.
Proximus in tenues secessit spiritus auras,
Aëraque extendit medium per inania mundi:
Ignem ut flatus alat vicinis subditus astris.

Tertia

Vulg v. 141. NE. 149. AURAS. 152. DESCENDIT. 154. ignem flatus ALIT.

Sex codices, quorum duo vetusti, *nec* habent.

V. 146. SUPRA EST HOMINEMQUE DEUMQUE. *Supra* tres veterrimi Gemb Venetus et Lipf. ut frustra Huetius litem moveat de *super*. Idem, contra Scaligerum, explicat *supra hominis* captum *et dei* potestatem. Frustra hoc quoque non enim potestas, sed scientia requiritur, ad solvendam quaestionem de mundi origine.

V. 149. IGNIS IN AETHEREAS VOLUCER SE SUSTULIT AURAS Hoc plane perversum; licet omnes codices agnoscant. Ignis enim supra *auras* evolavit; quas aer sive aether, sive spiritus constituit; et si sustulit se in *auras*, aurae ibi fuerunt ante ignis ascensum. Repone,

Ignis in aethereas volucer se sustulit ORAS.

Lucretius et alii passim.

V. 152. PROXIMUS IN TENUES DESCENDIT SPIRITUS AURAS. Mirum vero *descendisse* spiritum sive aëra; cum ignis *se sustulerit* Ergo ante descensum inter ignes locum habuit. Vides τὴν ἀτοπίαν Sed neque *descendit* neque *ascendit* in *auras*: aurae enim non locus aetheris, sed materies. Lege ergo,

Proximus in tenues SECESSIT *spiritus auras*.

Rarefactus secessit; rarescebat in auras Noster infra, 162.

Quoque magis puras humor secessit in auras.

Ovid. Fast. v, 375.

Omnia finierat: tenues secessit in auras.

V. 154. IGNEM FLATUS ALIT VICINIS SUBDITUS ASTRIS. Hoc, quia nullo nexu prioribus cohaeret, sine omni venere est. Lege ergo, sententia postulante,

Ignem UT *flatus* ALAT *vicinis subditus astris*.

Plane ut mox, 157.

Ut liquor exhalet——evomat——pascat.

Recte autem hic *flatus* pro aere; quia ignis flatu excitatur et augescit.

V.

Tertia ſors undas ſtravit fluctuſque natantes,
Aequoraque effudit toto naſcentia ponto:
Ut liquor exhalet, tenues atque evomat auras,
Aëraque ex ipſo ducentem ſemina paſcat.
Ultima ſubſedit glomerato pondere tellus,
Convenitque vagis permixtus limus arenis,
Paulatim ad ſummum tenui fugiente liquore.
Quoque magis puras humor ſeceſſit in auras,
Et ſiccata magis ſtrinxerunt aequora terrae,
Adiacuitque cavis fluidum convallibus aequor;
Emerſere fretis montes, orbiſque per undas
Exiliit,

Vulg v 156 Aequora PERFUDIT. 162 UNDAS. 163. TERRAS

V 155 FLUCTUSQUE NATANTES AEQUORA PERFUDIT Sic quidem codices et Scaliger ad locum, *Trajectio*, inquit, *Maniliana id eſt, fluctus natantes fudit per aequora* Diſplicet hoc Huetio, qui aliam conſtructionem adſciſcit cui tamen deeſt coniunctio *et*, ſententia turpiter hiante O miſeram auctoris ſortem; ſi ſic toties excuſandus eſt Tu lege et diſtingue,

Tertia ſors undas ſtravit fluctuſque natantes,
AEQUORAQUE EFFUDIT *toto naſcentia ponto*

Ita ii, 225

Cancer, *et* effuſo *gaudentes* aequore *piſces*

Ovid Amor ii, xvi, 25 *Charybdis*
Fundit et effuſas *ore reſorbet aquas*

V 157 UT LIQUOR EXHALET TENUIS, ATQUE EVOMAT AURAS Sic codices; ſed diſtingue,

Ut liquor exhalet, TENUES *atque evomat auras*

Maniliani enim codices ubique in ſimilibus verbis plurales accuſativos per *is* ſcribunt Non *tenuis liquor* ergo, ſed *tenuis auras*. ut poetae omnes paſſim.

V 160 CONVENITQUE VAGIS LIMUS PERMIXTUS ARENIS Meliore ordine vetuſti omnes,

Convenitque vagis PERMIXTUS LIMUS *arenis*

ut *limus*, quod ſententiam ducit, in arſi et ſub ictu ponatur

V 162 QUOQUE MAGIS PURAS HUMOR SECESSIT IN UNDAS, ET SICCATA MAGIS STRINXERUNT AEQUORA TERRAS Haec nullo ſenſu feruntur Quid enim eſt, *humorem ſecedere in undas?* Quid porro illud, *ſiccata aequora magis ſtringere terras?* Immo neceſſe eſt, ut eo *minus* ſtringant Sed facilis eſt emendatio, quam argumentum ipſum ſuppeditat Corrige ergo,

Quoque magis puras humor ſeceſſit in AURAS;
Et ſiccata magis ſtrinxerunt aequora TERRAE

Sententia iam clara *Quo magis aqua exhalans et rareſcens in aera ſeceſſit, et eam ob cauſam* magis ſiccata *aequora, in cavas convalles receſſerunt*; ideo tandem, terra ſtringente, orbis terrae exiliit Ovid Met xv, 245

reſolutaque tellus
In liquidas rareſcit aquas *tenuatus* in auras
Aeraque humor *abit*

Huetius ad locum; *perverſo*, inquit, *ſenſu*, *vel potius nullo* legique jubet,

Siccataſque *magis ſtrinxerunt aequora* terras.

Ubi vir ſummus in illud ipſum perverſum incidit, quod volebat effugere Si enim aequora magis magiſque terras ſtrinxiſſent; eo tardius,

Exiliit, vaſto clauſus tamen undique ponto.
Imaque de cunctis mediam tenet undique ſedem.
Idcircoque manet ſtabilis, quia totus ab illo
Tantundem refugit mundus: fecitque cadendo
Undique ne caderet. medium totius et imum eſt.
Ictaque contractis conſiſtunt corpora plagis,
Et concurrendo prohibent in longius ire.
Quod niſi librato penderet pondere tellus,
Non ageret currus, mundi ſubeuntibus aſtris,
Phoebus ab occaſu, et numquam remearet ad ortus:
Lunave ſubmerſos regeret per inania curſus:

Vulg v 168 ILLA. 174 CURSUS. 175. AD OCCASUM.

dius, immo numquam terra arida emerſiſſet Pro *terras* codices hic vetuſti *terram* Recte *terrae ſtrinxerunt aequora* ut alibi IV, 627

Haec medium terris circumdat linea pontum,
Atque his undarum tractum conſtringit *habenis.*

V 167 IMAQUE DE CUNCTIS MEDIAM TENET UNDIQUE SEDEM Iterum verſum ſpurium habemus, et vel furca expellendum *Ima* inquit, et volebat *tellus* Atqui *orbis* maſculinum nomen praeceſſerat: Deinde omnes codices ſequente verſu *illo* non *illa* quod priorem τῆς νοθείας plane damnat Quid, quod auctor mox eandem rem dicit, *medium totius et imum eſt*

V 171 ICTAQUE CONTRACTIS CONSISTUNT CORPORA PLAGIS, ET CONCURRENDO PROHIBENT IN LONGIUS IRE Huetius ſcribit *prohibentur longius:* et profecto codex Voſſianus *prohibetur in longius* Sed uterque verſus κακοῦ κόμματος eſt, et reiiciendus Vide modo iſta, et litera eadem ter iterata, et ſyllabarum paritate, deformia; *contractis conſiſtunt corpora,* cum alias rotundiſſimos verſus Noſter effingat. Quid quod haec praecedentibus repugnent. Non enim ex ſententia auctoris *ictibus, plagis, verberibus* terra in imum ab igni et aethere compulſa eſt; ſed ignis et aether ſponte ſua et ingenita levitate surſum ſe ex imo ſuſtulerunt

V 174. NON AGERET CURSUS, MUNDI SUBEUNTIBUS ASTRIS, PHOEBUS AD OCCASUM, ET NUMQUAM REMEARET AD ORTUS. Sic argumentatur· *terram in medio pendere. quippe alioqui non nocte ſubter terram ſol iret, non mane ad ortus remearet.* Lege igitur,

Non ageret CURRUS, *mundi ſubeuntibus aſtris,*
Phoebus AB OCCASU, *et numquam remearet ad ortus*

Certe cum *mundi aſtra* in conſpectum *ſubeunt,* ſol *ab occaſu,* non *ad occaſum* ſe fert, hoc enim interdiu facit *Agere currus* paſſim.

V 176 LUNAVE SUBMERSOS REGERET PER INANIA CURSUS. Vetuſti quidem *curſus.* ſed duo recentes *currus* quod et Scaliger malebat. Noſter infra 1, 667

Subſequiturque ſuo ſolem vaga Delia curru.

Verſus tamen eſt ſpurius· neque enim *ſubmerſos currus* belle dixit; et putide poſt Phoebi currus, currus Lunae iterat. et cum addit *per inania,* id ſumit, quod probaturus eſt, infra terram inania perviaque ſpatia dari. Deinde *Lucifer* atque idem *Heſperus,* ſolis perpetuus comes, male per hunc verſum a Phoebo diſiungitur

Nec matutinis fulgeret Lucifer horis,
Hesperos emenso dederat qui lumen olympo.
Nunc quia non imo tellus deiecta profundo,
Sed medio suspensa manet, sunt pervia cuncta;
Qua cadat, et subeat caelum, rursusque resurgat.
Nam neque fortuitos ortus surgentibus astris,
Nec toties possum nascentem credere mundum,
Solisve assiduos partus et fata diurna:
Cum facies eadem signis per saecula constet;
Idem Phoebus eat caeli de partibus iisdem;
Lunaque per totidem luces mutetur, et orbes;
Et natura vias servet, quas fecerat ipsa,
Nec tirocinio peccet; circumque feratur
Aeterna cum luce dies, qui tempora monstrat

Nunc

Vulg v 178 IMMERSO 181. CADERET. 190. QUOD—MONSTRANT.

iungitur Denique in redditione i, 184 *Solis* tantum assiduos partus et interitus credere nequit, nec addit *lunae*.

V 178 HESPEROS IMMERSO DEDERAT QUI LUMEN OLYMPO. *Immerso* unus et alter ex recentioribus. at veteres *immenso* Sane *immerso*, nisi pro *submerso* sive infra Horizontem abdito accipias, quod tamen non tibi licebit, nullum sensum habet Ac re vera quidem dat lucem *submerso olympo*; et cum Hesperus nobis est, aliis est Lucifer hoc tamen hic loci demonstrandum erat, non sumendum. Quare reponendum est,

Hesperos EMENSO *dederat qui lumen olympo*.

Emenso per diem olympo cum solem licet radiis ejus occultatus semper comitetur, dat tandem lumen suum Hesperus sub noctem Virgilius de sole, Georg. i, 450

Hoc etiam, emenso *cum iam decedet olympo*,
Profuerit meminisse magis.

Noster ii, 835 de cardine occidentali,

Ultimus emenso *qui condit sidera* mundo

V. 180 SUNT PERVIA CUNCTA, QUA CADERET SUBEAT CAELUM, RURSUSQUE RESURGAT. Miror cur versus 181, a viro magno post versum 185, contra omnes codices, extra sedem suam trudatur, cum ibi nullo sensu feratur, hic et commodo et necessario; si levi emendatione juvetur. Libri quippe habent, *Qua caderet, subeat* Lege, *Qua* CADAT ET *subeat*: quod et alii ante nos viderunt *Spatia* infra terram pervia sunt, qua caelum, et quae in caelo sunt, eant redeantque.

V 189 CIRCUMQUE FERATUR AETERNA CUM LUCE DIES, QUOD TEMPORA MONSTRANT *Quod tempora monstrant* libri veteres sed ex recentioribus unus *qui*, tres *monstrat* Repone igitur,

circumque feratur
Aeterna, cum luce dies, QUI *tempora* MONSTRAT.

Qui dies eadem monstrat tempora, nunc his, nunc illis, cum luce aeterna Dies quippe semper lucet, et sibi constans, dimidiam terrae partem illustrat.

V.

Nunc his, nunc illis eadem regionibus orbis.
Semper et ulterior vadentibus ortus ad ortum
Occasumve obitus caelum cum sole pererret.
  Nec vero tibi natura admiranda videri
Pendentis terrae debet. cum pendeat ipse
Mundus et in nullo ponat vestigia fundo:
Quod patet ex ipso motu, cursuque volantis:
Cum suspensus eat Phoebus, currusque reflectat
Huc illuc agiles, et servet in aethere metas:
Cum luna et stellae volitent per inania mundi:
Terra quoque aërias leges imitata pependit.
Est igitur mediam tellus sortita cavernam
Aëris, e toto pariter sublata profundo;
Nec patulas distenta plagas, sed condita in orbem
Undique

Vulg v 192 ULTERIUS 193 OCCASUMQUE—CAELO ET—PERENNET. 198. CURSUMQUE 202 TELLUS MEDIAM. 203 ET——SUSPENSA.

V 192 SEMPER ET ULTERIUS VADENTIBUS ORTUS AD ORTUM, OCCASUMQUE OBITUS CAELO ET CUM SOLE PERENNET. Ita dedit Scaliger sed libri veteres,

Semper et ulterior *vadentibus ortus ad* ortus,
Occasumve *obitus*. caelum *et cum sole perennet.* Repone,
Semper et ULTERIOR *vadentibus ortus ad ortum.*
Occasumve obitus CAELUM *cum sole* PERERRET.

Ubi ordo est, ulterior ortus vadentibus ad ortum, ulteriorve obitus vadentibus ad occasum, pererret caelum cum sole. *Pererret*, circumerret, circumeat caelum.

V. 197. QUOD PATET EX IPSO MOTU CURSUQUE VOLANTIS Rursus habes versum spurium *Motu cursuque*, quam putide! quasi utrumque non idem sit. *Volantis*, quam ignave? cum tertio mox versu dicturus sit, *volitent*. Cur autem hoc ipsum demonstratum it, quo ad aliud demonstrandum utitur? Mundum sine fundo pendere, per se *patet*, cum fundus iste, si quem fingis, pars mundi sit; et alio fundo ad insistendum egeat.

V 198. CURSUMQUE REFLECTAT HUC ILLUC, AGILES ET SERVET IN AETHERE METAS Mirifice profecto *agiles metas*: quae nisi fixae sint, metae esse non possunt. Lege et distingue,

CURRUSQUE *reflectat*
Huc illuc agiles, et servet in aethere metas.

Seneca Medea 787, de luna,

Video Triviae currus agiles.

V. 202 EST IGITUR TELLUS MEDIAM. Concinnius recentior codex,

Est igitur MEDIAM TELLUS *sortita cavernam.*

V 203. AERIS, ET TOTO PARITER SUSPENSA PROFUNDO. Pro *suspensa* codices universi *sublata*. Lege,

Aëris, e toto pariter SUBLATA *profundo.*

V.

Undique ſurgentem pariter, pariterque cadentem.
Haec et naturae facies. ſic mundus et ipſe
In convexa volans teretes facit eſſe figuras
Stellarum; ſoliſque orbem lunaeque rotundum
Aſpicimus, tumido quaerentis corpore lumen,
Quod globus obliquos totus non accipit ignes.
Haec aeterna manet diviſque ſimillima forma,
Cui neque principium eſt uſquam nec finis in ipſa;
Sed ſimilis toto ore ſibi, perque omnia par eſt.
Sic ſtellis glomerata manet mundoque figura.
Idcirco terris non omnibus omnia ſigna
Conſpicimus. nuſquam invenies fulgere canopum,
Donec Niliacas per pontum veneris oras.
Sed quaerent helicen, quibus ille ſupervenit ignis,
Quod laterum tractus obſtant, medioque tumore

Eripiunt

Vulg v 206. EST 212 IPSO. 213 REMANET—PERQUE 219. QUI.——— HABITANT, MEDIIQUE TUMORES

V 206 HAEC EST NATURAE FACIES Lege, *Haec* ET *naturae facies.* Hoc eſt, non terrae modo, ſed naturae ſive mundi totius

V 212 CUI NEQUE PRINCIPIUM EST USQUAM NEC FINIS IN IPSO SED SIMILIS TOTO REMANET, PERQUE OMNIA PAR EST Quid ſibi vult illud *ipſo toto*, cum femininum *forma* praecedat? Duo recentiores *ipſa* Lege et diſtingue,

Cui neque principium eſt uſquam nec finis in IPSA
Sed ſimilis toto ORE SIBI, *perque omnia par eſt*

Recte deſcribit ſuperficiem ſphaericam *In ipſa*, pro *in ſe* vel *ſe ipſa*, paſſim hic auctor Toto *ore ſibi*, non *ore manet* quia *manet* iam altero abhinc verſu habuimus

V 213 SIC STELLIS GLOMERATA MANET MUNDOQUE FIGURA. Codices univerſi,

Sic ſtellis glomerata manent mundumque figurant

Verſus ſpurius· et fruſtra vir magnus interpolare voluit De *telluris* hic agit, non de *ſtellarum* et *mundi* rotunditate, quam ſupra aſſerit 1, 207 Tum autem quod ſequitur,

Idcirco terris non omnibus omnia ſigna
Conſpicimus

demonſtrat huius verſiculi νοθείαν Quid enim? an ſtellae ſimul omnes a terra conſpici non poſſunt, quia *ſtellae* et *mundus* rotundus eſt? nugae Immo, quia *terra* ipſa rotunda eſt

V 219 QUI LATERUM TRACTUS HABITANT, MEDIIQUE TUMORES. Veteres univerſi ſic habent,

Quod *laterum tractus habitant*, medioque tumore.

ubi unius mendi loco tria nova nobis dederunt editiones Repone,

QUOD *laterum tractus* OBSTANT, MEDIOQUE TUMORE
Eripiunt terrae caelum, viſuſque coercent.

Quibus, inquit, canopus *ſupervenit* ſive verticalis

Eripiunt terrae caelum, visusque coërcent.
Te testem dat, luna, sui glomeraminis orbis:
Quae cum mersa nigris per noctem deficis umbris,
Non omnes pariter confundis sidere gentes,
Sed prius eoae quaerunt tua lumina terrae.
Post, medio subiecta polo quaecumque coluntur.
Ultima ad hesperios infectis volveris alis:
Seraque in extremis quatiuntur finibus aera.
Quod si plana foret tellus; semel orta per omnem
Deficeres pariter toti miserabilis orbi.
Sed quia per teretem deducta est terra tumorem,
His modo, post illis apparet Delia terris
Exoriens simul atque cadens. quia fertur in orbem
Ventris, et acclivis pariter declivia iungit,
Atque alios superat gyros, aliosque relinquit.

Ex

Vulg. v 221. GLOMERABILIS. 224. GENTES. 227 GENTIBUS. 228 SIMUL ICTA per OMNES. 229. DEFICERET

calis impendet, ii non vident helicen Hoc verum est, et vera causa assignatur; quod tractus laterum telluris suo tumore *obstant* et impediunt, quo minus videri possit.

V 221. TE TESTEM DAT, LUNA, SUI GLOMERABILIS ORBIS. *Dat* sine nominativo hic fertur; et deest *tellus* · quod nullo iure conceditur. Recte igitur sagacissimus Gronovius,

Te testem dat, luna, sui glomeraminis *orbis.*

Orbis terrae te testem citat suae rotunditatis. *Glomeramen* eo sensu saepe Lucretius. Noster iv, 523.

Pleiadum parvo referens glomeramine *sidus.*

V 224. SED PRIUS EOAE QUAERUNT TUA LUMINA GENTES. *Gentes* haesit a superiore versu Et sane intra quinque lineas ter repetitur invenuste. Repono,

Sed prius eoae quaerunt tua lumina TERRAE.

V 225 POST, MEDIO SUBIECTA POLO QUAECUMQUE COLUNTUR, ULTIMA AD HESPERIOS INFECTIS VOLVERIS ALIS. Versus spurii et inepti. *Subiecta* quod oportuit *subiectae*, ut supra *eoae terrae*. *Ultima* pro *denique*, *postremo*; ne latine quidem Et *volveris alis* monstrose. Quis enim *alas* lunae attribuit? *Hoc plane ἰδιαστικὸν*, inquit Scaliger: maluit tamen auctori, quam falsario imputare *Volveris alis*; nihil stultius. Certe si alas habet, non volvitur sed volat.

V 227 QUATIUNTUR GENTIBUS AERA Immo, ne odiosa fiat repetitio, repone,

Seraque in extremis quatiuntur FINIBUS *aera*.

ut ii, 275

extremis *iungit se* finibus *ipsa*

V 228. SIMUL ICTA PER OMNES DEFICERET PARITER TOTI MISERABILIS ORBI Repone,

SEMEL ORTA *per* OMNEM
DEFICERES *pariter toti miserabilis orbi*.

Omnem et *semel orta* codices universi. Semel per omnem tellurem orireris et deficeres. non

per

Ex quo colligitur terrarum forma rotunda.
Hanc circum variae gentes hominum atque ferarum,
Aëriaeque colunt volucres. pars eius ad arctos
Eminet, austrinis pars est habitabilis oris;
Sub pedibusque iacet nostris, supraque videtur
Ipsa sibi; fallente solo declivia longa,
Et pariter surgente via, pariterque cadente.
Hanc ubi ad occasus nostros sol aspicit ortus,
Illic alma dies sopitas excitat urbes,
Et cum luce refert operum vadimonia terris.
Nos in nocte sumus, somno sic membra locamus.
Pontus utrasque suis disiungit et alligat undis.
  Hoc opus, inmensi constructum corpore mundi,
Membraque naturae diversa condita forma
Aëris atque ignis terrae pelagique iacentis,

Vis

Vulg v 242. HINC ubi AB OCCASU 243 ORTA. 246. UTROSQUE—— DISTINGUIT.

per vices, nunc hic, nunc illic *Deficeres* scribe, hoc est, *tu, o luna*· ut supra.

V. 235. EX QUO COLLIGITUR TERRARUM FORMA ROTUNDA. Versus inficetus et spurius. *Terrarum* hic habes: cum mox sequatur *hanc* et *pars eius*. Ergo *terrae* dictum oportuit, non *terrarum* Vide vero sententiam:

Sed quia per teretem deducta est terra tumorem

Hoc est, *quia terra rotunda* est, luna non simul omnibus terris exoritur· *ergo terra rotunda est* Nonne dialectice loquitur, ut nihil supra?

V. 242. HINC UBI AB OCCASU NOSTROS SOL ASPICIT ORTUS. Libri omnes, *Hanc* ubi *ad occasus* nostros. Repone,

HANC *ubi* AD OCCASUS *nostros sol aspicit ortus*,
Illic ALMA *dies sopitas excitat urbes*

Hanc partem telluris austrinam, sive hemisphaerium alterum quod infra nostrum est horizontem, *ubi ad occasus nostros* positus *sol aspicit*. *sol ortus*, hoc est *sol oriens*, casu nominativo. *Alma dies*; quia *ortus* et *orta* pene contigua ferri non possunt

V. 245. NOS IN NOCTE SUMUS, SOMNO SIC MEMBRA LOCAMUS. Ita Scaliger ex coniectura. nam libri omnes, *somnosque in membra locamus*. Versus spurius est et barbarus. quem emendare velle, est laterem lavare. Atque huc ab interpolatore quodam intrusum esse, versus sequens monstrabit. Certe, cum supra 242, *solem ad occasus nostros* statuisset, quid opus erat monitore, *nos postea in nocte esse*?

V 246. PONTUS UTROSQUE SUIS DISTINGUIT ET ALLIGAT UNDIS Cur sodes *utrosque*, homines scilicet aut populos? In superiore quidem spurio *nos* habemus; at in prioribus non *incolas* partis austrinae, sed *regiones* ipsas Repone,

Pontus UTRASQUE *suis* DISIUNGIT *et alligat undis*

Utrasque, scilicet *partes*, nostram *arcticam*, et illam *austrinam*. Hinc patet *νοθεία* praecedentis

Vis animae divina regit; ſacroque meatu
Conſpirat deus, et tacita ratione gubernat,
Mutuaque in cunctas diſpenſat foedera partes,
Altera ut alterius vires faciatque, feratque,
Summaque per varias maneat cognata figuras.
Nunc tibi ſignorum lucentes undique flammas
Ordinibus certis referam. primumque canentur
Quae medium obliquo praecingunt ordine mundum,
Solemque alternis vicibus per tempora portant,
Atque alia adverſo luctantia ſidera mundo.
Omnia quae poſſis caelo numerare ſereno.
E quibus et ratio fatorum ducitur omnis:
Ut ſit idem primum, mundi quod continet arcem.
Aurato princeps aries in vellere fulgens
Reſpicit, admirans averſum ſurgere taurum,

Sub-

Vulg v. 252. ET MULTA. 253. ALTER. 257. MEDIA.

caedentis verſus quo interpoſito, conſtructio ita turbatur, ut *utraſque partes* vix recte dicas. *Disjungit et alligat*. haec antitheta, et ſimilia infinita, *ſurgitque caditque, ſequiturque fugitque*, deliciae ſunt hujus ſcriptoris Ceterum *pontus* hic horizon eſt, ut Graeci Latinique paſſim et fruſtra eſt Huetius, qui Scaligerum hic ſugillat, ipſe caſtigandus.

V. 252. ET MULTA IN CUNCTAS DISPENSAT FOEDERA PARTES Hoc ſane ſupra neceſſitatem et fidem; ut *cunctae et ſingulae* partes habeant *multa* inter ſe foedera. Repone,

MUTUAQUE *in cunctas diſpenſat foedera partes*.

Noſter II, 359

Mutua *nec magno conſenſu* foedera *ſervant*

Firmat, quod ſtatim ſequitur, *altera ut alterius*, hoc eſt, *mutuo* Cum ab ignaro librario *multaque* ſcriptum eſſet; acceſſerunt boni correctores, qui metri gratia *et multa* ſubſtituerunt

V 253 ALTER UT ALTERIUS. Quis eſt iſte *alter?* Scaliger malebat *alterum*. Repone, ALTERA *ut alterius*. *In cunctas partes diſpenſat foedera, ut altera* pars *alterius*, &c Sed hoc alii ante nos viderunt

V. 257 QUAE MEDIA OBLIQUO PRAECINGUNT ORDINE MUNDUM. Sic et libri omnes ſed reponendum,

Quae MEDIUM *obliquo praecingunt ordine mundum*.

ſic infra, 281 *medium mundum*. et 308 *medium orbem*.

V 259 ATQUE ALIA ADVERSO. Hoc eſt, *Quae portant ſolem atque alia ſidera*, &c ſive planetas: non ut alii perperam caſu recto. *Atque alia ſidera* canentur.

V 262 UT SIT IDEM MUNDI PRIMUM, QUOD CONTINET ARCEM Sic verba colloces;

Ut ſit idem PRIMUM, MUNDI *quod continet arcem*.

 V

Submiſſo vultu geminos et fronte vocantem.
Quos ſequitur cancer, cancrum leo, virgo leonem.
Aequato tum libra die cum tempore noctis
Attrahit ardenti fulgentem ſcorpion aſtro.
In cuius caudam contentum dirigit arcum
Mixtus equo, volucrem iam mittens iamque ſagittam.
Tum venit anguſto capricornus ſidere frigens.
Poſt hunc inflexam defundit aquarius urnam,
Piſcibus aſſuetas avide ſubeuntibus undas.
Quos aries tangit claudentes ultima ſigna.
*Haec igitur texunt aequali ſidera tractu
Ignibus in varias caelum laqueantia formas.
Altius his nihil eſt. haec ſunt faſtigia mundi.

Publica

Vulg v 269. CONTENTO ARCU. 270. MISSURUS. 271. FLEXUS.

V 269 CONTENTO DIRIGIT ARCU MIXTUS EQUO VOLUCREM MISSURUS IAMQUE SAGITTAM. Libri veteres *contento arcu*; recentiores *contentum arcum:* recte Ita lib ii, 171. libri univerſi de eodem centauro

qui intentum *dirigit* arcum
Iunctus equo.

Porro illud *miſſurus iamque ſagittam* plane barbarum eſt. Dederat auctor,

CONTENTUM *dirigit* ARCUM
Mixtus equo, volucrem IAM MITTENS IAMQUE *ſagittam.*

V 271. TUM VENIT ANGUSTO CAPRICORNUS SIDERE FLEXUS Non placet illud *flexus:* cum ſtatim ſequatur, *poſt hunc inflexam*; alterutrum in mendo ſit, neceſſe eſt Atqui poſterius bene habet, ut iv, 259

Ille quoque inflexa *fontem qui proiicit* urna

Lege igitur,

Tum venit anguſto capricornus ſidere FRIGENS ut ii, 252.
Tuque tuo, capricorne, gelu contractus in aſtris.

V 275. HAEC IGITUR TEXUNT AEQUALI SIDERA TRACTU. Hic verſus cum ſex ſequentibus longe ultra ſuas ſedes in ſcriptis libris editiſque transferuntur; poſt verſum nempe 538.

Non caſus opus eſt, magni ſed numinis ordo.

Atqui hic ſuum locum habent, ut ſtatim videbis. *Haec*, inquit, *ſidera texunt aequali tractu* Quaenam autem iſta ſunt, niſi duodecim in zodiaco, quae ſingula, occupant gradus triginta *tractu aequali?* Sic enim infra, i, 556.

Efficiunt orbem zonae, qua ſigna feruntur
Bis ſex aequali ſpatio texentia *caelum.*

Quippe extra zodiacum inaequalia ſpatia a ſignis occupantur, ut ne unum quidem alteri par ſit Tum illud quoque,

Altius his nihil eſt, haec ſunt faſtigia mundi,

plane de zodiaci ſignis dictum eſt, ut ſupra 262.

Ut ſit idem primum, mundi quod continet arcem.

V. 282 AT QUI FULGENTES CAELO CONSURGIT AD ARCTOS *Qui*, hoc eſt, *axis*; qui verſu demum hinc quinto primum conſpicitur. Deinde ſi *qui* hic recipis, duos axes neceſſario admittis, hunc qui ad arctos

ſurgit,

Publica naturae domus his contenta tenetur
Finibus, amplectens pontum terraſque iacentes.
Omnia concordi tractu veniuntque, caduntque,
Qua ſemel incubuit caelum, verſumque reſurgit.
At qua fulgentes caelum conſurgit ad arctos,
Omnia quae e ſummo deſpectant ſidera mundo,
Nec norunt obitus, unoque in vertice, tantum
In diverſa ſitae, caelumque et ſidera torquent;
Aera per gelidum tenuis deducitur axis,
Libratumque regit diverſo cardine mundum:
Sidereus circa medium quem volvitur orbis,
Aethereoſque rotat curſus; immotus ad ille
Auſtrinas arctos magni per inania mundi
Perque

Vulg v 282 QUI——CAELO 283 quae ſummo. 287. GERIT. 290 IN BINAS.

ſurgit, alterum qui ad ima deſcendit Repone igitur,

At QUA *fulgentes* CAELUM *conſurgit ad* [*arctos*

Duo ſane recentiores *caelum*.

V 283 OMNIA QUAE SUMMO. Concinnius legas, *omnia quae* E *ſummo*.

V. 284. UNOQUE IN VERTICE TANTUM IN DIVERSA SITAE CAELUMQUE ET SIDERA TORQUENT. Libri univerſi *ſitu* *ſitae* a Scaligero Sed et hi duo verſus a mala manu ſunt. Quam frigide illud *tantum?* Neque hic erat locus deſcribendi *binas arctos*, cum per arctos nil niſi polum ipſum ſignificet Arctorum *ſitus* poſtea eleganter deſcribit i, 310

Nec paribus poſitae ſunt frontibus. utraque caudam
Vergit in alterius roſtrum, ſequiturque ſequentem

Ergo, ſi *non poſitae ſunt paribus frontibus*, illud idem eſt, quod *in diverſa ſitae* Vapulet igitur interpolator.

V. 287. LIBRATUMQUE GERIT DIVERSO CARDINE MUNDUM Codices omnes *regit*. mutatum a Scaligero.

V 290. IN BINAS ARCTOS MAGNI PER INANIA MUNDI PERQUE IPSUM TERRAE DIRECTUS CONSTITIT ORBEM *Conſtitit* Scaligero debetur; nam libri omnes *conſpicit*: et recte. nam in alio vocabulo latet mendum. Repone,

AUSTRINAS *arctos magni per inania mundi*
Perque ipſum terrae directus CONSPICIT *orbem*.

Ubi ordo eſt. *axis ille*, qui a ſeptentrione juxta urſas maiorem et minorem incipit, *directus conſpicit auſtrinas* et oppoſitas *arctos per inania mundi et ipſum terrae orbem*. Ita infra 588.

Circulus auſtrinas qui ſtringit et obſidet arctos

Binae arctoe ſunt urſa maior minorque, neque polos utroſque arcticum et antarcticum ſignificare poſſunt. iii, 409

geminaſque aſcendit in arctos.

Conſpicit, axis ſcilicet: ut mox i, 300. de eodem:

Ipſe videt *circa volitantia cuncta moveri.*

V

Perque ipſum terrae directus conſpicit orbem.
Nec vero ſolidus ſtat robore corporis axis,
Nec grave pondus habet, quod onus ferat aetheris alti.
Sed cum aër omnis ſemper volvatur in orbem,
Quoque ſemel coepit, totus volet undique in ipſum:
Quodcumque in medio eſt, circa quod cuncta moventur,
Uſque adeo tenue, ut verti non poſſit in ipſum,
Nec iam inclinari, nec ſe convertere in orbem,
Hoc dixere axem, quia motum non habet ullum:
Ipſe videt circa volitantia cuncta moveri.
Summa tenent eius miſeris notiſſima nautis
Signa, per inmenſum cupidos ducentia pontum:
Maioremque helice maior decircinat arcum.
Septem illam ſtellae certantes lumine ſignant:
Qua duce per fluctus Graiae dant vela carinae.
Anguſto cynoſura brevis torquetur in orbe,

Quam

Vulg v 291 CONSTITIT. 292. E SOLIDO——ROBUR——EIUS. 297 ID.

V 292. NEC VERO E SOLIDO STAT ROBUR CORPORIS EIUS Libri omnes *robore* et duo vetuſtiſſimi, Gemblacenſis et Lipſienſis, *et* pro *eius*: *robur* a Scaligero eſt verſus mendoſus et ſemibarbarus Lego,

Nec vero SOLIDUS *ſtat* ROBORE *corporis* AXIS.

A Virgilio habuit, quem ſaepe imitatur. Aen ii, 639. *vos o quibus integer aevi Sanguis, ait,* ſolidaeque ſuo ſtant robore *vires*

V 297. USQUE ADEO TENUE, UT VERTI NON POSSIT ID IPSUM *Id* a Scaligero eſt libri univerſi *in ipſum* · ut ſupra, 295. *totus volet undique in ipſum*

In ipſum perinde eſt, ac *in ſe* vel *in ſe ipſum*. hoc auctori noſtro perpetuum propriumque eſt Nulla ergo cauſa eſt, cur *id* admittamus

V. 298 NEC IAM INCLINARI, NEC SE CONVERTERE IN ORBEM Verſus ineptus et ſpurius. Nihil novi dicit, nihil quod non in priore eſt. *Inclinari* autem prave hic et barbare.

V 307. TAM SPATIO, QUAM LUCE MINOR. Libri veteres, QUAM *ſpatio*, TAM *luce minor*. Elegantius · quia iam de *ſpatio* locutus eſt, illi *maiorem arcum* aſſignans, huic *orbem anguſtum* Ut igitur *ſpatio*, quod iam dictum; ita, quod nunc dicitur, *luce* minor. Virgil Aen viii, 723.

Quam *variae linguis, habitu* tam *veſtis et armis.*

V 309 NON APPARENTEM PELAGO QUAERENTIBUS ORBEM Quid? an nunquam Poeni cynoſuram ſervant; niſi cum novum *orbem* quaerunt, extra Herculis columnas? Immo in mari ſuo mediterraneo quotieſcumque littus non vident Repone,

Non

Quam ſpatio, tam luce minor: ſed iudice vincit
Maiorem Tyrio. Poenis haec certior auctor,
Non apparentem pelago quaerentibus oram.
Nec paribus poſitae ſunt frontibus. utraque caudam
Vergit in alterius roſtrum, ſequiturque ſequentem.
Has inter fuſus, circumque amplexus utramque
Dividit et iungit ſquamis ardentibus anguis;
Ne coëant, abeantve ſuis a ſedibus umquam.
Hunc inter, mediumque orbem, quo ſidera ſeptem
Per bis ſena volant contra nitentia ſigna,
Mixta ex diverſis conſurgunt viribus aſtra,
Hinc vicina gelu, caelique hinc proxima flammis:
Quae, quia diſſimilis, qua pugnat, temperat aër,
Frugiferum ſub ſe reddunt mortalibus orbem.
Proxima fulgentes arctos, boreamque rigentem
Nixa venit ſpecies genibus, ſibi conſcia cauſae.

A

Vulg. 307. TAM—QUAM 309 ORBEM 311 ROSTRO. 313. CINGIT STELLIS. 318 POLIS. 321. FRIGENTES.

Non apparentem pelago quaerentibus ORAM.

V 311. VERGIT IN ALTERIUS ROSTRO. *Vergere caudam in roſtro*, vix bene latine dicitur. Repone, *Vergit in alterius* ROSTRUM, vel MERGIT *in alterius roſtro*

V 313. DIVIDIT ET CINGIT STELLIS ARDENTIBUS ANGUIS Lego,

Dividit et IUNGIT SQUAMIS *ardentibus anguis.*

Dividit et iungit; antitheton huic ſcriptori ſollemne. *Squamis*, non *ſtellis*: Virgilius de angue, Aen. v, 87.

Caeruleae cui terga notae, maculoſus et auro
Squamam incendebat fulgor

V 318. HINC VICINA POLIS, CAELIQUE HINC PROXIMA FLAMMIS. *Polis* a Scaligero eſt. perperam. Inter *hunc* anguem, ait auctor, et *zodiacum* ſidera veniunt e diverſis frigoris et caloris viribus temperata. De noſtro igitur polo hic agit, non etiam de antarctico Libri omnes *poli* ſed noſter alique dativum hic uſurpant: ut v, 174.

Nunc cancro vicina canam Facile eſt reponere *polo*: ſed vide annon verius ſit,

Hinc vicina GELU, *caelique hinc proxima flammis.*

Gelu et *flammae* ipſa per ſe oppoſita ſunt: *polus* et *flammae*, non niſi per aliquod tertium.

V 321. PROXIMA FRIGENTES ARCTOS BOREAMQUE RIGENTEM Apage iſta *frigentes rigentem*: tam ſono ſimilia, quam ſenſu eadem. Repone,

Proxima FULGENTES *arctos boreamque rigentem*

Sic ſolet Noſter: ſupra, 282.

At qua fulgentes *caelum conſurgit ad* arctos.

Infra, 564

Circulus ad boream fulgentem *ſuſtinet arcton.*

V

A tergo nitet arctophylax; idemque boötes,
Quod ſtimulis iunctis inſtat de more iuvencis,
Arcturumque rapit medio ſub pectore ſecum.
At parte ex alia claro volat orbe corona,
Luce micans varia: nam ſtella vincitur una
Circulus, in media radiat quae maxima fronte;
Candidaque ardenti diſtinguit lumina flamma,
Gnoſſia deſertae quondam monumenta puellae.
At lyra diductis per caelum cornibus inter
Sidera conſpicitur, qua quondam ceperat Orpheus
Omne quod attigerat cantu, maneſque per ipſos

Fecit

Vulg v 324 SIMILIS. 328 RADIANS——PROXIMA. 330 ET FULGENT

V 324 QUOD SIMILIS IUNCTIS INSTAT DE MORE IUVENCIS. *Cui ſimilis?* ut recte interrogat Scaliger Idem egregie corrigit,

Quod ſtimulo *iunctis inſtat de more iuvencis.*

Sic, ait, *ex Gemblacenſi legere malim* atqui et iſte liber et ceteri omnes *ſimilis* quare hoc viri magni coniecturae debeatur Tibull 1,1,10

Aut ſtimulo *tardos increpuiſſe boves*

Hic tamen lege STIMULIS, ut Ovid Met. XIV, 647

Saepe manu ſtimulos *rigida portabat, ut illum*
Iurares feſſos modo diſiunxiſſe iuvencos

V 328 CIRCULUS, IN MEDIA RADIANS QUAE PROXIMA FRONTE Quorſum pertinet illud *proxima?* Vetuſti quattuor *maxima* Repone,

Circulus in media RADIAT *quae* MAXIMA *fronte*

Ideo ab una ſtella *vincitur* ceterarum circulus, quia haec *maxima* *Radiat* autem ſententia ipſa flagitat

V 330 GNOSSIA DESERTAE ET FULGENT MONUMENTA PUELLAE Omnes praeter Gemblacenſem et Lipſienſem *fulgent*, omiſſo *et* Utroque modo, constructio perturbata eſt. Mirum ni ab interpolatore hoc venerit Repono, per epexegeſin,

Gnoſſia deſertae QUONDAM *monumenta puellae.*

Noſter v, 253 *tollentur ab undis*
Clara Ariadneae quondam monumenta *coronae*

Avienus de corona: [*amoris*
Haec quondam *Bacchi* monumentum *fulget*

V. 335 HUIC CAELESTIS HONOS. Tres vetuſti *hinc*. recte. *Hinc*, ob hanc *cauſam*, quia omnia et manes ipſos cantu ceperat. ideo ſequitur, potentia ſimilis *cauſae*.

V 338 SERPENTEM MAGNIS OPHIUCHUS NOMINE SIGNIS DIVIDIT Quaenam ſunt illa *magna ſigna*, ophiucho ſcilicet atque angue maiora? et quomodo *dividit* ſerpentem a magnis ſignis, qui ipſe totus a ſerpente cingitur? Dederat auctor,

Serpentem GRAIIS *ophiuchos nomine* DICTUS.

Cicero in Arateis,

propter caput anguitenentis,
Quem claro perhibent ophiuchon nomine graii.

Noſter II, 693 de dodecatemorio,

Quae tantum graio *ſignari* nomine *poſſit*

et 908 *deus ille locus ſub* nomine graio
Dicitur. et IV, 816.

quae

Fecit iter, domuitque infernas carmine leges.
Hinc caeleſtis honos, ſimiliſque potentia cauſae:
Tunc ſilvas et ſaxa trahens, nunc ſidera ducit,
Et rapit inmenſum mundi revolubilis orbem.
Serpentem Graiis ophiuchos nomine dictus
Dividit, atque etiam toto ingens corpore corpus
Explicat, et nodos ſinuataque terga per orbes.
Reſpicit ille tamen molli cervice reflexus,
Et redit, eluſis per laxa volumina palmis.
Semper erit paribus bellum, quia viribus aequant.
Proxima ſors cygni, quem caelo Iuppiter ipſe

Im-

Vulg. v 335 HUIC. 338 MAGNIS——SIGNIS. 339. ET TOTO MERGENTEM. 342 EXPEDIT EFFUSIS

quae ſint ecliptica graio
Nomine. et v, 645.
Nixa genu ſpecies, et graio nomine dicta
Engonaſin.

V 339. ET TOTO MERGENTEM CORPORE CORPUS EXPLICAT Quid hic ſibi vult *mergentem?* Scaliger tacet: at Huetius auctori dicam ſcribit: quod *inſecta* quidem corpus corpore *mergere* poſſunt; at *ſerpentes* minime, ob oſſeam ſpinam Hoc quidem verum: ſed incaſſum et fruſtra hic adnotatur Gemblacenſis codex a prima manu; non, ut Scaligero creditum eſt, a ſecunda;

Dividit, ATQUE ETIAM TOTO INGENS *corpore corpus*
Explicat, et nodos, ſinuataque terga per orbes.

Lipſienſis et Voſſianus;

Dividit, et iam toto ingentem *corpore corpus.*

Cum *atque* excidiſſet; ut ſyllabarum numerus verſui conſtaret, dederunt *ingentem*: ex *ingentem* recentiores *mgentem.* Recte ſine dubio Gemblacenſis Recte enim dixeris, *explicat corpus et nodos et terga*; ſed ſi admiſeris, *explicat mergentem corpus et nodos*; vel, ut coniectare facile eſt, *cingentem*; ut Germanicus,

medium cingens ophiuchum;

et Avienus, *medium cingit ſpiris ophiuchum*: non recte addas, *et nodos.* Conſtructio enim poſtularet, *cingentem nodos*, ſenſu nullo.

V 342 EXPEDIT, EFFUSIS PER LAXA VOLUMINA PALMIS RESPICIT ILLE TAMEN MOLLI CERVICE REFLEXUS Haec a Scaligero infeliciter immutata ſunt Libri alio ordine ferunt,

Reſpicit ille tamen molli cervice reflexus,
Et dedit effuſis per laxa volumina palmis

Unde certa naſcitur emendatio,

Et REDIT ELUSIS *per laxa volumina palmis.*

Ophiuchus utraque manu ſerpentem, quantum poteſt, conſtringit: ille contra eludit ſtringentem, et per eius manus elabitur. Germanicus,

Lux tenuis manibus, per quas elabitur anguis,
Preſſus utraque manu medium cingens ophiuchum. Noſter i, 875

Squalidaque eluſi *deplorant arva coloni*:

ubi vetuſti codices, ut hic omnes, *effuſi*

V 343. SEMPER ERIT PARIBUS BELLUM, QUIA VIRIBUS AEQUANT. Verſus barbarus, et auctori ſuppoſitus: *aequant* pro *aequantur* *Paribus, quia viribus aequant*; hoc eſt, paribus, quia pares ſunt.

Imposuit, formae pretio, qua cepit amantem:
Cum deus in niveum descendit versus olorem;
Tergaque sidenti subiecit plumea Ledae.
Nunc quoque diductas volitat stellatus in alas.
Hinc imitata nitent cursumque habitumque sagittae
Sidera. tum magni Iovis ales fertur in altum,
Assueto volitans gestet ceu fulmina mundo;
Digna Iove, et caelo quod sacris instruit armis.
Tum quoque de ponto surgit delphinus ad astra,

Vulg 345 PRETIUM 347 FIDENTI 351 MUNDI

V 345 FORMAE PRETIUM QUA CEPIT AMANTEM Gemblacensis codex *pretio* ceteri omnes *pretium* Recte *pretio* per appositionem *Imposuit caelo, pretio formae* Caelum scilicet erat formae pretium

V 347 TERGAQUE FIDENTI Cur *fidenti Ledae?* an Ledam per aethera portavit volando; ut Europam per aequor natando? Nemo hoc finxit Repone,

Tergaque SIDENTI *subiecit plumea Ledae.*

Leda scilicet cygni tergo insidebat. Noster v, 85

Necnon alterno desultor sidere dorso
Quadrupedum.

Ovid Met II, 869 *ausa est quoque regia virgo,*
Nescia quem premeret, tergo considere *tauri*

V 351 ASSUETO VOLITANS, GESTET CEU FULMINA MUNDI Scaliger, vitiosa lectione implicitus, *Assueto*, inquit, *pro magis assueto* Huetius adverbialiter sumit, *assueto*; perinde in caelo, ut in aere solet Utrumque auctore indignum Repone et distingue,

Assueto volitans gestet ceu fulmina MUNDO

Volans expansis alis, ceu gestet fulmina caelo assueto. cui scilicet per diuturnas operas assueverat Contra Virgilius Ecl v, 56

Candidus insuetum *miratur* limen olympi,
Sub pedibusque videt nubes et sidera Daphnis.

Noster I, 273

Piscibus assuetas *avide subeuntibus* undas.

Ovidius Heroid XVIII, 22

Meque per assuetas *sedula ferret* aquas.

et XIX, 36

Ponimus assuetae *signa notamque* viae

V 357 QUAM PERSEOS ARMUS EXCIPIT. Haec a Scaligero sunt. codices universi, *quam Perseus armis Eripit.* Frustra vero medicina adhibetur; cum sine dubio spuria sint, et in morboniam releganda Repone,

Et finitur in Andromeda succedit iniquo

Equus, inquit, non integer est, sed dimidiatus, et ab umbilico in Andromedae signo consumitur Vides Andromedae mentionem tantum obiter hic fieri illius vero et Persei ἀστροθεσίαν infra habes I, 364, &c. Adde quod deltoton *iniquo* quidem sive magno *spatio* ab equo *divisum est*; sed *Perseo* satis propinquum est et *succedit* quidem equo, dum sidera moventur, sed Persea *antecedit*

V. 359 QUOI TERTIA LAMPADA DISPAR CONSPICITUR PARIBUS *Lampada* casu recto pro *lampas* excusant Scaliger et Huetius; quia Priscianus (p. 758) *Invenimus*, inquit, *auctores, plerumque graecos servantes accusativos, ut lampada pro lampadem. quamvis Plautus hanc lampadam dixit in Casina: tene hanc lampadam: immo ego illam tenebo.* Atqui hodie apud Plautum Cas iv, 4. etiam vetustissimi codices *lampadem* habent; ut et Menaech. v, 2. *lampadibus ardentibus*, non *lampadis* a recto *lampada* Quin et ipse Priscianus *lampadem* legebat scribebatque ibi, non

Oceani caelique decus, per utrumque ſacratus.
Quem rapido conatus equus comprendere curſu
Feſtinat, pectus fulgenti ſidere clarus;
Et finitur in Andromeda: *quam Perſeos armus*
Excipit, et ſociat ſibi. cui ſuccedit iniquo
Diviſum ſpatio, quod tertia linea diſpar
Conſpicitur paribus, deltoton nomine ſidus,
Ex ſimili dictum. Cepheuſque, et Caſſiepia
In poenas ſignata ſuas: iuxtaque relicta

An-

Vulg v 359. QUOI TERTIA LAMPADA. 362 RELICTAM

lampadam quod ipſius verba evincunt, quae de accuſativis a nominativo *graeco*, non a *latino* inflexis. Sed viderit hoc Plautus· non ea venia noſtro dabitur, ſub exitu Auguſti Noſter 1, 844

Lampadas et fiſſas ramoſos fundit in ignes

Sic ibi codices univerſi et brevis ultima ſatis oſtendit caſum ibi rectum *lampas* eſſe, non *lampada* Ceterum codices, *quod* habent, non ut Scaliger *quoi* Repone,

QUOD *tertia* LINEA *diſpar*
Conſpicitur paribus, deltoton nomine ſidus
A ſimili dictum.

Deltoton, inquit, *nomine*, quia inſtar literae Δ delta, unam ex tribus lineam habet breviorem duabus reliquis, quae inter ſe pares ſunt *Linea*, inquam, longitudine diſpar, non lampas ſive ſtella luce et ſplendore diſpar, deltoto nomen facit Clare Aratus phaen. 234

τὸ δ' ἐπὶ τρισὶν ἐστάθμηται
Δελτωτὸν πλευρῇσιν, ἰσαιομένῃσιν ἐοικὸς
Ἀμφοτέρῃς ἡ δ' ὔτι τόση.

Ubi Scholiaſtes: τὸ Δελτωτὸν, τρίγωνόν ἐστιν ἰσοσκελὲς, ἐκ ἰσοπλεύρου τὰς γὰρ καθέτους πλευρὰς ἴσας ἔχει, τὴν δὲ κάτωθεν ὑποτείνουσαν βραχυτέραν ἐκείνων. Avienus de baſi deltoti,

Tertia, *quae ſtantes ſuſtentat* linea *ductus,*
Parcior, haud ſimili ſeſe ſub limite tendit.

Germanicus de re eadem;

Tres illi laterum ductus: aequata duorum
Sunt ſpatia· unius brevior, ſed clarior ignis.

Sic hodie fertur, *brevior*. Ergo *ignis*, inquit Scaliger, *pro tota baſi hic ſumitur, cum tamen nullus ſit ignis in lineis, ſed in angulis.* Haec vero mirifica ſunt. Quam in promptu erat correxiſſe, *unius* BREVIUS? hoc eſt, *unius* lateris *brevius* quidem eſt *ſpatium* ſed ſtellam clariorem habet Atque ita *lampadam* iſtam, quae Scaligeri Huetiique oculis caliginem offudit, prorſus extinximus.

V 362 IUXTAQUE RELICTAM ANDROMEDAM VASTOS METUENTEM PISCIS HIATUS EXPOSITAM PONTO DEFLET SCOPULISQUE REVINCTAM NE VETEREM PERSEUS CAELO QUOQUE SERVET AMOREM. *Ne veterem* nullo ſenſu fertur Scaliger conuciebat *ni*, probante poſtea Huetio malente tamen *ut*, quod tanto ingenio indignum eſt. Gemblacenſis et Lipſienſis *in*; at Voſſianus clare *ni* Hoc tamen poſito, priora illa mendi arguuntur Vide modo orationis ſeriem *Deflet*, inquit, mater filiam *metuentem* piſcis hiatus; *ni Perſeus ſervet amorem.* Atqui ſi *nunc metuit*, fruſtra infertur *ni*; quod eſt *prohibentis metuere* Deterius eſt, quod ſequitur. deflet *expoſitam ponto et revinctam ſcopulis, ni Perſeus auxilio iuvet.* Hic vero illud *ni* hoc intus in ſe habet; liberatam eſſe in caelo Andromedam, et ſcopulis ſolutam *Scopulis*, inquit, *revincta* eſſet, ni Perſeus auxilium tuliſſet Atqui in *ἀστεροθεσία* ſemper in iiſdem vinclis manſit et manebit. Non auctoris haec peccata ſunt,

 ſed

Andromede vaſtos metuat iam priſtis hiatus,
Expoſitam ponto deflet, ſcopuliſque revinctam,
Ni veterem Perſeus caelo quoque ſervet amorem,
Auxilioque iuvet, fugiendaque Gorgonis ora
Suſtineat, ſpoliumque ſibi peſtemque videnti.
Tum vicina ferens nixo veſtigia tauro
Heniochus, ſtudio mundumque et nomen adeptus;
Quem primum curru volitantem Iuppiter alto
Quadriiugis conſpexit equis, caeloque ſacravit.
Tunc ſubeunt hoedi claudentes ſidere pontum;
Nobilis et mundi nutrito rege capella:
Cuius ab uberibus magnum ille aſcendit olympum,
Lacte fero creſcens ad fulmina vimque tonandi.
Hanc ergo aeternis merito ſacravit in aſtris
Iuppiter,

Vulg v 363 ANDROMEDAM——METUENTEM PISCIS. 365. NE. 367 TESTEMQUE.

ſed interpolatoris qui et verſum integrum ſuppoſuit: Repone, *iuxtaque* RELICTA
ANDROMEDE *vaſtos* METUAT IAM PRISTIS *hiatus*.
NI *veterem Perſeus caelo quoque ſervet amorem*
Niſi Perſeus prope adſit, priſco amore devinctus; iam quoque metuat cetum, ut olim in terris *Priſtis* non *piſcis* etiam Gronovius vidit Obſerv 1, 18 *Piſcis* alii ſideri nomen eſt hoc *priſtis*, *piſtris*, *piſtrix* vocatur Ciceroni, Germanico, Avieno. *Andromede*, ut Ovid Heroid xv, 35.
placuit Cepheia Perſeo,
Andromede, patriae fuſca colore ſuae

V 367. TESTEMQUE VIDENTI Recte Huetius atque ante illum Launoius *peſtemque videnti* in ſaxum ſcilicet vertendo quicumque eam conſpexerit

V 378 PLEIADES HYADESQUE FERI PARS UTRAQUE TAURI IN BOREAM SCANDUNT HAEC SUNT AQUILONIA SIGNA. Libri habent *Pleiadeſque* et *Boreans*; ſed verſus hi duo ſuppoſiti ſunt Vide modo, pleïades hyadeſque, *utraque*; barbare, pro *utraeque*. Deinde cum *pars* tauri ſint, in ipſo tauro memoratae ſunt Denique quomodo pleiades hyadeſque *aquilonia ſigna* ſunt? utique *pars* tauri ſunt; taurus totus in zodiaco eſt: aquilonia vero ſunt, quae intra zodiacum polumque ſunt arcticum

V. 380. ASPICE NUNC INFRA SOLIS SURGENTIA CURSUS *Infra*? immo INTRA legendum. A borealibus ſignis deſcendens verſus auſtrina, iubet notare illa quae media ſunt et *intra* zodiacum labuntur. quae, quia ſupra memorata ſunt, 1, 263. hic indicta praeterit. Si *infra* adſciſcis; quomodo ſodes *ſuper exuſtas terras* labuntur? cum zona torrida *intra* tropicos tota ſita ſit, non *infra*.

V 383. IMO SUBNIXUM VERTUNTUR SIDERA MUNDUM. *Sidera* ſolus Gemblacenſis ceteri omnes *lumina* quod amplectimur; quia *ſidera* verſu ab hinc altero praeceſſerat.

V. 384 ALTERA PARS ORBIS SUB AQUIS IACET INVIA NOBIS. Hunc et novem

Iuppiter, et caeli caelum mercede rependit.
Pleïades hyadesque, feri pars utraque tauri
In boream scandunt. haec sunt aquilonia signa.
Aspice nunc, intra solis surgentia cursus,
Quae super exustas labuntur sidera terras;
Quaeque intra gelidum capricorni sidus et axe
Imo subnixum vertuntur lumina mundum:
Altera pars orbis sub quîs iacet invia nobis,
Ignotaeque hominum gentes, nec transita regna,
Commune ex uno lumen ducentia sole;
Diversasque umbras, laevaque cadentia signa,
Et dextros ortus caelo spectantia verso.
Nec minor est illis mundus, nec lumine peior,
Nec numerosa minus nascuntur sidera in orbem.

Caetera

Vulg v. 380. INFRA. 383. SIDERA 384. AQUIS. 390. ORBE.

vem sequentes, invitis codicibus, extra suas sedes relegavit Scaliger post versum scilicet 453, levibus et nullis quidem rationibus inductus sed bonum *Fayum* in partes suas traxit. *Professus est*, inquit, *se scripturum de iis tantum signis, quae* notia *vocantur. Ea vero sola dicuntur* notia, *quae in austrum quidem submota sunt, sed tamen in conspectum nostrum veniunt* Hoc recte. et quid tum postea? *Atqui*, ait, *in his decem versibus de iis terrae tractibus loquitur, ad quos nemo umquam nostrum penetravit,*

Ignotas hominum gentes, nec transita regna.

Atqui, ὦ θαυμάσιε, institutum argumentum deseris et destituis Non idem est, *ad terrae tractus aliquos non posse penetrare*, et *sidera*, quae tractibus illis superveniunt, *in conspectum nostrum non posse venire* An quisquam borealium ex auctoris huius sententia, non dico ultra notia signa, sed ultra tropicum cancri *penetrare* potuit? Pergit vero vir magnus, et versiculum istum

Nec minor est illis mundus nec lumine peior,

satis ait *declarare, de ignotis eum stellis agere;* quae numquam scilicet in conspectum nostrum veniunt. Immo nihil minus quam hoc declarat Mundus iste non peior nostro est nec magnitudine nec lumine: prius per se patet, cum terra et mundus rotundi sint · non *lumine*, quia orionem, caniculam, argo, centaurum aliaque signa habet nostris non cedentia. Ceterum quale illud sodes est,

sub aquis *iacet invia nobis:*

Sub aquis, inquit idem, *est sub horizonte. Oceanum, pontum, undas* nonnumquam sic accipi libens concedo. totum illud *sub aquis iacere* pernego Quisquamne scriptor dixerit, ignotas hominum gentes *sub aquis iacere*, et tamen vivere caelumque ac siderum ortus obitusque spectare? quae sodes haec esset sartago loquendi? in proximo erat vera lectio, quam Gemblacensis suppeditabat, firmantque Lipsiensis, Vossianus et Venetus,

Altera pars orbis sub QUIS *iacet invia nobis.*

Sub quis, hoc est, *sub quibus luminibus, vel sideribus.* Nihil clarius.

V. 390. NASCUNTUR SIDERA IN ORBE.

Re-

Caetera non cedunt: uno vincuntur in aſtro
Auguſto, ſidus noſtro qui contigit orbi;
Caeſar nunc terris, poſt caelo maximus auctor.
Cernere vicinum geminis licet oriona
In magnam caeli pandentem brachia partem,
Nec minus extento ſurgentem ad ſidera paſſu:
Singula fulgentes humeros cui lumina ſignant,
Et tribus obliquis demiſſus ducitur enſis.
At caput orion excelſo immerſus olympo
Per tria ſubducto ſignatur lumina vultu:
Non quod clara minus, ſed quod magis alta recedant.
Hoc duce per notium decurrunt ſidera mundum.
Subſequitur rapido contenta canicula curſu,
Qua nullum terris violentius advenit aſtrum.
Nec gravius cedit: nec horrens frigore ſurgit.
Sic in utrumque movet mundum, et contraria reddit.

Nec

Vulg 392 QUOD 395 TENDENTEM ——VULTUS 399 IMMENSUS. 400 SUBDUCTOS 402. TOTUM

Repone, *naſcuntur ſidera in* ORBEM.

V 392 AUGUSTO, SIDUS NOSTRO QUOD CONTIGIT ORBI Immo vel legendum, *qui contigit*; vel *Auguſtum* ſidus

V 395 IN MAGNAM CAELI TENDENTEM BRACHIA PARTEM Cum *magnam* dicit, non *diſtantem* et *remotam*; ſequitur ut auctor ſcripſerit,

In magnam caeli PANDENTEM *brachia partem*.

Sic Virgilius Aen. vi, 282 de ulmo,

In medio ramos annoſaque brachia pandit.

Noſter v, 550

Mollia per duras panduntur brachia *cautes*

Quin in ἀστεροθεσίᾳ orionis brachia a lateribus *panduntur*, non a pectore *tenduntur*.

V. 399 AT CAPUT ORION EXCELSO IMMENSUS OLYMPO PER TRIA SUBDUCTOS SIGNATUR LUMINA VULTUS Duo recentiores *immerſus*, ut et Scaliger recte conjecit; omnes, *ſubducto vultu* Repone igitur,

At caput orion excelſo IMMERSUS *olympo*
Per tria SUBDUCTO *ſignatur lumina* VULTU

Immerſus et *ſubducto*; quod fingeretur, caelum reſpiciens, tergo nobis obverſo.

V 402 HOC DUCE PER TOTUM DECURRUNT SIDERA MUNDUM. Hoc vero nimium eſt, ut *totum* ducat mundum omnia noſtra borealia, ipſa ſigna zodiaci Satis eſt, ſi in ſua zona regnum obtineat. Repone,

Hoc duce per NOTIUM *decurrunt ſidera mundum*.

Noſter i, 445.

Tum notius *piſcis venti de nomine dictus*.

et 453

Quae notia *antiqui dixerunt ſidera vates*

V. 405 NEC GRAVIUS CEDIT, NEC HORRENS FRIGORE SURGIT SIC IN UTRUMQUE MOVET MUNDUM, ET CONTRARIA

Nec vacuum solis fulgentem deſerit orbem.
Hanc qui ſurgentem, primo quum redditur ortu,
Montis ab excelſo ſpeculantur vertice Tauri,
Proventus frugum varios, et tempora diſcunt;
Quaeque valetudo veniat, concordia quanta.
Bella facit, pacemque refert, varieque revertens
Sic movet, ut vidit, mundum, vultuque gubernat.
Magna fides hoc poſſe, color curſuſque micantis
In radios: vix sole minor; niſi quod procul haerens
Frigida caeruleo contorquet lumina vultu.
Caetera vincuntur ſpecie, nec clarius aſtrum
Tinguitur oceano, caelumve reviſit ab undis.
Tunc procyon, veloxque lepus; tum nobilis argo,
In caelum ſubducta mari quod prima cucurrit,
Emerita, et magnis tandem defuncta periclis:
Servando dea facta deos; cui proximus anguis

Squamea

Vulg 410 EVENTUS——DICUNT. 421 EMERITUM magnis MUNDUM TENET ACTA PROCELLIS

TRARIA REDDIT NEC VACUUM SOLIS FULGENTEM DESERIT ORBEM. *Nec horrida* Gemblacenſis cum Lipſienſi. *Saevit* pro *ſurgit* ſolus Gemblacenſis. Iam vero *haec vacuum* vetuſti quattuor univerſi denique verſum tertium ante ſecundum ponunt Scaliger ordinem immutabat; quocum eo nomine litigat Huetius. Ego me fateor, nec verba probare, nec ſententiam capere. Mirum ni a barbaro quodam intruſa ſint: cum, his demptis, nihil ſenſui vel orationi deeſſe videatur Illud quoque vide *ſic in utrumque movet mundum*. quod iterum habes et longe melius infra 413

Sic movet, *ut vidit*, mundum, *vultuque gubernat*

Quare abeant *εἰς κόρακας*.

V. 410 EVENTUS FRUGUM VARIOS, ET TEMPORA DICUNT. Gemblacenſis *ducunt*. Repone,

PROVENTUS *frugum varios et tempora* DISCUNT

Proventus frugum paſſim: *eventus* aliarum rerum; conſiliorum, iudiciorum, litium, &c. Porro, 1, 416 pro *caeruleo vultu* doctiſſimus Huetius *ventre* ſubſtituit Fruſtra Nam Manilius de ſtella ſirio loquitur, non de toto aſteriſmo. ut patet ex illo, *vix ſole minor*.

V 421. EMERITUM MAGNIS MUNDUM TENET ACTA PROCELLIS. Libri veteres *periclis* recentiores *procellis* *Procellis* ſententiae parum convenit· nec *periclis agi* belle dicitur Quin et *emeritum caelum* pro *meritum* nolim apud noſtrum admittere, licet bis apud Silium hodie occurrat *emerito caelo*; locis tamen ſuſpectis, ut doctiſſimi Drakenborchii editio monſtrat. Utcumque id ſit; quod Silii aetate licuit ſolitumque fuit, non idcirco et in Auguſti Certe ſententia hic fruſtra tot verbis oneratur, *ſubducta in caelum*, et *tenet mundum*

Squamea diſpoſitis imitatur tergora flammis;
Et Phoebo ſacer ales; et una gratus Iaccho
Crater; et duplici centaurus imagine fulget,
Pars iuvenis, tergo pectus commiſſus equino.
Ipſius hinc mundi templum eſt, victrixque ſolutis
Ara nitet ſacris, vaſtos cum terra gigantas
In caelum furibunda tulit; cum di quoque magnos
Quaeſivere deos. dubitavit Iuppiter ipſe,
Quod poterat non poſſe timens; cum ſurgere terram
Cerneret, et verti naturam crederet omnem;
Montibus atque aliis aggeſtos creſcere montes,

Et

Vulg v. 423 LUMINA 426. HOMINIS 429. TUM.

mundum ſive caelum; *δῖς ταυτόν*. Repono igitur, quod ipſe melius eſſe fateberis; et, ſi aequus es, ipſi auctori non mihi id adſcribes Contemplare modo literarum ductus,

Emeritum magnis mundum tenet acta periclis

EMERITA, ET *magnis* TANDEM DEFUNCTA PERICLIS.

Virgilium imitatus eſt, ut ſaepe alias, et ex latinis ſolum. Aen vi, 83

O tandem *magnis pelagi* defuncte periclis:
Sed terrae graviora manent

Emerita navis eſt, quae munere ſuo defuncta, ut Phaſelus ille Catulli, *nunc recondita Senet quiete*.

V 423 SQUAMEA DISPOSITIS IMITATUR LUMINA FLAMMIS. O oſcitantes et indoctos librarios! Ubique ingerunt *caelum, mundum, lumina, ſidera*, &c Repone,

Squamea diſpoſitis imitatur TERGORA *flammis*.

ut Virgilius Georg. iii, 426.

Squamea *convolvens ſublato pectore* terga.

et Aen. ii, 218. *bis collo* ſquamea *circum* Terga *dati*.

Noſter infra 440.

Quam propter cetus convolvens ſquamea terga

et 612.

Et redit in caelum; ſquamoſaque tergora *ceti*

Quid ſit, *imitari ſquamea lumina diſpoſitis luminibus*, explicet, qui poteſt.

V 426 PARS HOMINIS, TERGO PECTUS COMMISSUS EQUINO. Mira ſane conſtructio, *pars hominis commiſſus* Repone,

Pars IUVENIS, *tergo pectus commiſſus equino*:

Sic Noſter de altero centauro, ii, 566

Turba ſub unius iuvenis *virtute ferarum*.

V 429 TUM DI QUOQUE MAGNOS Libri omnes *tumidi* Scaliger ingenioſe *tum di*, niſi quod adhuc corrigendum erat, CUM *di*; ſententia continuata.

V 434. ET TAM VICINOS FUGIENTIA SIDERA COLLES. Inepte poſt *montes* intulit *colles*; a maiore ad minus deveniens. Repone,

Et IAM VICINAS *fugientia ſidera* MOLES.

Virgilius Aen i, 65.

Hoc metuens molemque et montes *inſuper altos*.

V. 435. ARMA IMPORTANTES ET RUPTA MATRE CREATOS DISCORDES VULTU PERMIXTAQUE CORPORA, PARTUS. Pro *creatos*, Gemblacenſis *coactos*. Verſus barbari et adulterini; ex margine in locum alienam intruſi. Quid? an *montes* et *moles arma importabant, diſcordes partus erant*? Nebulo hic, quiſquis erat, tam commodam occaſionem nactus, noluit *gigantas* dimittere, ſine dono vel ipſis monſtroſiore Voluit tamen hos interſeri poſt verſum 428

V.

Et iam vicinas fugientia ſidera moles:
Arma importantes et rupta matre creatos,
Diſcordes vultu, permixtaque corpora, partus.
Nec dum hoſtile ſibi quicquam, nec numina norat
Siqua forent maiora ſuis. tunc Iuppiter arae
Sidera conſtituit, quae nunc quoque maxima fulget.
Quam propter cetus convolvens ſquamea terga
Orbibus inſurgit tortis, et fluctuat alvo:
Intentans morſum, ſimilis iam iamque tenenti,
Qualis ad expoſitae fatum Cepheidos olim
Expulit adveniens ultra ſua litora pontum.

Tum

Vulg v. 434 TAM VICINOS—COLLES 437. HOSTIFERUM——QUEMQUAM ——NORANT. 439 FULGENT 443 UNDIS.

V 437 HOSTIFERUM NECDUM SIBI QUEMQUAM NUMINA NORANT, SIQUA FORENT MAIORA SUIS. Libri veteres univerſi *necdum hoſtiferum ſibi*. Nec ſententiam nec verborum conſtructionem quiſquam hic evolvere queat Repone,

Nec dum HOSTILE *ſibi* QUICQUAM, NEC *numina* NORAT
Siqua forent maiora ſuis.

Continuatur orationis ſeries. *Dubitavit Iuppiter ipſe, timens non poſſe, quod tamen poterat.* Unde vero iſta dubitatio? Ex periculi magnitudine, montibus pene ad caelum extructis: tum nondum ſuarum virium periculum fecerat, nihil adhuc hoſtile ſibi habens; neſcivit denique annon alia alicubi numina forent ſuis potentiora. Iuno apud Virgilium Aen. VII, 310. *quod ſi* mea numina non ſunt

Magna ſatis, *dubitem haud equidem implorare quod uſquam eſt.*

V 439. QUAE NUNC QUOQUE MAXIMA FULGENT. Lege cum duobus recentioribus FULGET. *ara* ſcilicet *maxima*, non ſidera; quae in ara non ſunt niſi quartae et quintae magnitudinis.

V. 442. INTENTANS MORSUM, SIMILIS IAM IAMQUE TENENTI. Verſus ſpurius. Cui, quaeſo, *cetus morſum intentat, et ſimilis tenenti eſt?* Andromedae ſcilicet: hoc enim voluit cuculus ille, qui primus hunc verſum hic inſeruit. Atqui tam ſimilis eſt tenenti Andromedam, quam qui dimidio caelo ab ea diſtet Cicero in Arateis,

Exin ſemotam procul in tutoque locatam
Andromedam tamen explorans fera quaerere piſtrix *Pergit.*

Et Germanicus,

At procul expoſitam ſequitur Nereïa piſtris
Andromedam. media eſt ſolis via; cum tamen illa
Terretur monſtro pelagi, gaudetque ſub axe
Diverſo poſita

Ceterum ex Virgilio adumbratus eſt verſus, Aen. XII, 753 *at vividus umber*

Haeret hians, iam iamque tenet, ſimiliſque tenenti
Increpuit malis, morſuque eluſus inanis eſt.

V. 443. QUALIS AD EXPOSITAE FATUM CEPHEIDOS UNDIS EXPULIT ADVENIENS ULTRA SUA LITORA PONTUM Ordo eſt, *expoſitae undis*: at iſtis *fatum Cepheidos* interiectis duo haec non poſſunt coniungi. Vetat poetarum mos, et ratio ipſa. Repone,

Qualis ad expoſitae fatum Cepheidos OLIM
Expulit adveniens ultra ſua litora pontum.

Expoſitae abſolute· ut Germanicus,

At procul expoſitam *ſequitur Nereïa piſtris*
Andromedam.

F

V.

Tum notius pîſcis venti de nomine dictus
Exſurgit de parte noti; qua fuſa feruntur
Flexa per ingentes ſtellarum flumina gyros.
Ulterius capiti coniungit aquarius undas
Amnis; et in medium coëunt, et ſidera miſcent.
His, inter soliſque vias, arctoſque latentes
Axem quae mundi ſtridentem pondere torquent,
Orbe peregrino caelum depingitur aſtris;
Quae notia antiqui dixerunt ſidera vates.
Ultima, quae mundo ſemper volvuntur in imo,
Quîs innixa manent caeli fulgentia templa,
Nuſquam in conſpectum redeuntia cardine verſo,

Sub-

Vulg v 446. CUI IUNCTA 448 ALTERIUS CAPITIS. 455. INNEXA——SIGNA.

V 446 EXSURGIT DE PARTE NOTI, CUI IUNCTA FERUNTUR Libri univerſi *cuncta*, non ut Scaliger *iuncta* quod minus belle hic inſeritur; cum ſtatim habeamus *coniungit* Neque illud *cui* recte habet. conſtructio enim poſtularet, non *cui piſci*, ſed *cui noto*, ſenſu abſurdo. Repono,

Exſurgit de parte noti, QUA FUSA *feruntur*
Flexa per ingentes ſtellarum flumina gyros.

Fuſa, qui ex aquarii urna defuſa ſunt.

V 448. ALTERIUS CAPITIS CONIUNGIT AQUARIUS UNDAS. *Capitis* a Scaligero eſt; libri univerſi *capiti* Porro *alterius* ſolus Gemblacenſis; ceteri omnes *alterius* Repone,

ULTERIUS CAPITI *coniungit aquarius undas*

Ulterius, hoc eſt, magis verſus auſtrum Sane *alterius* nullum locum hic habet, cum piſcis notius *ſolitarius* et *μονάζων* dicatur

V 455 QUÎS INNEXA MANENT CAELI FULGENTIA SIGNA Vide orationis ſeriem *ultima*, ſidera ſcilicet, quae ultra circulum antarcticum abſconduntur, *quibus innexa ſunt fulgentia ſigna* Quomodo vero ſigna fulgentia innexa ſunt ſideribus, quae nobis non fulgent? Fruſtra hic ſenſum communem quaeras. Solus Gemblacenſis *ſigna* habet: ceteri univerſi *templa* Repono,

Quîs INNIXA *manent caeli fulgentia* TEMPLA.

Templa caeli, totum poetis caelum, *innititur* polo antarctico, tanquam *imo fundo* ſive fundamento. Lucretius v, 492.

altaque caeli
Denſebant procul a terris fulgentia templa.

V 458. ET VERSAS FRONTIBUS ARCTOS. Somniavit auctor, in Parnaſſo, non in caelo, polum utrumque ſimilia ſigna exhibere Unde iterum dicit 1, 588.

Circulus auſtrinas *qui ſtringit et obſidet* arctos

Atque hoc ei, ut poetae, condonamus, non ut aſtronomo. Sed nulla venia dignus eſt falſarius ille, qui quattuor ſequentes verſiculos hic inſeruit; a ſe confictos, ſed invita Minerva. *Credimus*, inquit, *exemplo* Quo exemplo id credis? An auſtralia ſigna, quae a nobis ſpectantur ultra tropicum capricorni, ſimilia ſunt illis quae ſupra tropicum cancri ſunt? An ſidera illa, quae hinc inde ab aequatore intra duos tropicos viſuntur, inter ſe ſimilia ſunt? Si haec diſſimillima, cur illa circa polos

ſimilia

Sublimis speciem mundi, similesque figuras
Astrorum referunt, et versas frontibus arctos.
Uno distingui medias, claudique dracone
Credimus exemplo: quia vis fulgentia visus
Hunc orbem caeli vertentis sidera cursu
Cardine tam simili fultum, quam vertice fingit.
Haec igitur magno divisas aethere sedes
Signa tenent, totum mundi diducta per orbem.
Tu modo corporeis similes ne quaere figuras;
Omnia ut aequali fulgentia membra colore
Deficiat nihil, aut vacuum quid lumine cesset.
Non poterit mundus sufferre incendia tanta,

Vulg v. 463 HAS 464 DEDUCTA. 466. OMNIAQUE. 467 UT VACUUMQUE A

similia existimentur? Si *exemplo* duceris, haec ipsa exempla deterrere te debebant Ceterum in versibus sequentibus,

quia vis fulgentia visus
Hunc orbem caeli vertentis sidera cursu,
Cardine tam simili fultum quam vertice fingit.

quia vis et *fingit* a Scaligero sunt; libri omnes *quamvis* et *pingit*. Equidem indignor tantum ingenium, falsarii indocti nugis irretitum, tam absurda et se indigna protulisse. Quia *vis* visûs (id ipsum quam incondite dictum) *fingit* utrumque polum esse similem. Atqui, ὦ θαυμάσιε, non *vis visûs*, sed vis *φαντασίας* imaginationis id finxerit. Quid porro fiet de illo *fulgentia?* an obtorto collo trahetur ad *sidera?* Quis ex proletariis poetis tam perverso ordine verba disponeret? mihi nullum dubium est, quin interpolator sic dederit,

Credimus exemplo; QUAMVIS FUGIENTIA VISUS.

quod ex Nostro habuit, iii, 363.

Signa patent, nullos umquam fugientia visus.

Atqui hic *fugientes, arctos* scilicet, dictum oportuit. ille stolidus *astra* subintelligi posse existimavit Porro duos reliquos versiculos sic videtur dedisse;

HINC *orbem caeli vertentis sidera cursu*
Cardine tam simili fultum, quam vertice PINGUNT

De globis factitiis haec accipienda. Sed et hic stuporem suum prodit; cum *cardinem* de australi polo dicit, *verticem* de boreali Atqui *cardo* et *vertex* idem prorsus significant; et utrumque de utroque polo dicitur Ut Noster i, 603, et alibi passim;

Seque secant gemino *coeuntes* cardine *mundi.*

V 463 HAS IGITUR MAGNO DIVISAS AETHERE SEDES SIGNA TENENT, MUNDI TOTUM DEDUCTA PER ORBEM. Libri omnes, *haec igitur* Repone,

HAEC *igitur magno divisas aethere sedes*
Signa tenent, TOTUM MUNDI DIDUCTA *per orbem.*

ut supra 275, cum zodiaci signa recensuisset,

Haec igitur *texunt aequali sidera tractu*

Deducta librariorum error: ut supra 331, omnes libri habent *deductis* pro *diductis.*

V 466. OMNIAQUE AEQUALI FULGENTIA MEMBRA COLORE DEFICIAT NIHIL UT, VACUUMQUE A LUMINE CESSET. Libri veteres, *omnia ut aequali;* et *deficiat nihil et vacuum qua:* Vossianus *quia.* Repone,

Omnia UT *aequali fulgentia membra colore*

Omnia ſi plenis ardebunt ſidera membris.
Quicquid ſubduxit, ſibimet natura pepercit,
Succubitura oneri; formas diſtinguere tantum
Contenta, et filis oſtendere ſidera certis.
Linea deſignat ſpecies, atque ignibus ignes
Reſpondent; media extremis, atque ultima ſummis
Redduntur: ſatis eſt, ſi ſe non omnia celant.
Praecipue, medio cum luna implebitur orbe,
Certa nitent mundo: cum luna conditur omne
Stellarum vulgus: fugiunt ſine nomine turba.
Pura licet vacuo tum cernere ſidera caelo:
Nec fallunt numero, parvis nec mixta feruntur.
Et, quo clara magis poſſis cognoſcere ſigna,

Non

Vulg v 470 FLAMMIS 472 STELLIS 473 IGNEA. 478 SIGNA. 479 PLURA——CEDERE.

Deficiat nihil, AUT *vacuum* QUID *lumine ceſſet*

V 470 QUICQUID SUBDUXIT FLAMMIS, NATURA PEPERCIT. *Cui,* amabo, pepercit? Dederat auctor,

Quicquid ſubduxit, SIBIMET *natura pepercit,*
Succubitura oneri

Sibimet, ut infra 867

Sed trahit ad ſemet *rapido Titanius aeſtu.*

Lupus apud Silium vii, 721

Iam ſibimet metuens, *ſpirantem dentibus imis*
Reiectat praedam

V 472. ET STELLIS OSTENDERE SIDERA CERTIS. Repone,

et FILIS *oſtendere ſidera certis*

Paſſim hoc ſenſu *fila* uſurpat Noſter

V 473 IGNEA DESIGNAT SPECIES; ATQUE IGNIBUS IGNES RESPONDENT. *Ignea* a Scaligero eſt Libri univerſi *linea* Rectiſſime, LINEA *deſignat ſpecies.* Hoc firmat ſuperiorem emendationem, et ab ipſa firmatur. *filis oſtendere, linea deſignare.* *Linea,* ut et *fila* frequenter hoc ſenſu habet auctor Non tota igitur ſignorum membra ſtellis referta et expreſſa ſunt. ſatis eſt, ſi, ut in lineari pictura, exterior et qualiſcumque ſignorum ambitus repraeſentetur.

V. 478 FUGIUNT SINE NOMINE SIGNA Hoc vero ineptiſſimum. Quomodo enim *ſigna* ſunt, ſi *ſine nomine* ſunt? ut ſigna eſſe non poſſunt ſine certa ſpecie et forma: ita nec ſpecies ſine nomine Non ſigna hic vult auctor, ſed *ſtellas* minimae magnitudinis, quae negliguntur, nec nomine dignatae ſunt. Sed facilis emendatio eſt Repone,

cum luna conditur omne
Stellarum vulgus · fugiunt ſine nomine TURBA.

Sic v, 736 de re eadem.

Vulgus *iners videas, et iam* ſine nomine turbam.

Boni librarii *ſigna* ſuppoſuerunt, ne nomen ſingulare cum plurali verbo diſcordaret

V. 479 PLURA LICET VACUO TUM CEDERE SIDERA CAELO. NEC FALLUNT NUMERO, NEC PARVIS MIXTA FERUNTUR Falſus eſt Scaliger; cum ex Gemblacenſi citat *tum credere* unde ille refinxit *tum cedere:* nam et Gemblacenſis (ut meis oculis vidi)

Non varios obitus norunt, variosve recursus:
Certa sed in proprias oriuntur singula luces,
Natalesque suos occasumque ordine servant.
Nec quicquam in tanta magis est mirabile mole,
Quam ratio, et certis quod legibus omnia parent.
Nusquam turba nocet, nihil ullis partibus errat,
Laxius aut brevius mutatove ordine fertur.
Quid tam confusum specie, quid tam vice certum est?
Ac mihi tam praesens ratio non ulla videtur,
Qua pateat mundum divino numine verti,
Atque ipsum esse deum: nec forte coisse magistra;
Ut voluit credi, qui primus moenia mundi
Seminibus struxit minimis, inque illa resolvit:

E

Vulg v. 482. VARIOSQUE 483. SIDERA. 488 ET LEVIUS

vidi) et alii universi *tum cernere.* Atqui hoc falsum est, *licere plura sidera cernere in plenilunio* immo contrarium verum est: ea causa erat Scaligero, ut immutaret Sed *cernere* bene habet, aliud vocabulum in noxia est Repone,

> PURA *licet vacuo tum* CERNERE *sidera caelo:*
> *Nec fallunt numero,* PARVIS NEC *mixta feruntur.*

Libri veteres *parvis nec*, quod altero concinnius est Ceterum vir summus Huetius, dum cupide nimis Scaligerum sugillat, in crassiorem ipse errorem incidit Defendit illud utrumque *plura cernere*. hoc est, inquit, in novilunio, cum *vacuum caelum* luna reliquit Atqui *vacuo* hic *caelo* non est vacuo a *luna*, sed a *minutis stellis*, quae tum obscurantur. Probant hoc, quae mox sequuntur,

> *Nec fallunt numero, parvis nec mixta feruntur.*

Si enim *vacuo caelo non sunt mixta parvis*; certe non in novilunio, cum parva et minima omnia possunt cerni Diversus error tantis viris eadem de causa obrepsit, quod versum 476

Praecipue medio cum luna implebitur orbe,

de luna διχοτόμῳ sive *semiplena* interpretarentur Atqui *medio orbe* non id est quod *media facie*; sed medio cursu, medio orbe menstruo: cum luna semper plena est. et idcirco addit auctor *implebitur*

V 482 VARIOSQUE RECURSUS Legendum VARIOSVE

V 483 CERTA SED IN PROPRIAS ORIUNTUR SIDERA LUCES. Male sit istis librariis, qui *sidera* et eiusmodi toties nobis ingeminant Cum *signa* iam dixerit auctor, quantae incuriae esset addidisse *sidera*, quod idem est. Repone,

> *Certa sed in proprias oriuntur* SINGULA *luces.*

Singula oriuntur in *luces proprias*, hoc est, statis anni diebus; et servant eosdem ortus et obitus.

V. 488 LAXIUS ET LEVIUS. Hoc vult, nihil *errat* extra orbitam suam; eosdem circulos semper describit. non nunc maiores, alias minores. Lege igitur,

> *Laxius* AUT BREVIUS.

V

E quîs et maria et terras et ſidera caeli,
Aetheraque inmenſis fabricantem finibus orbes
Solventemque alios conſtare; et cuncta reverti
In ſua principia, et rerum mutare figuras.
Quis credat tantas operum ſine numine moles
Ex minimis, caecoque creatum foedere mundum?
Si fors iſta dedit nobis, fors ipſa gubernet.
At cur diſpoſitis vicibus conſurgere ſigna,
Et velut imperio praeſcriptos reddere curſus,
Cernimus; ac nullis properantibus ulla relinqui?
Cur eadem aeſtivas exornant ſidera noctes
Semper, et hibernas eadem? certamque figuram
Quiſque dies reddit mundo, certamque relinquit?
Iam tum, cum Graiae verterunt Pergama gentes,
Arctos et orion adverſis frontibus ibant:
Haec contenta ſuos in vertice flectere gyros;
Ille ex diverſo vertentem ſurgere contra
Obvius, et notio ſemper decurrere mundo.
Temporaque obſcurae noctis deprendere ſignis

Iam

Vulg v. 496. IMMENSOS 501. GUBERNAT 512. TOTO.

V 496. AETHERAQUE IMMENSOS FABRICANTEM FINIBUS ORBES Quid vero *finibus* per ſe poſitum; niſi dicas quales vel quanti ſint? An *orbis* vel ulla figura ſine finibus concipi poteſt? Repone,

Aetheraque IMMENSIS *fabricantem finibus orbes.*

V 499 QUIS CREDAT TANTAS OPERUM SINE NUMINE MOLES EX MINIMIS, CAECOQUE CREATUM FOEDERE MUNDUM? Verſus ſpurii Quam inepte, *quis credat?* quaſi non tota Epicureorum ſecta id crederet Tum vide qualis ſit constructio: *quis credat tantas moles operum* (creatas eſſe) *ex minimis, mundumque creatum caeco foedere?* In ſecundo orationis membro ponit, quod in primo venire debuit. Quid porro eſt *caeco foedere?* Hoc ſecum pugnat. Si enim *foedere*, certe non *caeco*, non ab ignaris facto. Verſus ſunt ſpurii, quos nebulo lectione falſa prioris verſus deceptus inſeruit.

V 501 SI FORS ISTA DEDIT NOBIS, FORS IPSA GUBERNAT Libri univerſi *gubernet* rectiſſime. *Si fors dedit iſta nobis, ipſa fors gubernet*, ſi poſſit ea ſcilicet conſtantia, qua nunc gubernantur.

V. 512. ET TOTO SEMPER DECURRERE MUNDO. *Toto mundo*, inquit Scaliger; *quia*

Iam poterant: caelumque ſuas diſtinxerat horas.
Quot poſt excidium Troiae ſunt eruta regna?
Quot capti populi? quoties fortuna per orbem
Servitium imperiumque tulit, varieque revertit?
Troianos cineres in quantum oblita reſovit
Imperium? fatis Aſiae iam Graecia preſſa eſt.
Saecula dinumerare piget, quotieſque recurrens
Luſtrarit mundum vario sol igneus orbe.
Omnia mortali mutantur lege creata.
Nec ſe cognoſcunt terrae vertentibus annis.
Exutae variant faciem per ſaecula gentes.
At manet incolumis mundus, ſuaque omnia ſervat;
Quae nec longa dies auget, minuitve ſenectus;
Nec motus puncto currit, curſuſque fatigat.
Idem ſemper erit, quoniam ſemper fuit idem.
Non alium videre patres, aliumve nepotes
Aſpicient. deus eſt, qui non mutatur in aevo.
Numquam tranſverſas solem decurrere ad arctos;
Nec mutare vias, et in ortum vertere curſus,

Au-

quia utriuſque hemiſphaeris magnas partes occupat. At quorſum hoc ab auctore memoratur? nempe ut oſtendat, ſidera iam eoſdem ſitus inter ſe retinere, quos olim Troianis temporibus habuerunt. Iam vero ſi *toto* mundo decurrit; contrarium potius hinc inferas, orionem locum ſuum non ſervare. Repono,

et NOTIO *ſemper decurrere mundo.*

ut ſupra verſu 402.

Hoc duce per notium *decurrunt ſidera mundum*

Iam ratio recte procedit; ut *arctos* olim et hodie in boreali mundo; ita *orion* in notio. Neutrum ſidus e ſuo loco abſceſſit.

V 524 EXUTAE VARIANT FACIEM PER SAECULA GENTES. Codices omnes, *exutas variam.* Etiam hunc verſum expungo. Geſtiebant olim falſarii ſuos, ubicumque poterant, verſus intrudere. Quod nuſquam factu facilius, quam in his ſententioſis.

V 527. NEC MOTUS PUNCTO CURRIT. Veteres libri, *curvat, currat.* Quin et hic verſus ablegandus a textu. Huiuſmodi autem interpolationes, quae pro Manilianis ſe oſtentant, hanc ab acutiſſimo Scaligero cenſuram extorſerunt, *quod non poſſet Manilius manum tollere de tabula, et numquam ſciret deſinere.* Vere dictum: ſi has nugas ipſius auctoris eſſe concedimus: falſo, ſi emuncta nare ſcimus a genuinis ſpuria diſcernere.

Auroramque novis naſcentem oſtendere terris;
Nec lunam certos excedere luminis orbes,
Sed ſervare modum, quo creſcat, quove recedat;
Nec cadere in terram pendentia ſidera caelo,
Sed dimenſa ſuis conſumere tempora ſignis;
Non caſus opus eſt, magni ſed numinis ordo.
  Ipſe autem quantum convexo mundus olympo
Obtineat ſpatium, quantis bis ſena ferantur
Finibus aſtra, docet ratio; cui nulla reſiſtunt
Clauſtra, nec inmenſae moles, caecive receſſus;
Omnia ſuccumbunt, ipſum eſt penetrabile caelum.
Nam quantum a terris atque aequore ſigna recedunt,
Tantum bina patent. quacumque inciditur orbis
Per medium, pars efficitur tum tertia gyri,
Exiguo dirimens ſolidam diſcrimine ſummam.
Summum igitur caelum bis bina refugit ab imo

Aſtrâ,

Vulg v. 542. CEDUNTQUE. 545. QUANTUMQUE. 548. RESURGIT.

V 542 CUI NULLA RESISTUNT CLAUSTRA, NEC IMMENSAE MOLES, CEDUNTQUE RECESSUS. *Ceduntque* ſine dubio mendoſe Poſt negativa iſta *nulla* et *nec*, *ceduntque* perinde eſt, ac *nec cedunt* Repone,

Clauſtra, nec immenſae moles, CAECIVE *receſſus*

hoc eſt, ſeducti, tenebroſi · ut paſſim *caecae cavernae*, *latebrae*.

V 545 QUANTUMQUE INCIDITUR ORBIS PER MEDIUM, PARS EFFICITUR TUM TERTIA GYRI Conſtructio hic laborat. *Quantum* inciditur, *tum* efficitur Oportuit certe *tantum* Sed vetuſti codices omnes habent *quacumque*; quod reponendum.

quacumque *inciditur orbis*
Per medium, pars efficitur tum tertia gyri.

Quacumque circulus per centrum inciditur, diametros fit, quae eſt pars fere tertia peripheriae theorema Archimedis. *Orbis* hic non eſt mundus, ſed quivis circulus. *Quacumque*; quia in quovis circulo infinitae diametri duci poſſunt *Pars tertia* · hoc ex auctoris ſaeculo et communi operariorum axiomate. At recentiores hoc non uſquequaque verum eſſe deprehenderunt quod et auctor ipſe intellexit, *exiguo diſcrimine*.

V 548. SUMMUM IGITUR CAELUM BIS BINA RESURGIT AB IMO, ALTERA BIS SENIS UT SIT PARS TERTIA SIGNIS. Haec corrupta ſunt. miramque moleſtiam creaverunt Scaligero, et Gronovio in *De pecunia veteri* iv, 5. quorum uterque et verba et verſuum ſeriem immutant Nihil his opus erit, ſi modo codices conſulantur qui omnes *refugit* habent, non *reſurgit* et pro *altera bis ſenis*; Gemb. Lipſ. Venetus *aſtra bis ſenis*; Voſſianus *aſtro* Lege et diſtingue,

Summum igitur caelum bis bina REFUGIT *ab imo*

As-

Aſtra, e bis ſenis ut ſit pars tertia ſignis.
Sed quia per medium eſt tellus ſuſpenſa profundum,
Binis a ſummo ſignis diſcedit et imo.
Hinc igitur quacumque ſupra te ſuſpicis ipſe,
Qua per inane meant oculi, quaque ire recuſant,
Binis aequandum eſt ſignis: ſex tanta rotundae
Efficiunt orbem zonae; qua ſigna feruntur
Bis ſex, aequali ſpatio texentia caelum.
Nec mirere vagos partus eadem eſſe per aſtra,
Et mixtum ingenti generis diſcrimine fatum;
Singula cum tantum teneant tantoque ferantur
Tempore, vix toto ſurgentia ſidera menſe.
  Reſtat ut aethereos fines tibi reddere coner,
Filaque diſpoſitis vicibus comitantia caelum,
Per quae dirigitur ſignorum flammeus ordo.
Circulus ad boream fulgentem ſuſtinet arcton,

Sexque

Vulg v 549 ALTERA bis 552. HOC igitur QUODCUMQUE. 560 SEX TOTA ——LUCE.

ASTRA, E *bis ſenis ut ſit pars tertia ſignis* In omni, inquit, circulo diametros eſt pars fere tertia circumferentiae. *igitur*, cum caelum ſit circulare, ſummum ab imo diſtat *quattuor aſtra*, ut ſit pars tertia e duodecim aſtris Sed quia tellus in centro caeli eſt, ea diſtat a caelo ſemidiametri ſpatium, ſive duo ſigna. *Refugit*, hoc eſt, receſſit, diſtat, ut 565.
Sexque fugit *ſolidas a caeli vertice partes.*
Reſurgit hic nullo modo ferri poteſt.

V 552. HOC IGITUR QUODCUMQUE SUPRA TE SUSPICIS IPSE *Hoc* a Scaligero venit; et illuc redibit. Certe *hoc quodcumque ſupra te ſuſpicis* totum horizontem comprehendit; nec *binis ſignis* aequandum, ſed prope ſex Libri omnes, *hinc igitur* Repone,
HINC *igitur*, QUACUMQUE *ſupra te ſuſpicis ipſe*
Hinc, ab hac terra. *Quacumque*, ſive ad verticem caeli, ſive ad latera.

V. 560. TANTOQUE FERANTUR TEMPORE SEX TOTA SURGENTIA SIDERA LUCE. In hac quidem lectione conſpirant codices, et acquieſcunt interpretes. Videamus quid intus habeat *Nec mirere*, inquit, varietatem fatorum ſub eodem ſigno: cum *ſingula ſigna tantum* ſpatii *teneant*, gradus nempe triginta, et duodecimam totius orbis partem; *tantoque ferantur tempore:* quid poſtea? expectabam ex ſententiae filo, *ſingula ferantur* Ille vero *ſex ſidera* infert, ut probet de ſingulis Quod, ſodes, genus argumenti? Quid illud porro, *tota luce?* inexplicabile, et ſenſu caſſum Repone,
Singula cum tantum teneant tantoque ferantur
Tempore, VIX TOTO *ſurgentia ſidera* MENSE.
Singula ex xii ſignis menſem ex xii unum conſumunt, ab ortu ad obitum *Vix toto*, ut infra 585.
Vixque *dies tranſit candentem extenta per aeſtum.*

Sexque fugit ſolidas a caeli vertice partes.
Alter, ad extremi decurrens ſidera cancri,
In quo conſummat Phoebus lucemque moramque,
Tardaque per longos circumfert lumina flexus,
Aeſtivi medio nomen ſibi ſumit ab aeſtu;
Temporis et titulo potitur: metamque volantis
Solis et extremos deſignat fervidus axes;
Et quinque in partes aquilonis diſtat ab orbe.
Tertius, in media mundi regione locatus,
Ingenti ſpira totum praecingit olympum;
Parte ab utraque videns axem: quo culmine Phoebus
Componit paribus numeris noctemque diemque,
Veris et autumni currens per tempora mixta.
Hic medium aequali diſtinguit limite caelum:
Quattuor et gradibus ſua fila reducit ab aeſtu.
Proximus hunc ultra, brumalis nomine gaudens,

Ultima

Vulg v. 569. AESTIVUM 570. METAQUE. 571 ACTUS 575. LIMINE. 578. CUM. 580. TANGENS

V. 565 SEXQUE FUGIT SOLIDAS Quota pars circuli ſunt ſex iſtae ſolidae? hoc non liquet. Forſitan auctor dederit,

Sex e triginta fugiens a vertice partes.

Eudoxum Cnidium ſequitur; qui totum meridianum in partes 60 diviſit; ut a polo ad polum ſint 30 Vide nos infra ad 1, 592. Ergo circulum hunc deſcribit, non ad Romae ſitum, ſed ad Cnidi; ubi elevatio poli eſt graduum 36.

V. 569 AESTIVUM MEDIO NOMEN SIBI SUMIT AB AESTU Malebat Scaliger, *aeſtivi* Recte. ſic paulo infra 580

Proximus hunc ultra brumalis nomine gaudens

V 570 METAQUE VOLANTIS SOLIS Hoc eſt *potitur meta* Lege, mutata diſtinctione, METAM*que volantis Solis et*, hoc eſt *deſignat* Duo ex recentioribus libri *metamque*

V 571. ET EXTREMOS DESIGNAT FERVIDUS ACTUS Immo repone, AXES; *Metam et extremos axes volantis solis*; ſub quibus *fervidus* fit. Virgilius Georg iii, 107.

volat vi fervidus axis.

Extremos axes, ut *ſummus currus* iv, 163

Quam Phoebus ſummis revocatus curribus ambit.

V. 575 QUO LIMINE PHOEBUS. Scripti omnes *lumine*; mendoſe: Scaliger *limine*: Huetius *limite*; quod vocabulum rurſus habes, verſu hinc tertio. Dedit auctor,

Parte ab utraque videns axem: quo CULMINE *Phoebus*

Linea aequinoctialis poetis culmen caeli eſt · et cum *Phoebus parte ab utraque axem*, ſive utrumque polum, *videt*; certe e *culmine* proſpicit.

V 578 CUM MEDIUM AEQUALI Immo HIC *medium aequali*. *Hic*, circulus aequinoctialis Niſi ſic legeris, non *hic* circulus *quattuor gradibus* a tropico cancri diſtabit; ſed sol ipſe. quod ineptum et abſurdum.

V.

ltima designat fugientis limina solis;
vida cum obliqua radiorum munera flamma
at per iter minimum nobis: sed finibus illis,
uos super incubuit, longa stant tempora luce;
xque dies transit candentem extenta per aestum.
sque iacet binis summotus partibus orbis.
ıus ab his superest extremo proximus axi
rculus, austrinas qui stringit et obsidet arctos.
ic quoque brumalem per partes quinque relinquit:
quantum a nostro sublimis cardine gyrus
stat, ab adverso tantundem proximus illi.
: per tricenas vertex a vertice partes
visus, duplici summa circumdat olympum;
per quinque notat signantes tempora fines.
s eadem est via, quae mundo; pariterque rotantur
clines, sociosque ortus occasibus aequant:
Quan-

Vulg v 582. INVIDAQUE. 592. TIBI PER BINAS.

580. PROXIMUS HUNC ULTRA BRU-
.IS NOMINE TANGENS Pro *tangens*
ıtiores *cingens* · unde Scaliger in priore e-
ne *circes* hoc est *circulus* At in secunda
ens adscivit ex codice Gemblacensi. Et
tus quoque *tangens*; Lipsiensis pro va-
lectionibus, *tingens*, *tangens*, *cingens*
ne,
oximus hunc ultra, brumalis nomine GAU-
DENS. Ita Noster ii, 829
c capit externum, proprio quia nomine
gaudet.

. 582. INVIDAQUE OBLIQUA Re-
, *invida* CUM *obliqua*. Cum *sol* dat
radiorum munera. Si *que* retines; con-
ıo erit, cum *circulus brumalis* dat &c.
e. Ceterum codices universi *invia*;
Scaliger ex coniectura *invida*, *hoc est*,
, *maligna*. Rectissime. Noster iii, 285.
cum sidera flexo
dine conficiunt cursus obliqua malignos.

V. 592. SIC TIBI PER BINAS VERTEX A VERTICE PARTES DIVISUS. Cum *sic* dicit; quae antea fusius dicta erant, breviter et summatim colligit. Quid ergo sibi vult *per binas partes?* Diviserat certe *verticem a vertice*, polum a polo, per partes vi, v, iv; iv, v, vi: quae simul faciunt partes *triginta* Repone igitur,

Sic PER TRICENAS *vertex a vertice partes*
Divisus, duplici summa circumdat olympum,

et *notat* olympum per quinque fines sive circulos parallelos Eudoxus, astronomorum dux, divisit circulum in sexaginta partes, non, ut postea factum, in trecentas sexaginta. Ea divisione, tropici distant ab aequatore partes 24 ex 360; non ut nunc ponuntur, 23 ½: et circulus arcticus tantundem a polo. Vide Geminum p. 19. et Achillem Tatium cap. 26. Ceterum, ut recte ibidem Geminus, arcticus a polo non in omni climate eandem distantiam habet: sed alibi maiorem, alibi minorem;

 Ka-

Quandoquidem ſecti, qua totus volvitur orbis,
Fila trahunt alti curſum comitantia caeli;
Intervalla pari ſervantes limite ſemper,
Diviſoſque ſemel fines, ſortemque dicatam.
Sunt duo, quos recipit ductos a vertice vertex,
Inter ſe adverſi, qui cunctos ante relatos,
Seque ſecant, gemino coeuntes cardine mundi;
Tranſverſoque polo rectum ducuntur in axem:
Tempora ſignantes anni, caelumque per aſtra
Quattuor in partes diviſum menſibus aequis.
Alter ab excelſo decurrens limes olympo
Serpentis caudam ſiccas et dividit arctos,
Et iuga chelarum medio volitantia gyro:
Extremamque ſecans hydram mediumque ſub armis
Centaurum, adverſo conſurgit rurſus ab axe,
Et redit in caelum; ſquamoſaque tergora ceti,
Lanigerique notat fines, clarumque trigonum,

An-

Vulg v. 597 TEXTO QUO. 610. AUSTRIS, 611. ADVERSUM CONCURRIT rurſus IN AXEM. 612 CETUM. 614 FASTIGIA

κατωγέγραπται δὲ πρὸς τὸν ἐν τῇ Ἑλλάδι ὁρίζοντα *delineatur tamen ad horizontem in Graecia* ubi clima indicat Cnidi, quae patria erat Eudoxi, ſub gradu latitudinis 36 · ut enim 6 ad 60 in Eudoxi diviſione, ita 36 ad 360 Eudoxi igitur auctoritate, arcticus fixum in globo locum nactus eſt, qui alioqui mobilis eſt, nec in globo delineandus.

V 597 QUANDOQUIDEM TEXTO, QUO TOTUS VOLVITUR ORBIS *Texto* a Scaligero venit libri recentiores *ſexto*. Gemblacenſis cum Lipſienſi *ſexti* Certe *texto* minime hic convenit Quis enim ſenſus, aut qualis dictio, *totus orbis volvitur texto?* Repone,

Quandoquidem SECTI QUA *totus volvitur orbis*

Secti, ducti, delineati, *qua* orbis volvitur; hoc eſt, paralleli aequatori

V 610 EXTREMAMQUE SECANS HYDRAM, MEDIUMQUE SUB AUSTRIS CENTAURUM. *Auſtris* Scaligero debetur, libri omnes *aſtris* Tu repone,

mediumque ſub ARMIS *Centaurum*

Armos equi intelligit. Nam *medius* centaurus eſt, ubi armi equini humano pectori coniunguntur.

V 611 ADVERSUM CONCURRIT RURSUS IN AXEM ET REDIT IN CETUM, SQUAMOSAQUE TERGORA CETI Libri vetuſtiores,

adverſo concurrit rurſus in axe

Locus peſſime affectus. Quomodo *concurrit rurſus* qui nec cum quoquam *concurrit*; et ſi concurrat, non *rurſus*, ſed iam primum id facit. Quomodo autem *redit in cetum*; a quo non *abierat?* Qualis porro ineptia et tautologia,

Andromedaeque ſinus imos, veſtigia matris,
Principiumque ſuum repetito cardine claudit.
Alter in hunc medium ſummumque incumbit in axem;
Perque pedes primos cervicem tranſit et urſae,
Quam ſeptem ſtellae primam, iam sole remoto,
Producunt, nigrae praebentem lumina nocti:
Et geminis cancrum dirimit, ſtringitque flagrantem
Ore canem, clavumque ratis, quae vicerat aequor.
Inde axem occultum per gyri ſigna prioris
Tranſverſa; atque illo rurſus de limite tangit
Te, capricorne, tuiſque aquilam deſignat ab aſtris;
Perque lyram inverſam currens ſpiraſque draconis,
Poſteriora pedum cynoſurae praeterit aſtra;
Tranſverſamque ſecat vicino cardine caudam.
Hic iterum coit ipſe ſibi, memor unde profectus.
  Atque haec aeterna fixerunt tempora ſede,
Immotis per ſigna locis ſtatione perenni.

Hos

Vulg v. 626. PROTERIT 629 AETERNAM——SEDEM. 630 MODIS

gia, *cetum et tergora ceti?* Dedit auctor,

ADVERSO CONSURGIT *rurſus* AB AXE,
Et redit in CAELUM

Rurſus conſurgit, et *redit in caelum*, ut infra 691, de circulo lacteo

Inde ſuos ſinuat flexus per crura pedeſque
Centauri alterius; rurſuſque aſcendere caelum Incipit.

V 614. ANDROMEDAEQUE SINUS IMOS, FASTIGIA MATRIS *Faſtigia* non belle dicitur pro capite: neque per caput Caſſiopiae tranſit, ſed pedes. Repone, igitur,

Andromedaeque ſinus imos, VESTIGIA *matris*

Et ſane codex Lipſienſis *veſtigia* habet pro varia lectione

V 626 POSTERIORA PEDUM CYNOSURAE PROTERIT ASTRA. Mirum vero ſi circulus fictus et imaginarius poteſt *aſtra proterere* eoque magis mirum, quod in *pedibus cynoſurae* nulla ſint aſtra Libri veteres *pertererit*, lege PRAETERIT. quod et alii adſciverunt.

V. 629. ATQUE HAEC AETERNAM FIXERUNT TEMPORA SEDEM. Haec mendoſa ſint, neceſſe eſt: ſequitur enim,

Hos volucres fecere *duos*

Quid ait, an tempora ſive coluri *fecere* meridianum et horizontem mobiles? Hanc abſurdam ſententiam constructio ipſa parit. Repone,

Atque haec AETERNA *fixerunt tempora* SEDE.

Fixerunt et *fecere*, veteres nempe aſtronomi, qui artem primi condiderunt Sic correxeram; cum poſtea animadverti codicem Venetum *aeterna ſedere* clare exhibere.

V. 630. IMMOTIS PER SIGNA MODIS.

Tam

Hos volucres fecere duos. namque alter ab ipſa
Conſurgens helice medium praecidit olympum,
Diſcernitque diem, ſextamque examinat horam,
Et paribus ſpatiis occaſus cernit et ortus.
Hic mutat per ſigna vices: nam ſeu quis eoos,
Seu petit heſperios, ſupra ſe circinat orbem
Verticibus ſuperaſtantem, mediumque ſecantem
Caelum, et diviſo ſignantem culmine mundum:
Cumque loco terrae caelumque et tempora mutat.
Quando aliis aliud medium eſt. volat hora per orbem:
Atque ubi ſe primis extollit Phoebus ab undis,
Illis ſexta manet, quos tum premit aureus orbis.
Rurſus ad heſperios ſexta eſt, ubi cedit in umbras:
Nos primam ac ſummam ſextam numeramus utramque,
Et gelidum extremo lumen ſentimus ab igne.
Alterius fines ſi vis cognoſcere gyri,

Cir-

Vulg v. 635. MUTANS——SEU SI. 639 AC.

Tam neſcio quinam ſint *immoti modi* quam *moti modi* Repono, *Immotis per ſigna* LOCIS.

V 635 HIC MUTANS PER SIGNA VICES, SEU SI QUIS EOOS Attende verborum conſtructioni. *hic*, circulus, *mutans vices per ſigna*, *circinat orbem ſupra ſe* Ergo meridianus ſupra ſe alium meridianum circinat Quid abſurdius? Illud vero cuiuſmodi *ſeu ſi quis?* Quis ſic locutus eſt? Gemblacenſis cum Lipſienſi *mutat* Repone,

Hic MUTAT *per ſigna vices* NAM SEU *quis eoos*,
Seu petit heſperios.

Seu quis hominum verſus ortum, ſeu quis verſus occaſum progreditur, circinat ſupra caput ſuum circulum meridianum. qui per ſigna vices mutat

V. 639 CUMQUE LOCO TERRAE CAELUMQUE AC TEMPORA MUTAT QUANDO ALIIS ALIUD MEDIUM EST, VOLAT HORA PER ORBEM. Inverſo ordine hi verſus feruntur in ſcriptis univerſis Recte immutavit Scaliger Quippe non *hora* mutat tempora, quae ipſa temporum pars eſt ſed *homo*, qui ortum vel occaſum petit, cum loco terrae mutat caelum et tempora. Leve dictu eſt; ſed univerſi codices *et*, non *ac*

V. 644 NOS PRIMAM AC SUMMAM SEXTAM NUMERAMUS UTRAMQUE Ordo et ſenſus. *nos medii ſextam utramque*, illam eoorum, hanc heſperiorum, numeramus primam et ſummam. primam, cum eois ſexta eſt; ſummam, cum ſexta eſt heſperiis. Magnae de hoc loco lites inter viros cetera maximos exortae ſunt; quas cum ipſis ſepultas eſſe cupimus.

V 653 NUNC TANTUM AD MEDIUM VERGENS MEDIUMQUE REPENTE ORBEM, NUNC SEPTEM AD STELLAS, NUNC MOTA SUB ASTRA. Hi quoque verſus ſpu-

I ru,

Circumfer faciles oculos, vultumque per orbem.
Quicquid erit caelique imum terraeque ſupremum,
Qua coit ipſe ſibi nullo diſcrimine mundus,
Redditque aut recipit fulgentia ſidera ponto,
Praecingit tenui tranſverſum limite mundum.
Haec quoque per totum volitabit linea caelum.
Nunc tantum ad medium vergens, mediumque repente
Orbem, nunc ſeptem ad ſtellas, nunc mota ſub aſtra.
Nam quacumque vagae tulerint veſtigia plantae
Has modo terrarum nunc has gradientis in oras,
Semper erit novus et terris mutabitur arcus:
(Quippe aliud caelum oſtendens aliudque relinquens,
Dimidium tegit et profert) varioque notabit
Fine, et cum viſu pariter ſua fila movente.
Hic terreſtris erit, quia terram amplectitur, orbis,
Et mundum plano praecingit limite gyrus,

Atque

Vulg v 665. SED QUOCUMQUE. 659. TEGET et REFERET. 660. FINI cum— MOVENTEM.

rii, et ab homine inſulſo profecti. Nec ſenſus intra ineſt, nex extra ſana verba. Fruſtra fuere viri ſummi, qui vel explicare vel emendare conati ſunt, et magnis iris utrimque rem egerunt, περὶ ὄνου σκιᾶς.

V 655 SED QUOCUMQUE VAGAE Repone, NAM QUACUMQUE *vagae*. Spurius iſtis de medio ſublatis, correctio ſe ipſa probat. Libri veteres *quaecumque*.

V 659 DIMIDIUM TEGET, ET REFERET Libri omnes, *teget et refert*; niſi quod aliquot habent *regit*. Sententia eſt, dimidium tegit, dimidium oſtendit Repone igitur,

Dimidium tegit et profert.

Sic Noſter iv, 526

Sed geminos aequa cum profert *unda* tegitque *Parte*.

V 660 VARIOQUE NOTABIT FINI CUM VISU PARITER SUA FILA MOVENTEM. Libri omnes: *fine et cum viſu*; et vetuſti, *movente* Repone igitur,

varioque notabit
FINE, ET *cum viſu pariter ſua fila* MOVENTE

Notabit caelum *fine vario et movente ſua fila pariter cum viſu* hominis. *Notabit moventem*, hoc eſt, hominem aut *ſua* hominis *fila*, quid ſibi velint, nullus intelligo.

V 661. HIC TERRESTRIS ERIT, QUIA TERRAM AMPLECTITUR, ORBIS; ET MUNDUM PLANO PRAECINGIT LIMITE GYRUS *Terram* et *mundum* ignave. *orbis* et mox *gyrus* odioſe Sunt, qui ſic emendent

Hic terreſtris erit, quia terrae *amplectitur* orbem,
Et medium *plano praecingit limite, gyrus*

Sed vereor, ne omnes tres adulterini ſint. Quaerit Scaliger, cur hic gyrus prae ceteris *terreſtris* appellandus ſit. Rationem reddere conatur; quam recte reiicit Huetius; nec tamen

ipſe

Atque a fine trahens titulum, memoratur horizon.
His adice obliquos adverſaque fila trahentes
Inter ſe gyros: quorum fulgentia ſigna
Alter habet per quae Phoebus moderatur habenas:
Subſequiturque ſuo solem vaga Delia curru:
Et quinque adverſo luctantia ſidera mundo
Exercent varias naturae lege choreas.
Hunc tenet a ſummo cancer, capricornus ab imo:
Bis recipit, lucem qui circulus aequat et umbras,
Lanigeri et librae ſigno ſua fila ſecantem.
Sic per tres gyros inflexus ducitur orbis,
Rectaque devexo fallit veſtigia clivo.
Nec viſus aciemque fugit, tantumque notari
Mente poteſt, ſicut cernuntur mente priores:
Sed nitet ingenti ſtellatus balteus orbe,
Inſignemque facit caelato lumine mundum,
Et ter vicenas partes patet atque trecentas
In longum: bis ſex lateſcit faſcia partes,
Quae cohibet vario labentia ſidera curſu.
Alter in adverſum poſitus ſuccedit ad arctos,
Et paulum a boreae gyro ſua fila reducit,
Tranſitque inverſae per ſidera Caſſiepiae.
Inde per obliquum deſcendens, tangit olorem;

Aeſti-

Vulg. v 664 DIVERSAQUE. 682 POSITAS.

ipſe meliorem profert Certe horizon aſtronomis eſt circulus ſphaerae caeleſtis, non terreſtris, tantumque a terra abeſt, quantum ipſe ſupra nos meridianus

V 664 DIVERSAQUE FILA TRAHENTES INTER SE GYROS Libri vetuſti *adverſa inter ſe* ſic infra de iiſdem 682, *Alter in adverſum poſitus.*

V 682 ALTER IN ADVERSUM POSITAS Sic Gemblacenſis *poſitas*, plerique alii *poſitos*, unus recentior *poſitus* Hoc recte Galaxias in adverſum poſitus zodiaco vide ſupra 664.

V 688 INTRA CAUDAM. Libri vetuſti *inter caudam.* Rectius.

V

Aeſtivoſque ſecat fines aquilamque ſupinam,
Temporaque aequantem gyrum, zonamque ferentem
Solis equos, inter caudam, qua ſcorpius ardet,
Extremamque ſagittari laevam, atque ſagittam.
Inde ſuos ſinuat flexus per crura pedeſque
Centauri alterius: rurſuſque aſcendere caelum
Incipit; argivamque ratem per apluſtria ſumma,
Et medium mundi gyrum, geminoſque per ima
Signa ſecans ſubit heniochum; teque unde profectus,
Caſſiepia, petens ſuper ipſum Perſea tranſit;
Orbemque ex illa coeptum concludit in ipſa:
Treſque ſecat medios gyros, et ſigna ferentem
Partibus e binis, quotiens praeciditur ipſe.
Nec quaerendus erit. viſus incurrit in ipſos
Sponte ſua, ſeque ipſe docet cogitque notari.
Namque in caeruleo candens nitet orbita mundo,
Ceu miſſura diem ſubito, caelumque recludens.
Ac veluti virides diſcernit ſemita campos,
Quam terit aſſiduo renovans iter orbita tractu;
Inter diviſas aequabilis eſt via partes:
Ut freta caneſcunt ſulcum ducente carina,
Accipiuntque viam fluctus ſpumantibus undis,
Qua tortus verſo movit ſe gurgite vertex:

Can-

Vulg v 688. INTRA 694. INDE. 696 ILLA 708 QUAM—DE

V. 694. TEQUE INDE PROFECTUS. Libri omnes *unde*. Recte. Vide 684, et 696.

V 696. ORBEMQUE EX ILLA COEPTUM CONCLUDIT IN ILLA Vetuſti concinnius, *concludit in* IPSA.

705. INTER DIVISAS AEQUABILIS EST VIA PARTES. Libri *aequalibus* Iterum verſus ſpurius intervenit; ſenſu nullo.

V. 708 QUAM TORTUS VERSO MOVIT DE GURGITE VERTEX. Quid eſt, *movere viam de gurgite?* Repone,

QUA *tortus verſo movit* SE *gurgite vertex.*

Candidus in nigro lucet sic trames olympo,
Caeruleum pingens ingenti lumine mundum.
Utque suos arcus per nubila circinat Iris,
Sic super incumbit signato culmine limes
Candidus, et resupina facit mortalibus ora;
Dum nova per caecam mirantur lumina noctem,
Inquiruntque sacras humano pectore causas.
Num se diductis conetur solvere moles
Segminibus, raraque labent compagine rimae,
Admittantque novum laxato tegmine lumen.
Quid sibi non timeant? magni cum vulnera caeli
Conspiciant, feriatque oculos iniuria mundi.
An coëat potius, duplicisque extrema cavernae
Conveniant, caelique oras et segmina iungant;
Perque ipsos fiat nexus manifesta cicatrix,

Fu-

Vulg v 709 LIMES. 710 PINDENS. 714 VIBRANTUR. 719. QUASI 721. MUNDUS 722 SIDERA.

V 709 LUCET SIC LIMES OLYMPO. Tertio abhinc versu iteratur illud *limes* Lege hic TRAMES, ut supra 703, *semita*

V 710 CAERULEUM PINDENS. Libri veteres *fingens* lege igitur, *caeruleum* PINGENS

V 714. DUM NOVA PER CAECAM VIBRANTUR LUMINA NOCTEM. Egregie codex Venetus *mirantur* *Dum* mortales *mirantur et inquirunt causas* Si *vibrantur* amplecteris, tum constructio erit, *lumina inquirunt causas*

V 719 QUID? QUASI NON TIMEANT Praestantissimus Fred Gronovius legit, *quid sibi non timeant?* Nihil verius.

V. 721 AN COEAT MUNDUS Vide quam inconcinne. *iniuria mundi*, et extemplo sequitur, *an coëat mundus* Repone,

An coeat POTIUS.

Sententia continuatur a versu 716. *Num moles conetur se solvere*, quae a principio compacta erat; *an potius* moles *coeat*, quae ab initio disiuncta erat.

V 722. CAELIQUE ORAS ET SIDERA IUNGANT. Apage illud *sidera*; quod ubique prave a librariis inculcatur Scaliger *foedera* mavult. Repone,

caelique oras et SEGMINA *iungant*.

Hic *iuncta segmina*, ut contra versu 717, *diducta segmina*.

V. 724. FISSURAM FACIENS MUNDI. *Fissurae* vocabulum, sive scissurae, rimae, sententiae ipsi contrarium est In hac enim non moles prius iuncta *conatur se diducere*; sed prius disiuncta conatur *coire*. Gemblacensis et Lipsiensis *fusuram*. Lege igitur et distingue,

FUSURAM *faciens: mundi stipatus et orbis*.

Fusuram, conflaturam, χωνείαν, ferruminationem, plumbaturam. Glossae: χωνευτὴς, *fusor, conflator*. Plinius XXXIV, 22. *Ipse lapis*,

Fusuram faciens: mundi stipatus et orbis,
Aeriam in nebulam crassa compagine versus,
In cuneos alti cogat fundamina caeli.
An melius manet illa fides, per saecula prisca
Illac solis equos diversis cursibus isse,
Atque aliam trivisse viam: longumque per aevum
Exustas sedes, incoctaque sidera flammis
Caeruleam verso speciem mutasse colore;
Infusumque loco cinerem, mundumque sepultum.
Fama etiam antiquis ad nos descendit ab annis,
Phaethontem patrio curru per signa volantem,
(Dum nova rimatur propius spectacula mundi,
Et puer in caelo ludit, curruque superbus
Luxuriat nitido, cupit et maiora parente)
Monstratas liquisse vias, aliamque recentem

Im-

Vulg. v. 724. FISSURAM 725 CLARA. 728 CURRIBUS 735 MIRATUR. 737 MUNDO. 738. ORBEMQUE RIGENTEM.

pis, ex quo fit aes, Cadmia vocatur, fusuris necessarius, medicinae inutilis.

V 725 AERIAM IN NEBULAM CLARA COMPAGINE VERSUS. Quid *clara* hic faciat, non intelligo. Repone,

Aeriam in nebulam CRASSA *compagine versus.*

Hic *crassa compagine*, ut supra 717, in contraria sententia *rara compagine*. Ita mox 754.

Contexit flammas, et crasso *lumine candet*

Mox, *in cuneos cogat*; figurate, hoc est, comprimat, condenset, constipet. Virgilius Aen. XII, 575

Dant cuneum, *densaque ad muros mole feruntur.* et ibidem, 457.

densi cuneis *se quisque* coactis
Agglomerant

V 728 DIVERSIS CURRIBUS ISSE. Gemblacensis et Lips rectius, *diversis* CURSIBUS quod et Scaligero placuit.

V 734 PHAETHONTEM PATRIO CURRU PER SIGNA VOLANTEM Ex Graeco φαέθων male per synaloepham fecit, *Phaethon*; quasi Graece esset φαῖθων. Quintilian. Instit I, 5. *Diaeresis ut* Europaï. *et ei contrarium vitium, quod συναίρεσιν et συναλοιφὴν Graeci vocant, nos complexionem dicimus: qualis est apud P. Varronem:*

Cum te flagranti deiectum fulmine, Phaethon.

V 735. DUM NOVA MIRATUR PROPIUS SPECTACULA MUNDI. Quid sit *proprius mirari* ab aliis velim discere. Mihi ab auctore fuisse videtur,

Dum nova RIMATUR *propius spectacula mundi.*

Propius rimari, ut *propius scrutari*: Noster I, 11

Iamque favet mundus propius scrutantibus *ipsum*

V. 737. CURRUQUE SUPERBUS LUXURIAT, MUNDO CUPIT ET MAIORA PARENTE. *Mundus* omnium animalium *parens*; ut

Imposuisse polo: nec signa insueta tulisse
Errantes meta flammas, currumque solutum.
Deflexum solito cursu, curvisque quadrigis.
Quid querimur flammas totum saevîsse per orbem?
Terrarumque rogum cunctas arsisse per urbes?
Cum vaga dispersi fluitarunt fragmina currus,
Et caelum exustum est. luit ipse incendia mundus,
Et vicina novis flagrarunt sidera flammis,

Nunc

Vulg v 740 NUTU 742 QUOD——SEVISSE 744 LUMINA. 746. NOVA VICINIS.

ut Noster ii, 101. de pecudibus,

Natura tamen ad mundum *revocante* parentem

Hic tamen non universus omnium parens, sed proprius Phaethontis, qui sol fuit, indicatur Sol vero nusquam vocatur mundus. Gronovius igitur Observ 1, 9. *mundi* legit. ut *currus mundi sit is quo sol vehitur* Atqui versu 734 *patrius currus* erat, hoc est, solis, non mundi Repone, *curruque superbus*

Luxuriat NITIDO; *cupit et maiora parente*

Recte *nitido*; quo adolescentis animus captabatur Horatius in Carmine Saeculari,

Alme sol, curru nitido *diem qui*
Promis et celas

Vel et sic distinguas,

Luxuriat, nitido *cupit et maiora parente.*

Nitido parente, ut Ovid Fast. iii, 44 de sole,

Restabant nitido *iam duo signa* deo.

V 738. ORBEMQUE RIGENTEM IMPOSUISSE POLO Gemblacensis, Venetus, et Vossianus *rigentem*; Lipsiensis cum ceteris *regentem* Quid sit *rigentem orbem polo imposuisse,* cum Phaethon omnia incenderit, ne Oedipus quidem interpretetur Nos partim vi sententiae, partim more auctoris adiuti, veram, ut opinor, lectionem divinavimus;

Monstratas liquisse vias, ALIAMQUE RECENTEM *Imposuisse polo*

Novam et *recentem* viam *imposuisse polo* sive mundo aut caelo Noster v, 98

Hoc genitum credas de sidere Bellerophonten
Imposuisse viam mundo, *per signa volantem.*

et iv, 903.

Edomuit terram ad fruges, animalia cepit,
Imposuitque viam ponto.

V. 739 NEC SIGNA INSUETA TULISSE ERRANTES NUTU FLAMMAS. Quid sodes est, *flammas errantes nutu?* nutu, opinor, Phaethontis Atqui ille, ex Manilii sententia, volens, non coactus, *monstratas vias liquit.* Frustra quoque is equis *innuisset,* quem equi pone sedentem non videbant Repone,

nec signa insueta tulisse
Errantes META *flammas.*

Meta, hoc est, stato et solito solis cursu. Supra versu 199

Cum suspensus eat Phoebus, currusque reflectat
Huc illuc agiles, et servet *in aethere* metas.

et 570 metamque *volantis Solis.*

V. 741. DEFLEXUM SOLITO CURSU, CURVISQUE QUADRIGIS. *Currum solutum,* aut liberum interpreteris, aut fractum et dispersum. Utrum vis accipe, et versus hic se adulterinum ostendit Quippe si meta currus errat, et *liber* volat; sero dicit auctor *deflexum esse solito cursu.* serius, si *fractus* est. Quid vero est, *currum deflexum curvis quadrigis?* curvae videntur quadrigae, cum a recta via deflectuntur. Ergo si currus deflectitur a curvis quadrigis, in viam rectam redit. Ut taceam ineptiam sermonis; nam perinde est, ac currum deflecti a curvo curru.

742 QUOD QUERIMUR, FLAMMAS TOTUM SEVISSE PER ORBEM. Haec mendo-

sa

Nunc quoque praeteriti faciem referentia casus.
Nec mihi celanda est fama vulgata vetusta
Fabula, de niveo lactis fluxisse liquorem
Pectore reginae divum, caelumque colore
Infecisse suo. quapropter lacteus orbis
Dicitur, et nomen causa descendit ab ipsa.
Anne magis densa stellarum turba corona
Contexit flammas, et crasso lumine candet,

Et

Vulg v. 747. SERVANTIA. 748 FAMAE——VETUSTAS 749 MOLLIOR E. 753. AN MAIOR.

sa sunt · sed facilis sententiae ipsius ductu est emendatio,

QUID *querimur flammas totum* SAEVISSE *per orbem?*

Sensu aperto Quid querimur terrarum orbem tunc conflagrasse? Etiam *caelum exustum est* *Saeviunt ignes, flammae, procellae, fluctus* passim apud scriptores.

V. 744 CUM VAGA DISPERSI FLUITARUNT LUMINA CURRUS Repone,

Cum vaga dispersi fluitarunt FRAGMINA *currus.*

id quod *fluitarunt* postulat. Virgil de naufragio Aen x. 306.

Fragmina *remorum quos et* fluitantia *transtra*
Impediunt et Ovid Met xi, 560.
tenet ipse manu, qua sceptra solebat,
Fragmina *navigii Ceyx.* et xiv, 563.
Neritiaeque ratis viderunt fragmina *laetis*
Vultibus

Ovid de Phaëthonte Met. ii, 316.

Illic frena iacent: illic temone revulsus
Axis; in hac radii fractarum *parte rotarum:*
Sparsaque sunt late laceri vestigia currus.

V 746. ET NOVA VICINIS FLAGRARUNT SIDERA FLAMMIS. Quaenam sunt ista *nova sidera?* mirum ni ab incendio producta et creata fuerint. Repone,

Et VICINA NOVIS *flagrarunt sidera flammis*

Vicina disperso currui: nam longe remota in tuto erant. *Novis flammis:* quia veteribus et suis antea fulserant. Noster iv, 838.

Necnon cum patrias Phaethon tentavit habenas,
Arserunt gentes: luit ipsum incendia caelum:
Fulseruntque novis *ardentia sidera* flammis.

V. 747 NUNC QUOQUE PRAETERITI FACIEM SERVANTIA CASUS. Gemblacensis et Vossianus *reserantia:* Lipsiensis *reserentia*. Venetus *referentia*. Hoc recte: sic Noster i, 459. *similesque figuras*
Astrorum referunt. et ii, 249.
Vel quae fessa sedent, pigras referentia *mentes.* et v, 265
Et medicos unguenta dabit referentia *flatus.*

V 748 NEC MIHI CELANDA EST FAMAE VULGATA VETUSTAS MOLLIOR, E NIVEO LACTIS. Sic omnes hic librarii; quorum qui primus haec et talia huic auctori iussit, pro praemio crucem merebatur. Quid enim est *vetustas vulgata famae?* quid *mollior vetustas?* Haec monstra sunt, nec ulli poetae adscribenda. Dedit auctor,

Nec mihi celanda est FAMA *vulgata* VETUSTA
FABULA, DE *niveo lactis fluxisse liquorem.*

Noster ii, 37.

Quorum carminibus nihil est nisi fabula *caelum:*
Fabula vulgata, et *fama vetusta* passim.

V. 753. AN MAIOR DENSA. Lego, ANNE MAGIS *densa*: hoc est, *an potius.* Nempe haec vera causa est; ut per telescopia certo scimus.

V.

Et fulgore nitet collato clarior orbis?
An fortes animae dignataque numina caelo,
Corporibus resoluta suis, terraque remissa,
Huc migrant ex orbe; suumque habitantia caelum
Aethereos vivunt annos, mundoque fruuntur?
Atque hic Aeacidas, hic et veneramur Atridas,
Tydidenque ferum; terraeque marisque triumphis
Naturae victorem Ithacum; Pyliumque senecta
Insignem triplici; Danaumque ad Pergama reges:
Assaracum atque Ilum, totamque sub Hectore Troiam:
Auroraeque nigrum partum, stirpemque tonantis
Rectorem Lyciae. nec te, Mavortia virgo,
Praeteream; regesque alios, quos Graecia misit

Atque

Vulg v 756 NOMINA 757 TERRAEQUE 764 CASTRA DUCUM ET CAELI VICTAMQUE.

V 756 AN FORTES ANIMAE, DIGNATAQUE NOMINA CAELO Quid hoc est? nomina *corporibus suis resoluta?* an nomina corporibus vestiuntur? Lipsiensis pro varia lectione habet *numina*; Vossianus *lumine*. Repone,

An fortes animae, dignataque NUMINA *caelo*

Numina quidem, sed caelo dignata; non nativa non dei genitales; sed indigetes, qui mortalitate exuta caelo recepti sunt.

V 757 TERRAEQUE REMISSA Sic codices. quod defendit quidem Gronovius Observ 1, 10. Tu tamen repone,

Corporibus resoluta suis, TERRAQUE *remissa*

ut Virgil. Aen v, 98 *animamque vocabat Anchisae magni,* manesque Acheronte remissos

At animae in galaxia non *Acheronte* sed *terra* remissae sunt; quia inde recta in caelum evolarunt, inferis contemptis Ovidius Heroid. xv, 53

Aut vos erronem tellure remittite *nostrum*

V 759 AETHEREOS VIVUNT ANNOS, MUNDOQUE FRUUNTUR. Imitatus est Nemesianus Ecloga 1, 40.

Iam si sublimes animae caelestia templa
Sidereasque colunt sedes, mundoque fruuntur.

V. 764. ASSARACUM. Post versum 763, alter in codicibus universis sequitur, hoc modo:

Danaumque ad Pergama reges,
Castra ducum et caeli victamque sub Hectore Troiam.
Auroraeque nigrum partum.

Quem Scaliger ex textu sustulit, *arreptitium* vocans, conformatum nempe ex ii, 3

Hectoreamque facem, tutamque sub Hectore Troiam.

An dicemus, addit, *castra et Troiam relata ad circulum lacteum? Non de castris et moenibus, sed de fortissimis viris sermo est.* Recte hoc posterius et versus, nisi commode corrigi possit, sine venia eiiciendus est. Experiamur, an faveat fortuna tentanti Repono,

Danaumque ad Pergama reges:
ASSARACUM ATQUE ILUM TOTAMQUE *sub Hectore Troiam.*

I Ex

Atque Asiae gentes et Magno maxima Pella.
Quique animi vires, et strictae pondera mentis
Prudentes habuere viri; quibus omnis in ipsis
Census erat: iustusque Solon, fortisque Lycurgus,
Aethereusque Platon, et qui fabricaverat illum,
Damnatusque suas melius damnavit Athenas:
Persidos et victor, strarat quae classibus aequor:
Romanique viri, quorum iam maxima turba est:
Tarquinioque minus reges; et Horatia proles,
Tota acies partus: necnon et Scaevola trunco
Nobilior, maiorque viris et Cloelia virgo;
Et Romana ferens quae texit moenia Cocles:
Et commilitio volucris Corvinus adeptus

Et

Vulg v 769 STRICTAS PONDERE MENTES. 774 QUI 777 PARTIS

Ex Virgilio habuit Aen vi, 648

Hic genus antiquum, Teucri pulcherrima proles,
Magnanimi heroes, nati melioribus annis:
Ilusque Assaracusque *et Troiae Dardanus auctor*.

Iam vero *tota Troia*, non moenia et domos, sed viros ipsos significat. Ovidius Heroid. i, iv

Vix Priamus tanti totaque Troia *fuit*.

Ita, *Tota se Roma obviam advenienti effudit*; et alia similia passim. Ceterum de Troianis etiam actum esse in praecedentibus vel hinc patet; quod *Memnon*, *Sarpedon*, et *Penthesilea*, quos hic memorat, in Troianorum erant partibus, non Danaorum. mox 768, soli Gemblacensis et Lipsiensis, *et Magno maxima Pella*: ceteri omnes perperam *bella*

V 769. ET STRICTAS PONDERE MENTES Corrigo, *et* STRICTAE PONDERA MENTIS Noster infra, ii, 955.

Necnon et fidei tutelam vindicat ipsam,
Pectoris et pondus. Lucanus viii, 280.
Ast ego curarum vobis arcana mearum
Expromam, mentisque *meae quo* pondera *vergant*.

V. 774 PERSIDOS ET VICTOR, STRAVAT QUI CLASSIBUS AEQUOR. Repone, QUAE Themistoclem intelligit, non Xerxen. Neque enim ille aut *victor* Persidos, aut inter heroas, qui in galaxia degunt, numerandus. Iuvenalis x, 175. de Xerxe:

constratum *classibus isdem*,
Suppositumque rotis solidum mare.

V. 776 TARQUINIOQUE MINUS REGES Sic libri vetusti · hoc est, reges omnes, Tarquinio excepto Ovid Met xii, 554

Bis sex Herculeis ceciderunt me minus uno
Viribus Vide Gronovium Observ ii, i.

V 777 ET HORATIA PROLES, TOTA ACIES PARTIS. Gemblacensis, Lipsiensis, et Vossianus, *partus* Rectissime. Tota acies unius matris partus. Horatii enim fratres tergemini erant. Placet quoque Gronovio Observ. ii, 1.

V.

Et ſpolia et nomen, qui geſtat in alite Phoebum:
Et Iove qui meruit caelum, Romamque Camillus
Servando poſuit; Brutuſque a rege receptae
Conditor; et Pyrrhi per bella Papirius ultor:
Fabricius, Curiique pares: et tertia palma
Marcellus; Coſſuſque prior de rege necato:
Certantes Decii votis, ſimileſque triumphis:
Invictuſque mora Fabius: victorque neſandi
Livius Haſdrubalis, ſocio per bella Nerone:

Scipia-

Vulg v 785 CURIUSQUE 787. CERTANTESQUE DECI 788 NECATI.

V 781. QUI GESTAT IN ALITE PHOEBUM. Gronovius Obſerv III, XI Sic locum refingit,

Et commilitio volucris Corvinus adeptus
Et ſpolia et nomen, quem geſſit *in alite*, Phoebi

Corvinus, inquit, *adeptus ſpolia et cognomen commilitio volantis Phoebi, quem in forma alitis geſſit in galea conſidentem* Sed fefellit hic ſolitum acumen virum ſagaciſſimum. *Volucris Phoebi* pro *volantis* durius eſt, quam ut ferri poſſit. et ipſe verborum ordo conſtructionem aliam poſceret; *nomen* ſcilicet *Phoebi*, non *commilitio Phoebi*. Bene habet recepta omnium codicum lectio, *volucris, qui geſtat in alite Phoebum*; hoc eſt, qui *Phoebo ſacer ales* eſt, ut ſupra 424; et in caelo locatus in alitis forma deum intus geſtat. Ita de cygno caeleſti Noſter v, 376

Ipſe deum cygnus condit vocemque ſub illo,
Non totus volucer, ſecumque immurmurat intus

ut cygnus condit Iovem, non totus volucer. ita corvus quoque non totus volucer eſt, ſed in volucri geſtat Phoebum

V 782 ET IOVE QUI MERUIT CAELUM, ROMAMQUE CAMILLUS SERVANDO POSUIT Ita Silius XIV, 683, Marcellus, captis Syracuſis, *ſervando condidit urbem*. Camillus Iove, hoc eſt Capitolio, ſervando caelum meruit

V 784. ET PYRRHI PER BELLA PAPIRIUS ULTOR. Nota illud *per bella*; hoc eſt, non *per venena*.

V 785 FABRICIUS CURIUSQUE PARES Voſſianus quidem *pares*, tres alteri *parens* Repone,

Fabricius, CURIIQUE *pares*.

hoc eſt, par fratrum. Ovid Met VIII, 308.

Actoridaeque pares et miſſus ab Elide Phyleus.

ubi ſimiliter libri habent, *Actoridaeque parens*. Propert. III, 2 de Ennio,

Qui cecinit Curios fratres *et Horatia facta*.

V 786. ET TERTIA PALMA MARCELLUS, COSSUSQUE PRIOR DE REGE NECATO Ubi conſtructio eſt, Marcellus tertia palma de rege necato, et Coſſus prior, ſive ſecunda. Tres opima ſpolia tulerunt de regibus occiſis, Romulus, Coſſus, Marcellus Ceterum imitatus eſt hic Virgil Aen v, 339

Poſt Helymus ſubit, et iam tertia palma *Diores.*

V. 787. CERTANTESQUE DECI VOTIS. Codices *Deci*: nec in nominativo plurali coaleſcere ſolet ſyllaba Repone,

Certantes DECII *votis*.

Omittitur coniunctio, ut ſupra verſu 785.

V 788. VICTORQUE NECATI LIVIUS HASDRUBALIS. Hoc nimis putide: *victor necati*: Qui enim necatus eſt, ſine dubio victus eſt, et pluſquam victus. Et iam altero abhinc verſu habuimus *necato* Repone,

victorque neſandi
Livius

Scipiadaeque duo, fatum Carthaginis unum:
Pompeiuſque orbis domitor, per treſque triumphos
Ante diem princeps: et cenſu Tullius oris
Emeritus faſces: et Claudi magna propago,
Aemiliaeque domus proceres, clarique Metelli:
Et Cato fortunae victor; matriſque ſub ulnis
Miles Agrippa ſuae: Veneriſque ab origine proles
Iulia deſcendit caelo, caelumque replevit;
Quod regit Auguſtus ſocio per ſigna tonante;

Cernit

Vulg v. 790. DUCES. 792. DEUM. 793. CAELUM. 795. ARMIS.

Livius Haſdrubalis.
Virgil Aen iv, 497. *abolere* nefandi
Cuncta viri *monumenta iubet monſtratque ſacerdos.*

V 790. SCIPIADAEQUE DUCES, FATUM CARTHAGINIS UNUM. Vocabulum *duces* otioſe hic ponitur. Quaſi vero et ceteri, quorum prius meminerat, non fuiſſent duces. Repone,

Scipiadaeque DUO, *fatum Carthaginis unum.*

Ex Virgilio Noſter ſumpſit Aen. vi, 842.

aut geminos, duo fulmina belli,
Scipiadas, cladem Lybiae.

Iuvenalis ii, 153. *Curius quid ſentit et ambo Scipiadae.*

Quin et argutiam captavit, in *duo* et *unum.* Ovidius de Hercule et Achille, Faſt. v, 389.

Stare ſimul caſu Troiae duo fata videres.

V 792. ANTE DEUM PRINCEPS. Perquam inficete hoc fertur: Pompeius princeps reipublicae erat ante *deum Caeſarem.* Quid ni? etiam ante Auguſtum et Tiberium. Quaſi auctor chronologum hic ageret. Repone,

Ante DIEM *princeps.*

hoc eſt, ante legitimam aetatem feſtinatos honores cepit. Res ex hiſtoria nota *Ante diem*; ut Statius Silv. i, ii, 174.

Hunc et biſſenos cernes attollere faſces
Ante diem.

V 793. ET CENSU TULLIUS ORIS EMERITUS CAELUM, ET CLAUDI. *Qui meruit caelum* ſupra habuimus verſu 782 Neque ſolet Noſter ob caeſuram vitare ſynaloepham. Facile eſt *caelos* ſubſtituere; ſed numquam alias plurali iſto auctor utitur Repono,

Emeritus FASCES

qui homo novus et nullis maioribus ortus, eloquentia ſua conſulatum adeptus eſt.

V 795 MATRISQUE SUB ARMIS MILES AGRIPPA SUAE. Quaenam iſta mater Agrippae, ſub qua ille militavit? Scaliger in priore editione *Octaviam ſocrum* pro matre accipit: in altera coniectat *martiſque ſub armis ſui.* Quomodo vero *martis ſui*; qui auſpiciis alienis ſemper res gerebat, numquam ſuis? Huetius ſuſpicatur, *patriſque——ſui:* quia Agrippa Iuliam Auguſti filiam uxorem duxit. Repone,

matriſque ſub ULNIS
Miles Agrippa ſuae.

Hoc eſt, adoleſcentulus militavit ſub adoleſcente Auguſto. Res nota eſt. Calpurnius locum imitatus eſt Eclog. i, 46 de Numeriano oratore loquens:

iuvenemque beata ſequuntur
Saecula, maternis *cauſam qui luſit* in ulnis

Ut Numerianus praecoci ingenio orator, ita Agrippa miles Scaliger quoque in poſtremis curis veram lectionem vidit, et Calpurnii locum citat ſed priorum, ut credo, coniecturarum taedio feſſus et malo pudore victus, maluit *armis* pro *ulnis* ab *armus* interpretari; quam *ulnis* capite aperto adſciſſere.

Cernit et in coetu divum magnumque Quirinum,
Altius aetherei quam candet circulus orbis.
Illa deis ſedes: haec illis proxima divum
Qui virtute ſua ſimiles veſtigia tangunt.
Sunt alia adverſo pugnantia ſidera mundo,
Quae caelum terramque inter volitantia pendent,
Saturni, iovis et martis, soliſque: ſub illis
Mercurius venerem inter agit lunamque locatus.
Nunc, prius incipiam ſtellis quam reddere vires,
Signorumque canam fatalia carmine iura;
Implenda eſt mundi facies, cenſuſque per omne.

Quic-

Vulg v. 800 QUA. 801 DEUM 807 AC 809 CORPUSQUE.

V. 800. ALTIUS AETHEREI QUA CANDET CIRCULUS ORBIS, ILLA DEUM SEDES. Libri vetuſti, *quam candet.* Lege et diſtingue,

Cernit et in coetu divum magnumque Quirinum,
Altius aetherei QUAM *candet circulus orbis*

vide poeticam de more adulationem. Romulus, Iulius, et Auguſtus ſupra galaxiam cum deis maioribus degunt. in ipſo galaxia, ceteri quos recenſuit.

V. 801 ILLA DEUM SEDES; HAEC ILLIS PROXIMA, DIVUM QUI VIRTUTE SUA SIMILES VESTIGIA TANGUNT. *Veſtigia* libri omnes et quidem ſuper aſtrorum ſphaeram dii finguntur incedere. Apud Catullum, coma Berenices, inter aſtra tranſlata, ſic narrat

Sed quamquam me nocte premunt veſtigia divum

Sed in priore verſu male ambulant iſta, *illa ſedes* deum, *haec* illis Quorſum caſuum mutatio eſt, cur non haec *illorum* vel *horum?* lege igitur,

Illa DEIS *ſedes haec illis, proxima divum.*

V 803 SUNT ALIA ADVERSO PUGNANTIA SIDERA MUNDO Hunc verſum et tres ſequentes Scaliger ultra verſum 810 detrudit; quod hoc quidem loco importune veniant. Sunt *alia,* inquit, ſidera quaſi hactenus de ſideribus egiſſet. Atqui proxime et prolixe de circulis egit, parallelis, coluris, horizonte, meridiano, zodiaco, galaxia Ergo hac ratione circuli erunt ſidera Sic argumentatur vir magnus: et recte Importune quidem hoc loco poſiti ſunt, ſed nec in altero illo opportune. Spurii nimirum ſunt et irreptitii, nuſquam commode veniunt; et ſuis ſe virtutibus quales ſint produnt.

Sunt alia adverſo pugnantia ſidera mundo:

Planetas ergo iam primum memorat, *ut mundi facies impleatur* Atqui ſupra eorum mentionem fecerat, iiſdem pene verbis, ut verſu 259.

Atque alia adverſo luctantia ſidera mundo.

et 1, 668.

Et quinque adverſo luctantia ſidera mundo.

ubi notandum *quinque* tantum numerari, hic vero *ſolem lunamque* addi; quaſi sol et luna hoc primum loco, non iam ſaepe antea, nominati ſint. Vide porro ſcabiem iſtorum verſiculorum;

Saturni, iovis, et martis, soliſque· ſub illis
Mercurius venerem inter agit lunamque locatus

Nonne mirifice dictum, *agit* inter venerem et lunam? Idem cuculus ſimiles his et pene germanos inſeruit libro quinto, verſu ſexto.

Ac

Quicquid ubique nitet, vigeat quandoque, notandum eſt.
Sunt etenim raris orti natalibus ignes
Aëra per liquidum: natoſque perire cometas
Protenus, et raptim ſubitas candeſcere flammas,
Rara per ingentes viderunt ſaecula motus.
Sive quod, ingenitum terra ſpirante vaporem,
Humidior ſicca ſuperatur ſpiritus aura;
Nubila cum longo ceſſant depulſa ſereno,
Et solis radiis areſcit torridus aër,
Apta alimenta ſibi dimiſſus corripit ignis;
Materiamque ſui deprendit flamma capacem.

Et

Vulg v. 811. ETIAM RARAE SORTIS NATALIS EUNTES. 812. TRACTOSQUE 820. RAPACEM.

Ac per deſcenſum medios percurreret ignes
Saturni, iovis, et martis, soliſque ſub illis,
Poſt venerem et Maia natum te, luna, vagantem,

Porro in verſu ſecundo codices vetuſti, *terram caelumque inter*; non ut vulgo, *caelum terramque*· ſed in ſpuriis quid intereſt, utro modo legantur?

V 807 Ac PRIUS INCIPIAM. *Ac* veteres, recentiores *hic*: repone, NUNC, *prius incipiam*. *Ac* et *nc* literula tantum differunt. Hoc vocabulo in tranſitionibus Noſter utitur.
Nunc *tibi ſignorum* — *Aſpice* nunc *infra*.
Nunc *binis inſiſte*. — *Perſpice* nunc *tenuem*:
et alibi ſaepe.

V 809 CORPUSQUE PER OMNE QUICQUID UBIQUE NITET. Repono,
Implenda eſt mundi facies, CENSUSQUE *per omne* — ut Noſter i, 12.
Et cupit aethereos *per carmina pandere* cenſus.
et iv, 880.
Inque ipſos penitus mundi *deſcendere* cenſus.
Sequens verſus adulterinus eſt; nec ſententia nec dictione proba.

V 811 SUNT ETIAM RARAE SORTIS NATALIS EUNTES PROTENUS. Monſtrum hoc lectionis eſt. *Euntes* ſine nomine ſubſtantivo. quinam ſunt euntes, vel quo eunt? *rarae ſortis natalis* aenigma plane eſt, et Oedipum quaerit. Veteres univerſi ſic habent,
Sunt etiam rari ſorti *natalis euntes*
Niſi quod pro *euntes* Venetus *eventus*. Statim hoc videnti ſe obtulit vera lectio,
Sunt ETENIM RARIS ORTI NATALIBUS IGNES.
Etenim lego non *etiam*. rationem enim reddit cur implenda ſit mundi facies; quia praeter aſtra et ſtellas ſunt cometae deſcribendi. *Raris orti natalibus*, hoc eſt, qui raro generantur. ut ſupra verſu 123.
Natali *quoque egere placet, ſemperque fuiſſe*.
et i, 484.
Nataleſque *ſuos occaſumque ordine ſervant*.

V 812. TRACTOSQUE PERIRE COMETAS. Neſcio illos *tractos cometas* Repone,
NATOSQUE *perire cometas*
Intra breve tempus naſcuntur et pereunt. ut i, 824. — *pariterque cadunt ſurguntque*.
Natos; ut i, 832. de cometis:
Lumina quae ſubitis exiſtunt nata *tenebris*.

V. 820. DEPRENDIT FLAMMA RAPACEM Libri veteres et recentium plerique,
deprendit flamma CAPACEM.
Inconcinne enim *rapacem*; cum priore verſu ſit *corripit*: et prave; quia lectione illa admiſſa, ibi ignis *corripit* materiam, hic vero a materia *corripitur*.

Et quia non ſolidum eſt corpus, ſed rara vagantur
Principia aurarum, volucrique ſimillima fumo,
In breve vivit opus; citraque incendia limen
Subſiſtunt; pariterque cadunt ſurguntque cometae.
Quod niſi vicinos agerent occaſibus ortus,
Et tam parva forent accenſis tempora flammis;
Alter nocte dies eſſet, caelumque rediret
Immerſum, et ſomno totum deprenderet orbem.
Tum quia non una ſpecie diſpergitur omnis
Aridior terrae vapor, et comprenditur igni;
Diverſas quoque per facies accenſa feruntur

Lumina,

Vulg. v. 823 COEPTOQUE ——— FINE 824 FULGENTE COMETA. 830 TERRAEQUE vapor

V 823 COEPTOQUE INCENDIA FINE SUBSISTUNT, PARITERQUE CADUNT FULGENTE COMETA. Mirificae vero locutiones Incendia ſubſiſtunt, hoc eſt (ut volunt) exiſtunt, durant, poſtquam coeperit finis Hoc intelligat, qui poteſt immo vel illud intelligat, quid omnino ſit *coepto fine*. Illud vero aeque intellectu difficile eſt, *incendia* (cometae ſcilicet) *cadunt*, *fulgente* tamen *cometa* cadunt ergo et extinguuntur, cum adhuc fulgeant O poetam Vulcano dedicandum, ſi haec ipſius verba ſunt, nec a librariis orta Gemblacenſis, Lipſienſis, et recentiores aliquot

coeptaque *incendia* finem
Subſiſtunt, *pariterque cadunt* fulgentque cometae

Ex his veſtigiis veram auctoris ſcripturam eruo;

CITRAQUE *incendia* LIMEN
Subſiſtunt; *pariterque cadunt* SURGUNTQUE COMETAE

Opus, inquit, *in breve vivit*, et *incendia citra limen ſubſiſtunt* Elegante metaphora ab aedium incendiis petita; quae, ſi citra limen ſubſiſtant, neque ultra ad domus vicinas progrediantur, cito deficiunt *Citra limen ſubſiſtere*, ut Virgilius Aen II, 242

quater ipſo in limine *portae*
Subſtitit

Seneca de Tranquil. c. XV. *Sed ſe ipſos* citra *extrema hortentur* conſiſtere Iam vero, quod ſequitur, *pariterque cadunt ſurguntque* plane auctoris noſtri ingenium et morem referunt; qui antithetis talibus mire ſibi placet. Supra verſu 205.

Undique ſurgentem *pariter pariterque* cadentem

et I, 280.

Omnia concordi tractu veniuntque caduntque.

V 830 ARIDIOR TERRAEQUE VAPOR COMPRENDITUR IGNI Si animum advertas, conſtructionem vitioſam eſſe reperies. Lege, ut vetuſti quattuor habent,

Aridior terrae vapor ET *comprenditur igni.*

V. 834. TENUISQUE CAPILLUS DIFFUSOS RADIIS ARDENTIBUS EXPLICAT IGNES. Gemblacenſis quidem *capillus*, at Voſſianus et Lipſienſis *capillis*; hic vero pro varia lectione *capillos*, quod ſervant recentiores omnes. Repone,

TENUISQUE CAPILLOS
DIFFUSUS *radiis ardentibus explicat* IGNIS.

Ignis explicat capillos, non capillus ignes; ut *flamma*, *comas imitatur*, non coma flammas *Tenuis* in codicibus eſt, ut ſolet, caſus quarti pluralis *Ignis* vero in Voſſiano eſt

V. 836 NUNC PRIOR HAEC SPECIES Solus Gemblacenſis *ſpecies*, ceteri omnes *facies*.

Utrum-

Lumina, quae ſubitis exiſtunt nata tenebris.
Nam modo, ceu longi fluitent de vertice crines,
Flamma comas imitata volat; tenueſque capillos
Diffuſus radiis ardentibus explicat ignis.
Nunc prior haec ſpecies diſperſis crinibus exit,
Et glomus ardentis ſequitur ſub imagine barbae.
Interdum aequali laterum compagine ductus,
Quadratamve trabem fingit, teretemve columnam.
Quinetiam tumidis exaequat dolia flammis,
Procere diſtenta uteros; parvaſque capellas
Mentitur, parvos ignis glomeratus in orbes

Hirta

Vulg v 834 TENUISQUE CAPILLUS 835 DIFFUSOS—IGNES 837. GLOBUS. 841 PROCERO—UTERO PARVOSQUE CAPILLOS.

Utrumvis recte. illud verſu 829; hoc 831.

V. 837. ET GLOBUS ARDENTIS SEQUITUR SUB IMAGINE BARBAE Quomodo *globus*, undique rotundus, barbam humanam exprimat, non video *Longam*, *promiſſam* barbam ſaepe legas, *globoſam* opinor nuſquam. Repone,

Et GLOMUS *ardentis ſequitur ſub imagine barbae.*

Glomus lanae, non compreſſum, recte imitetur barbam. Lucretius 1, 361.

Nam ſi tantumdem eſt in lanae glomere *quantum*
Corporis in plumbo eſt, tantumdem pendere par eſt Horat Ep i, xiii, 14
Ut vinoſa glomus *furtivae Pyrrhia* lanae

ubi codices quidam, ut hic, *globos*; alii *glomos*.

V 841. PROCERO DISTENTA UTERO Gemblacenſis et Lipſienſis *uteros:* iidemque cum Voſſiano *procere* Repone igitur,

PROCERE *diſtenta* UTEROS

Diſtenta uteros, notiſſima conſtructione, hoc eſt dolia habentia uteros procere diſtentos.

V 841. PARVOSQUE CAPILLOS MENTITUR PARVOS IGNIS GLOMERATUS IN ORBES HIRTA FIGURATUR TREMULO SUB LUMINE MESSIS Sine dubio mendoſum eſt *capillos* nam de *crinibus*, *comis*, *capillis* iam egerat verſu 834. Mirum vero, ſi *meſſis* integra a meteoris figuratur: neque meſſis dici poteſt *hirta* · ariſta quidem vel ſpica, ſi placet; ſed minime meſſis *Figuratur* et *meſſis* a Scaligeri coniectura veniunt Scripti veteres mirum quantum ab his diſcedunt; *partoſque* habent *capillos*; niſi quod Voſſianus *parteſque*, et Venetus *capellos* deinde verſu noviſſimo omnes habent *figurantis*—*menſes* Repone,

PARVASQUE CAPELLAS
Mentitur, parvos ignis glomeratus in orbes
Hirta FIGURANTES *tremulo ſub lumine* MENTA

Deſcribit meteori genus, quod *αἶγες* ſive *caprae* vocatur Ariſtoteles Meteor 1, 4 *Οἱ καλούμενοι δαλοὶ καὶ αἶγες—ὅταν μὲν οἷον ἀποσπινθηρίζῃ ἅμα καιόμενον αἲξ καλεῖται* hoc eſt, *vocantur torres et* caprae——— *cum autem quaſi ſcintillas emittat, dum ardet,* capra *nominatur* Seneca Natur Quaeſt. i, 1. *Ignium multae variaeque facies ſunt Ariſtoteles quoddam genus eorum* capram *vocat? Si me interrogaveris quare? prior mihi rationem reddas oportet, cur hoedi vocentur. Si autem, quod commodiſſimum eſt, convenerit inter nos ne alter alterum interroget, quid dicat ille: ſatius erit de re ipſa quaerere quam mirari, quid ita*

Ari-

Hirta figurantes tremulo ſub lumine menta:
Lampadas et fiſſas ramoſos fundit in ignes.
Praecipitant ſtellae, paſſimque volare videntur;
Cum vaga per nitidum ſcintillant lumina mundum:
Et tenuem longis iaculantur tractibus ignem,
Excurruntque procul volucres imitata ſagittas;
Arida cum gracili tenuatur ſemita filo.
Sunt autem cunctis permixti partibus ignes:
Qui gravidas habitant fabricantes fulmina nubes;
Et penetrant terras, Aetnamque minantur olympo;
Et calidas reddunt ipſis in fontibus undas;

Ac

Vulg v. 843 FIGURATUR——MESSIS 844 LAMPADIAS FISSUS 845 PRAECIPITES 846 LIQUIDUM 847 TENUES——CRINIBUS IGNES

Ariſtoteles globum ignis *appellaverit* capram Nota illud *globum ignis capram* appellat unde ſcias, cur Noſter dicat, ignem *in parvos orbes glomeratum* capellas mentiri et effingere Ceterum *hirta menta* quia cum cetero corpore, tum mento praecipue hirtae ſunt, utpote barbatae *Menta* plurali numero; ut Virgil Georg III, 311

Nec minus interea barbas incanaque menta
Cinyphii tondent hirci

Noſter denique v, 103

Cumque decem partes aries duplicaverit ortu;
Incipient hoedi tremulum *producere* mentum,
Hirtaque *tum demum terris promittere terga*

Adverte modo *tremulum mentum* et *hirta terga*, et agnoſces emendationem

V. 844 LAMPADIAS FISSUS RAMOSOS FUNDIT IN IGNES Hoc quoque a Scaligero ſed minus feliciter *Fundit*, inquit, *fiſſus*, ſive fiſſuras, *in ramoſos ignes*. At neque *fiſſus* pro fiſſura reperitur, neque quid ſit *fundere fiſſuras* excogitare poſſum. Repone cum codicibus univerſis.

LAMPADAS ET FISSAS *ramoſos fundit in ignes*

Ideo fiſſas, quia lampades ex pluribus filis vel bacillis conſtabant, et findebantur, quo melius arderent At ex Plinio citat Scaliger II, 22 lampadias *ardentes imitatur faces* Atqui Plinius omnes cometarum ſpecies graecis vocabulis appellat, *Pogonias*, *Acontias*, *Xiphias*, *Cerattas* Noſter ne unam quidem, ſed omnes latine

V 845 PRAECIPITES STELLAE PASSIMQUE VOLARE VIDENTUR. Illud *que*, extra ſuam ſedem locatum, plane mendum hic indicat Repone,

PRAECIPITANT *ſtellae, paſſimque volare videntur.*

Praecipitant, neutraliter ut Virgil. Aen II, 8.

et iam nox humida caelo Praecipitat.

V 846 CUM VAGA PER LIQUIDUM SCINTILLANT LUMINA MUNDUM Gemblacenſis et Lipſienſis *nitidum*; non *liquidum*: quos ob vetuſtatem ſequemur; cum inter verba parum interſit

V 847 ET TENUES LONGIS IACULANTUR CRINIBUS IGNES Vetuſti omnes *tenuem——ignem* Repone,

Et TENUEM *longis iaculantur* TRACTIBUS IGNEM.

Crinibus forte tueri quis velit, ex Virgilio Aen. v, 527.

caelo ceu ſaepe refixa
Tranſcurrunt, crinemque *volantia ſidera ducunt*

Sed melius certe *crinem*, quam *crines* et *tenuis ignis* uno crine ducendus eſt, non pluribus,

ut

Ac ſilice in dura, viridique in cortice ſedem
Inveniunt, cum ſilva ſibi colliſa crematur:
Ignibus uſque adeo natura eſt omnis abundans.
Ne mirere faces ſubitas erumpere caelo;
Aëraque accenſum flammis lucere coruſcis,
Arida complexum ſpirantis ſemina terrae,
Quae volucer paſcens ignis ſequiturque, fugitque;
Fulgura cum videas tremulum vibrantia lumen
Imbribus e mediis; et caelum fulmine ruptum.
Sive igitur raro praebentes ſemina terrae
In volucres ignes, poſſunt generare cometas:

Sive

Vulg v 848 EXURGUNTQUE 852 IMITANTUR 862 Imbribus IN
863 RATIO PRAEBENTIS 864 INVOLVENS—POTUIT

ut verſu 849 *gracili filo*, non *filis* et iam *crinibus* habuimus verſu 836, et *crines* 833, pro ſpecie cometae nec commode dicitur *iaculari crinibus*. Quare alium Maronis locum de re eadem Noſter expreſſit Georg 1, 365.

Saepe etiam ſtellas, *vento impendente, videbis*
Praecipites *caelo labi, noctiſque per umbram*
Flammarum longos *a tergo albeſcere* tractus.

Lucretius 11, 206.

Nocturnaſque faces caeli ſublime volantes
Nonne vides longos *flammarum ducere* tractus?

V 848 EXURGUNTQUE PROCUL VOLUCRES IMITATA SAGITTAS. Quomodo ſodes *exſurgendo* ſagittas *imitantur*? Tres veteres *exuruntque*; Voſſianus *exuritque*. *Exurgunt* a Scaligero eſt, minus apte Repone,

EXCURRUNTQUE *procul volucres imitata ſagittas.*

Procul excurrunt, procul evolant; quo ipſo ſagittas imitantur.

V. 851 QUI GRAVIDAS HABITANT. Noſter 1, 132 *flammaeque micantes,*

Quae mundi fecere oculos, habitantque per omne
Corpus, *et in caelo vibrantia* fulmina *fingunt*

V. 852. AETNAMQUE IMITANTUR OLYMPO Quid hoc eſt? *Ignes penetrant terras, et imitantur Aetnam olympo?* Immo potius ſi quicquam *imitantur*; *Aetnaque imitantur olympum* Sed vetuſti omnes melius,

Et penetrant terras, Aetnamque MINANTUR *olympo*

Minantur flammas Aetnae olympo, quaſi quandoque caelum ipſum combuſturas. Sic infra 891 *terriſque* minantur

Ardentes ſine fine rogos

Seneca Conſol ad Polyb c XXII: *Numquam ille* te fratrem *ulli* minatus *eſt*.

V 862 IMBRIBUS IN MEDIIS. Veteres univerſi *Imbribus et mediis*, Legendum,

Imbribus E *mediis*.

V 863 SIVE IGITUR RATIO PRAEBENTIS SEMINA TERRAE INVOLVENS IGNES POTUIT GENERARE COMETAS *Involvens ignes potuit* a Scaligero ſunt Libri omnes vetuſti,

In volucres ignes poſuit

et recentiores itidem; niſi quod habent *poſſunt* Repone,

Sive igitur RARO PRAEBENTES *ſemina terrae*
IN VOLUCRES *ignes*, POSSUNT *generare cometas*

Ubi ordo eſt, *ſive igitur terrae (ut iam diu diſſerui) raro praebentes ſemina in volucres ignes,*

Sive illas natura faces ut cuncta creavit
Sidera, perpetuis caelo lucentia flammis:
Sed trahit ad ſemet rapido Titanius aeſtu,
Involvitque ſuo flammantes igne cometas;
Ac modo dimittit: ſicut Cyllenius orbis,
Et venus, accenſo cum ducit veſpere noctem,
Saepe latent, falluntque oculos, rurſumque reviſunt:
Seu deus, inſtantis fati miſeratus, in orbem
Signa per affectus caelique incendia mittit.
Numquam futilibus excanduit ignibus aether:
Squalidaque eluſi deplorant arva coloni,
Et ſteriles inter ſulcos defeſſus arator
Ad iuga moerentes cogit fruſtrata iuvencos.

Aut

Vulg v 865 SUB IUNCTA 866 PER TENUES——FLAMMAS. 867. SEU. 871 NITENT——RURSUSQUE

nes, poſſunt cometas generare *Praebentes ſemina in ignes*, ut ſupra, 815.

Sive quod ingenitum terra ſpirante vaporem.

Raro autem praebentes, ut verſu 811

Sunt etenim raris *orti natalibus ignes*

et mox 814

Rara *per ingentes viderunt ſaecula motus.*

V 865 SIVE ILLAS NATURA FACES SUB IUNCTA CREAVIT SIDERA PER TENUES CAELO LUCENTIA FLAMMAS *Sub iuncta* Scaligero debemus libri univerſi, *ob cuncta* Repone et interpunge,

Sive illas natura faces, UT CUNCTA *creavit*
Sidera, PERPETUIS *caelo lucentia* FLAMMIS

Ubi ordo eſt, *ſive natura creavit, ut cuncta ſidera, ita illas faces*; hoc eſt, *cometas*, qui revera *ſidera perpetua ſunt* Opinio Chaldaeorum, Senecae, et aliorum aliquot quam veriſſimam eſſe hoc demum ſaeculo eſt demonſtratum a maximo viro Iſaaco Newtono · de quo quaſi vaticinatus eſt Seneca Nat Quaeſt vii, 26. *Erit qui demonſtret aliquando, in quibus cometae partibus errent. cur tam ſeducti a ceteris eant; quanti qualeſque ſint.* Idem vii, 22. *Ego noſtris* (Stoicis) *non aſſentior: non enim exiſtimo cometen ſubitaneum ignem, ſed inter aeterna opera naturae.* Vides hic, quod Noſter modo dixit, *Natura eos creavit* et *perpetua* Iterum vii, 3 *Qui apud Chaldaeos ſtuduiſſe ſe dicit Apollonius Myndius, peritiſſimus naturalium, ait cometas in numero ſtellarum poni a Chaldaeis, tenerique curſus eorum.*

V. 867. SEU TRAHIT AD SEMET *Seu* quoque a coniectura Scaligeri eſt; cum libri omnes hic recte habeant, SED *trahit.* Rationem reddit prioris ſententiae; non novam, ut vir ſummus opinatus eſt, ſententiam proponit Cometae, inquit, ſui generis planetae. perpetuis flammis lucent *ſed* cum in orbitis ſuis soli appropinquant, occultantur eius validiore luce, quo modo venus et mercurius.

V 871. SAEPE NITENT, FALLUNTQUE OCULOS, RURSUSQUE REVISUNT Ipſa poſcit ſententia, ut reponas *latent*; Gemblacenſis, *rurſum.*

Saepe LATENT *falluntque oculos,* RURSUMQUE *reviſunt*

V 880. TABENTESQUE RAPIT. Codices univerſi *labentes*: quod miror a Scaligero mu-

Aut gravibus morbis, et lenta corpora tabe
Corripit exuſtis letalis flamma medullis,
Labenteſque rapit populos; totaſque per urbes
Publica ſuccenſis peraguntur iuſta ſepulchris.
Qualis Erechtheos peſtis populata colonos
Extulit antiquas per funera pacis Athenas,
Alter in alterius labens cum colla ruebant.
Nec locus artis erat medicae, nec vota valebant.
Ceſſerat officium morbis; et funera deerant
Mortibus, et lacrimae. laſſus defecerat ignis,
Et coacervatis ardebant corpora membris:
Ac tanto quondam populo vix contigit heres.
Talia ſignificant gaudentes clade cometae:

Funera

Vulg. v. 880. TABENTESQUE. 881. FATA. 884 FATA. 887. FESSUS. 890. LUCENTES SAEPE.

mutatum in *tabentes*; cum altero abhinc verſu habuerimus, *lenta corpora tabe* Infra 884.

Alter in alterius labens *cum colla ruebant.*

Virgilius in peſte, Georg iii, 498

Labitur infelix ſtudiorum atque immemor herbae Victor equus

V. 881 PUBLICA SUCCENSIS PERAGUNTUR FATA SEPULCHRIS. Solus Gemblacenſis *ſuccenſi*———*ſepulchri*. Repone,

Publica ſuccenſis peraguntur IUSTA *ſepulchris*,

Certe *peragere fata* aliud eſt, nec loco convenit At *peragere iuſta* ſive exequias, tam vulgatum, quam ſententiae accommodatum Ovid Met. ii, 625

Et dedit amplexus, iniuſtaque iuſta peregit

V. 884. ALTER IN ALTERIUS LABENS CUM FATA RUEBANT Et hic quoque illud *fata* librariorum eſt, non auctoris Dederat ille,

Alter in alterius labens cum COLLA *ruebant*

Val Flaccus ii, 425

Sic ait, Haemonii labens in colla *mariti*.

V. 886 ET FUNERA DEERANT Inſepulta iacebant corpora et indefleta · unde addit, *laſſus defecerat ignis*. nulli amplius rogi Cave cum amico noſtro reponas *munera*, hoc eſt comae ſectae, veſtes, aromata. Talia enim in tam dura peſte defuiſſe nec mirandum nec dolendum.

V. 887 FESSUS DEFECERAT IGNIS. Libri vetuſti *laſſus*; quod reponendum eſt.

V. 888. ET COACERVATIS ARDEBANT CORPORA MEMBRIS. Quomodo ſodes *ardebant*, ſi ignis iam defecerat? Et quale genus loquendi, *corpora membris coacervatis*? Hypallage, inquit Huetius, pro *membra corporibus*. Apage tales Hypallagas An membra tantum ardebant non corpora? Et poſt praelium legimus coacervata corpora; atque id opera victoris: ſed quis corpora peſte extinctorum coacervaverit? Eſt verſus ſpurius.

V. 890. TALIA SIGNIFICANT LUCENTES SAEPE COMETAE. *Lucentes ſaepe* inertiſſime dictum. Repono,

Talia ſignificant GAUDENTES CLADE *cometae* ut iv, 221

Efficit et multo gaudentem ſanguine *Syllam*.

K V.

Funera cum facibus veniunt, terriſque minantur
Ardentes ſine fine rogos, cum mundus et ipſa
Aegrotet natura novum ſortita ſepulchrum.
Quin et bella canunt ignes, ſubitoſque tumultus,
Et clandeſtinis ſurgentia fraudibus arma:
Externas modo per gentes; ut foedere rupto
Cum fera ductorem rapuit Germania Varum,
Infecitque trium legionum ſanguine campos;
Arſerunt toto paſſim volitantia mundo
Lumina, et ipſa tulit bellum natura per ignes,
Oppoſuitque ſuas vires, finemque minata eſt.
Nec mirere graves rerumque hominumque ruinas:
Saepe domi culpa eſt. neſcimus credere caelo.
Civiles etiam motus, cognataque bella
Significant. nec plura alias incendia mundus
Suſtinuit, quam cum ducibus iurata cruentis
Arma Philippeos implerunt agmine campos.

Vixque

Vulg. v. 896. EXTREMAS 899 MINITANTIA.

V. 896. EXTREMAS MODO PER GENTES Vetuſti omnes,
EXTERNAS modo per gentes
Rectiſſime modo *per gentes externas*; modo domi *civiles motus et cognata bella* verſu 904. Unde conſtat, Huetium perperam *etenim* pro *etiam* ibi repoſuiſſe.

V 899. ARSERUNT TOTO PASSIM MINITANTIA MUNDO LUMINA. Male hic *minitantia*; cum ſtatim ſequatur *minata eſt*. Repono,
Arſerunt toto paſſim VOLITANTIA *mundo*.

V. 909. VIX ETIAM SICCA. Repone ex Lipſienſi, Voſſiano et aliis,
VIXQUE *etiam ſicca*.

V. 909 OSSA VIRUM, LACEROSQUE PRIUS SUPERASTITIT ARTUS. Quid illud monſtri

Vixque etiam sicca miles Romanus arena
Ossa virum, lacerosque (nefas) superastitit artus.
Imperiumque suis conflixit viribus ipsum,
Perque patris pater Augustus vestigia vicit.
Necdum finis erat: restabant Actia bella
Dotali commissa acie, repetitaque rerum
Alea, et in ponto quaesitus rector olympi:
Femineum sortita iugum cum Roma pependit,
Atque ipsa Isiaco certarunt fulmina sistro.
Restabant profugo servilia milite bella;
Cum patrios armis imitatus filius hostes,
Aequora Pompeius cepit defensa parenti.
Sed satis hoc fatis fuerit. iam bella quiescant:
Atque adamanteis discordia vincta catenis
Aeternos habeat frenos in carcere clausa.
Sit pater invictus patriae; sit Roma sub illo:
Cumque deum caelo dederit, non quaerat in orbe.

M.

Vulg. v. 908. VIX etiam. 909. PRIUS. 915. POMPA.

monstri est, *prius laceros?* Suspicor ab auctore fuisse,

Ossa virum lacerosque (NEFAS) *superastitit artus.* Ut Virgilius Aen. viii, 688.
Sequiturque (nefas) *Aegyptia coniunx.*

V. 915. FEMINEUM SORTITA IUGUM CUM POMPA PEPENDIT. Libri omnes, *pompa rependit* unde recte Scaliger *pependit:* sed interim de *pompa* nihil dictum: quam tamen interpretari velle, est operam perdere. Repone,

Femineum sortita iugum cum ROMA *pependit.*

Ordo est, cum *Roma pependit* dubia, *sortita femineum iugum:* quasi iactus sortibus, an sub Cleopatrae iugum cederet. Noster iv, 35. de Horatio,

pendebat *ab uno*
Roma *viro, regnumque orbis* sortita *iacebat.*

Claudianus i, Stil. 375.

discrimine Roma *supremo*
Inter supplicium populi deforme pependit.

M. MANILII

ASTRONOMICÔN

LIBER SECUNDUS.

MAximus Iliacae gentis certamina vates,
Et quinquaginta regum regemque patremque;
Hectoreamque facem, tutamque sub Hectore Troiam,
Erroremque ducis totidem, quot vicerat, annis
Iactati pelago, geminataque Pergama ponto;

Ulti-

Vulg v 5 INSTANTEM BELLI-geminata PER AGMINA.

V 3 HECTOREAMQUE FACEM TUTAMQUE SUB HECTORE TROIAM. Vetusti omnes, *Hectoreumque facit* Versum adulterinum esse suspicor, nempe confictum ex I, 764

Assaracum atque Ilum, totamque sub Hectore Troiam.

cuius pars prior in codicibus sic depravata est *Castra ducum et caeli*; ut hic *Hectoreumque facit.*

V 4 ERROREMQUE DUCIS TOTIDEM, QUOT VICERAT, ANNIS INSTANTEM, BELLI GEMINATA PER AGMINA, PONTO Res, de qua agitur, constat; Ulixen tot annos consumpsisse in ponto, quot apud Troiam. ut Ovid Amor II, I, 31

Quique tot errando quot bello perdidit annos.

et Art Am III, 15.

Est pia Penelope, lustris errante duobus,
Et totidem lustris bella gerente viro

sed verba contaminatissima sunt. Quid enim est, *errorem instare ponto?* Dux ipse certe instabat, non error. Quid denique est, *per agmina belli?* vel quid *agmina geminata?* Nemo quisquam, cui ullus harum literarum gustus est, haec sana esse credet. Pro *belli*, quod a Scaligero est, libri omnes *bello.* Repone,

Erroremque ducis totidem, quot vicerat, annis
IACTATI PELAGO; *geminata*QUE PERGAMA *ponto*

sententia clara, nullaque egens explicatione. Dicam modo, quod meis oculis vidi. Ovid. Heroid. XVII, 205.

An sequar, ut suades; laudataque Pergama visam.

Est in bibliotheca Collegii Trinitatis codex in membranis scriptus, qui a prima manu sic versum exhibet,

An sequar, ut suades; laudata per agmina *visam.*

Postea *per agmina* transversa linea inductum est, et superne emendatum *que pergama* Vides id ipsum librario isti evenisse, quod nostris. Ceterum auctor in tribus prioribus versibus *Iliada* Homeri vult, in his duobus *Odysseam.* Quot

vicerat

Ultimaque in patria captiſque penatibus arma,
Ore ſacro cecinit: patriam cui Graecia, ſeptem
Dum dabat, eripuit: cuiuſque ex ore profuſos
Omnis poſteritas latices in carmina duxit,
Amnemque in tenues auſa eſt diducere rivos,
Unius fecunda bonis. ſed proximus illi
Heſiodus memorat divos divumque parentes,
Et chaos enixum terras, orbemque ſub illo
Infantem, et primos titubantia ſidera partus:
Titanaſque ſenes, Iovis et cunabula magni:
Et ſub fratre viri nomen, ſine fratre parentis,
Atque iterum patrio naſcentem corpore Bacchum,
Omniaque inmenſo volitantia numina mundo.
Quinetiam ruris cultus legeſque novandi,
Militiamque soli; quod colles Bacchus amaret,

Quod

Vulg v. 7. QUI ET IURA PETENTI 10. DEDUCERE. 14. PRIMUM——— CORPUS. 19 ROGAVIT.

vicerat annis; ut Caeſar apud Lucanum i, 300.

decimo iam vincitis anno.

V. 7 PATRIAM QUI ET IURA PETENTI DUM DABAT, ERIPUIT Hoc in hunc modum enarrat vir magnus. ait auctor, inquit, Homerum eripere patriam Ulixi, dum dat ei: nam et ſero poſt viginti annos patriam ei reddit, et etiam tum a procis poſſeſſam: ergo potius *rura* legi oportere quam *iura*: quod prius rus pervenerit Ulixes, ab Eumaeo ſubulco ibi receptus. In corruptiſſima, ut nunc fertur, lectione, vix his meliora dici potuerunt Sed aliud et toto pelago diſtans in mente erat auctori. Libri vetuſti omnes ſic habent,

patria quae iura petentem
Dum dabat eripuit.

Voſſianus tantum, *patriam*. Ex his veſtigiis ſententiam ipſam indagavi, et ſtatim verba velut iniuſſa ſe obtulerunt. Repone,

patriam CUI GRAECIA, SEPTEM
Dum dabat, eripuit.

Cui Homero Graecia ſeptem patrias aſſignabat, quarum nomina

Smyrna, Rhodos, Colophon, Salamin, Ios, Argos, Athenae;

et ſeptem aſſignando nullam ei certam reliquit.

V 10 AUSA EST DEDUCERE RIVOS. Lege DIDUCERE: in hoc vocabulo ſemper errant noſtri librarii In priore verſu *lances* vetuſti omnes, aperto errore: nam iidem *profuſos* habent; ſolus Gemblacenſis *profuſas*.

V. 14 INFANTEM, ET PRIMUM TITUBANTIA SIDERA CORPUS. Quomodo vero *ſidera primum* erant *corpus*; cum ante illa extiterint *chaos, terrae, orbis*? Iuvant hic codices vetuſti, qui omnes habent *primos*, non *primum*. Repone,

Infantem, et PRIMOS *titubantia ſidera* PARTUS.

V. 19. LEGESQUE ROGAVIT. Gemblacenſis *notarit*, et pro varia lectione *rogarit*: ceteri vetuſti *rogarit*; recentiores aliquot *rogavit*: omnes mendoſe. *Rogare* quidem *leges* recte

Quod fecunda Ceres campos, quod Pallas utrumque;
Atque arbusta vagis essent quod adultera pomis;
Silvarumque deos, sacrataque numina nymphas,
Pacis opus, magnos naturae condit in usus.
Astrorum quidam varias dixere figuras,
Signaque diffuso passim labentia caelo
In proprium cuiusque genus causasque tulere:
Persea et Andromeden poena, matremque dolentem,
Solantemque patrem; raptuque Lycaone natam,
Officioque Iovis cynosuram, lacte capellam,
Et furto cycnum, pietate ad sidera ductam
Erigonen, ictuque nepam, spolioque leonem,

Et

Vulg v 21. BACCHUS. 25 VARIAS QUIDAM. 28 ANDROMEDAE POENAS. 29 SOLVENTEMQUE——RAPTAMQUE.

recte dicitur sed quid est *rogare cultus, rogare militiam?* Dedit auctor,

Quinetiam ruris cultus, legesque NOVANDI.

Novatus ager; Cicero, et alii sic Ovidius Amor i, iii, 9

Nec meus innumeris renovatur *campus aratris*
et Pont iv, ii, 44.
Oblectat cultu terra novata *suo.*

Continuatur sententia usque ad *condit*: quod nescientes librarii verbum, quod deesse credebant, pro captu suo supposuerunt. Atqui nullum verbum praeteriti temporis hic locum habet *memorat, condit.*

V. 21. QUOD BACCHUS UTRUMQUE Inepta repetitio; *quod Bacchus colles amaret, quod Bacchus utrumque.* Repone,

quod colles Bacchus amaret,
Quod fecunda Ceres campos, quod PALLAS *utrumque.*

Vitis amaret colles, *segetes* campos, *olea* utrumque, et colles et campos. Et hoc verum est Lucretius v, 1371.

Prata, lacus, rivos, segetes, vinetaque *laeta,*
Collibus *et* campis *ut haberent: atque* olearum
Caerula distinguens inter plaga currere posset
Per tumulos *et* convalles camposque *profusa.*

Silius i, 237.

Nec Cereri *terra indocilis, nec inhospita* Baccho,
Nullaque Palladia *sese magis arbore tollit.*

V. 23 SILVARUMQUE DEOS, SACRATAQUE NUMINA NYMPHAS Nihil tale in Hesiodi ἔργοις: et quomodo cederet *in magnos usus naturae* faunos et nymphas memorasse? versus est adulterinus.

V. 25 ASTRORUM VARIAS QUIDAM. Codices universi, *astrorum quidam varias.* Cur ab illis sine causa recedamus?

V 28 PERSEA, ET ANDROMEDAE POENAS, MATREMQUE DOLENTEM. Vetusti codices *Persi*, novi *Perses.* Repone,

Persea et ANDROMEDEN POENA, *matremque dolentem.*

Ordo est, Persea, Andromeden, Cassiopeam, et Cephea, ad sidera ductos esse *poena.* Sic postea casu ablativo, *furto, pietate, officio,* &c. *Causas* singulorum memorat, cur inter astra ponerentur. *Poena*, ut Noster v, 553. de Andromeda;

Servatur tamen in poena *cultusque pudorque.*

V 29 SOLVENTEMQUE PATREM; RAPTAMQUE LYCAONE NATAM. Scaliger

Et morſu cancrum, piſces Cythereide verſa,
Lanigerum victo ducentem ſidera ponto.
Ceteraque ex variis pendentia caſibus aſtra
Aethera per ſummum voluerunt fixa revolvi.
Quorum carminibus nihil eſt niſi fabula caelum,
Terraque compoſuit caelum, quae pendet ab illo.
Quinetiam ritus paſtorum, et Pana ſonantem
In calamos, Sicula memorat tellure creatus:
Nec ſilvis ſilveſtre canit, perque horrida motus
Rura ferit dulces, muſamque inducit in antra.
Ecce alius pictas volucres, ac ſaecla ferarum,
Ille venenatos angues, hic gramina et herbas

Fata

Vulg v 39. PECORUM RITUS 42 MUSASQUE——ARVA. 43 ET BELLA. 44. NATA PER.

ger in priore editione dederat *ſolantemque*, ex coniectura: quam tamen in ſecunda deſtituit. Male factum Repone,

SOLANTEMQUE *patrem*; RAPTUQUE *Lycaone natam*

Solatur Cepheus filiam vinctam, non ſolvit. Et codex Venetus clare *ſolantemque* *Raptu*, ut ceteri hic ablativi Ita *raptus Helenae*, *Ganymedis*, *Proſerpinae*, &c.

V. 39 QUINETIAM PECORUM RITUS, ET PANA SONANTEM Libri veteres alio ordine *ritus pecorum* verſu licet reclamante: unde facillima exoritur emendatio,

Quin etiam ritus PASTORUM *et Pana ſonantem*

Ritus pecorum aliud ſignificarent, nempe vitam et victum pecudum Claudian. vi Honorii, 152.

imperiumne Iovis legeſne placerent
Et vitae Romana quies; an iura peroſus
Ad priſcos pecudum *damnaret ſaecula* ritus?

Prudent. Symm. i, 80.

pecudes inter ritusque ferinos.

V 42 MUSASQUE INDUCIT IN ARVA Libri univerſi; *Muſamque inducit in auras* *Arva* a Scaligero venit. et non placet cum praeceſſerit *rura*. Lego potius,

MUSAMQUE *inducit in* ANTRA.

in antris enim canere ſolebant paſtores. Virgilius Eclog. i, 76

poſthac viridi proiectus in antro,
Carmina nulla canam et Ecl. v, 6
Sive antro *potius ſuccedimus: aſpice ut* antrum
Silveſtris raris ſparſit labruſca racemis.

Claudianus.

Terpſichore facilem laſcivo pollice movit
Barbiton, et molles duxit in antra *choros.*

V 43. ECCE ALIUS PICTAS VOLUCRES ET BELLA FERARUM. Sic infra iv, 224.

Nunc hominum, nunc bella *gerunt violenta* ferarum.

ſed alienum hoc eſt a verſus huius ſententia. Repone,

Ecce alius pictas volucres AC SAECLA *ferarum.*

Lucretiana phraſis, ii, 1075.

Et varias hominum gentes, et ſaecla ferarum.

Ac omnes libri, non *et*.

V 44 HIC NATA PER HERBAS FATA REFERT, VITAMQUE SUA RADICE FERENTES. Evolve, ſi potes, conſtructionis ſeriem. *Refert fata nata per herbas, ferentesque vitam ſua radice.* Nihil in his ſani eſt. Repone,

hic

Fata refert vitamve ſua radice ferentes.
Quinetiam tenebris immerſum Tartaron atris
In lucem de nocte vocant; orbemque revolvunt
Interius verſum, naturae foedere rupto.
Omne genus rerum doctae cecinere ſorores.
Omnis ad acceſſus Heliconis ſemita trita eſt.
Et iam confuſi manant de fontibus amnes;
Nec capiunt hauſtum, turbamque ad nota ruentem.
Integra quaeramus rorantes prata per herbas,
Undamque occultis meditantem murmur in antris;
Quam neque durato guſtarint ore volucres,
Ipſe nec aethereo Phoebus libaverit igni.
Noſtra loquar: nulli vatum debebimus orſa:
Nec furtum, ſed opus veniet; ſoloque volamus
In campum curru: propria rate pellimus undas.
Namque canam tacita naturam mente potentem:
Infuſumque deum caelo terriſque fretoque,
Ingentem aequali moderantem foedere molem:
Totumque alterno conſenſu vivere mundum,

Et

Vulg. v. 45 VITAMQUE 46. ATRUM. 59. CAELUM—PRIVA. 60. NATURAE.

hic GRAMINA ET *herbas*
*Fata refert vitam*VE *ſua radice ferentes*
Herbas refert vel peſtiferas vel ſalutiferas

V. 46 TENEBRIS IMMERSUM TARTARON ATRUM Veteres codices monſtroſe, *immenſum tartara natram* · unde legerim concinnius paulo,
Quinetiam tenebris immerſum Tartaron ATRIS.

V 59 SOLOQUE VOLAMUS IN CAELUM CURRU, PRIVA RATE PELLIMUS UNDAS. *Priva rate* ut Horatius Epiſt 1, 1, 93. *locuples quem ducit* priva triremis.

Priva a Scaligero venit auctoritate, ut narrat, codicis Gemblacenſis ſed et ille codex et omnes alii *propria* habent; quod reponendum. Porro illud *in caelum* mendoſe corrigo,
ſoloque volamus
In CAMPUM *curru*, PROPRIA *rate pellimus undas*
Campus currui ut mare navi Librarii caelum interpolarunt propter illud volamus Quaſi vero non omnibus poetis etiam in campo currus volitarent.

V 60 NAMQUE CANAM TACITA NATURAE MENTE POTENTEM INFUSUMQUE DEUM CAELO. Quis ferre poſſit *deum* non

Et rationis agi motu: cum ſpiritus unus
Per cunctas habitet partes, atque irriget orbem
Omnia pervolitans, corpuſque animale figuret.
Quod niſi cognatis membris contexta maneret
Machina, et impoſito pareret tota magiſtro,
Ac tantum mundi regeret prudentia cenſum;
Non eſſet ſtatio terris, non ambitus aſtris:
Haereretque vagus mundus, ſtandoque rigeret:
Nec vaga diſpoſitos ſervarent ſidera curſus,
Noxve alterna diem fugeret, rurſumque fugaret:
Non imbres alerent terras, non aethera venti,
Nec pontus gravidas nubes, nec flumina pontum,
Nec pelagus fontes: nec ſtaret ſumma per omnes
Par ſemper partes aequo digeſta parente:
Ut neque deficerent undae, nec ſideret orbis,
Nec caelum iuſto maiuſve minuſve volaret.
Motus alit, non mutat opus. ſic omnia toto
Diſpenſata manent mundo, dominumque ſequuntur.
Hic igitur deus, et ratio quae cuncta gubernat,
Ducit

Vulg. v. 72. SUA. 73. NOXQUE. 78 SIDERA NOBIS.

non propria ſed *naturae* mente potentem? Dedit auctor,

Namque canam tacita NATURAM *mente potentem,* *Infuſumque deum caelo.*

V 71. HAERERETQUE VAGUS MUNDUS, STANDOQUE RIGERET. Verſus adulterinus a nebulone quodam intruſus. Quis ſani capitis totum mundum *vagum* appellaverit? *Mundi* quoque iam habuimus verſu abhinc altero Niſi *mundus*, inquit, *prudentia regeretur, vagus mundus haereret* Vides hominis ineptiam et infantiam.

V 72. NEC SUA. Dedit auctor *nec* VAGA. *Vaga ſidera* ſunt planetae. ut ii, 742. et iii, 101 Mox, verſu ſequente, lege NOXVE

V. 78. UT NEQUE DEFICERENT UNDAE, NEC SIDERA NOBIS. Illud *nobis* a mala manu eſt; et itidem *ſidera* Sol enim et luna *ſidera* ſunt, et tamen in eclipſibus *deficere* dicuntur Gemblacenſis codex, *ſidera orbis*; et ſuperne pro varia lectione *nobis*: Venetus vero, *ſidera et orbis*. Repone,

Ut neque deficerent undae, nec SIDERET ORBIS.

ut nec mare deficeret; nec ita exundaret, ut orbis ſive terra infra mare ſideret. i, 159.

Ultima ſubſedit *glomerato pondere tellus.*

Ducit ab aethereis terrena animalia ſignis :
Quae quamquam longo condit ſubmota receſſu ,
Sentiri tamen , ut vitas ac fata miniſtrent
Gentibus, ac proprios per ſingula corpora mores.
Nec nimis eſt quaerenda fides. ſi temperat arva
Caelum; ſi varias fruges redditque , rapitque :
Si pontum movet, ac terris immittit et aufert :
Atque haec ſeditio pelagus nunc ſidere lunae
Mota tenet, nunc diverſo ſtimulata receſſu,
Nunc anni ſpatio Phoebum comitata volantem :
Si ſubmerſa fretis , concharum et carcere clauſa,
Ad lunae motum variant animalia corpus ;

Et

Vulg v. 84. COGIT 85 MINISTRET 87. MINUS—SIC 88 SIC 89 SIC—ET. 90 PELAGI—SIDERA 91. TENENT. 93. SIC.

V. 84 QUAE QUAMQUAM LONGO COGIT SUMMOTA RECESSU, SENTIRI TAMEN, UT VITAS AC FATA MINISTRET. *Sentiri* infinitivo modo abſolute; hoc eſt, ſentiri tamen *fecit*, vel *poſſunt* Quem loquendi morem multis exemplis explicat doctiſſimus Gronovius Obſerv ii, 14 ubi et recte legit MINISTRENT; prout codices habent univerſi. *Quae ſigna*, licet hinc procul remota, *ſentiri tamen ut* miniſtrent *vitas* &c Unum reſtabat corrigendum quorſum enim illud *cogit?* repone,

Quae quamquam longo CONDIT *ſubmota receſſu* Ut Noſter ii, 374

Tertia convexo conduntur *ſigna* receſſu.

V. 87 NEC MINUS EST QUAERENDA FIDES. SIC TEMPERAT ARVA CAELUM. Quid eſt *minus quaerenda?* Scaliger emendabat, Comminus *eſt quaerenda fides* Vitium acute vidit in medicina ferenda deerravit. Repono,

Nec NIMIS *eſt quaerenda fides* SI *temperat* [*arva.*

Non diu et magno labore quaerenda ſunt argumenta ſponte ſe offerunt Ceterum hic et in ſequentibus ſexies reponendum eſt *ſi* pro *ſic* pendet enim ſententia, et progreditur argumentatio ad verſum uſque 105. *Si* iſta omnia fiunt,

Quis dubitet poſt haec hominem coniungere [*caelo?*

V 88 SIC VARIAS FRUGES———SIC PONTUM MOVET, ET TERRIS. Lege,

SI *varias fruges*——SI *pontum movet*, AC.

Ac libri veteres, non *et*.

V 90. ATQUE HAEC SEDITIO PELAGI NUNC SIDERA LUNAE MOTA TENENT. Locus contaminatus; quem recte olim correxerat Scaliger; ſed non ſatis conſtanter in ſententia manſit·

Atque haec ſeditio PELAGUS *nunc* SIDERE *lunae* *Mota* TENET

Haec, inquit, ſeditio tenet pelagus, nunc lunae ſidere mota, nunc ſolis *Tenet* in codice Veneto eſt Noſter infra ii, 198

Et quaſi ſeditio *caelum* tenet.

Ceterum hoc ſibi adoptavit Huetius niſi quod *pelage* legit, ut propius ſcilicet accedat ad *pelagi* Atqui nihil opus eſt verbo Lucretiano: cum non Gemblacenſis modo, ſed et tres ceteri vetuſti hic habeant *pelagus*.

V. 93 SIC SUBMERSA FRETIS lege SI *ſubmerſa*; ut in hoc loco etiam libri veteres.

V 95. ET CUM DAMNA TUAS IMITANTUR, DELIA, VIRES Quid hoc eſt, *cum damna lunae imitantur vires lunae?* Miror tam inſignes doctrina et ingenio viros in re fa-

cili

Et tua damna, tuaſque imitantur, Delia, vires:
Tu quoque fraternis ſi perdis in oribus ora,
Atque iterum ex iiſdem repetis: quantumque reliquit
Aut dedit ille, refers; et ſidus ſidere conſtas:
Denique ſi pecudes et muta animalia terris,
Cum maneant ignara ſui legiſque per aevum,
Natura tamen ad mundum revocante parentem,
Attollunt animos, caelumque et ſidera ſervant;
Corporaque ad lunae naſcentis cornua luſtrant;
Venturaſque vident hyemes, reditura ſerena:
Quis dubitet poſt haec hominem coniungere caelo,
Cui xenium natura dedit linguamque capaxque

Inge-

Vulg v 95. CUM——TUAS. 96 SIC REDDIS CURRIBUS 99 SIC 102 AC. 106 EXIMIAM.

cili haeſiſſe. Non ad ſequentia, ſed ad priora haec referuntur · Repone,

Ad lunae motum variant animalia corpus;
Et TUA *damna,* TUASQUE *imitantur, Delia, vires*

Si oſtrea, inquit, et conchae creſcente luna creſcunt ſucco; decreſcente, decreſcunt

V. 96. TU QUOQUE FRATERNIS SIC REDDIS CURRIBUS ORA. Gemblacenſis et Voſſianus *curribus*; Venetus *curſibus*; Lipſienſis *cruribus*, et pro varia lectione *curribus*. Doctiſſimus Bullialdus, qui in hunc librum ſecundum notas ſcripſit, in poſtremam Scaligeri editionem receptas, ſic legebat,

Tu quoque fraternis reddis ſic oribus *ora.*

Et ingenioſe quidem *oribus* repoſuit illa enim antitheta et argutiae apud Noſtrum τὰ πάντα ſunt Sed emendatione excidit, cum mutato ordine *ſic* neceſſario adſcivit: cum, ut ſupra docui et res ipſa indicat, reponendum ſit *ſi*. Quid quod *reddis ora*, et *repetis ora*, non ſunt antitheta; quod auctor tamen ſine dubio ſectatus eſt Lege,

Tu quoque fraternis SI PERDIS IN ORIBUS *ora,*
Atque iterum ex iiſdem repetis.

Perdit luna ſua ora in fraternis oribus, cum in interluniis ſive lunae ſilentiis nobis non conſpicitur; repetit ora a novilunio et deinceps. *Perdit* et *repetit* antitheta ſunt. Ovid Met iv, 462

Aſſiduas repetunt, *quas* perdant, *Belides undas.*

V. 99. DENIQUE SIC PECUDES Iterum repone, SI *pecudes* Quod vero mox ait, *muta animalia manere ſui ignara*, eleganter et vere dictum eſt. Seneca de Vita Beata c 5 *Eodem loco pone homines, quos in numerum* pecorum et animalium *redegit hebes natura et* ignoratio ſui. Deinde, verſu 102, lege ET

V. 106 EXIMIAM NATURA DEDIT LINGUAMQUE CAPAXQUE INGENIUM. Ad hoc Scaliger, *Subaudiendum*, inquit, τὸ cui. *Horatius*. nemo ut ſit avarus, Se probet. *Subintelligendum* qui Atqui nec apud Horatium, neque quemquam ſcriptorem ſubintelligi poteſt *cui* vel *qui*. Locus Flacci eſt Serm. 1, i, 108. ubi omnes ſcripti editique habent, *nemon' ut avarus Se probet?* Non de nihilo eſt, quod libri hic vetuſti omnes praeferant *eximium*, non *eximiam* Neque ſane in recepta lectione recte dicas *linguamque*, ſed *linguam*. Si *que* addis, pro *eximiam* neceſſario ſubſtituendum erit aliquod verbum, quod ad *linguam*,

L 2 *ingenium*,

Ingenium, volucremque animum? quem denique in unum
Deſcendit deus atque habitat, ſeque ipſe requirit?
Mitto alias artes, quarum haut permiſſa facultas;
Infidas adeo, nec noſtri munera cenſus.
Mitto, quod aequali nihil eſt ſub lege tributum.
Quo patet auctoris ſummam, non corporis eſſe.
Mitto, quod et certum eſt, et inevitabile fatum;
Materiaeque datum eſt cogi, ſed cogere mundo.
Quis caelum poſſet, niſi caeli munere, noſſe?

Et

Vulg v 109 EST 114 SAT. 115 POSSIT——MUNERA NOSSET

ingenium, animum communiter referatur. Hariolari hic liceat, et ex conjectura legere,

> CUI XENIUM *natura dedit linguamque capaxque.*

Xenium, munus, donum, ξένιον, quod a Graecis ſumptum Latini uſurpabant Vitruvius vi, 10. *Graeci opulentiores hoſpitibus advenientibus mittebant pullos, ova, olera, poma, reliquaſque res agreſtes· ideo pictores, ea quae mittebantur hoſpitibus imitantes,* xenia *appellaverunt* Inde Martialis Epigrammatum liber XIII, XENIA inſcribitur; et Epigrammate ibi tertio,

> *Omnis in hoc gracili* xeniorum *turba libello*
> *Conſtabit nummis quattuor empta tibi*
> *Haec licet hoſpitibus* pro munere *diſticha mittas*

Apuleius Met ii *Et mittit mihi Byrrhaena* xeniola, *porcum opimum, et quinque gallinulas, et vini cadum in aetate pretioſi*

V 109 MITTO ALIAS ARTES, QUARUM EST PERMISSA FACULTAS De huiuſce loci ſententia in diverſa abeunt Scaliger et Bullialdus Mihi ſanus eſſe non videtur, ſed ſic emendandus;

> *Mitto alias artes, quarum* HAUT *permiſſa facultas*

Artes magicas intelligit, quarum facultas non permiſſa, ſed legibus vetita erat. ergo *infidas* vocat, negatque eſſe *ſui cenſus munera*, quippe quas nec docere vult nec diſcere Et tamen, ſi verae eſſe admittantur, unice probant quod hic probare ſtudet, *hominem caelo coniunctum eſſe, deumque in eum deſcendere et habitare* Sic Noſter ſupra i, 91.

> *Ne vulgata canam; linguas didicere volucrum,*
> *Conſultare fibras, et rumpere vocibus angues;*
> *Sollicitare umbras, imumque Acheronta movere,*
> *In noctemque dies, in lucem vertere noctes*

V. 112 QUO PATET AUCTORIS SUMMAM, NON CORPORIS ESSE. Libri veteres, Quod *patet* auctores ſumma Voſſianus ſolus *ſummi*. Honincontrius interpolabat, *auctores humani corporis eſſe*. Quoquo vertas, ineptus eſt et adulterinus Hoc voluit cuculus, mundum a deo creatore factum eſſe; non ab atomis Epicureis Sed qualia verba ſunt? an *auctor* et *corpus* ſunt antitheta?

V 114 MATERIAEQUE SAT EST COGI, SED COGERE MUNDO Gemblacenſis *ſat eſt*; ceteri veteres *fatum eſt*, recentiores, *datum eſt* Recte hoc, ut opinor Nam *ſat*, licet priori verſu colo conveniat, non convenit ſecundo, *ſat eſt mundo cogere* Repone igitur,

> *Materiaeque* DATUM *eſt cogi, ſed cogere mundo*

V. 115 QUIS CAELUM POSSIT, NISI CAELI MUNERA NOSSET. Gemblacenſis *poſſet*. Repone.

Quis

reperire deum, niſi qui pars ipſe deorum eſt?
iſve hanc convexi molem ſine fine patentis,
norumque choros, ac mundi flammea tecta,
ternum et ſtellis adverſus ſidera bellum
terras caeloque fretum, ſubiectaque utriſque
nere, et anguſto ſub pectore claudere poſſet?
tacitos animis ſtimulos natura dediſſet,
gnatamque ſuae mentem vertiſſet ad ipſam,
tantum dictaſſet opus? caeloque veniret,

Quod

Vulg v 117 ATQUE 121 POSSIT 122 TANTOS——OCULOS 123 SUI

ui caelum POSSET, *niſi caeli* MUNERE, NOSSE
a Gronovius Obſerv i, 11 recte conie- *munere noſſe* ut etiam Gatakerus ad Anum.

117 ATQUE HANC CONVEXI Viriem conſtructionis: *Quis poſſet noſſe cae- atque poſſet cernere molem convexi* Saplacet inconcinna iſta repetitio τῦ *poſſet*, odem nominativo? Repone,

QUISVE *hanc convexi molem ſine fine patentis*

e obiter, ut ſcias quae fides librariis his nda ſit, neque mireris diffidaſve ſi, ſpreſis, auctori ipſi conſulimus; omnes libri es hic habent,

que hanc convexi molem niſi *fine* parentis.

120 AC TERRAS CAELOQUE FRE-, SUBIECTAQUE UTRISQUE. Sic es univerſi ſed recte olim Scaliger, *Non it, Manilii verſus iſte, neque ullam ſenm habet* Immo, inquit Huetius, *aio a optimum et ineſſe ſenſum: hominum ſciingenium, caelum et caelo ſubiectas terras aria, et quae mari ac terrae ſubiecta ſunt, rare et cognoſcere poſſe* Vide, ſtudium um et obtrectatio quid facit. Talemne m condidiſſet Huetius, ipſe bonus poeta, t in hac laude Scaligero minor? Quiſne, cui ullus latinitatis ſenſus eſt, idem ixerit, *terras caeloque fretum*, ac *terras nque caelo? ſubiecta* in poſteriore colo ad prius colon reduxerit? Quaenam vero illa ſunt, *ſubiecta utriſque*, terris ſcilicet et freto? Nihil niſi caelum ipſum, cum terra in medio ſit ex mente auctoris Quare aufer hunc a viris ſummis ſuccum loliginis· et ſtatue hunc verſum ſpurium eſſe et irreptitium

V. 121 CLAUDERE POSSIT. Iterum cum Gemblacenſi repone POSSET

V 122 NI TANTOS ANIMIS OCULOS NATURA DEDISSET *Tantos oculos?* Aptiſſimum ſane oculorum epitheton Quantos, obſecro? an quanta Polyphemi

Lata acies, per quam ſolers evaſit Ulixes,
Argolici clypei aut Phaebeae lampadis inſtar?

Quid quod altero hinc verſu mox recurrit *tantum opus* Scio *oculos mentis* recte dici, Noſtro alibi, Ovidioque et aliis. Sed huic loco ſenſus iſte parum convenit non enim de vi humani ingenii et facultatibus naturalibus nunc agitur: ſed de naturae ipſius operatione, quae *mentes* humanas, verſu proximo, *vertit ad ſe*, et i, 40 *ſeſe ipſa recluſit,*
Regales animos *primum dignata* movere.
et i, 49 *accendit mentem* ad haec ſtudia capeſſenda Repono igitur,

Ni TACITOS *animis* STIMULOS *natura dediſſet*.

V 123 COGNATAMQUE SUI MENTEM VERTISSET AD IPSAM Veteres omnes *ſui*; recentiores *ſibi* Genitivus enim non placebat. Repone, *Cognatamque* SUAE *mentem*

Suae

Quod vocat in caelum, ſacra ad commercia rerum?
Et primas quas dant leges naſcentibus aſtra?
Quis neget eſſe nefas invitum prendere mundum,
Et velut in ſemet captum deducere in orbem?
Sed ne circuitu longo manifeſta probentur,
Ipſa fides operi faciet ponduſque fidemque.
Nam neque decipitur ratio, nec decipit umquam.
Arte ſecanda via eſt, a veris tradita cauſis;
Eventuſque datur, qualis praedicitur ante.
Quod fortuna ratum faciat quis dicere falſum
Audeat, et tantae ſuffragia vincere ſortis?
Haec ego divino cupiam cum ad ſidera flatu
Ferre, nec in terram, nec turbae carmina condam:

Sed,

Vulg v 130. IPSI RES 132 RITE SECUNDA——AC——CREDITA 137. TURBAM.

Suae menti, ut Noſter ſupra ii, 60
Namque canam tacita naturam mente *potentem*.

V 126 ET PRIMAS QUAS DANT LEGES NASCENTIBUS ASTRA Scaliger maluit *et privas* Sed verſus ſpurius eſt

V 130 IPSI RES OPERI FACIET PONDUSQUE FIDEMQUE *Ipſi res* a Scaligero venit Libri univerſi,
IPSA FIDES *operi faciet ponduſque fidemque*
Quis credat, ait vir magnus, *hoc Manilianum eſſe?* Facile credet, qui genium et indolem huius auctoris perſpicere poteſt ſemper enim huiuſmodi argutias conſectatur Quin et *ipſa fides* perinde eſt ac *res ipſa*, ipſa ſcilicet experientia, ipſe eventus

V 132 RITE SECUNDA VIA EST, AC VERIS CREDITA CAUSIS Qui *ſecundam viam* pro plana et facili dixerit, non memini multo minus qui *rite ſecunda* quod omnino non capio Libri recentiores *ſecanda*, et unus *a veris* Repono,

ARTE SECANDA *via eſt*, A *veris* TRADITA *cauſis*.
Viam tradere, et *viam ſecare*, ſaepe occurrunt Hoc dicit in praedictionibus aſtrologicis, procedendum eſt ſecundum artis regulas, a Chaldaeis ex veris obſervationibus traditas · et tum certe eventus datur, qualis praedicitur Noſter, iii 45.
Nunc age ſubtili rem ſummam perſpice cura,
Quae certas det in arte vias

V 137 NEC IN TURBAM, NEC TURBAE CARMINA CONDAM Quid vero intereſt, an carmina condas *in turbam*, an *turbae?* Eadem utriuſque ſignificatio eſt Repone,
nec in TERRAM, *nec turbae carmina condam*
Patet hoc ex redditione infra, 141, 142. Non condam carmina in *terram*, nec turbae. ſed *caelo* noſcenda canam, et iis paucis, quibus aſtra notitiam ſui non inviderunt Opponuntur hic *terrae caelum*, *turbae minima* per orbem *turba*

V 139 VERBERE AGAM CURRUS, NON OCCURSANTIBUS ULLIS Codex Gemblacenſis,

Sed, ſolus vacuo veluti vectatus in orbe,
Verbere agam currus; non occurſantibus ullis,
Nec per iter ſocios commune regentibus actus.
Sed caelo noſcenda canam, mirantibus aſtris,
Et gaudente ſui mundo per carmina vatis:
Vel quibus illa ſacros non invidere meatus,
Notitiamque ſui, minima eſt quae turba per orbem.
Illa fluit, quae divitias, quae diligit aurum,
Imperia, et faſces, mollemque per otia luxum,
Et blandis diverſa ſonis, dulcemque per aures
Affectum, ut modico noſcenda ad fata labore.
Hoc quoque fatorum eſt legem perdiſcere fati.
Et primum aſtrorum varia eſt natura notanda

No-

Vulg. v 149 PRAEDISCERE. 150. AT.

cenſis, *Umbrato curru* quod amplectitur Gronovius Obſerv. II, 5 ut ſit *carpento arcuato* et clauſo Miror hoc in iudicio tam ſubtili Quomodo enim, ſi carpento vel lectica clauſa vectatus eſſet auctor, aſtra et varia caeli ſpectacula obſervare potuiſſet? Dixiſſet utique, *Aurato curru*, ut Nemeſianus, Cyneg. verſu 9.

ducitque per avia, qua ſola numquam
Trita rotis iuvat aurato *procedere* curru,
Et parere deo

Sed et aliud eſt: ſi enim *umbrato* vel *aurato* curru legas, ſententia manca erit; aut pro *vectatus* ſubſtituendum *vectabor* Sed tres reliqui vetuſti ſic locum exhibent,

Ubera tam currus, *non occurſantibus ullis*.

Lipſienſis vero, ſuperne pro lectione varia, *umbrato curru* Crediderim horum trium verſuum ſcriptorem ſic primo dediſſe,

LIBER AGAM *currus*

Sed non multum refert; cum omnes tres ſint irreptitii Hoc plane apparet, ex ipſa verborum ſerie, quae his demptis ſic ſe habet;

nec in terram *nec turbae carmina condam*;
Sed caelo *noſcenda canam*.

Contra, tres iſtos interſere, et totam ſententiam conturbas: non *turbae condam carmina*, ſed *ſolo curru vectabor*. Quid, malum, currus ad carmina pertinet? Deinde duplex redditio eſt, hinc metaphora, illinc nulla, *ſed ſolo curru vectabor, ſed caelo noſcenda canam* plane contra morem et ſenſum communem Ut ne addam illud *veluti* manum adulteram plane prodere. Quorſum enim *veluti vectatus?* Aut vectare, aut, ſi non potes, cade.

V 145 ILLA FLUIT, QUAE DIVITIAS, QUAE DILIGIT AURUM Quin et hi quattuor a falſario ſemibarbaro ſunt *Fluit* pro *numeroſa eſt*. *Quae divitias, quae aurum*: quaſi non idem ſit utriuſque ſenſus Quid porro, *blandis diverſa ſonis*, vel ut omnes libri *adverſa?* Reliqua etiam ineptiſſima.

V 149 LEGEM PRAEDISCERE FATI Lege, ut libri univerſi, PERDISCERE.

V. 150 AT PRIMUM ASTRORUM. Lege cum Gemblacenſi, ET *primum*.

V.

Nominibus per utrumque genus; nam maſcula ſex ſunt,
Diverſi totidem generis ſub principe tauro:
Cernis, ut averſos redeundo ſurgat in artus?
Alternant ſecus, et vicibus variantur in orbem.
Humanas etiam ſpecies in parte videbis:
Nec mores diſtant. pecudum pars atque ferarum
Ingenium facient. quaedam ſignanda ſagaci
Singula ſunt animo, propria quae ſorte feruntur:
Nunc binis inſiſte: dabunt geminata potentes
Per ſocium effectus: multum comes addit et aufert:
Ambiguiſque valent, quîs ſunt collegia, fatis
Ad meritum noxamque. duos per ſidera piſces,
Et totidem geminos nudatis aſpice membris.

His

Vulg v 151 CARMINIBUS. 153 AVERSUS——ARCUM 154 GENUS. 157 ETIAM

V. 151 CARMINIBUS PER UTRUMQUE GENUS. Si *carminibus* notanda ſunt, de ſeipſo loquitur Atqui hic lectorem alloquitur ſive diſcipulum, *cernis, videbis, inſiſte, aſpice* Repone igitur,

Et primum aſtrorum varia eſt natura notanda

NOMINIBUS *per utrumque genus*

Grammatice loquitur· *Notandum eſt nominibus per utrumque genus*, hoc eſt, per genus maſculinum et femininum *Notare nominibus*, nota et legitima phraſis

V 153 CERNIS UT AVERSUS REDEUNDO SURGAT IN ARCUM Omnes libri hic inſerunt verſum hunc, quem Scaliger loco movit, et poſtpoſuit ſequenti. Male factum. Haec enim connectenda ſunt, *ſub principe tauro cernis ut ſurgat*, taurus ſcilicet? At ſi interponas, *ſex ſigna alternant et variantur*; non magis ad taurum referas illud *ſurgat*, quam ad quodvis ex reliquis quinque Ceterum quid eſt, *ſurgere in arcum?* Repone,

Cernis, ut AVERSOS *redeundo ſurgat in* ARTUS?

Sic Noſter, v, 140

Taurus, in averſos *praeceps cum tollitur* artus.

Averſos artus, quia verſu 199 *clunibus ſurgit*

aſpice taurum
Clunibus, et geminos pedibus, teſtudine cancrum
Surgere

Quos verſus Bullialdus ſic interpolat, hoc de quo nunc agitur illuc tranſpoſito,

aſpice taurum:
Cernis ut averſis redeundo ſurgat in arcum
Clunibus, ut gemini, &c

Non accedo nimis enim ineptum et putidum eſt *aſpice* et rurſum *cernis*.

V 154 ALTERNANT GENUS. Nota *genus, generis, genus* tribus verſibus continuis non ſine faſtidio repeti. Repono,

Alternant SECUS, *et vicibus variantur in orbem*

Secus, hoc eſt, *ſexum*. Livius XXVI, 47 *Liberorum capitum* virile ſecus *ad decem millia capta* Ubi plura exempla vide apud accuratiſſimum Gronovium. Si cui illud *ſecus* paulo ob-

His coniuncta meant alterno brachia nexu:
Dissimile est illis iter in contraria versis.
Par numerus; sed enim dispar positura notanda est.
Atque haec ex paribus toto gaudentia censu
Signa meant: nihil exterius mirantur in ipsis,
Amissumve dolent. quaedam sunt parte recisa,
Atque ex diverso commissis corpore membris;
Ut capricornus, et hic, qui intentum dirigit arcum
Iunctus equo: pars huic hominis, sed nulla priori.
Hoc quoque servandum est alta discrimen in arte:
Distat enim, gemina duo sint, duplane figura.
Quinetiam Erigone binis numeratur in astris:
Et facie et ratione duplex. nam desinit aestas,
Incipit

Vulg v. 164 MANENT 166 NATURA 169 QUOQUE. 171 TENTUM 172 ORIS——PRIORIS 176 NEC FACIE RATIO

obsoletius videbitur, per me licet reponat *sexum*

V 157 INGENIUM FACIENT ETIAM SIGNANDA SAGACI Libri universi,

Ingenium facient. quae iam *signanda sagaci* Repone,

Ingenium facient QUAEDAM *signanda sagaci, Singula sunt animo.*

Sic infra 169 quaedam *sunt parte recisa* Atque hoc pacto ambiguum tollitur; et *singula* sunt simplicia signa, quae *binis* opponuntur

V 164. HIS CONJUNCTA MANENT. Repone,

His conjuncta MEANT *alterno brachia nexu.*

Probat hoc redditio, *illis* iter est *dissimile.*

V 166 DISPAR NATURA NOTANDA EST Dedit auctor,

Par numerus; sed enim dispar POSITURA *notanda est.*

Positura (ut Noster alibi, semel atque iterum) quia gemini juncti meant, pisces diversi abeunt.

V 169 QUAEDAM QUOQUE PARTE RECISA Libri veteres *quod* pro *quoque.* Neutrum convenit. Lege, *quaedam* SUNT *parte.*

V. 171 QUI TENTUM DIRIGIT ARCUM. Veteres universi, *intentum* · ut iv, 788.

intentos *imitatur sideris* arcus.

V 172 PARS HUIC ORIS SED NULLA PRIORIS. Ita Scaliger Gemblacensi male obsecutus Recte recentiores *pars huic hominis.* Reponendum,

Pars huic HOMINIS, *sed nulla* PRIORI.

Huic centauro *pars hominis* est, *priori*, scilicet capricorno, *nulla* pars hominis. Sic de altero centauro, i, 427.

Pars iuvenis, *tergo pectus commissus equino.*

Priori codex Venetus *Hominis* compendiose *hois*, iterum in *oris* depravatum est, versu 190.

V. 173. HOC QUOQUE SERVANDUM EST ALTA DISCRIMEN IN ARTE: DISTAT ENIM, GEMINA DUO SINT, DUPLANE FIGURA Versus spurii et barbari. *Alta arte* putidissimum. *Dupla figura*, non esset quod cuculus hic volebat, sed *figura duplo major* altera.

V. 176. NEC FACIE RATIO DUPLEX. Hoc falsum. nam duplex facie est virgo; ut infra, 661.

Incipit autumnus, media ſub virgine utrimque.
Idcirco tropicis praecedunt omnibus aſtra
Bina; ut lanigero, chelis, cancroque, caproque;
Quod duplices retinent connexo tempore vires.
Ut, quos ſubſequitur cancer per ſidera fratres,
E geminis alter florentia tempora veris
Sufficit, aeſtatem ſitientem provehit alter.
Nudus uterque tamen, ſentit quia uterque calorem;
Ille ſeneſcentis veris, ſubeuntis et ille
Aeſtatis: par eſt primae ſors ultima ſorti.
Quinetiam arcitenens, qui te, capricorne, ſub ipſo
Promittit, duplici formatus imagine fertur.
Mitior autumnus molles ſibi vindicat artus,

Ma-

Vulg v 182 EX 185 UT 186 PARS——PARTI 187 NEC NON 188 PRAEMITTIT

Et geminos iuvenes, duplicemque in virgine formam

Quippe in aſteriſmo alata fingitur Pro *nec facie*, Voſſianus *hec* Repone,

ET *facie* ET RATIONE *duplex*

Facie duplex, ob alas *ratione duplex*, quia ſub illa media deſinit aeſtas, autumnus incipit Infra, 526.

Idque duplex ratio *cogit verum eſſe fateri*

V 182 EX GEMINIS ALTER Libri veteres, *et geminis* Recte unus ex recentioribus, E *geminis alter*

V 185 ILLE SENESCENTIS VERIS, SUBEUNTIS AT ILLE AESTATIS PARS EST, PRIMAE SORS ULTIMA PARTI Haec mirifica ſunt E geminis alter *pars* veris eſt, alter *pars* aeſtatis Quis ferat ſic loquentem? Illa vero quae ſequuntur, *primae ſors ultima parti*, meram caliginem fundunt; nec conſtructio ulla, nec ſententia eſt Repone et diſtingue,

ſentit quia uterque calorem,
Ille ſeneſcentis veris, ſubeuntis ET *ille*
Aeſtatis PAR *eſt primae ſors ultima* SORTI

ET *ille* codices veteres Iam conſtructionem vides; *ſentit calorem ſeneſcentis veris Sors prima par eſt ſorti ultimae* Sic verſu 196, de duobus piſcibus;

Utraque ſors *humoris habet fluitantia ſigna.*

V. 187 NEC NON ARCITENENS, QUI TE, CAPRICORNE, SUB IPSO PRAEMITTIT *Trium*, inquit Bullialdus, *verſuum trajectionem quomodo Scaliger non viderit, miror* Ego vero miror, non quod *non viderit*, ſed quod trajectionem iſtam ipſe fecerit; hunc et ſequentem ultra verſum 191 poſtponendo; tam contra omnium codicum, quae parva eſt, fidem, quam adverſus ipſius ſententiae ductum Sed condonetur hoc rariſſimo ingenio, et magno ſui ſaeculi ornamento Ceterum pro *nec non* Gemblacenſis et alius, *nec iam arcitenens* Repone,

QUINETIAM *arcitenens.* ut verſu 175,

Quinetiam Erigone.

Literae verſuum initiales omitti ſolebant, poſtea non atramento, ſed minio ſcribendae Tolle itaque *q* ex *qn etiam*, et habes iiſdem ductibus *nec iam* Quid vero illud eſt, *ſub ipſo praemittit?* *Sub ipſo* eſt *poſt ſe* Virgil Aen v, 323

quo deinde ſub ipſo
Ecce volat, calcemque terit iam calce Diores

Ubi

Materiamque hominis: ſera tergo membra rigentem
Excipiunt hiemem; mittuntque in tempora ſignum.
Quoſque aries prae ſe mittit, duo tempora piſces
Bina dicant: hiemem hic claudit, ver inchoat alter.
Cum ſol aequoreis revolans decurrit in aſtris,
Hiberni coëunt cum vernis roribus imbres:
Utraque ſors humoris habet fluitantia ſigna.
Quin tria ſigna novem ſerie coniuncta repugnant,
Et quaſi ſeditio caelum tenet. aſpice taurum
Clunibus, et geminos pedibus, teſtudine cancrum
Surgere; cum rectis oriantur cetera membris.
Nec mirere moras, cum ſol adverſa per aſtra
Aeſtivum tardis attollat menſibus annum.

Vulg V 190 ORIS. 191. mittunt. 193. hiemem claudit. 197 SIGNIS

Ubi Servius, *ſub ipſo, id eſt, poſt ipſum, juxta ipſum* Quale igitur locutionis genus, *praemittere aliquem poſt ſe?* Sed a Scaligero eſt *praemittit:* libri univerſi *promittit* Repone ergo,

Quin etiam arcitenens, qui te, capricorne, ſub ipſo
PROMITTIT

Poetice dictum · Sagittarius, qui capricornum poſt ſe oriturum pollicetur ut *aries* verſu 192 *prae ſe mittit piſces.* Sagittarius oritur ante capricornum, piſces ante arietem; aries ante taurum. inde eſt quod aries, 1, 262

Reſpicit, admirans averſum ſurgere taurum

Niſi enim *reſpiceret,* poſt ſe ſurgentem videre non poſſet.

V 190 MATERIAMQUE ORIS Repone, *Materiamque* HOMINIS. Non *oris* tantum materiam, ſed omnes *molles artus*, et totum hominem, qua centaurus homo eſt. Vide ſupra verſum 172

V 191 MITTUNT IN TEMPORA SIGNUM Gemblacenſis, *nunc iamque in tempora;* Lipſienſis, *nunciamque;* Voſſianus, *nuntiantque.* Unde certe colligas *que* inſerendum eſſe.

V 193. HIEMEM CLAUDIT, VER INCHOAT ALTER Deeſt nominativus. Repone,

hiemem HIC *claudit, ver incboat alter.*

V 195 CUM VERNIS RORIBUS IMBRES. Egregia Scaligeri emendatio: nam libri monſtroſe, *cum ver tunc roberis imbres.*

V 197. QUIN TRIA SIGNA NOVEM SIGNIS CONIUNCTA REPUGNANT. Quid hoc? an tria ſigna, taurus, gemini, cancer, novem ceteris coniuncta ſunt, ſive proxima? Hoc enim ſignificat *coniuncta;* ut verſu 238.

Sed ſterilis virgo eſt, ſimilis coniuncta *leoni.*

Ergo tria illa ſibi mutuo coniuncta ſunt, non aliis. Et tamen ſi *ſignis* hic admittimus; conſtructionis vi et lege ſequetur, ut et coniuncta ſint novem ceteris, et repugnent. Repone igitur,

Quin tria ſigna novem SERIE *coniuncta repugnant.*

Infra verſu 959

quas pervolat omnis Aſtrorum ſeries.

Nec te praetereat, nocturna diurnaque signa
Quae sint, perspicere; et propria deducere lege,
Non tenebris aut luce suam peragentia sortem:
Nam commune foret nullo discrimine nomen,
Omnia quod certis vicibus per tempora fulgent:
Et nunc illa dies, nunc noctes illa sequuntur.
Sed quibus illa parens mundi natura sacratas
Temporis attribuit partes statione perenni.
Namque sagittari signum, rabidique leonis,
Et sua respiciens aurato vellere terga,
Tunc pisces, et cancer, et acri scorpios ictu,
Aut vicina loco, divisa aut partibus aequis,

Omnia

Vulg v 213 NUNC——————NUNC.

V 201 CUM SOL ADVERSA PER ASTRA Illud *adversa* acutissimo Bullialdo displicuit Substituit igitur, *aversa per astra.* Taurus quidem *aversus* surgit, sed ob id ipsum sol *adversum* eum et a fronte incurrit Ovid Metam ii, 80 Sol ad Phaethontem filium,

Per tamen adversi *gradieris cornua* tauri,
Haemoniosque arcus, violentique ora leonis.

Ceterum poeticam hic causam, non astronomicam, auctor assignat, cur *annus aestivus* constet diebus 186½, hibernus 178½ circiter; ut recte explicat idem Bullialdus

V 208 ET NUNC ILLA DIES, NUNC NOCTES ILLA SEQUUNTUR Gemblacensis, *Et tunc illa dies*, et *nunc* pro varia lectione ceteri universi *nunc.* Versus spurius est, et supervacuus. Inepte quoque *illa, illa.*

V 213. NUNC PISCES, NUNC CANCER, ET ACRI SCORPIOS ICTU. Libri omnes mendose,

Nunc pisces cancer et cancri *scorpion ictu.*

Acri primus reposuit Scaliger Sic infra versu 236, *Acer et ictu Scorpios* *Nunc, nunc* locum hic non habent. Lege,

TUNC *pisces* ET *cancer, et acri scorpios ictu.*

V 216 CETERA NEC NUMERO CONSORTIA, NEC VICE SEDIS Versus adulterinus, qui frustra Bullialdo negotium creavit Certe cetera numero paria sunt diurnis, sed quid omnino sit *consors numero*, non video; nec quid sit *consors vice sedis*, nec quid omnino sit *vice sedis.*

V 219. CASTRIS ESSE VICES. Vetusti omnes, *Esse vices castris* Repone,

Esse vices ASTRIS.

Castra illa frustra tuetur Scaliger.

V 220. SEX A LIBRA NOCTURNA VIDERI Libri universi *libris.* Nimirum olim sic notatum est ♎*is* inde postea factum *libris* Repone,

sex a CHELIS *nocturna videri.*

V 222. FEMINEAM NOCTEM TUTIS GAUDERE TENEBRIS Libri omnes, *Feminea in noctem* *Femineam* reponit Scaliger; nec verbo explicat, quid velit Equidem nullam inde sententiam possum excudere. Dedit auctor,

Femineam SORTEM NOCTIS *gaudere tenebris*

Femineam sortem, hoc est, quae generis et sexus feminini sunt. Ovid. Metam. vi, 680.

Quat-

Omnia dicuntur ſimili ſub ſorte diurna:
Cetera nec numero conſortia nec vice ſedis,
Interiecta locis totidem nocturna feruntur.
Quinetiam ſex continuis dixere diurnas
Eſſe vices aſtris, quae ſunt a principe ſigno
Lanigeri; ſex a chelis nocturna videri.
Sunt quibus eſſe diurna placet, quae maſcula ſurgunt;
Femineam ſortem noctis gaudere tenebris.
Quin nonnulla tibi nullo monſtrante loquuntur
Neptuno debere genus, populoſus in undis
Cancer, et effuſo gaudentes aequore piſces.
Ut quae terrena cenſentur ſidera ſorte,

Princeps

Vulg v 219 CASTRIS ESSE VICES. 220. LIBRA 222. NOCTEM TUTIS. 223 SIBI 224. SCOPULOSUS

Quattuor ille quidem iuvenes totidemque crearat,
Femineae ſortis. et ix, 675
Utque marem parias. onerosior altera ſors *eſt*.
Ceterum cum *noctem* pro *ſortem* ſemel irrepſiſſet; conſequens erat, ut pro *noctis* interpolarent *tutis*? Cur autem tenebrae luce tutiores? quaſi vero quicquam ſideribus metuendum ſit Noſter iv, 840 de luna;
Orba sui fratris noctiſque *immerſa* tenebris.

V. 223. QUIN NONNULLA SIBI Libri omnes, *Quod nonnulla* Recte Scaliger *quin*: et illud *ſibi* ſuſpectum habuit, ſed nihil mutavit Huetius ſubſtituit *ſatis* Propius eſt, ut TIBI legamus Paſſim enim auctor lectorem compellat, ut ſupra 203. *Nec te praetereat*. et infra, verſu 448
Hinc quoque magna tibi *venient momenta futuri*.

V. 224 SCOPULOSUS IN UNDIS CANCER. Qualis, amabo, eſt *ſcopuloſus* iſte cancer? qui ſcopuloſis, ut volunt, locis delectatur? Atqui, docente Plinio, ix, 49. *Locuſtae vivunt petroſis locis, cancri mollibus*. Neque uſquam *ſcopuloſus* eiuſmodi ſenſu venit; ſed vel rupis, vel maris, vel loci epitheton eſt. Statius Achil i, 56
Armigeri Tritones eunt, ſcopuloſaque *cete*.
Val. Flac. ii, 518 de ceto,
ſcopuloſaque terga.
Utrobique legit Heinſius *ſcrupoſa* Repono,
POPULOSUS *in undis Cancer*.
Nam ut mox verſu 236
Fecundum eſt proprie cancri genus.
Gloſſarium Cyrilli Πολυοχλῶσα, *populoſa*. Apuleius Met viii *Civitatem quandam populoſam et nobilem* Neque vero loca tantum, ſed et animalia *populoſa*. Sic Nemeſianus Cyneg. verſu 136
mox non omnes nutrire minores
Nam tibi ſi placitum populoſos *paſcere* foetus;
Iam macie tenues, ſuccique videbis inanes.
Quin et ideo *populoſus* cancer, quod ſub eo generali nomine variae ſpecies comprehendantur. Plinius ix, 51 *Cancrorum genera, carabi, aſtaci, maiae, paguri, heracleotici, leones, et alia ignobiliora*. Dicat forte aliquis, hoc vocabulum apud vetuſtiores non haberi. Verum: ſed quam pauci ex illis vetuſtis ad noſtra tempora perennaverunt?

V.

Piinceps armenti taurus, regnoque ſuperbus
Lanigeri gregis eſt aries, peſtiſque duorum
Praedatorque leo, et dumoſis ſcorpios arvis.
Sunt etiam mediae legis communia ſigna,
Ambiguus terrae capricornus, aquarius undis,
Humida terrenis aequali foedere mixta:
Parſque mari nitens fundentis ſemper aquari.
  Non licet a minimis animum deflectere curis:
Nec quicquam rationis eget, fruſtrave creatum eſt.
Fecundum eſt proprie cancri genus, acer et ictu
Scorpios, et partu complentes aequora piſces.
Sed ſterilis virgo eſt, ſimili coniuncta leoni:
Nec capit, aut captos effundit aquarius ortus.

Inter

Vulg v 228 HOSTISQUE 229 leo dumoſis. 231. ET AEQUORIS. 235 creatum.

V 228 HOSTISQUE DUORUM, PRAEDATORQUE LEO. *Hoſtiſque* Scaligero debetur, nam tres vetuſti *poſitique*; Voſſianus *poſitiſque* Repone cum Gronovio Obſerv iii, 15 PESTISQUE *duorum* Sane ut *peſtis* figurata locutio a librariis corrumperetur proclivius erat, quam ut *hoſtis* Sic Noſter 1, 367

fugiendaque Gorgonis ora
Suſtineat, ſpoliumque ſibi peſtemque *videnti*

Librarii mutaverunt in *teſtemque* Ovid. Heroid ix, 61

Nempe ſub his animam peſtis Nemeaea *lacertis* *Edidit*

V 229 DUMOSIS SCORPIOS ARVIS Deeſt coniunctio *et*,

Praedatorque leo, ET *dumoſis ſcorpios arvis.*

V 232 HUMIDA TERRENIS AEQUALI FOEDERE MIXTA AMBIGUUS TERRAE CAPRICORNUS, ET AEQUORIS UNDIS, PARSQUE MARI NITENS FUNDENTIS SEMPER AQUARI Haec a Scaligero ſunt · libri alium verſuum ordinem, aliaque verba exhibent, hoc modo;

Ambiguus terrae capricornus, aquarius *undis:*
Parſque marina nitens *fundentis ſemper aquari,*
Humida terrenis atque illi degere *mixta*

Et primo quidem egregia coniectura dedit Scaliger, *aequali foedere* pro monſtroſis illis *atque illi degere* in ceteris non adeo felix. Iſte enim verſiculus, *Parſque marina nitens,* &c quantas turbellas excitaverit, vide, ſi vacat, apud Scaligerum, Bullialdum, Huetium. Sed fruſtra omnium opera conſumitur, in corrigendo vel explicando eo, qui ſpurius eſt, et ſenſu caſſus, et ex loco alieno huc traductus, ante quoque depravatus Repone, adulterino illo reiecto,

Sunt etiam mediae legis communia ſigna,
Ambiguus terrae capricornus, AQUARIUS *undis,*
Humida terrenis aequali foedere mixta.

Conſule nunc librum quartum, ubi agit auctor de partibus ſive gradibus cuiuſque ſigni damnandis Verſus ibi 490, qui aquarii mentionem fecerit, prorſus excidit ex textu. is olim ſic ferebatur;

Parſque marina nitens fundentis ſemper aquari.

Qui

Inter utrumque manet capricornus corpore mixto,
Et qui Cretaeo fulget centaurus in arcu:
Communiſque aries aequantem tempora libram,
Et geminos, taurumque pari ſub ſorte recenſet.
Nec tu nulla putes in eo momenta locaſſe
Naturam rerum, quod ſunt currentia quaedam,
Ut leo et arcitenens, arieſque in cornua torvus.
Aut quae recta ſuis librantur ſtantia membris,
Ut virgo et gemini, fundens et aquarius undas.
Vel quae feſſa ſedent, pigras referentia mentes;
Taurus depoſitis collo ſopitus aratris,
Libra ſub emenſo conſidens orbe laborum,
Tuque tuo, capricorne, gelu contractus in aſtris.

Strata

Vulg v 244 COMMENTA NOTASSE 246 TORTUS 249 UT 251 EMERITO

Qui, cum illic nullum ſenſum haberet, inde traductus eſt et in librum ſecundum repoſitus Atqui retinendus in ſua ſede erat, prius tamen ſic corrigendus

Pars eſt prima nocens humentis *ſemper aquari*

Vide plura ad locum ipſum

V 235 FRUSTRAVE CREATUM Adde verbum, *fruſtrave creatum* EST

V 244 NEC TU NULLA PUTES IN EO COMMENTA NOTASSE Illud *notaſſe* a Scaligero eſt, libri omnes *vocaſſe* Repono,

Nec tu nulla putes, in eo MOMENTA LOCASSE *Naturam*

Ut infra, 448.

Hinc quoque magna tibi venient momenta futuri et 772.

Pluribus inque modis verum natura locavit

V. 246 ARIESQUE IN CORNUA TORTUS Ipſa quidem cornua torta ſunt; at totus aries nec *tortus* eſt nec eſſe dicitur Lege, cum codice Veneto,

Ut leo et arcitenens, arieſque in cornua TORVUS.

Elegans locutio, et poetis propria Virgilius de tauro, Georg III, 232

Et tentat ſeſe, atque iraſci in cornua *diſcit*

Ovid Met x, 538

Aut pronos lepores aut celſum in cornua *cervum.*

et xi, 753

Oſtendens ſpatioſum in guttura *mergum*

Sic enim codices *in*, teſte Heinſio, et male vir acutiſſimus qui praepoſitionem eiecit Silius xv, 62

Illa ego ſum, verti ſuperum quae ſaepe parentem,
Nunc avis in formam, nunc torvi in cornua [tauri

Ubi conſtructio eſt, nunc in formam *avis*, nunc *tauri* torvi in cornua.

V 249 UT QUAE FESSA SEDENT Lege ex libris, VEL *quae*

V 251 LIBRA SUB EMERITO CONSIDENS ORBE LABORUM. *Quid hoc eſt*, inquit Huetius, *ſub emerito orbe laborum?* Iure quaerit vir ſummus; ſed parum ſibi ſatisfacit An *ſub orbe*, ait, *laborum*, eſt poſt munus geſtum, ut Virgilius, Georg II, 401 *redit agricolis labor actus in orbem?* Recte ſed huic ſenſui minime convenit *emerito*. An potius, ait, Zodiacus

Strata iacent, cancer patulam diſtentus in alvum,
Scorpios incumbens plano ſub pectore terrae,
In latus obliqui piſces ſemperque iacentes.
Quod ſi ſolerti circumſpicis omnia cura,
Fraudata invenies amiſſis ſidera membris.
Scorpios in libra conſumit brachia: taurus
Succidit incurvo claudus pede: lumina cancro
Deſunt: centauro ſupereſt, et quaeritur unum.
Sic noſtros caſus ſolatur mundus in aſtris,
Exemploque docet patienter damna ſubire:
Omnis cum caelo fortunae pendeat ordo,
Ipſaque debilibus formentur ſidera membris.
Temporibus quoque ſunt propriis pollentia ſigna.
Aeſtas a geminis, autumnus virgine ſurgit,
Bruma ſagittifero, ver piſcibus incipit ire.

Quattuor

Vulg v 253 CONTRA IACET 254 CORPORE 267 ESSE

diacus eſt *orbis laborum*; quod planetae in eo laborent et curricula ſua exerceant Hoc quod *potius* ei videtur, eſt longe peſſimum Non enim libra quaſi feſſa conſidit, ob alienos et planetarum labores, ſed ob ſuos Repono,

Libra ſub EMENSO *conſidens orbe laborum.*

Poſt peractum laborum ſuorum orbem Noſter infra, 835

Ultimus emenſo *qui condit ſidera* mundo.

et iv, 52 de Pompeio,

Poſt tres emenſo *meritos* ex orbe *triumphos*

Vides, quam facili et elegante metaphora dixerit poſt *orbem* laborum *emenſum*

V 253 CONTRA IACET CANCER PATULAM DISTENTUS IN ALVUM Aufer te cum iſta tua barbarie; ſi revera poſteriorem in *contra* corripueris ſed librariorum flagitium eſt, quorum ſceleratae manus miſerrime auctorem noſtrum dilaceraverunt Gemblacenſis omnium veterrimus *contrat iacet*. hoc eſt compendioſe ſcriptum, *ſtrat*. Repone et diſtingue,

STRATA IACENT, *cancer patulam diſtentus in alvum*

Strata ſigna, ut ſupra 249 *Feſſa ſedent, taurus*, &c Horatius, Carm 1, 1, 21

Nunc viridi membra ſub arbuto Stratus.

Virgilius, Eclog vii, 54 licet alio ſenſu,

Strata iacent *paſſim ſua quaque ſub arbore poma*

ubi *quaque* reponendum, non ut nunc ſcripti editique *quaeque*

V. 254 SCORPIOS INCUMBENS PLANO SUB CORPORE TERRAE Gemblacenſis *ſub pectore* et ſuperne pro varia lectione *corpore*: quod ceteri omnes in textu habent Recte *pectore incumbens terrae*, quae eſt *ſub plano* eius *pectore*.

V 267 VER PISCIBUS INCIPIT ESSE. Immo *incipit* IRE.

V 268 QUATTUOR IN PARTES SCRIBUNTUR SIDERA TERRAE. *Sidera caeli*

ad

Quattuor in partes ſcribuntur ſidera terna:
Hiberna aeſtivis, autumnis verna repugnant.
Nec ſatis eſt proprias ſignorum noſcere ſortes:
Conſenſu quoque fata movent, et foedere gaudent,
Atque alias alia ſuccedunt ſorte locoque.
Circulus ut flexo ſignorum clauditur orbe,
In tres aequales diſcurrit linea ductus,
Inque vicem extremis iungit ſe finibus ipſa:
Et quaecumque ferit, dicuntur ſigna trigona,
In tria partitus quod ter cadit angulus aſtra;
Quae diviſa manent ternis diſtantia ſignis.
Laniger e paribus ſpatiis duo ſigna, leonis
Atque ſagittari, diverſo conſpicit ortu.
Virginis et tauri capricorno conſonat aſtrum.
Cetera ſunt ſimili ratione triangula ſigna

Per

Vulg v 268 TERRAE 270 FORMAS 272 ALIIS ALIAE 273 DEXTRO

ad faſtidium uſque Noſter ingerit, ſed *ſidera verae* nuſquam alibi legimus. Repone,

Quattuor in partes ſcribuntur ſidera TERNA. Tria ſidera adſignantur quattuor anni partibus: veri piſces, aries, taurus, et ſic deinceps: notandum tamen in media ſignorum parte tempora incipere Ut ſupra 177.

Incipit autumnus media *ſub virgine utrimque*

Miror unde hoc, Scaligero et Bullialdo tantis viris praetermiſſum, in boni Michaelis Fayi textum pervenerit

V 270. NEC SATIS EST PROPRIAS SIGNORUM NOSCERE FORMAS. Non hic agitur de *formis* ſiderum, quas libro priore explicavit auctor Vires et potentias, quas ſingula ſibi proprias habent, hactenus memoravit; nunc tranſit ad alias vires, quas ex *conſenſu* et *foedere*, ſive ex aſpectibus acquirunt. Lege igitur,

Nec ſatis eſt proprias ſignorum noſcere SORTES.

ut ii, 158. de ſingulis aſtris,

propria *quae* ſorte *feruntur*

V. 272 ATQUE ALIIS ALIAE SUCCEDUNT SORTE LOCOQUE Quorſum pertinet illud *aliae?* nam ordo eſt, *ſigna* gaudent foedere, atque *aliae* aliis ſuccedunt. Repone igitur,

Atque ALIAS ALIA *ſuccedunt ſorte locoque.*

Alias adverbium. *Alia* ſorte.

V. 273. CIRCULUS UT DEXTRO SIGNORUM CLAUDITUR ORBE *Dextro orbe* non eſt unius flocci Quaedam *in circulo* ſigna poſſunt concipi ut dextra, alia ut ſiniſtra. ſed *totus circulus* nec dexter eſt nec ſiniſter. Repone,

Circulus ut FLEXO *ſignorum clauditur orbe*

ut infra, 370

Flexibus *et totidem ſimilis ſit circulus illi.*

N V.

Per totidem partes. *desunt quae condita mundo.*
Sed discrimen erit dextris, seu causa, sinistra
Quae subeunt: quae praecedunt, dextra esse feruntur.
Dexter erit tauro capricornus, virgo sinistra.
Hoc satis exemplo est. at quae divisa quaternis
Partibus aequali laterum stant condita ductu,
Quorum designat normalis virgula sedes,
Haec quadrata ferunt. libram capricornus, et illum
Conspicit hinc aries, atque ipsum a partibus aequis
Cancer, et hunc laeva subeuntis sidera librae:
Semper enim dextris censentur signa priora.
Sic licet in totidem partes deducere cuncta,

Ter-

Vulg v 283 SORTIS 287 DIVERSA 288 DEXTRA FERT libram CANCER——ILLAM 291 HUNC——ipsum partibus.

V 283 PER TOTIDEM SORTIS DESUNT QUAE CONDITA MUNDO Pro *sortis*, quod prisco more casus accusativi est, libri veteres *tortis* Repone, *Per totidem* PARTES ut infra 294

Sic licet in totidem partes *deducere cuncta.* Ceterum cuculus aliquis in medium versum suas nugas intrusit Omnia enim illa, *Desunt quae condita mundo,* usque ad *Hoc satis exemplo est,* irreptitia sunt et hinc exsibilanda Quae enim sunt signa illa triangula, *quae desunt condita mundo?* nempe duo reliqua trigona, quae similiter duci possunt, gemini, libra, aquarius, cancer, scorpius, pisces Ergo haec signa, quia in *versu* desunt nec referuntur, *mundo* quoque desunt? O hominem ineptum Sed et aliud vide *sed discrimen erit dextris, seu causa* Discrimen *sive* causa? Quae significationis affinitas est inter *discrimen* et *causam* · ut alterum ex his per alterum explicetur? Quod si causa est *dextris,* cur non et *sinistris?* Sed hoc voluit homo infantissimus,

sed discrimen erit, sint dextra an laeva

Frustra hoc tamen nam mox versu 293, hoc de dextris et sinistris quasi prius non dictum memorat auctor

et hunc laeva subeuntis *sidera librae*
Semper enim dextris censentur signa priora

Nonne hoc id ipsum est, quod tenebrio iste dicit, *sinistra sunt quae subeunt, quae praecedunt, dextra sunt.* Ergo aufer hinc garrulam loquacitatem

V 287. AT QUAE DIVERSA QUATERNIS Lege cum Gemblacensi et aliis vetustis, DIVISA. Vidit hoc Scaliger, etsi nihil mutaverit. Supra 278.

Quae divisa *manent ternis distantia signis.*

Mox pro *sunt condita,* lege STANT *condita* ut infra 736. *sicut* stant *astra locata*

V 290. DEXTRA FERT LIBRAM CANCER, CAPRICORNUS ET ILLAM, CONSPICIT HUNC ARIES Haec mendosissima sunt, a correctoribus varie interpolata. Scaliger et Salmasius poenas hic dant Bullialdo, qui tamen ipse nihil extricavit Codex Vossianus,

Haecca ferit libram, tortus capricornus et illum

Lipsiensis sic, pede deficiente,

Haecca ferunt libram capricornus et illum:

Gemblacensis quoque,

Haec ta ferunt libram capricornus et illum

Ex ipsa sententia mihi divinanti favit eventus

Re-

Ternaque bis ſenis quadrata effingere ſignis,
Quorum propoſito reddentur in ordine vires.
  Sed ſi quis contentus erit numeraſſe quadrata,
Diviſum ut ſignis mundum putet eſſe quaternis,
Aut tria ſub quinis ſignis formare trigonum,
Ut ſocias vires et amicos exigat ortus,
Foederaque inveniat mundi cognata per aſtra,
Falſus erit. nam quina licet ſint undique ſigna,
Qui tamen ex ſignis, quae quinto quoque feruntur
Poſta loco, fuerint nati, ſentire trigoni
Non poterunt vires, licet illud nomine ſervent:
Amiſere loco dotes, numeriſque repugnant.

Nam

Vulg v 295. QUADRATE FINGERE 296 REDDUNTUR. 299 ORNARE 304 ASTRA

Repono,

Haec QUADRATA FERUNT *libram capricornus, et* ILLUM
Conſpicit HINC *aries*

Nempe *quadrata* non plenis literis, ſed nota ſcribebatur, hoc modo, *Haec* □*ta ferunt.* Ea nota, poſtea non intellecta, omittebatur; et manebat tantum *ta* Sic ſupra 220, pro ♎*is*, ſcripſerunt poſtea libris Iam vero qualis oritur ſententia? Ut ſupra dixerat verſu 276,

Quaecumque ferit linea ter aequaliter ducta,
dicuntur ſigna trigona:

ita quae aequalibus lateribus quater ducta ſunt,

Haec quadrata ferunt

Sine his oratio erat manca et imperfecta. Capricornus, libra, aries, et cancer, ſunt ſigna quadrata.

V 291 ATQUE IPSUM PARTIBUS AEQUIS. Gemblacenſis et Lipſienſis recte,

atque ipſum A *partibus aequis*

V. 295 TERNAQUE BIS SENIS QUADRATE FINGERE SIGNIS Mendoſi hic ſunt Gemblacenſis et Lipſienſis, *Terraque* et *fringere* Voſſianus,

Ternaque bis ſenis quadrata fringere

Repone,

Ternaque biſſenis QUADRATA EFFINGERE *ſignis*

ut infra verſu 333.

Quadrati ſi forte voles effingere *formam*

Tria quadrata, non plura, per XII ſigna duci poſſunt, trigona vero quattuor.

V 296. REDDUNTUR IN ORDINE VIRES. Immo reponendum eſt, REDDENTUR

V 299. AUT TRIA SUB QUINIS SIGNIS ORNARE TRIGONUM. Quid ſit *ornare* trigonum, parum capio. Repone,

FORMARE *trigonum.*

ut ii, 333.

Quadrati ſi forte voles effingere formam.

V 303. QUI TAMEN EX SIGNIS, QUAE QUINTO QUOQUE FERUNTUR ASTRA LOCO Vide filum orationis, *Ex ſignis, quae aſtra quinto quoque feruntur loco.* quaſi non *ſigna* et *aſtra* idem ſint Lege, POSTA *loco*, ut Lucretius III, 870

Semina ſaepe in eodem, ac nunc ſunt, ordine poſta

Nam cum ſint partes orbis per ſigna trecentae
Et ter vicenae, quas Phoebi circuit ardor;
Tertia pars eius numeri latus efficit unum
In tres perducti partes per ſigna trigoni.
Hanc autem numeri non reddit linea ſummam,
Si ſignum a ſigno, non pars a parte notetur.
Quod quamvis duo ſunt ternis dirimentibus aſtra,
Si tamen extremum laevi primumque prioris
Inter ſe conferre voles, numerumque notare;
Ter quinquagenas implebunt ordine partes.
Tranſibit numerus formam, fineſque ſequentis
Conſumet ductus. licet ergo ſigna trigona
Dicantur, partes non ſervant illa trigonas.

Haec

Vulg v 313 QUUM BIS——SINT HAEC A. 314 PRIMUMVE.

V 313 QUOD QUUM BIS DUO SINT HAEC A DIRIMENTIBUS ASTRA *Quum bis duo* a Scaligero eſt, qui *dirimentibus* hic interpretatur *angularibus* ſive extremis Unum erratum aliud progeneravit. Codices vetuſti hoc modo,

Quod quamvis duo ſunt a diri mentibus aſtra.

Repone igitur,

Quod QUAMVIS *duo* SUNT TERNIS *dirimentibus aſtra*

Ternis olim ſcriptum fuit notis, non literis; ex III igitur factum eſt A. Senſus eſt, licet duo ſint aſtra, ternis illa dirimentibus ſive ſeparantibus, ut in toto ſint quinque ſigna in ſingulis trigoni lineis *Dirimentia* igitur *media* ſunt ex quinque, non, ut Scaliger, angularia Sic ſupra 278, de re eadem,

In tria partitus quod ter cadit angulus aſtra,
Quae diviſa manent ternis diſtantia ſignis.

ubi *ternis diſtantia ſignis* perinde eſt, ac *ternis aſtris dirimentibus* ſive intervenientibus. et infra 393

Sed duo ſigna ferit mediis ſubmota quaternis.

id ipſum eſt quod *quaternis illa duo dirimentibus*

Ceterum quod tot verſibus auctor oſtendit, hoc tantum eſt Errabis, inquit, ſi in latere trigoni quinque integra ſigna numeraveris Cum enim in toto aequatore ſint partes ſive gradus 360; pars tertia eius numeri ſive 120 latus efficit trigoni Atqui, ſi quinque ſigna numeres, efficiunt partes 150 Similiter errabis, ſi in latere quadrati quattuor ſigna integra numeres Cum enim numeri 360 pars quarta pro quadrati latere ſit 90· quattuor ſigna efficient 120. Ergo numerabis a principio primi ſigni ad principium poſtremi· non a principio ad finem, nec a fine ad principium illo enim pacto numerus iuſto maior erit, hoc autem iuſto minor

V. 314. PRIMUMVE PRIORIS Immo PRIMUMQUE Extremum illius *et* huius primum inter ſe conferre· ſic infra 326

ſin ſumma prioris
Et *pars confertur ſubiuncti prima*

V 322. TER TRIGINTA QUADRUM PARTES PER SIDERA REDDANT. Sic quidem codices; neque opem auctori ferunt interpretes;

Haec eadem ſpecies fallet per ſigna quadrata:
Quod, cum totius numeri qui conſtruit orbem
Nongentae quadrum partes per ſidera reddant,
Evenit ut, prima ſigni de parte prioris
Si partem ad ſummam ducatur virga ſequentis,
Bis ſexagenas faciat: ſin ſumma prioris
Et pars confertur ſubiunćti prima, duorum
Signorum in quadro numerum tranſitque refertque;
Triginta duplicat partes, pars tertia deerit:
Et quamvis quartum a quarto quis computet aſtrum,
Naufragium facient partes unius in ipſis.
Non igitur ſatis eſt quinis numeraſſe trigonum,
Quadrative fidem quaeri per ſigna quaterna;

Qua-

Vulg v. 322 TER TRIGINTA 327 MEDIUM NUMERUS. 331. SIGNIS—— TRIGONA 332 CAELI.

terpretes; ſed inde de eius aetate male exiſtimant Sed quis crediderit *triginta* hic poni, ultima correpta; cum mox, verſu 328, recte feratur, ultima producta Repone,

NONGENTAE *quadrum partes per ſidera reddant*.

Nimirum notis hoc ſcriptum erat, ut ſupra factum, non literis. Inde ex LXXXX excuderunt *ter triginta*.

V. 327. DUORUM SIGNORUM MEDIUM NUMERUS TRANSITQUE REFERTQUE Mirum loquendi genus, inquit Scaliger *ſignorum medium*, media ſigna Atqui hoc *mirum* ipſius pravae emendationi totum debetur Libri quippe univerſi hoc modo,

duorum
Signorum in medio numerum *tranſitque refertque*

Sed quomodo et *tranſit*, ſive praeterit, praetermittit; et *refert*, ſive computat? haec ſecum pugnant. Ita verſu 369 *per tranſita ſigna*, id eſt quod ſigna omiſſa Lege ſententiae ipſius iuſſu,

duorum
Signorum in QUADRO NUMERUM *tranſitque refertque*.

Ex quattuor ſignis in quadro ſive latere quadrati, duorum numerum omittit, duorum computat; ut LX tantum partes fiant, deſint XXX

V 331 NON IGITUR SATIS EST SIGNIS NUMERASSE TRIGONA, QUADRATIVE FIDEM CAELI PER SIGNA QUATERNA Quid eſt, *numeraſſe fidem* quadrati? Quid trigona *ſignis*? Libri omnes *trigonas*. Repono,

Non igitur ſatis eſt QUINIS *numeraſſe* TRIGONUM,
Quadrative fidem QUAERI *per ſigna quaterna*.

nempe latus trigoni quinis ſignis clauditur, quadrati quaternis Vide ſupra 278, 299, 302 *Non ſatis eſt fidem quadrati quaeri*, hoc eſt, tentari, explorari, examinari. Infra 591.

Cum fortuna fidem quaerat, vix inveniet uſquam.

Mox verſu 335 *Hic poſcit quintam partem*, &c. Centeſima, in trigoni latere poſcit ſui quintam, ut fiat 120, in quadrati latere amittit ſui decimam, ut fiat 90.

V.

Quadrati si forte voles effingere formam,
Aut trinis paribus facies cum membra trigoni.
Hic poscit quintam partem centesima summa:
Illic amittit decimam. sic convenit ordo.
Et quîscumque quater iunctus favet angulus usque,
Quaeque loca in triplici signarit linea ductu,
Cum curvata viae linquet compendia rectae;
His natura dedit communi foedera lege,
Inque vicem affectus, et mutua iura favoris.
Quocirca non omnis habet genitura trigonis
Consumet ductus. licet ergo signa trigonae
Dicantur partis, non servant illa trigonis
Consensum signis: nec cum sunt forte quadrata,

Continuo

Vulg v 337 IUNCTIS 338 loca triplici 339. SIGNATA——DISPENDIA. 342 TRIGONOS 345 SINT SORTE

V. 337 ET QUISCUMQUE QUATER IUNCTIS FAVET ANGULUS USQUE *Iunctis* a Scaligero est; libri omnes *cunctis* Repone,

Et quîscumque quater IUNCTUS *favet angulus usque.*

Angulus in quadrato *quater iunctus:* sic antea 275. linea in trigono,

Inque vicem extremis iungit se *finibus ipsa.*

V 338 QUAEQUE LOCA TRIPLICI Libri omnes *in triplici* Quod a Scaligero eiectum merito revocamus. Idem dedit etiam, III, 277

Ne magna brevibus careant compendia dictis.

sed Noster ea licentia nusquam utitur.

V 339. CUM SIGNATA VIAE LINQUET DISPENDIA RECTAE. *Elegantissime dictum*, Scaligero iudice Mirum vero, si id elegantissimum, quod omnino sensu cassum est. *Dispendia viae rectae* nusquam, nisi hic, audita sunt cum linea recta sit omnium inter duos terminos brevissima *Compendium* viae et itineris fit, cum rectà itur; *Dispendium*, cum circuitu itur Quid vero hic recurrit *signata*, cum proximo versu habuerimus *signarit*? Repone,

Cum CURVATA *viae linquet* COMPENDIA *rectae.*

Curvata, linea scilicet; cum tribus curvaturis tres angulos facit. Sic infra 363, de hexagono,

Sexque per anfractus curvatur *virgula in orbem.*

V. 342 QUOCIRCA NON OMNIS HABET GENITURA, TRIGONOS CONSUMET DUCTUS LICET ERGO SIGNA TRIGONAE DICANTUR PARTIS, NON SERVANT ILLA TRIGONIS CONSENSUM SIGNIS. *Quae* deest, inquit Scaliger; *quae trigonos ductus consumet* Immo, inquit Bullialdus, corrigendum est,

Quocirca non omnis habet genitura trigoni
Consimiles *ductus.*

Frustra uterque: et in explicandis his corrigendisve opera luditur Illusit tantis viris librariorum incuria, qui duos versus, quos supra habuimus, 318, 319, huc iterum intruserunt. Quibus sublatis, locus sanus est

Quocirca non omnis habet genitura TRIGONIS
Consensum signis

V

Continuo inter ſe ſervant commercia rerum.
Diſtat enim, partes conſumat linea iuſtas,
Detrectetne modum numeri, quem circulus ambit:
Nunc tres efficiat, nunc quattuor undique ductus,
Quos in plura iubet ratio procedere ſigna
Interdum, quam ſunt numeris memorata per orbem.
Sed longe maior vis eſt per ſigna trigonis,
Quam quibus eſt titulus ſub quarto quoque quadratis.
Altior eſt horum ſubmoto linea templo:
Illa magis vicina meat, caeloque recedit,
Et propius terris accedit viſus eorum,
Aëraque infectum noſtras demittit ad auras.
At dubia alternis data ſunt commercia ſignis,

Mutua

Vulg v 347 enim AN. 348 DETRACTETVE 352 TRIGONI. 353 QUADRATUS 356 TERRAS 357 DIMITTIT. 358. DEVIAQUE

V 345 NEC, CUM SINT SORTE QUADRATA *Sunt* veteres omnes: pro *forte*, Gemblacenſis *forte* Repone igitur,

nec cum SUNT FORTE *quadrata*

Hoc vult non in trigoni latere quinque ſigna, nec in quadrati quattuor ſigna, conſenſum et commercium ſemper inter ſe habent, niſi ita ſint ſita, ut iuſta diſtantia ſervetur; ſcilicet ut in trigono ſit partium 120, in quadrato 90: et ductibus continuatis integer circulus compleatur

V 347 DISTAT ENIM, AN PARTES CONSUMAT LINEA IUSTAS DETRACTETVE MODUM NUMERI, QUEM CIRCULUS AMBIT Libri *detractetque* Tolle *an*, et lege,

Diſtat enim, partes conſumat linea iuſtas,
DETRECTETNE *modum numeri, quem circulus ambit.*

V 352 SED LONGE MAIOR VIS EST PER SIGNA TRIGONI, QUAM QUIBUS EST TITULUS SUB QUARTO QUOQUE QUADRATUS. Vide orationis ſeriem: *vis maior eſt* trigoni, *quam* quibus Cur non *quorum*, eodem caſu genitivo? Deinde, quid eſt *titulus quadratus*? Repone,

Sed longe maior vis eſt per ſigna TRIGONIS,
Quam quibus eſt titulus ſub quarto quoque QUADRATIS.

Quadratis Gemblacenſis pro varia lectione: Lipſienſis etiam in textu Quibus titulus eſt *quadratis*; ut Virgilius Georg iv, 271.

cui nomen Amello Fecere agricolae

V 354 ALTIOR EST HORUM SUBMOTO LINEA TEMPLO *Horum* quadratorum, infra 668.

Sic quaecumque manent quadrato *condita* templo.

V. 356. ET PROPIUS TERRAS ACCEDIT VISUS EORUM. Ferri poteſt *terras*. Corrigendum tamen *terris* Sic enim ſolet Noſter, *Accedere geminis, centauro, gradibus*, &c.

V. 357. NOSTRAS DIMITTIT AD AURAS. Immo legendum potius, DEMITTIT.

V. 358. DEVIAQUE ALTERNIS DATA SUNT COMMERCIA SIGNIS. Gemblacenſis optimus

Mutua nec magno consensu foedera servant,
Invita angusto quod linea flectitur orbe.
Nam cum pertransit formatus singula limes
Sidera, et alterno devertitur angulus astro,
Sexque per anfractus curvatur virgula in orbem;
A tauro venit in cancrum: tum virgine tacta
Scorpion ingreditur: tum te, capricorne, rigentem,
Et geminos a te pisces, aversaque tauri
Sidera contingens finit, qua coeperat, orbem.
Alterius ductus locus est per transita signa:
Utque ea praetereas quae sunt mihi singula dicta,

Flexibus

Vulg v 361. PER TALES FORMANTUR——LIMAS 362 DIVERTITUR. 365 QUO 366 ADVERSAQUE TAURO.

optimus in textu *dubiaque*, superne pro correctione *deviaque* Quae vero sint *devia commercia* prorsus ignoro Repone,

AT DUBIA *alternis data sunt commercia signis.*

Dubia commercia, non fida et certa, non, ut versu sequente, *magno consensu servanda*.

V. 361 NAM CUM PER TALES FORMANTUR SINGULA LIMAS SIDERA Locus mendosissimus *Limas* a Scaligero est, qui obliquas lineas intelligit sed dic modo verum, an ipsa sidera *formantur* per tales lineas? Codices universi, *limes*. Unde sic locum restituo;

Nam cum PERTRANSIT FORMATUS *singula* LIMES
Sidera.

In hexagono linea *pertransit singula sidera*, et alterna tantum ferit. Sic mox de eodem 376

Singula *circuitu quae tantum* transeat astra

Limes id quod linea, ut 1, 607 et saepe alibi,

Alter ab excelso decurrens limes *olympo*

V 362 DIVERTITUR. Recte vetusti omnes DEVERTITUR

V 365 QUO TE CAPRICORNE Pro *a quo*, inquit Huetius nam supra *a tauro*, infra *a te* Atqui vel ob ista exempla *a* subintelligi nequit Lege, TUM *te, capricorne*

V 366 ADVERSAQUE TAURO SIDERA CONTINGENS Qui, malum, *Sidera tauro adversa?* cum ipsum taurum rediens contingat, a quo abiens inceperat Certissima est Huetii emendatio;

AVERSAQUE TAURI *Sidera contingens.*

ut alibi saepe Et quidem hexagoni latus, eo ductu quo auctor describit, in posteriora tauri incidit, non in frontem.

V. 370 FLEXIBUS ET TOTIDEM SIMILIS FIT CIRCULUS ILLIS Circulus hic vocatur, qui hexagonus est Sed cum risu miror bonum Fayum, qui veram hic lectionem reperit,

Flexibus HIC *totidem similis fit circulus* ILLI

Hic illi similis· quia non plura quam duo hexagona duci possunt.

V 371 TRANSVERSOS IGITUR FUGIUNT SUBEUNTIA VISUS. Cur *subeuntia* magis quam stantia? cum aspectus hexagonorum fixi sint Dedit auctor,

Transversos igitur fugiunt SEXANGULA *visus*

Sexangula ut supra versu 282.

Cetera sunt simili ratione triangula *signa*

Sexangulae apum cellae, Plinius; et saepe alias

V

Flexibus hic totidem ſimilis fit circulus illi.
Tranſverſos igitur fugiunt ſexangula viſus,
Quod nimis inclinant aciem, limiſque videntur,
Vicinoque latent: ex recto certior ictus.
Tertia convexo conduntur ſigna receſſu.
At quîs accedit convexo linea caelo,
Singula circuitu quae tantum tranſeat aſtra;
Viſus eis procul eſt, altoque vagatur olympo,
Et tenues vires ex longo mittit in orbem.
Sed tamen eſt illis foedus ſub lege propinqua,
Quod non diverſum eſt genus, alternantibus aſtris;

Maſcula

Vulg v 370 ET—ILLIS 371 SUBEUNTIA 372 AC NE 375 QUAE SUCCEDIT CONNEXA EST. 376 TRANSMEAT. 377 VIS EIUS 380 QUOD EUNTIBUS

V 372. QUOD NIMIS INCLINANT, AC NE LIMISQUE VIDENTUR Quale loquendi genus, *ac ne limiſque*, pro *ac ne limis quidem?* Deinde falſum eſt, ne limis quidem ſexangula videri, quod eſſet, omnino non videri Vident enim et videntur; ſed limis oculis, et linea tranſverſa Gemblacenſis, *quod nimis inclinat anne*. Voſſianus, *inclinat ac ne*· Lipſienſis, *inclinat anne* et pro varia lectione, *ac ne* Repone,

Quod nimis inclinant ACIEM *limiſque videntur*

Inclinant aciem, ita vetus editio in bibliotheca regiae ſocietatis *Aciem*, hoc eſt *viſum* 1, 675

Nec viſus aciemque fugit.

V 374 TERTIA CONVEXO CONDUNTUR SIGNA RECESSU. Verſus ſpurius. *Convexo* iterum venit linea ſequente

V 375 AT QUAE SUCCEDIT, CONNEXA EST LINEA CAELO, SINGULA CIRCUITU QUAE TANTUM TRANSMEAT ASTRA, VIS EIUS PROCUL EST, ALTOQUE VAGATUR OLYMPO. Haec et in libris vitioſa feruntur, et a Scaligero in peius immutantur. Repono,

At QUÎS ACCEDIT CONVEXO *linea caelo,*
Singula circuitu quae tantum TRANSEAT *aſtra,*
VISUS EIS *procul eſt, altoque vagatur olympo*

At hexagonis, quibus caelo accedit linea, procul eis viſus eſt, et a terra remotior *Convexo linea*, codices univerſi *connexa eſt* Scaligero debetur. Iidem *tranſeat*, ut verſu 368 *per tranſita ſigna* vide ad verſum 361 *Vis eius procul eſt, et tenues vires mittit* Hoccine placet, *vis* eius mittit *vires?* codex Venetus *viſus eius*· ergo recte emendatum *viſus eis*. ergo et recte *quîs accedit* pro *quae ſuccedit*. Utramque emendationem probat vel unus verſus 356

Et propius terris accedit viſus *eorum*.

Viſus ibi trigonorum, hic hexagonorum: ibi *terris accedit*, hic *caelo*.

V 380 QUOD NON DIVERSUM GENUS EST; QUOD EUNTIBUS ASTRIS MASCULA SEX MARIBUS RESPONDENT. In verſu praecedente *foedus* recte ſubſtituit Scaliger, pro eo quod omnes libri agnoſcunt *Phoebus* ſed in his duobus non aeque bene rem geſſit Quid enim eſt *euntibus* aſtris? Gemblacenſis in priore verſu non habet *eſt*; in ſecundo omnes codices *ſed* non *ſex*. Repone,

Quod non diverſum eſt genus, ALTERNANTIBUS *aſtris*;
Maſcula SED *maribus reſpondent.*

Alterna aſtra in hexagonis eodem genere et ſexu ſunt.

Mascula sed maribus respondent: cetera sexus
Feminei secum iungunt commercia mundi.
Sic quamquam alternis paret natura figuris,
Et cognata iacent generis sub legibus astra.
Iam vero nulla est haerentibus addita signis
Gratia: nam consensus hebet, quia visus ademptus.
In seducta ferunt animos, quae cernere possunt.
Sunt etiam adversi generis connexa per orbem
Mascula femineis, semperque obsessa vicissim:
Disparibus non ulla datur concordia signis.
Sexta quoque in nullas numerantur commoda vires,
Virgula per totum quod par non ducitur orbem:
Sed duo signa ferit mediis submota quaternis:
Tertius absumpto ductus non sufficit orbe.

At

Vulg v. 381 SEX. 382. SIC CONIUNGUNT. 383. INQUAM. 387 SE DUCTA——QUA. 388 ET DIVERSI 393 FACIT.

V 381. CETERA SEXUS FEMINEI. SIC CONIUNGUNT COMMERCIA MUNDI. Libri universi *se* non *sic* Repone igitur,

cetera sexus
Feminei SECUM IUNGUNT *commercia mundi.*

et nota *secum*; hoc est feminea cum femineis; non cum masculis.

V 383. SIC, INQUAM, ALTERNIS PARET NATURA FIGURIS Rursus τὸ *inquam* a Scaligero est · cui tamen vocabulo nullus hic locus est Libri veteres *sic quicquam* Repone,

Sic QUAMQUAM *alternis paret natura figuris.*

Alterna, ait, in hexagonis signa non multum invicem consensum habent; quia linea eorum et visus a terris remotior est: aliquantum tamen habent, quia utraque sunt eiusdem sexus ergo, quamquam *alterna* sunt, quod obest; prodest tamen, quod *cognata* sunt

V 387 IN SE DUCTA FERUNT ANIMOS, QUA CERNERE POSSUNT. Libri omnes *quae cernere* Repone,

In SEDUCTA *ferunt animos*, QUAE *cernere possunt.*

Haerentibus, contiguis signis, nulla, inquit, concordia est. quia visus ademptus est, nec linea ab uno in alterum duci potest. ergo animos ferunt in seducta et remota astra, in quae lineae possunt duci Quin et doctissimus Huetius, *seducta* nec minus commode Bullialdus *seiuncta*

V 388. SUNT ET DIVERSI GENERIS CONNEXA PER ORBEM. Repone ex libris omnibus,

Sunt ETIAM ADVERSI *generis connexa per orbem.*

Recte *etiam*. nam, praeter priorem, quod se mutuo videre nequeunt; alteram nunc causam reddit, cur nulla contiguis gratia sit, quia etiam sexu differunt, et genere pugnant.

V 391. SEXTA QUOQUE Ordo est, *Sexta quoque signa*, ut aries et virgo, *habentur commoda in nullas vires.* *Commoda* hic est adiectivum

V 393 SED DUO SIGNA FACIT. Quid, obsecro, est virgula *facit* duo signa? Repone,

Sed

At quae diverſis e partibus aſtra refulgent,
Per medium adverſo mundum tendentia vultu,
Et toto diviſa manent contraria caelo;
Septima quaeque, loco quamvis ſubmota feruntur,
Ex longo tamen illa valent, vireſque miniſtrant
Vel bello vel pace ſuas, ut tempora poſcunt,
Nunc foedus ſtellis, nunc et dictantibus iras.
Quod ſi forte libet, quae ſint contraria, ſigna
Per titulos celebrare ſuos ſedeſque; memento
Solſtitium brumae, capricornum opponere cancro,
Lanigerum librae: par nox in utroque dieſque:
Piſcibus Erigonen, iuvenique urnaeque leonem:
Scorpios e ſummo cum fulget, taurus in imo eſt:
Et cadit arcitenens, geminis orientibus orbi.

Obſer-

Vulg v 395. EX. 396 PENDENTIA 398 FERANTUR. 401 PHOEBUS 402 SUNT. 408 ORBE.

Sed duo ſigna FERIT *mediis ſubmota quaternis*

Sic verſu 276. *Linea* ferit *ſigna trigona.*

V 395 AT QUAE DIVERSIS EX PARTIBUS Gemblacenſis, E *partibus*; quod reponendum eſt

V 396 PER MEDIUM ADVERSO MUNDUM PENDENTIA VULTU Pendentia *adverſo* vultu? qualis haec oratio eſt? qui *pendet* a vultu nutuve alicuius, non *adverſo* vultu, ſed ſubmiſſo ſe gerit Repone,

Per medium adverſo mundum TENDENTIA *vultu*

V 398 QUAMVIS SUBMOTA FERANTUR Veteres omnes FERUNTUR; quod melius.

V 401 NUNC PHOEBO, STELLIS NUNC ET DICTANTIBUS IRAS. Occultum hic cubat mendum, quod ex latibulo ſuo eruetur Principio, cur *Phoebus et ſtellae*, ſive sol et planetae, hic inducuntur, quaſi fixorum aſpectus gubernantes vel mutantes? nuſquam in hoc opere de illis agit Noſter; etſi recentiores aſtrologi de sole et planetis magnis ambagibus magnas nugas agant. Deinde ordinem verborum vide: *nunc Phoebo, ſtellis nunc et* In hac vero ſententia, nemo non ſic dixiſſet, *nunc Phoebo, nunc et ſtellis*. Poſtremo, quid agatur, inſpice ait, ſeptima quaeque ſigna vires ſuas miniſtrare, *vel bello vel pace*, ut fert tempus et occaſio · at Phoebus hic et ſtellae nihil dictant niſi *iras* Si *iras* tantum, quid fiet de *pace*. Repone et diſtingue,

Nunc FOEDUS *ſtellis, nunc et dictantibus iras*

hoc eſt, nunc pacem, nunc bellum Sic infra verſu 469 Aſtra

Aut odium foeduſve *gerunt*

pro *Phoebo foedus*, ut ſupra verſu 379 recte repoſuit Scaliger *foedus*; cum codices univerſi habeant *Phoebus*. Ceterum *ſtellas* hic univerſim accipe, non planetas.

V. 402. QUAE SUNT. Gemblacenſis SINT habet; quod melius.

V 408 GEMINIS ORIENTIBUS ORBE. Lege ORBI

Obſervant inter ſeſe contraria curſus.
Sed quamquam adverſis fulgent contraria ſignis;
Natura tamen interdum ſociata feruntur,
Et generis vinclis concordia mutua ſurgit;
Maſcula quod maribus, vel quod diverſa ſuorum
Reſpondent generi. piſces ſic virginis aſtro
Adverſi volitant; ſed amant communia iura:
Et vincit natura locum: ſed vincitur ipſa
Temporibus; cancerque tibi, capricorne, repugnat
Femina femineo, quia brumae diſſidet aeſtas.
Hinc rigor et glacies, nivibuſque albentia rura:
Hinc ſitis et ſudor, nuduſque in solibus orbis;
Aeſtivoſque dies aequat nox frigida brumae.
Sic bellum natura gerit, diſcordat et annus:

Ne

Vulg. v 412 GENERE EXEMPLIS 413 SI PARIBUS——SI. 414 ET—— ASTRUM. 420 COLLIBUS

V 409 OBSERVANT INTER SESE CONTRARIA CURSUS Atqui *contraria* ſequente verſu habemus Nimirum et hic verſiculus eſt irreptitius, et ineptus. Quid enim eſt obſervare curſus inter ſe, quae fixa ſunt et eandem diſtantiam ſemper ſervant Senſit hoc Scaliger, et maluit *rurſus*; ἀλλὰ κακῷ κακὸν ἰάσατο.

V 412 NATURA TAMEN INTERDUM SOCIATA FERUNTUR, ET GENERE EXEMPLIS CONCORDIA MUTUA SURGIT Mirum vero, ſi aſtrorum affectus *exemplis* gubernantur Ergo aſtra ſenſu et ratione ſunt praedita, et quae paulo ſtultiora ſunt, ad *exempla* prudentiorum ſe componunt. Codices vetuſti, ut ſcias quantum iis credendum ſit, *genera* Repone,

Et GENERIS VINCLIS *concordia mutua ſurgit*

Concordia ex vinclis generis; ut Cicero, *vincula concordiae amoris*, &c. Noſter infra 630

Unum pectus habent fideique *immobile* vinclum. et iii, 106
fideique *tenet parentia* vincla.

V 413 MASCULA SI PARIBUS, VEL SI DIVERSA SUORUM Immo *maribus*, ut ſupra 381.

Maſcula ſed maribus *reſpondent.*

Quid autem hic volunt *ſi, ſi*? certe in contrariis et ex diametro oppoſitis numquam non reſpondent maſcula maribus, feminea feminis Repone igitur,

Maſcula QUOD MARIBUS, *vel* QUOD *diverſa ſuorum*

V 414 PISCES ET VIRGINIS ASTRUM ADVERSI VOLITANT. Hoc ne latine quidem dictum Vetuſti omnes *aſtra*, non *aſtrum* Repone, *piſces* SIC *virginis* ASTRO *Adverſi volitant.*

V 420 NUDUSQUE IN COLLIBUS ORBIS Cur vero in *collibus*, potius quam in campis vel arvis? Repone,

Et ſitis et ſudor, nuduſque in SOLIBUS *orbis*

Virgilius, Georg. i, 66

Pulverulenta coquat maturis ſolibus *aeſtas.*

423 NEC MIRERE Gemblacenſis quidem *nec*; ſed ceteri melius NE.

2 V.

Ne mirere in ea pugnantia ſidera parte.
At non lanigeri ſignum libraeque repugnant
In totum, quia ver autumno tempore differt:
Fructibus hoc implet maturis, floribus illud.
Sed ratione par eſt aequatis nocte diebus,
Tempora nam efficiunt ſimili concordia textu,
Par nox, parque dies, mediis hiemem inter et aeſtum
Articulis, unum ſervans utrimque tenorem,
Quo minus infeſto decertent ſidera bello.
Talis erit ratio diverſis addita ſignis.
His animadverſis, reſtat (quae proxima cura)
Noſcere tutelas, adiectaque numina ſignis,
Et quae cuique deo rerum natura dicavit,
Cum divina dedit magnis virtutibus ora,

Condidit

Vulg v. 423 NEC. 424 REPUGNAT 428 temporaQUE 429 PERMIXTOSQUE. 430 UNO SERVANTIA TEMPORE UTRIMQUE 433. REBUS.

V 424 AT NON LANIGERI SIGNUM LIBRAEQUE REPUGNAT Immo REPUGNANT · quippe duo ſunt; ut mox *hoc*, *illud*

V 427. SED RATIONE PAR EST AEQUATIS NOCTE DIEBUS. Libri omnes,

Sed ratione pari eſt aequalis nocte diebus.

Verſus ſpurius et barbarus Sententia, quae hic quaeritur, *noctes diebus aequari*, in tribus ſequentibus repetitur non ergo ſit δὶς ταυτόν.

V 428 TEMPORAQUE EFFICIUNT SIMILI CONCORDIA TEXTU, PERMIXTOSQUE DIES MEDIIS HIEMEM INTER ET AESTUM ARTICULIS UNO SERVANTIA TEMPORE UTRIMQUE. Evolve modó orationis filum; *Tempora servantia permixtos dies uno tempore* Quid eſt, *tempora tempore?* quid *dies permixti?* haec portentoſe corrupta ſunt. Statim mihi ſuboluit, *tempore* hic poni pro *tenore*; et poſtea metri cauſa verborum ordinem mutatum eſſe; quo ſemel prehenſo, cetera non invita ſequebantur Repone,

Tempora NAM *efficiunt ſimili concordia textu,*
PAR NOX, PARQUE *dies, mediis hiemem inter et aeſtum*
Articulis, UNUM SERVANS UTRIMQUE TENOREM,
Quo minus infeſto decertent ſidera bello.

Nam vel *enim* ſententiae neceſſarium eſt. *Nox et dies unum ſervans tenorem.* Virgil. Georg. ii, 336

Non alios prima creſcentis origine mundi
Illuxiſſe dies *aliumve habuiſſe* tenorem
Crediderim

ubi obiter corrigendum NASCENTIS *mundi*, non *creſcentis* Lucretius v, 509 de mari.

Unum *labendi* conſervans *uſque* tenorem.

Noſter iii, 523

nec in cunctis ſervat *fortuna* tenorem.

et iv, 824

Perpetuoſque tenet flores, unumque tenorem.

V 432 TALIS ERIT RATIO DIVERSIS ADDITA SIGNIS. *Diverſis* hic pro contrariis, oppoſitis ponitur Unde liquet verſum eſſe adulterinum; eiuſdem forte interpolatoris, qui verſus 409 et 427 textui inſeruit

V 433. HIS ANIMADVERSIS REBUS, QUAE PROXIMA CURA, NOSCERE TUTELAS,

Condidit et varias ſacro ſub nomine vires,
Pondus uti rebus perſona imponere poſſit.
Lanigerum Pallas, taurum Cytherea tuetur,
Formoſos Phoebus geminos: Cyllenie, cancrum;
Tuque pater cum matre deûm regis ipſe leonem:
Spicifera eſt virgo Cereris, fabricataque libra
Vulcani: pugnax Mavorti ſcorpios haeret:
Venantem Diana virum, ſed partis equinae;
Atque anguſta fovet capricorni ſidera Veſta:
E Iovis adverſo Iunonis aquarius aſtrum eſt:
Agnoſcitque ſuos Neptunus in aethere piſces.
Hinc quoque magna tibi venient momenta futuri.
Cum ratio tibi per ſtellas et ſidera curret,
Argumenta petes omni de parte viaque,
Artis ut ingenio divina potentia ſurgat,

Exae-

Vulg v 441. IUPPITER ET 447 AEQUORE 449. VARIET——CURET 450 VIASQUE 451. DIVISA

TELAS *Noſcere* nihil habet, quocum in conſtructione iungatur Repone,

His animadverſis RESTAT *(quae proxima cura)*
Noſcere tutelas ut 1, 561
Reſtat, *ut aethereos fines tibi reddere coner*

V 440 CYLLENIE, CANCRUM, IUPPITER ET CUM MATRE DEUM REGIS IPSE LEONEM *Cyllenie*, libri omnes; *regis* ſolus Gemblacenſis; ceteri *reget* Recte quidem *regis*; ſed adhuc barbara oratio eſt et ſoloeca Repone,

Cyllenie, cancrum;
TUQUE PATER *cum matre deûm regis ipſe leonem.*

Pater deûm cum *matre* deûm; multo elegantius quam *Iuppiter* Et iam adſcito *tu*, locutio bene latina eſt *Cyllenie, tuque pater deum:* pro *tu Cyllenie, tuque pater deum* ut Horatius Serm 1, x, 90 *Demetri, teque Tigelli;* pro *te Demetri, teque Tigelli.*

V. 447. AGNOSCITQUE SUOS NEPTUNUS IN AEQUORE PISCES Quid narras? an piſces zodiaci adhuc in aequore ſunt? Repone,

Agnoſcitque ſuos Neptunus in AETHERE *piſces*
Quamvis in caelo ſunt, tamen ut ſuos dominus agnoſcit

V 449 CUM RATIO VARIET STELLAS ET SIDERA CURET *Variet* a Scaligero eſt, infelice coniectura Omnes libri, *cum ratio tua fert ſtellas* Pro *curet* vero Gemblacenſis, et Voſſianus *curat* Lipſienſis et Venetus *curret* Repone,

Cum ratio TIBI PER *ſtellas et ſidera* CURRET
hoc eſt, cum in munere aſtrologico et fatis ex genitura praedicendis verſaberis

V 450 ARGUMENTA PETES OMNI DE PARTE, VIASQUE ARTIS, UT INGENIO DIVISA POTENTIA SURGAT Ita quidem codices; ſed repone et diſtingue,

Argumenta petes omni de parte VIAQUE,
Artis ut ingenio DIVINA *potentia ſurgat*

Divina

Exaequentque fidem caelo mortalia corda.
Accipe divisas hominis per sidera partes,
Singulaque in propriis parentia membra figuris;
In quîs praecipuas toto de corpore vires
Exercent. aries caput est ante omnia princeps
Sortitus, censusque sui pulcherrima colla
Taurus; et in geminos aequali brachia sorte
Scribuntur connexa humeris; pectusque locatum
Sub cancro est; laterum regnum scapulaeque leonis;
Virginis in propriam concedunt ilia sortem;
Libra regit clunes; et scorpios inguine gaudet;
Centauro femina accedunt; capricornus utrisque
Imperitat genibus; crurumque humentis aquari
Arbitrium est; piscesque pedum sibi iura reposcunt.
Quinetiam propriis inter se legibus astra

Conve-

Vulg v 452 CAELI 454 singulaque propriis. 458 AT in GEMINIS 461 DESCENDUNT 462 AT 464 IMPERAT IN —— crurum FUNDENTIS.

Divina, etiam editio Romana sic et iii, 90.

Cardinibusve movet divina potentia *mundi*

Artis ingenio, ut Ovid Met viii, 159.

Daedalus ingenio *fabrae celeberrimus* artis

V 452. EXAEQUENTQUE FIDEM CAELI MORTALIA CORDA Libri veteres *caelo*; quod et Scaliger malebat. Lucretius, i, 80.

nos exaequat *victoria* caelo

hoc vult, ut tam certa sit Chaldaei mathematici praedictio, quam ipsum in caelo fatum.

V 454. SINGULAQUE PROPRIIS PARENTIA MEMBRA FIGURIS. Libri universi melius, *Singulaque* IN *propriis*.

V 458. AT IN GEMINIS AEQUALI BRACHIA SORTE SCRIBUNTUR Codices *et in*. Repone,

ET *in* GEMINOS *aequali brachia sorte*

Scribuntur ut supra versu 268.

Quattuor in partes scribuntur *sidera terna*.

V. 461. DESCENDUNT ILIA SORTEM. Cur autem *descendant*, magis quam *ascendant*? Repone,

Virginis in propriam CONCEDUNT *ilia sortem*. ut iii, 118.

hoc totum partem concessit *in unam*.

V. 462. AT SCORPIOS INGUINE GAUDET. Libri omnes, ET

V. 464 IMPERAT IN GENIBUS Vetusti quattuor, *Imperat* et *genibus* Repone, IMPERITAT *genibus*. ut Horatius, Serm i, vi, 4.

Olim qui magnis legionibus imperitarent

Ibid CRURUM FUNDENTIS AQUARI ARBITRIUM EST Notant hic interpretes *fundentis* absolute positum, ut supra 233.

Parsque marina nitens fundentis *semper aquari*

Sed et versus iste spurius est, et hic mendosus Repone,

*crurum*QUE HUMENTIS *aquari*.

ut Noster v, 444.

Sed regione means Cepheus humentis *aquari*

V.

Conveniunt, ut certa gerant commercia rerum;
Inque vicem praeſtant viſus, atque auribus haerent,
Aut odium foeduſve gerunt; converſaque quaedam
In ſemet proprio ducuntur plena favore.
Idcirco adverſis nonnumquam eſt gratia ſignis;
Et bellum ſociata gerunt: alienaque ſede
Inter ſe generant coniunctos omne per aevum,
Utrique aut ſorti pugnant, fugiuntque viciſſim.
Quod deus, in leges mundum cum conderet omnem,
Affectus quoque diviſit variantibus aſtris,
Atque aliorum oculos, aliorum contulit aures;
Iunxit amicitias horum ſub foedere certo,
Cernere ut inter ſe poſſent audireque; quaedam
Diligerent, aliis noxas bellumque moverent:
His etiam propriae foret indulgentia ſortis,
Ut ſe diligerent ſemper, ſibique ipſa placerent.

Sicut

Vulg. v 469 FOEDUSQUE 471 nonnumquam gratia. 474 ET 479 POSSINT 480 ALIA ET.

V 469 AUT ODIUM FOEDUSQUE GERUNT Veterrimi duo Gemblacenſis et Lipſienſis, *foeduſve*.

V 471 NONNUMQUAM GRATIA SIGNIS. Repone, *nonnumquam* EST *gratia*.

V 474 UTRIQUE ET SORTI PUGNANT FUGIUNTQUE VICISSIM A libris veteribus abeſt *et* Lege, *utrique* AUT *ſorti*.

V 479 CERNERE UT INTER SE POSSINT AUDIREQUE QUAEDAM, DILIGERENT ALIA, ET NOXAS BELLUMQUE MOVERENT. Solus Gemblacenſis *poſſent* Recte, ut mox *diligerent*, *moverent* Tum lege et diſtingue,

Cernere ut inter ſe POSSENT *audireque; quaedam*
Diligerent, ALIIS *noxas bellumque moverent*.

V. 484. FORMANTIBUS ARTUS. Libri univerſi *ortus* Operarum typographicarum erratum eſt in poſteriore Scaligeri editione, quod pro emendatione Fayus arripuit

V. 486. AUDIT SE, LIBRAMQUE VIDET, FRUSTRATUR AMANDO TAURUS, LANIGERO QUI FRAUDEM NECTIT Gemblacenſis, Lipſienſis, et Venetus *taurum* Lege igitur et diſtingue, *fruſtratur amando*
TAURUM. *lanigero qui fraudem nectit*
Fruſtratur; quia taurus pro mutuo amore *fraudem ei nectit*. Ut *fruſtro* active, ita *fruſtror* paſſive. Priſcianus, p. 793 Feneſtella *fruſtratus igitur a ſpe, devictus in caſtra ſe recepit* fruſtratus, ματαιωθείς. Laverius *fruſtramur, irridemur*. Noſter 1, 887
Ad iuga moerentes cogunt fruſtrata *iuvencos*

V 489 VIRGINE AMANS CAPITUR Libri univerſi *mens*; quod mutare non debuit Scaliger; cum eadem utriuſque ſententia eſt.

Sicut naturas hominum plerasque videmus,
Qui genus ex signis ducunt formantibus ortus.
Consilium ipse suum est aries, ut principe dignum est,
Audit se; libramque videt: frustratur amando
Taurum; lanigero qui fraudem nectit, et ultra
Fulgentes videt, atque audit per sidera pisces,
Virgine mens capitur. sic quondam vexerat ante
Europam dorso retinentem cornua laeva,
Indutusque Iovi est. geminorum ducitur auris
Ad iuvenem aeternas fundentem piscibus undas,
Inque ipsos animus pisces, oculique leonem.
Cancer, et adverso capricornus conditus astro,
In semet vertunt oculos; in mutua tendunt
Auribus; et cancri captatur aquarius astu.
At leo cum geminis aciem coniungit, et aurem
Centauro gemino, capricorni diligit astrum.

Erigone

Vulg v 487 TAURUS. 489. AMANS—GESSERAT. 491 Jovi geminorum. 495 VERTITUR IN SEMET OCULIS——TENDIT. 496. AT—ASTRO 498 GEMINOS.

est. Ceterum *taurus*, inquit Huetius, *videt virginem, non pisces: quod ignorasse Manilium haud credibile est.* Quid si igitur legamus,

et ultra
Fulgens HAUD *videt*, AST *audit per sidera pisces.*

Sane taurus videt virginem; ut ex schemate apposito videre est: quod ideo adieci, ut et hic prolixus locus promptius intelligatur; et futile hoc otiosi Chaldaei commentum, ex lineis parallelis haec sibi somniantis, vanitatem suam prodat Noster vero hic maluit se poetam magis quam astrologum ostendere: et sciens prudens schema deseruit, ut Europam et Iovem induceret.

V 489. SIC QUONDAM GESSERAT ANTE EUROPAM DORSO. Repone ex libris vetustis,

sic quondam VEXERAT *ante.*

V. 491. INDUTUSQUE IOVI. Series ipsa orationis legendum monet, *Iovi* EST

V. 495. VERTITUR IN SEMET OCULIS, IN MUTUA TENDIT AURIBUS, AT CANCRI CAPTATUR AQUARIUS ASTRO Gemblacensis solus, *in semet vertunt oculosque* · ille vero et ceteri veteres *tendunt*, et *et* pro *at.* Repone,

IN SEMET VERTUNT OCULOS, *in mutua* TENDUNT
Auribus, ET *cancri captatur aquarius* ASTU.

Astro versum abhinc alterum finierat. *Astu* captatur, ut infra versu 634

saepe est et subdolus astus.

V. 498. AT LEO CUM GEMINIS ACIEM CONIUNGIT, ET AUREM CENTAURO. GEMINOS CAPRICORNI DILIGIT ASTRUM. Falsum hoc, capricornum amare geminos; amat enim leonem. Repone,

Centauro GEMINO: *capricorni diligit astrum.*

Ita infra versu 552.

geminumque *sub arcu* Centaurum.

P V.

Erigone taurum ſpectat, ſed ſcorpion audit,
Atque ſagittifero conatur nectere fraudem.
Libra ſuos ſequitur ſenſus, ſolumque videndo
Lanigerum, atque animo complexa eſt ſcorpion infra.
Ille videt piſces, oditque per omnia libram.
Necnon arcitenens magno parere leoni
Auribus, atque oculis ſinum fundentis aquari
Conſpicere aſſuevit, ſolamque ex omnibus aſtris
Diligit Erigonen. contra capricornus in ipſum
Convertit viſus; quid enim mirabitur ille
Maius, in Auguſti felix cum fulſerit ortum?
Auribus et ſummi captat faſtigia cancri.
At nudus geminis intendit aquarius aurem,
Sublimemque colit cancrum, ſpectatque reducta
Tela ſagittiferi. piſces ad ſcorpion acrem
Direxere aciem, cupiuntque attendere taurum.
Has natura vices tribuit, cum ſidera fixit.
His orti ſimiles referunt per mutua ſenſus,

Audire

Vulg v. 502 INTRA. 503 AUDITQUE. 510. AT.

V 502 ATQUE ANIMO COMPLEXA EST SCORPION INTRA In Gemblacenſi verbum ultimum deſideratur. Ceteri libri *infra* Aut lege INFRA, quia ſcorpios ſequitur libram; aut *ſcorpion acrem*, ut infra verſu 513

V 503 ILLE VIDET PISCES, AUDITQUE PER OMNIA LIBRAM Falſum eſt, ait Scaliger, ſcorpion audire libram · audit enim virginem Recte hoc: unde Bullialdus corrigit,

Ille videt piſces, *audit* quae proxima *librae*

Sed dedit auctor, ODITQUE *per omnia libram*. ut taurus *fraudem nectit* arieti; ita pari ratione ſcorpios *odit* libram Vide diagramma

V 505. AURIBUS, ATQUE OCULIS SINUM FUNDENTIS AQUARI Libri vetuſtiores *ſinum* · quod retinendum. Reſpicit *ſinum*, non totum *ſignum* Ut enim *ſagittarius* ſpectat *ſinum* ſive urnam aquarii; ita rurſus aquarius verſu 513, ſpectat reducta *tela* ſagittiferi. Atque hoc pacto *fundentis* non abſolute ponitur. quippe *ſinum* bis hic accipitur. Vide verſum 525.

V. 510 AURIBUS AT SUMMI. Libri universi ET recte. *At* verſum ſequentem inchoat. Porro capricornus ex ſchematis ratione leonem *amat* Hoc auctor oblitus eſt dicere.

V 520 QUIN ADVERSA MEANT ETIAMQUE TRIGONA TRIGONIS. *Que* abeſt a Gemblacenſi Lego,

Quin adverſa meant ET TOTA *trigona trigonis.*

V

Audire ut cupiant alios, aliosque videre:
Horum odio, nunc horum iidem ducantur amore:
Illis insidias tendant, captentur ab illis.
Quin adversa meant et tota trigona trigonis:
Alteraque in bellum diverso limite ducit
Linea. sic veri per totum consonat ordo.
Namque aries leo et arcitenens, sociata trigono
Signa, negant chelis foedus totique trigono,
Quod gemini excipiunt fundens et aquarius urnam.
Idque duplex ratio cogit verum esse fateri:
Quod tria signa tribus signis contraria fulgent,
Quodque aeterna manent hominum bella atque ferarum:
Humana est facies librae, diversa leoni.
Idcirco et cedunt pecudes: quod viribus amplis
Consilium est maius. victus leo fulget in astris:
Aurea lanigero concessit sidera pellis.
Ipse ferae partis centaurus tergore cedit.
Usque adeo est hominis victus, quod mirer ab illis
Nascentis

Vulg. v. 520. ETIAMQUE. 525. UNDAS. 529. LEONIS. 532. LANIGERI—SIDERE. 533. SUAE.

V. 525. FUNDENS ET AQUARIUS UNDAS. Repone,

fundens et aquarius URNAM.

Sic *fundere pocula, pateram, carchesia*, &c. Noster i, 272.

Post hunc inflexam defundit *aquarius* urnam.

V. 529 HUMANA EST FACIES LIBRAE, DIVERSA LEONIS. Immo LEONI.

V. 532. AUREA LANIGERI CONCESSIT SIDERE PELLIS. Nollem hoc a viro magno interpolatum. Libri universi,

Aurea LANIGERO *concessit* SIDERA *pellis*.

Recte. *concessit*, hoc est, *concillavit*. Noster i, 9.

Concessumque *patri* mundum *deus ipse mereris*.

V. 533. IPSE SUAE PARTIS CENTAURUS TERGORE CEDIT. Immo non cedit, qua homo est, *suae* sive humanae partis tergore; sed equinae partis, qua pecus est. Sic Noster i, 425.

et duplici centaurus imagine fulget,
Pars surgens tergo *pectus commissus* equino.

ii, 444.

Venantem Diana virum, sed partis equinae.

Repone igitur,

Ipse FERAE *partis centaurus tergore cedit.*

ii, 189. de eodem

fera tergo membra *rigentem*
Excipiunt hiemem.

V. 534. USQUE ADEO EST HOMINIS VICTUS, QUO MIRER AB ILLIS NASCENTIS

Nascentis librae superari posse trigonum.
Quinetiam brevior ratio est per signa sequenda.
Nam quaecumque nitent humana condita forma
Astra, manent illis inimica et victa ferarum.
Sed tamen in proprias secedunt singula mentes,
Et privata gerunt secretis hostibus arma.
Lanigero genitis bellum est cum virgine natis,
Et libra, et geminis, et si quos protulit urna.
In partus tauri sub cancro nata feruntur
Pectora, et in chelis, et quae dat scorpios acer,
Et pisces. at quos geminorum sidera formant,
His cum lanigero bellum est eiusque trigono.
In cancro genitos capricorni semina laedunt,
Et librae partus, et quos dat virginis astrum,

Quique

Vulg v 542. GEMINI PISCIS——UNDA. 543 PARTES.

TIS LIBRAE SUPERARI POSSE TRIGONUM *Virtus*, quo a Scaligero sunt. Libri enim omnes; *victus*, *quod mirer* At postquam sic interpolaverat, *Usque adeo est hominis virtus*. novum, inquit, genus loquendi. Immo et novum et mirum *Quo mirer*; *hoc est*, ait, *quo magis mirer*. et addit, *sic non raro loqui Tertullianum*. Indignor profecto nebulonem aliquem falsarium tanto viro imposuisse. Versus spurii sunt et barbari *Victus* vera lectio est; praefert enim tenebrio *victum humanum* illi bestiarum Quid vero est *Nascentis librae trigonum*? Quid, *Quo mirer superari posse*? cum nec trigonum *una nascatur*; et ab altera superari *numquam* possit

V. 542. ET LIBRA, GEMINI PISCIS QUOS PROTULIT UNDA Libri *pisces* Repone quod ex adverso trigono colligas,

Et libra, ET GEMINIS, ET SI QUOS *protulit* URNA.

Nam supra 525, aries bellum gerit cum libra, geminis, et aquario ratione trigoni; virgo hostis secretus: et *gemini piscis* male, cum alias dicat *geminos pisces*: *unda* vero piscium nusquam in caelo est; *urna nati* mox 561.

V 543. IN PARTES TAURI. Recte Gronovius observ. ii, 5 PARTUS. Ut mox 548. *Et librae partus*; et saepe alibi.

V. 549. QUIQUE SUB ADVERSI NUMERATUR SIDERE TAURI, LANIGERI COMMUNIS ERIT, Muta distinctionem, et lege,

Quique sub AVERSI NUMERANTUR *sidere tauri*.

Numerantur libri omnes *Aversi* corrigunt Salmasius, Gronovius, Huetius.

V. 551. HOSTIS. SED TOTIDEM BELLUM SUBSCRIBITUR ASTRIS. Gronovius, *Hostis et a totidem*: Huetius, *et in totidem*. Lego,

ET IN *totidem bellum subscribitur* ASTRA.

ut versu 557.

in totidem secundus creditur hostis.

V 552. ERIGONE TAURUMQUE TIMET, GEMINUMQUE SUB ARCU. Quomodo

Quique ſub averſi numerantur ſidere tauri.
Lanigeri communis erit rabidique leonis
Hoſtis, et in totidem bellum ſubſcribitur aſtra.
Erigone cancrumque timet, geminumque ſub arcu
Centaurum, et piſces, et te, capricorne, rigentem.
Maxima turba petit libram, capricornus et illi
Adverſus cancer, chelis quod utrumque quadratum eſt;
Quaeque in lanigeri numerantur ſigna trigonum.
Scorpios in totidem fecundus creditur hoſtes:
Aequoreum iuvenem, geminos, rabidumque leonem,
Erigonen, libramque fugit, metuendus et ipſe.
Quique ſagittari veniunt de ſidere partus,
Hos geminis nati libraque et virgine et urna
Depreſſiſſe volunt: naturae et lege iubente

Haec

Vulg. v 549 ADVERSI NUMERATUR 551 SED——ASTRIS. 552 TAURUMQUE. 553. AT te. 557. HOSTIS 558 TAURUM ATQUE. 562. naturae lege.

modo virgo *taurum* timet, qui in virginis ipſius trigono eſt? Vides viros maximos in harum nugarum rationem non deſcendiſſe. Repone,

Erigone CANCRUMQUE *timet*.

Cancer enim, centaurus et piſces in oppoſito virgini trigono ſunt. Quin et ſupra verſu 543, *taurus* non inimicus virgini eſt. et verſu 547, *cancer* ei inimicus eſt.

V 553. AT TE, CAPRICORNE, RIGENTEM, MAXIMA TURBA PETIT. Libri omnes, ET TE Quod mutata diſtinctione reponendum. Vidit hoc et Gronovius.

V 557 SCORPIOS IN TOTIDEM FECUNDUS CREDITUR HOSTIS. Lege *hoſtes*. *Hoſtis* hic in veteribus membranis notat accuſativum pluralem.

V 558. AEQUOREUM IUVENEM, GEMINOS, TAURUM, ATQUE LEONEM. Scorpios, inquit, *totidem hoſtes habet*, quot libra. Atqui libra *quinque* hoſtes habuit; ſcorpios hic habet *ſex* Repone igitur, pro *taurum atque leonem* *geminos*, RABIDUMQUE *leonem*. ut ſupra verſu 211,

ſagittari ſignum, rabidique leonis.

Mox, *fugit, metuendus et ipſe*; ſcorpios illos *fugit*, metuit, et viciſſim ipſe metuitur.

V. 562. DEPRESSISSE VOLUNT, NATURAE LEGE IUBENTE. Tres veterrimi, Gemblacenſis, Lipſienſis, Venetus, *Natura et lege iubente*. Lege, diſtinctione mutata,

Depreſſiſſe volunt. naturae ET *lege iubente*
Haec eadem, capricorne, tuis inimica feruntur

Iidem, inquit, *capricorno hoſtes, qui centauro: idque lege naturae*· non *naturae rerum*, ſed naturae in utroque ſigno duplicis, hominis equo, capri piſtrici iuncti. Ovid. Met XII, 394. de Cyllaro centauro:

Nec te pugnantem tua, Cyllare, forma redemit.
Si modo naturae *formam concedimus* illi.

Et rurſus verſu 503. Monychus centaurus de ſua gente:

Quid geminae vires? quid quod fortiſſima rerum
In nobis natura duplex *animalia iunxit?*

V.

Haec eadem, capricorne, tuis inimica feruntur.
At quos aeternis perfundit aquarius undis,
Ad pugnam Nemeaeus agit, totumque trigonum;
Turba ſub unius iuvenis virtute ferarum.
Piſcibus exortos vicinus aquarius urget,
Et gemini fratres, et quos dat virginis aſtrum,
Quique ſagittari deſcendunt ſidere nati.
Nec ſola eſt ratio, quae dat naſcentibus arma,
Inque odium generat partus, et mutua velle:
Sed plerumque manent inimica tertia quaeque
Lege, in tranſverſum vultu defixa maligno;
Quoque manent quaecumque loco contraria ſigna,
Adverſoſque gerunt inter ſe ſeptima viſus,
Tertia quaeque illinc utriuſque trigona feruntur.
Ne ſit mirandum ſi foedus non datur aſtris,

Quae

Vulg v 565. VENIENS AGITAT. 576 ILLIS UTRISQUE.

V 565 AD PUGNAM VENIENS AGITAT Libri veteres, *ad pugnam nemeus agit*. Librarii poſteriores pro *nemeus* dederunt *veniens*, inde verſus gratia interpolatum *agitat*. Atqui corrigendum erat,

Ad pugnam NEMEAEUS AGIT.

Ita ſaepe alibi, ut v, 206

Cum vero in vaſtos ſurget Nemeaeus *hiatus*.

Leo, inquit, et totum eius trigonum, hoc eſt, aries et centaurus. *turba ferarum*; leo, aries, equus, ſub humana parte centauri.

V. 576. TERTIA QUAEQUE ILLIS UTRISQUE TRIGONA FERUNTUR. Libri univerſi, *utriuſque*. Repone,

Tertia quaeque ILLINC UTRIUSQUE *trigona feruntur*.

Illinc, ut reſpondeat τῷ *quo loco*. *Utriuſque trigona*, ut ſupra verſu 546.

His cum lanigero bellum eſt eiuſque trigono. Res ex diagrammate conſtat: ſume quaevis *ſigna contraria* ſive oppoſita, cancrum et capricornum; tertia quaeque a cancro, hinc taurus, illinc virgo, ſunt trigonum capricorni. Similiter tertia quaeque a capricorno, piſces et ſcorpios, ſunt cancri trigonum Porro trigona cancri et capricorni *adverſa* inter ſe ſunt, ut ſupra verſu 520, arietis et librae.

V 580 CORPORA, TOTQUE MODIS, QUOTIENS INIMICA CREANTUR. Quid miri, ſi *tot modis contraria corpora creantur*, quotiens *inimica*? *Contraria* enim id ipſum eſt, quod *inimica*. Repone,

Corpora, totque modis, TOTIENS *inimica creantur*.

V. 581. IDCIRCO NIHIL EX SEMET. Hunc verſum et ſeptem ſequentes ex ſuo, quem in omnibus codicibus tenent, loco temere detruſerat Scaliger in priore editione poſt verſum 607. nec in altera quamvis admonitus ſententiam mutare voluit Omnino recte ſe habet qui in membranis eſt ordo: tot modis totieſque, ut ſupra oſtenſum, *inimici* creantur homines: idcirco nihil unquam dedit natura fido *amicitiae pectore* maius aut rarius.

V.

Quae ſunt adverſi ſignis cognata trigoni.
Per tot ſignorum ſpecies contraria ſurgunt
Corpora; totque modis, totiens inimica creantur.
Idcirco nihil ex ſemet natura creavit
Pectore amicitiae maius, nec rarius umquam.
Unus erat Pylades; unus qui mallet Oreſtes
Ipſe mori. lis una fuit per ſaecula mortis:
Alter quod raperet fatum, non cederet alter.
Et duo qui potuere ſequi veſtigia; tum cum
Optavitque reum ſponſor non poſſe reverti;
Sponſorique reus timuit, ne ſolveret ipſum.
Perque tot aetates hominum, tot tempora et annos,
Tot bella, et varios etiam ſub pace labores,
Cum fortuna fidem quaerat, vix invenit uſquam.
At quanta eſt ſcelerum moles per ſaecula cuncta?

Quantum

Vulg v 580 QUOTIENS 583. ERIT. 586 VADIMONIA SPONSI. 588. SPONSOREMQUE 592. AH.

V. 583 UNUS ERIT PYLADES. Codex Voſſianus cum duobus aliis ERAT Recte Si enim *erit*; non *mallet* erat dicendum, ſed *malet*, vel *malit*.

V 586 ET DUO QUI POTUERE SEQUI VADIMONIA SPONSI. Ita Scaliger ex coniectura; cum libri univerſi habeant, *ſequi vix noxia poenis* Atqui nec *vadimonia ſponſi* bene latine dicas, nec *ſequi vadimonia*. Quin et neminem, duobus illis Damone et Phintia exceptis, obire vadimonia potuiſſe falſiſſimum eſt. Denique hiat oratio. quae coniunctionem flagitat, *cum* ſponſor optavit Experiamur, an nobis melius cedat coniectatio;

Et duo qui potuere ſequi VESTIGIA; TUM CUM
Optavitque reum ſponſor.

Duo ſoli, qui Oreſtis et Pyladae *veſtigia ſequi*, ſive exemplum imitari, potuerunt. *Tum cum*; ut Ovidius Heroid. i, 5,

O *utinam* tum cum *Lacedaemona claſſe petebat*; et ſaepe alias.

Vix noxia poenis, librarii ſumpſerunt ex verſu 602. *poenas iam noxia vincit*.

V. 588. SPONSOREMQUE REUS TIMUIT. *Timuit ſponſorem, ne*: hoc eſt, *timuit, ne ſponſor* Notus, ait Scaliger, Helleniſmus. Plauto quidem et Terentio notus, ut Eunuch. iii, 5.

metuo *fratrem*,
Ne *intus ſit*; *porro autem patrem*, ne *rure redierit jam*

Sed fruſtra apud poſteriores quaeras. Repone,

SPONSORIQUE *reus timuit, ne ſolveret ipſum*.

hoc eſt, *pro ſponſore timuit*, ne ſuam vicem occideretur.

V. 592 AH QUANTA EST SCELERUM MOLES *Ah* a Scaligero eſt: libri univerſi *at*. Quid planius iſta oppoſitione? Fides per tot ſaecula vix uſquam inveniri poteſt: *at* ſcelerum quanta eſt moles? Ceterum Gemblacenſis mendoſe, *at quantae ſcelerum mortes?*

V.

Quantum onus invidiae non excuſabile terris?
Venales ad fata patres, matrumque ſepulchra.
Impoſuit Phoebus noctem, terraſque reliquit.
Quid loquar everſas urbes, et prodita templa?
Et varias pacis clades, et mixta venena?
Inſidiaſque fori, caedeſque in moenibus ipſis,
Et ſub amicitiae graſſantem nomine turbam?
In populo ſcelus eſt, et abundant cuncta furore.
Et fas atque nefas mixtum; legeſque per ipſas
Saevit nequities: poenas iam noxia vincit.
Scilicet in multis quoniam diſcordia ſignis
Corpora naſcuntur, pax eſt ſublata per orbem;
Et fidei rarum foedus, paucisque tributum.
Utque ſibi caelum, ſic tellus diſſidet ipſi;
Atque hominum gentes inimica ſorte feruntur.

Si

Vulg v 593. QUAMQUE—EXCUSSABILE 598. caedes in, 605 PACISQUE. 606. IPSA

V 593 QUAMQUE ONUS INVIDIAE NON EXCUSSABILE TERRIS? Illud *excuſſabile*, quod nuſquam alias legitur, a Scaligero venit: libri omnes *excuſabile* quod retinet et egregie explicat Gronovius obſerv II, 13 Repone igitur,

QUANTUM *onus invidiae non* EXCUSABILE *terris?*

Non excuſabile, quod purgari, excuſari, expiari non poteſt. Phyllis Demophoonti, apud Naſonem Heroid II, 75

De tanta rerum turba factiſque parentis,
Sedit in ingenio Creſſa relicta tuo.
Quod ſolum excuſat, *ſolum miraris in illo.*
Haeredem patriae, perfide, fraudis agis

Onus invidiae, ut idem Metam XII, 626.

A ſe Tantalides onus invidiamque *removit.*

V 594 VENALES AD FATA PATRES. Hunc et ſequentem pro ſpuriis habeo

V. 598 CAEDES IN MOENIBUS IPSIS Voſſianus bene, CAEDESQUE.

V 605. ET FIDEI RARUM PIGNUS, PACISQUE TRIBUTUM. Quid eſt *tributum pacis?* Quidve *pacis* hic facit; cum in praecedente verſu habuerimus *pax?* Repone,

Et fidei rarum foedus PAUCISQUE *tributum.*

Paucis a natura conceſſum.

V 606 UTQUE SIBI CAELUM, SIC TELLUS DISSIDET IPSA Si *ipſa* legimus, haec ſurget ſententia; Ut caelum ſibi diſſidet, ita ipſa tellus diſſidet *caelo* quod Noſtro et aſtrologis falſum habetur. Repone igitur,

Utque ſibi caelum, ſic tellus diſſidet IPSI.

Ipſi, hoc eſt, ſibi, ut paſſim auctor τὸ ipſe uſurpat Terra ſuas inimicitias ex ſignorum inimicitiis trahit

V. 613 QUA COLITUR, NAMQUE EST NATURA MITIUS ASTRUM. *Qua colitur*, inquit Scaliger, *hoc eſt, Quatenus cicur eſt animal et cultus patiens, eatenus eſt mitius.* Immo *natura* mite eſt, non cultu et arte manſueſcit.

Repone

Si tamen et cognata cupis dignoscere signa,
Quae iungant animos et amica sorte ferantur;
Lanigeri partus cum toto iunge trigono.
Simplicior tamen est aries, meliusque leone
Prosequitur genitos, et te, centaure, creatos,
Quam colitur. namque est natura mitius astrum,
Expositumque suae noxae; nec fraudibus ullis,
Nec minus ingenio molli, quam vellere, constans.
Illis est feritas signis, praedaeque cupido,
Venalisque animus, nonnumquam et vendere cogit
Commoditate fidem, nec longa est gratia facti.
At cum lanigeri partu sub utroque trigono
Non partis: sed rara gerit pro tempore bella,
Quod feritas utriusque magis pro tempore cogit.
Plus tamen in duplici numerandum est roboris esse,

Cui

Vulg. ꝟ. 613. QUA. 614. SINE. 615. CORPORE CONSTAT. 617. EXCEDERE.

Repone ex libris universis, QUAM *colitur* Ordo est, aries *melius* prosequitur leonem et centaurum, *quam* ab iis colitur: quia ipse mitis et simplex, illi feri et praedatores. *Colitur*, ut supra ii, 512, de aquario:

Sublimemque colit *cancrum*.

V 614. SINE FRAUDIBUS ULLIS: NEC MINUS INGENIO MOLLI, QUAM CORPORE CONSTAT Libri omnes, *nec fraudibus*, et vetusti quattuor *constat*. Repono,

NEC *fraudibus ullis*,
Nec minus ingenio molli, quam VELLERE, CONSTANS.

Sic passim de ariete loquens, *vellera*, *vellere* Noster usurpat

V 617 EXCEDERE COGIT COMMODITATE FIDEM *Excedere fidem*, postulante sententia, idem hic erit ac rumpere, prodere: quod tamen latine dici nequit. Nam *excedere* cum accusativis est ultra ire; et *fidem excedere*, est omnem fidem exsuperare, maius quid esse, quam ut credi possit. Ovid. Met vii, 166

Excessitque fidem *meritorum summa tuorum*.

Plinius Hist. vii, 2. *Oculorum acies vel maxime* fidem excedentia *invenit miracula* et xxviii, 13. Excedit fidem *impudens cura*. Suetonius Claud. xxix. *Nam illud omnem* fidem excesserat. Repone igitur,

Venalisque animus, nonnumquam ET VENDERE *cogit*
Commoditate fidem. Tibullus i, 9.
Tum mihi iurabas nullo te divitis auri
Pondere, non gemmis, vendere *velle* fidem.

V. 619. AT CUM LANIGERI PARTU. Hic et duo sequentes spurii sunt. Libri habent, *non parcit*: unde Scaliger resinxit *non partes*, hoc est, factionem. Idem adscivit Huetius; et insuper *gerunt* reponit pro *gerit*. Frustra uterque in adulterinis coniecturas perdunt. Nihil enim in his tribus est, quod non antea dictum sit. *Partes* vero *gerere* quis umquam dixit? Quid, quod, *sub utroque trigono*, barbare dictum, pro utroque angulo unius trigoni? Denique *pro tempore bella*, et continuo, *pro tempore cogit*, inficete et putide.

Cui commixtus homo est, quam te, Nemaee, sub uno.
Idcirco et pax est signis, et mixta querela.
Quinetiam tauri capricorno iungitur astrum;
Nec magis illorum coëunt ad foedera mentes.
Virgineos etiam partus, quicumque creantur
Tauro, complecti cupiunt: sed saepe queruntur.
Quosque dabunt gemini chelaeque et aquarius ortus,
Unum pectus habent, fideique immobile vinclum:
Magnus erit geminis amor, et concordia duplex.
Magnus et in multos veniet successus amicos.
Scorpios et cancer fraterna in nomina ducunt
Ex semet genitos: nec non et piscibus orti
Concordant illis. saepe est et subdolus astus;
Scorpios aspergit noxas sub nomine amici.
At quibus in lucem pisces venientibus adsunt,
His non una manet semper sententia cordi.
Commutant animos interdum, et foedera rumpunt,
Ac repetunt: tectaeque lues sub fronte vagantur.
Sic erit e signis odium tibi paxque notanda:

In

Vulg. v 624. idcirco pax 626. ET. 629 CHELAE ET QUOS DAT. 635 NAM——ACTUS.

V. 624. IDCIRCO PAX EST SIGNIS. Rectius libri vetusti, *Idcirco* ET *pax est*

V 626 ET MAGIS ILLORUM. Libri universi NEC *magis*. *Et* a Scaligero est, quia *nec*, inquit, contrarium auctoris menti est. Festinabat vir magnus, cum hoc scriberet Taurus et capricornus in eodem trigono sunt *non* tamen *magis* concordes sunt, quam aries et centaurus: quia hinc signa singula sunt, illinc duplicia.

V 629. QUOSQUE DABUNT CHELAE, ET QUOS DAT AQUARIUS ORTUS. Versus abhinc tertius in nullo manuscripto est · a Bonincontrio opinor additus, ad trigonum supplendum. Repone igitur,

Quosque dabunt GEMINI CHELAEQUE ET *aquarius ortus.*

Error inde natus, quia notis non literis olim haec scribebantur.

V. 635 CONCORDANT. ILLIS (SAEPE EST NAM SUBDOLUS ACTUS) Libri veteres *et* pro *nam* Lege et distingue,

Concordant illis saepe est ET *subdolus* ASTUS.

Astus etiam Heinsius ad Ovidium et Huetius vidit Scorpios infidos et subdolos parit; pisces, varios et inconstantes.

V. 643. NEC SATIS EST TANTUM. Vetusti quattuor, *Nec satis* HOC *tantum*.

V.

In terris geniti tali ſub lege creantur.
Nec ſatis hoc tantum ſolis inſiſtere ſignis:
Contemplare locum caeli, ſedemque vagarum.
Parte genus variant, et vires linea mutat.
Nam ſua quadratis veniunt, ſua iura trigonis,
Et quae per ſenos decurrit virgula tractus,
Quaeque ſecat medium tranſverſo limite caelum.
Hinc modo dat mundus vires, modo deterit idem:
Quaeque illic ſumunt iras, huc acta reponunt.
Diſtat enim, ſurgantne eadem, ſubeantne, cadantne.
Crebrius adverſis odium eſt: cognata quadratis
Corpora cenſentur ſignis, et amica trigonis.
Nec ratio obſcura eſt: nam quartum quodque locavit
Eiuſdem generis ſignum natura per orbem.
Quattuor aequali caelum diſcrimine ſignant,
In quibus articulos anni deus ipſe creavit.
Ver aries, cererem cancer, bacchumque miniſtrans
Libra, caper brumam genitoſque ad frigora menſes.
Necnon et duplici quae ſunt connexa figura,

Quartum

Vulg. v. 643 EST. 650. HIC. 659. GENITUSQUE——PISCES.

V. 644 CONTEMPLARE LOCUM CAELI. Verſus ſpurius. Vide ad verſum 651

V 650 HIC ACTA REPONUNT. *Hic acta* σαλοικίζει. Repone ex libris veteribus,
HUC *acta reponunt*.

V 651. DISTAT ENIM, SURGANTNE EADEM, SUBEANTNE, CADANTNE Verſus irreptitius et ineptus: *ſurgant* enim et *ſubeant* eodem ſunt ſenſu. Praeterea omnes omnino codices numero ſingulari habent, *ſurgatne, ſubeatne, cadatne*. Mutatum credo a Bonincontrio; ut praecedenti verſui hunc adaptaret. Atqui interpolator olim aliquis binos verſus addiderat;

Contemplare locum caeli ſedemque vagarum:
Diſtat enim ſurgatne eadem, ſubeatne, cadatne.

hoc eſt, *eadem vaga ſtella:* quorum verſuum alter, quod in anguſtiore margine uterque longo ſpatio ſcriberentur, ab altero ſeparatus eſt; cum ab ignaris librariis in textum inducerentur. Nondum quicquam de planetarum aſpectibus auctor narraturus erat.

V. 659. LIBRA, CAPER BRUMAM, GENITUSQUE AD FRIGORA PISCIS. *Id eſt, caper*, inquit Scaliger, *idemque piſcis: eſt enim pars caper, pars piſcis*. Hanc interpretationem ſecuti ſunt alii. Sed ſine dubio tacitis ſententiis damnarunt poëtam tam abſurde et incondite

Quartum quaeque locum retinent: duo cernere pisces,
Et geminos iuvenes, duplicemque in virgine formam,
Et duo centauri licet uno corpora textu.
Sic et simplicibus signis stat forma quadrata.
Nam neque taurus habet comitem, nec iungitur ulli
Horrendus leo, nec meruit sibi nectere quemquam
Scorpios, atque uno censetur aquarius astro.
Sic quaecumque manent quadrato condita templo
Signa, parem referunt numeris aut tempore sortem.
Haec veluti cognata manent sub foedere tali:

Idcirco

Vulg v 661. QUEMQUE. 663. CORPORE TEXTOS. 666. METUIT SINE CORPORE 667 CENSENTUR. 670 AC.

dite loquentem Codex Vossianus, *genitosque pisces* Repone,

Libra, caper brumam GENITOSQUE *ad frigora* MENSES.

hoc est, menses hibernos. Claudian Pros iii, 224

Quod gelidi *rubeant alieno germine* menses.

V 661. QUARTUM QUEMQUE LOCUM RETINENT. Atqui hoc falsum, duplicia signa quartum *quemque* locum retinere. tum enim omnes duodecim tenerent, quorum quivis diverso respectu quartus esse potest. Repone igitur,

Quartum QUAEQUE *locum retinent.*

Hoc est, *quaeque signa*, ut versu 654.

nam quartum quodque *locavit*
Eiusdem generis signum.

V. 663 ET DUO CENTAURI LICET UNO CORPORE TEXTOS *Textos* a Scaligero est. *licet*, inquit, *cernere duo contextos in uno corpore centauri.* Atqui nec ordo vocabulorum probus est; nec *duo textos* placet; quasi duo isti integra essent animalia, non unius partes. Gemblacensis, *uno in corpore mixtum*; et superne pro varia lectione *textum*. Ceteri tres non agnoscunt *in*, et in ipso textu habent *textum*. Repone,

Et duo centauri licet uno CORPORA TEXTU.

Duo corpora centauri uno textu, hoc est, unà commissa, connexa, contexta *Textus*, usitatum auctori vocabulum: ut ii, 428.

Temporaque efficiunt, simili concordia textu.

iii, 270 *venietque suo per carmina* textu.

iv, 415. *et vario consurgunt sidera* textu.

V. 666. NEC METUIT SINE CORPORE QUEMQUAM SCORPIOS. Ostendit taurum, leonem, scorpion, et aquarium signa esse *simplicia* Quo igitur pertinet, *scorpion neminem metuere?* Aut quid omnino est, *quemquam sine corpore?* *Sine corpore*, inquit Huetius, *subaudi* adiuncto. Atqui nec illud iure potest subaudiri, nec quicquam sententiam iuvat. Restituo tibi verba auctoris,

nec MERUIT SIBI NECTERE *quemquam Scorpios.*

Errori ansam dedit compendiosa scriptio, *si nectere, si necpore.* Non meruit scorpios, utpote totus venenosus, quemquam habere sibi connexum, quo duplex signum fieret.

V. 667 ATQUE UNO CENSENTUR AQUARIUS ASTRO. Priore versu iam emendato, quis non videat legendum esse, CENSETUR. Ita Vossianus, et ex recentioribus multi

V 669 SIGNA PAREM REFERUNT NUMERIS AUT TEMPORE SORTEM *Tempore*, aries, cancer, libra, capricornus, qui cardines quattuor anni tempora designant *Numeris*, duo altera quadrata · sic infra, 678.

minor est numeri *quam* cardinis *usus.*

V.

Idcirco affines ſignant, gradibuſque propinquis
Accedunt, unoque tenent ab ſanguine natos.
Proxima vicinis ſubſcribunt; tertia quaeque
Hoſpitibus: ſic aſtrorum ſervabitur ordo;
Quotquot cardinibus, ſerie variante, moventur.
Quae quamquam in partes diviſi quattuor orbis
Altera quadrata efficiunt; non lege quadrati
Cenſentur: minor eſt numeri, quam cardinis uſus.
Longior in ſpatium porrecta eſt linea maius,
Quae tribus emenſis ſignis facit aſtra trigona:
Haec

Vulg v 672. UNAQUE——SUB IMAGINE. 675. PROPRIO QUADRANTE. 677 SIDERA.

V 670 AC VELUTI COGNATA MANENT SUB FOEDERE TALI. Immo non omnia quadrata cognatos faciunt, ſed unum tantum, quod quattuor cardines tenet Repone igitur,

HAEC *veluti cognata manent ſub foedere tali*

Haec ultima, quae *tempore* parem ſortem referunt, non *numeris ſolis* Sic infra de trigonis.

Haec *meliora putant, mentes quae iungere poſſunt*

V 672 UNAQUE TENENT SUB IMAGINE NATOS. Quid eſt *una ſub imagine?* an omnes, ſub eodem quadrato nati, ſunt eadem forma corporis? Ridiculum. Repone,

UNOQUE *tenent* AB SANGUINE *natos*.

Quadrata, inquit, et affines ſignant et conſanguineos, trigona amicos Virgil. Aen viii, 142

Sic genus amborum ſcindit ſe ſanguine ab uno

Noſter ii, 681 *imitantes iura gradumque Sanguinis,*

et 685 *foedus ſub* ſanguine *fallunt*

V 673 PROXIMA VICINIS SUBSCRIBUNT Ut quadratum arietis cardinale affines et conſanguineos generat, ita *proxima*, tauri quadratum, vicinos, et *tertia*, geminorum quadratum, hoſpites. *Haec*, prima ſcilicet, *proxima*, *tertia*. Apparet ergo hunc verſum et ſequentes quinque recte hic a nobis poni: nam in manuſcriptis et editis veniunt poſt verſum 686.

V 675 QUOTQUOT CARDINIBUS PROPRIO QUADRANTE MOVENTUR. Pro *proprio quadrante*, quod a Scaligero eſt, libri veteres *proprie variante*. Sane quid ſibi velit *proprio quadrante* non intelligo cum *quadrans* non ſit quadratum, ſed quarta pars quadrati, vel alterius rei cuiuſvis. Repono,

ſic aſtrorum ſervabitur ordo;
Quotquot cardinibus, SERIE VARIANTE, *moventur*

Sic ordo, inquit, aſtrorum ſervabitur, pro rata quoquoverſus a cardinibus diſtantia; ut proxima vicinis dentur, tertia hoſpitibus; ſerie aſtrorum tria quadrata variante Infra ii, 959.

quae pervolat omnis
Aſtrorum ſeries

Porro hinc conſtat, virum magnum inconſulto hic mutaſſe ordinem verſuum in codicibus receptum; cum et hunc 675 ante verſum 673 poſuerit.

V. 677 SIDERA QUADRATA EFFICIUNT. *Quae*, aſtra ſcilicet, *efficiunt ſidera quadrata*. Quid putidius, cum aſtra ſint idem quod ſidera? Nec recte dixeris *ſidera quadrata* Neque vero minus putide, ſi caſu recto acceperis, aſtra, *quae ſidera* efficiunt quadrata. Repone,

ALTERA *quadrata efficiunt*

hoc eſt, duo alia quadrata, praeter quadratum arietis cardinale.

V

Haec ad amicitias, imitantes iura gradumque
Sanguinis, atque animis haerentia foedera ducunt.
Utque ipsa ex longo coëunt submota recessu,
Sic nos coniungunt maioribus intervallis.
Haec meliora putant, mentes quae iungere possunt,
Quam quae nonnumquam foedus sub sanguine fallunt.
Adde suas partes signis, sua partibus astra:
Nam nihil in totum servit sibi: mixta feruntur.
Ipsis dant vires astris capiuntque vicissim:
Quae mihi mox certo digesta sub ordine surgent.
Omnibus ex istis ratio est repetenda per artem,
Pacata infestis signa ut dignoscere possis.
Perspice nunc tenuem visu rem, pondere magnam,
Et tantum Graio dignari nomine passam,
Dodecatemoria in titulo signantia causas.
Nam cum tricenas per partes sidera constent,
Rursus bis senis numerus diducitur omnis.
Ipsa igitur ratio binas in partibus esse

Dimidiasque

Vulg v. 682 PECTORA. 689. FINES. 692. PERDISCERE 694 SIGNARI.

V 682 ANIMIS HAERENTIA PECTORA. Quid hic facit *pectora?* Lege FOEDERA. Ducunt ad amicitias et foedera firma Ut mox foedus *sub sanguine fallunt*

V. 687. ADDE SUAS PARTES SIGNIS, SUA PARTIBUS ASTRA Cum in omnibus membranis hic versus hoc, quo nunc edimus, loco feratur; miror qui factum sit, ut et ante Scaligerum detrudatur post versum 690. Ordo clarus et conspicuus est. Adde suas signis *partes*; nam nihil in *totum* sibi servit. *Partes* et *totum* antitheta sunt

V 689 IPSIS DANT FINES ASTRIS CAPIUNTQUE VICISSIM Sine dubio *fines*, sive termini, statae sunt; quomodo ergo dantur, et vicissim capiuntur? Repone,

Ipsis dant VIRES *astris capiuntque vicissim.*

Cum *mixta* dicit, et *vires* dicit: haec enim se mutuo postulant. Vide ad ii, 859.

692. PACATA INFESTIS SIGNA UT PERDISCERE POSSIS. *Perdiscere* nullo hic sensu est. Omnino corrigendum, DIGNOSCERE ut supra ii, 608.

Si tamen et cognata cupis dignoscere *signa.*

V 694 SIGNARI NOMINE PASSAM. Inepte et ignave *signari*, cum proximo versiculo sequatur *signantia.* Repone,

DIGNARI *nomine passam*

Dignari nomine: Priscianus p 793 Cicero in Oeconom *Homo ex eo numero hominum, qui apud nos eo nomine dignantur.* Et alibi.

V.

Dimidiasque docet partes. his finibus esse
Dodecatemorium constat; bis senaque cuncta
Omnibus in signis: quae mundi conditor ille
Attribuit totidem numero fulgentibus astris;
Ut sociata forent alterna sidera sorte,
Et similis sibi mundus, et omnia in omnibus astra;
Quorum mixturis regeret concordia corpus,
Et tutela foret communi mutua causa.
Idcirco quamquam signis nascantur eisdem,
Diversos referunt mores, inimicaque vota.
Et saepe in pecudes errat natura, maremque
Femina subsequitur, miscentur sidere partus,
Singula divisis variant quod partibus astra,
Dodecatemoriis proprias mutantia vires.
Nunc quae sint cuiusque canam, quove ordine constent:
Ne vagus ignotis signorum partibus erres.
Ipsa suo retinent primas in corpore partes
Sidera: vicinae subeuntibus attribuuntur.

Cetera

Vulg v. 707 NASCUNTUR 711 QUOT. 713. QUID SIT CUIASVE. 716 VICINIS SUBEUNTES.

V 707 SIGNIS NASCUNTUR EISDEM. Veteres quattuor, NASCANTUR

V 709 ET SAEPE IN PECUDES ERRAT NATURA Hic et sequens versus adulterini sunt effícti ex libri IV versibus 101, &c

V 711 SINGULA DIVISIS VARIANT QUOT PARTIBUS ASTRA. Pro *quot* vetusti quattuor *quod* Recte. Diversos referunt mores, *eo quod* astra divisis partibus variant.

V. 713 NUNC QUID SIT, CUIASVE, CANAM, QUOVE ORDINE CONSTET. *Cuiasve* a Scaligero est; *cuias*, inquit, *pro quale*, *ut* ποδαπὸν *pro* ποῖον. Non opus est tam ignoto remedio Veteres quattuor *cuiusque*, et ex illis duo *constent*. Repone,

Nunc, QUAE SINT CUIUSQUE, *canam*,
quove ordine CONSTENT.

Nunc dicam, quae sint dodecatemoria cuiusque astri; primum in ariete est arietis ipsius, secundum tauri, tertium geminorum, et sic deinceps, ultimum piscium. Eodem ordine procedendum in reliquis signis.

V 716. VICINIS SUBEUNTES ATTRIBUUNTUR. Vetusti quattuor, *vicinis subeuntibus* Repone igitur,

VICINAE SUBEUNTIBUS *attribuuntur*.

vicinae *partes* dantur *signis* subeuntibus sive sequentibus.

V.

Cetera pro numero ducunt ex ordine ſortes:
Ultima et extremis ratio conceditur aſtris.
Singula ſic retinent binas in ſidere quoque
Dimidiaſque ſibi partes; et ſumma repletur
Partibus exactis triginta ſidere in omni.
Nec genus eſt unum, ratio nec prodita ſimplex;
Pluribus inque modis verum natura locavit,
Diduxitque vias; voluitque per omnia quaeri.
Haec quoque comperta eſt ratio ſub nomine eodem.
Quacumque in parti naſcentum tempore luna
Conſtiterit, numeris hanc ter diſpone quaternis,

Sublimi

Vulg v. 717 PARTES 719. SIDERA QUAEQUE. 720. SUI. 721 SORTIBUS.

V 717. CETERA PRO NUMERO DUCUNT EX ORDINE PARTES. Cum *ducunt* legis, ſubibit tibi mentem, SORTES legendum eſſe, non *partes* Virgilius Aen vi, 22

ſtat ductis ſortibus *urna*.

et Noſter infra ii, 743

ducunt *et ſingula* ſortes
Dimidias.

V 719 SINGULA SIC RETINENT BINAS IN SIDERA QUAEQUE Libri vetuſti pro *quaeque* habent *quoque* Repone igitur, ut verſu 747,

Singula ſic retinent binas in SIDERE QUOQUE.

V 720 DIMIDIASQUE SUI PARTES Certe non *ſui* partes; cum ſingula ſigna non in ſe ſolum, ſed in aliis omnibus dodecatemorion habeant Repono,

Dimidiaſque SIBI *partes*.

V 721. SORTIBUS EXACTIS TRIGINTA SIDERE IN OMNI. Ut verſu 717 *ſortes* repoſuimus pro *partes*· ita viciſſim pro *ſortibus* reponendum hic *partibus* Nam *partes* quidem in omni ſidere *triginta* ſunt; ſed *ſortes* tantum *duodecim* Aut igitur legendum,

Sortibus exactis BIS SENIS *ſidere in omni*.

aut,

PARTIBUS *exactis triginta ſidere in omni*

V 730 ET QUAE DEHINC FUERINT, PARTES NUMERARE MEMENTO Libri vetuſti *quae et hinc defuerant*. Quod Scaligero *ridiculum* eſt; et ille ſuam correctionem ſic explicat *Memento attribuere ſuas partes illi ſigno, et ſignis quae dehinc fuerint, ſive ſignis ſequentibus* Erravit vir magnus lege minima mutatione,

QUAEQUE HINC DEFUERANT *partes numerare memento*

hoc eſt, et ſuas partes et quae hinc defuerant, ut in toto triginta partes primo ſigno tribuantur Eſto luna in xv parte arietis· et iſtas xv ei tribue, et alias xv quae defuerant: ut fiant xxx

V. 731. PROXIMA TRICENAS PARTES SENTENTIA DUCIT. Locus mendoſiſſimus, qui et Scaligero et Huetio craſſas tenebras offudit Vetuſti codices pro *partes* habent *pariter*; pro *ducit*, *ducunt*. Voſſianus vero *pariterque* Repone igitur,

Proxima tricenas PARITERQUE SEQUENTIA DUCANT.

Proxima et item ſequentia ſigna triginta partes habeant, donec numerus exhauriatur.

V 732. HIC UBI DEFICIET NUMERUS Hic et ſequentes duo ſpurii ſunt et falſi, ut mox videbis

V

Sublimi totidem quia fulgent ſidera mundo.
Inde ſuas illi ſigno, quo luna refulſit,
Quaeque hinc defuerant, partes numerare memento.
Proxima tricenas pariterque ſequentia ducunt.
Hic ubi deficiet numerus, tunc ſumma relicta
In binas ſortes adiecta parte locetur
Dimidia, reliquis tribuatur ut ordine ſignis.
In quo deſtituent, eius tum luna tenebit
Dodecatemorium ſigni. poſt cetera ducet
Ordine quaeque ſuo, ſicut ſtant aſtra locata.
Haec quoque te ratio ne fallat, perſpice paucis.
Maior

Vulg v. 730. ET QUAE DEHINC FUERINT. 731 PARTES SENTENTIA DUCIT. 735 QUA——TE IUSTUM 736. DUCES.

V. 735 IN QUA DESTITUENT TE, IUSTUM LUNA TENEBIT DODECATEMORIUM SIGNI. Vides, opinor, caeſuram pede tertio finiri, immodulate Cur autem *iuſtum* dicitur dodecatemorium? cum ſi omnino eſt dodecatemorium, iuſtum ſit neceſſe eſt. Pro *deſtituent te*, Voſſianus *deſtituente*. Repone,

In QUO *deſtituent*, EIUS TUM *luna tenebit*
Dodecatemorium ſigni.

Luna tum tenebit dodecatemorium eius ſigni, in quo deſtituent partes ſive numeri.

V 736. POST CETERA DUCES ORDINE QUAEQUE SUO. *Duces* a Scaligero eſt, qui in hoc dodecatemoriorum loco, ubi maxime ſuam operam iactat, maxime erravit. Libri omnes DUCET *Poſtea*, inquit, *luna ducet cetera* dodecatemoria, pro ſtato ordine aſtrorum. Sic 717.

Cetera pro numero ducent *ex ordine ſortes.*

Vides iam antitheton, tum luna illius ſigni dodecatemorium tenebit, poſt ceterorum ſignorum, pro curſu lunae et ſignorum ordine.

CETERUM tota haec dodecatemoriorum doctrina facile percipietur ope diagrammatis; ſine eo difficillime Tres olim methodi excogitatae ſunt, inveniendi in quovis ſigno dodecatemorii: quae omnes eodem recidunt et eodem perveniunt. Prima et ſimpliciſſima eſt, quam tradit auctor verſu 715 et deinceps:

Ipſa ſuo retinent primas in corpore partes
Sidera, vicinae ſubeuntibus attribuuntur.

Alia porro via eſt idem inveniendi, quam auctor docet a verſu 725.

Haec quoque comperta eſt ratio ſub nomine eodem.
Quacumque in parte

Denique et tertia methodus ab arithmeticis excogitata eſt, quae eodem cum prioribus pervenit. Eſto luna in xiii parte arietis. Divide numerum xiii in partes dimidias fient partes xxvi Ex his da v dimidias arieti (quot nempe dimidiis ſingula dodecatemoria conſtant) v etiam tauro, v geminis, v cancro, v leoni. Iam deduſti xxv; et ex xxvi reſtat una. ergo et hac quoque methodo luna incidit in primam dodecatemorii virginis

Tertiam hanc rationem Porphyrius tradit apud Scaligerum ad verſum 747· Manilius vero non attingit, duabus prioribus contentus. Unde conſtat tres illos verſus a verſu 732 adulterinos eſſe. Nam et ſupervacui ſunt, et barbari, et falſi. *Hic ubi deficiet numerus* id ipſum quod verſu 735. *In quo deſtituent* partes ſive numeri. *Tum ſumma relicta locetur in binas ſortes, adiecta parte dimidia.* Quid eſt *locetur* in ſortes? Poſtremo illud, *reliquis tribuatur* (ſive ut libri veteres *tribuantur*) *in ordine ſignis,* caret omni ſenſu: *ſumma* enim relicta ſemper in uno ſigno abſumitur.

Maior in effectu, minor est: quod partibus ipsis
Dodecatemorii quid sit quod dicitur esse
Dodecatemorium. namque id per quinque notatur
Partes. nam totidem praefulgent sidera caelo,
Quae vaga dicuntur. ducunt et singula sortes
Dimidias, viresque in eis et iura capessunt.
In quocumque igitur stellae quandoque locatae
Dodecatemorio fuerint, spectare decebit.
Cuius enim stella in fines in sidere quoque
Inciderit, dabit effectus pro viribus eius.
Undique ducenda est ratio per quam omnia constant.
Verum haec posterius proprio cuncta ordine reddam.
Nunc satis est docuisse suos ignota per usus:
Ut cum perceptis steterit fiducia membris,
Hinc totum corpus facili ratione notetur,
Et bene de summa veniat post singula carmen.
Ut rudibus pueris monstratur litera primum,

Per

Vulg v 747 STELLAE fines 748. INCIDERINT——IN. 749. MISCENDA.

V. 747 CUIUS ENIM STELLAE FINES IN SIDERE QUOQUE INCIDERINT, DABIT EFFECTUS IN VIRIBUS EIUS Oratio soloeca est Libri veteres;

stellae in fine sint sidere quoque.

Repone,

Cuius enim STELLA IN *fines in sidere quoque*
INCIDERIT, *dabit effectus* PRO *viribus eius*

Cuius enim dodecatemorii in fines stella inciderit, dabit illud effectus suos pro viribus eius stellae *Inciderit in fines*; ut iii, 550

si mensis in *astrum*
Laetius inciderit

V. 749 UNDIQUE MISCENDA EST RATIO Quid sit *miscere rationem* nescio, multo minus quid sit *undique miscere* At Scaliger. *Usus*, inquit, *est proprio artis vocabulo* Tu tamen repone,

Undique DUCENDA *est ratio, per quam omnia constant* Infra ii, 768.

Per partes ducenda *fides*. et iii, 417
Haec erit horarum ratio ducenda *per orbem*
iv, 915.
An minus est sacris rationem ducere *signis*.

V. 756. PER FACIEM NOMENQUE SUUM · TUM PONITUR USUS. *Tum ponitur* a Scaligero est Libri omnes *componitur*. Versus est spurius. quis enim *usus ponitur*, cum simplices literae monstrantur? Post syllabas et verba, tum demum *usus traditur* et vires rerum, versu 759.

V 757. TUNC CONIUNCTA SUIS FORMATUR SYLLABA NODIS. Cuinam alii rei *coniuncta* est syllaba? Repone,

†

Tunc

Per faciem nomenque ſuum : tum ponitur uſus,
Tunc et vincta ſuis formatur ſyllaba nodis.
Hinc verbi ſtructura venit per membra legendi.
Tunc rerum vires, atque artis traditur uſus,
Perque pedes proprios naſcentia carmina ſurgunt,
Singulaque in ſummam prodeſt didiciſſe priora.
Quae niſi conſtiterint primis fundata elementis,
Vel ſua praepropere dederint praecepta magiſtri,
Effluat in vanum rerum praepoſterus ordo.
Sic mihi per totum volitanti carmine mundum;
Obrutaque abſtruſa penitus caligine fata,
Pieridum numeris etiam modulata, canenti;
Quaque deus regnat revocanti numen ab arce;
Per partes ducenda fides, et ſingula rerum
Sunt gradibus tradenda ſuis : ut cum omnia certa
Notitia ſteterint, proprios revocentur ad uſus.
Ac velut in nudis cum ſurgunt montibus urbes;

Conditor,

Vulg v. 757. CONIUNCTA. 758. VERBIS. 761. SUMMA. 763 VERSIS QUAE. 766. ERUTAQUE. 772. VELUTI——MOENIBUS.

Tunc ET VINCTA *ſuis formatur ſyllaba nodis*

c̄ compendioſe eſt *con*, *ē et*.

V. 758 HINC VERBIS STRUCTURA VENIT PER MEMBRA LEGENDI *Membra* a Scaligero eſt, et recte, ut opinor. Codices univerſi *per verba* Sed quo pertinet gerundium illud *legendi?* an *ſtructura legendi*; an *membra* vel *verba legendi?* Utrumvis ridicule. Huetius corrigit *per verba legendo* Repone,

Hinc VERBI *ſtructura venit per membra legendi.*

Verbi ſingulari numero, ut prius *litera*, *ſyllaba*. *Per membra*; hoc eſt, verbi per ſyllabas ſuas.

V. 761. SINGULAQUE IN SUMMA PRODEST Immo legendum *in* SUMMAM. Prodeſt, proficit in ſummam.

V 763. VERSIS, QUAE PROPERE DEDERINT PRAECEPTA MAGISTRI. Libri vetuſti, *verſaque quae propere* Repone,

VEL SUA PRAEPROPERE *dederint praecepta magiſtri.*

V 766 ERUTAQUE ABSTRUSA *Eruta penitus*, alterum alteri repugnat. Repone,

OBRUTAQUE *abſtruſa penitus caligine fata.*

V. 768. QUAQUE DEUS REGNAT REVOCANTI NUMEN AB ARCE. Libri veteres

Quoque *deus regnat revocanti numen* in arte.

V. 772 AC VELUTI NUDIS CUM SURGUNT MOENIBUS URBES *Moenibus* a Scaligero eſt : omnino contra ſententiam. Quid enim eſt, *nudis moenibus?* et quomodo ſurgunt *moenia*,

Conditor, ut vacuos muris circumdare colles
Deſtinat, ante manu quam tentet ſcindere foſſas,
Verſat opus. ruit ecce nemus, ſaltuſque vetuſti
Procumbunt; solemque novum, nova ſidera cernunt:
Pellitur omne loco volucrum genus, omne ferarum;
Antiquaſque domos et nota cubilia linquunt.
Aſt alii ſilicem in muros, et marmora templis
Rimantur; ferrique rigor per tempora nota
Quaeritur: huc artes, huc omnis convenit uſus.
Tunc demum conſurgit opus, cum cuncta ſuperſunt;
Ne medios rumpat curſus praepoſtera cura.
Sic mihi cunctanti tantae ſuccedere moli
Materies primum rerum, ratione remota,
Tradenda eſt; ratio ſit ne poſt irrita, neve
Argumenta novis ſtupeant naſcentia rebus.
Ergo age noſcendis animum compone ſagacem
Cardinibus, qui per mundum ſunt quattuor omnes
Diſpoſiti ſemper, mutantque volantia ſigna.
Unus ab exortu caeli naſcentis in orbem,
Qui primum terras aequali limite cernit.
Alter ab adverſa reſpondens aetheris ora,

Unde

Vulg. v 773. ET 775 VERTIT. 777. ATQUE.

moenia, prius quam opus deſtinatur? Lege ex libris omnibus,

Ac VELUT IN *nudis cum ſurgunt* MONTIBUS *urbes*

Montibus nudis, ut verſu ſequente *vacuos colles* Plerumque urbes in editis et montanis locis olim condebantur.

V 773 CONDITOR ET VACUOS. Lege et diſtingue,

Conditor, UT *vacuos muris circumdare colles*
Deſtinat.

Ut deſtinat, ut primum deſtinat.

V. 775. VERTIT OPUS. Quid hoc eſt? *Vertit opus antequam tentet foſſas* ſcindere? Vertit, antequam vertat? Repone,

VERSAT *opus*; mente, animo, conſilio.

V 777 PELLITUR OMNE LOCO VOLUCRUM GENUS, ATQUE FERARUM. Lege ποιητικωτέρως,

Pellitur omne loco volucrum genus, OMNE *ferarum*. ut iv, 86.

Quod

Unde ſugit mundus, praecepſque in tartara tendit.
Tertius excelſi ſignat faſtigia caeli;
Quo deſeſſus equis Phoebus ſubſiſtit anhelis,
Diſcernitque diem, mediamque examinat horam.
Ima tenet quartus fundato nobilis orbe;
In quo principium eſt reditus, finiſque cadendi
Sideribus; pariterque occaſus cernit et ortus.
Haec loca praecipuas vires, ſummoſque per artem
Fatorum effectus referunt: quod totus in illis
Nititur aeternis veluti compagibus orbis.
Quae niſi perpetuis alterna ſorte volantem
Curſibus excipiant, nectantque in vincula, bina
Per latera, atque imum templi ſummumque cacumen;
Diſſociata fluat reſoluto machina mundo.
  Sed diverſa tamen vis eſt in cardine quoque;
Et pro ſorte loci variant, atque ordine diſtant.
Primus erit, ſummi qui regnat culmine caeli,
Et medium tenui partitur limite mundum;
Quem capit excelſa ſublimem gloria ſede.
Scilicet haec tutela decet faſtigia ſumma,
Quicquid ut emineat ſibi vindicet, et decus omne
Afferat,

Vulg v. 797 DECLINATQUE——MEDIASQUE——UMBRAS. 803. AETHEREIS

Quod Decios non omne *tulit, non* omne *Camillos*

V 785 MATERIES PRIMUM, RERUM RATIONE REMOTA. Diſtingue:
Materies primum rerum, ratione remota.

V. 797 DECLINATQUE DIEM, MEDIASQUE EXAMINAT UMBRAS. Quomodo *declinat*, qui in ipſo faſtigio eſt? et quae ſunt mediae umbrae? Repone,
DISCERNITQUE *diem*, MEDIAMQUE *examinat* HORAM.

Ita i, 633 de circulo meridiano:
medium praecidit olympum,
Diſcernitque *diem, ſextamque examinat* horam.

V. 803 NITITUR AETHEREIS VELUTI COMPAGIBUS ORBIS. Quales ſunt *aethereae* compages? rarae, credo, et tenues, ac parum firmae. Repone,
Nititur AETERNIS *veluti compagibus orbis.*

V.

Afferat, et varios tribuendo regnet honores.
Hinc favor, et species, atque omnis gratia vulgi:
Reddere iura foro, componere legibus urbem:
Foederibusque suis externas iungere gentes:
Et pro sorte sua cuiusque extollere nomen.
Proximus, est ima quamquam statione locatus,
Sustinet aeternis nixum radicibus orbem:
Effectu minor in speciem, sed maior in usum:
Fundamenta tenet rerum, censusque gubernat.
Quam rata sint fossis, scrutatur, vota metallis;
Atque ex occulto quantum contingere possit.
Tertius aequali pollens in parte, nitentem
Qui tenet exortum, qua primum sidera surgunt,
Unde dies redit, et tempus describit in horas:
Hinc inter Graias horoscopos editur urbes:

Nec

Vulg v. 817. ORBEM. 820 AST 821 ALTERIUS 822. SPECIE—USU. 826. AEQUE ILLI.

V. 817 COMPONERE LEGIBUS ORBEM Hoc nimium est, totum *orbem*. satis est, si URBEM componat.

V 820 PROXIMUS AST, IMA QUAMQUAM STATIONE LOCATUS. *Ast* a Scaligero venit satis inconcinne Libri omnes, *est* Recte, si recte distinguas;
Proximus, EST *ima quamquam statione locatus.*

V. 821 SUSTINET ALTERNIS NIXUM RADICIBUS ORBEM. Quomodo *unus* et idem cardo *alternis* radicibus? iterum repone,
Sustinet AETERNIS *nixum radicibus orbem.*

V. 822. EFFECTU MINOR IN SPECIE, SED MAIOR IN USU. Repone,
Effectu minor in SPECIEM, *sed maior in* USUM. ut v, 152.
nec in usum *tegmina plantis,*
Sed speciem.

V 824 QUAM RATA SINT FOSSIS, SCRUTATUR VOTA METALLIS; ATQUE EX OCCULTO QUANTUM CONTINGERE POSSIT Libri habent *scrutantur,* et *contingere possis* Versus irreptitii et barbari.

V 826 TERTIUS AEQUE ILLI POLLENS IN PARTE Libri omnes, *Tertius atque illi*. unde Scaliger fingebat, *aeque illi pollens;* hoc est, aequipollens illi Quorsum igitur pertinebit, *in parte?* Repone,
Tertius AEQUALI *pollens in parte.*
Aequali parte; quia cardines orbem dividunt in quattuor partes aequales. Sic ii, 232, ubi libri habent, *atque illi degere,* recte a Scaligero emendatum est, *aequali foedere.*

V. 831. HIC TENET ARBITRIUM VITAE, ATQUE HIC REGULA MORUM EST. A codicibus vetustis abest *atque* Repone,
Hic tenet arbitrium VITAÏ, *hic regula morum est.*

Iit

Nec capit externum, proprio quia nomine gaudet.
Hic tenet arbitrium vitaï, hic regula morum eſt:
Fortunamque dabit rebus, ducetque per artes:
Qualiaque excipiant naſcentes tempora prima,
Quos capiant cultus, quali ſint ſede creati,
Utcumque admixtis ſubſcribent viribus aſtra.
Ultimus, emenſo qui condit ſidera mundo,
Occaſumque tenens ſubmerſum deſpicit orbem;
Pertinet ad rerum ſummas, finemque laborum,
Coniugia atque epulas, extremaque tempora vitae,
Otiaque, et coetus hominum, cultuſque deorum.
  Nec contentus eris percepto cardine quoquam.
Intervalla etiam memori ſunt mente notanda,
Per quadrum dimenſa, ſuas reddentia vires.
Quicquid ab exortu ſummum curvatur in orbem,

Aetatem

Vulg v. 831. VITAE ATQUE. 837 RESPICIT. 839. CONIUNGITQUE. 843 MAIUS.

ut Virgilius, *aurai ſimplicis ignem*: et Lucretius, *vitai lampada tradunt*; et ſaepe alias

V 835. UTCUMQUE ADMIXTIS. Doctiſſimus Huetius, *Legendum*, ait, utrimque, *aſtipulantibus libris veteribus* Immo recentiores tantum *utrimque*; vetuſtus quiſque *utcumque* quod et ſententia poſtulat *Utcumque ſubſcribent*, prout bene vel male ſubſcribent Sic iii, 119

Atque, utcumque *regunt dominantia ſidera*, *paret*. et iii, 128.

Si male ſubſcribunt *ſtellae per ſigna locatae*

V. 837 SUBMERSUM RESPICIT ORBEM. Immo ut libri omnes DESPICIT; ſic Virgil Aen. i, 228. *cum Iuppiter aethere ſummo* Deſpiciens *mare velivolum terraſque iacentes*

V. 839. CONIUNGITQUE EPULAS. Quid eſt *coniungere epulas*? quid reliqua? quid *coniungere cultus deorum*? Codex Voſſianus. *eiungiatque atque epulas* hoc erat,

CONIUGIA ATQUE *epulas, extremaque tempora vitae*.

Miror hoc Scaligerum non animadvertiſſe; cum ex Paulo Alexandrino notaverit, hunc cardinem dici γαμοςόλον, ſive nuptias apparantem

V. 843 PER MAIUS DIMENSA. Si interroges, quo ſenſu accipiant *per maius*, nihil reſpondebunt. Repone,

Per QUADRUM *dimenſa, ſuas reddentia vires*.

hoc eſt, per quattuor partes aequales; ut ſupra ii, 322

Quod cum totius numeri qui conſtruit orbem,
Nongentas quadrum *partes per ſidera reddant*.

Quadrum ſive pars quarta numeri ccclx eſt xc.

V.

Aetatem primam naſcenteſque aſſerit annos.
Quod ſummo premitur devexum culmine mundi,
Donec ad occaſus veniat; puerilibus annis
Succedit, teneramque regit ſub ſede iuventam.
Quae pars occaſus infra eſt, imumque ſub orbem
Deſcendit; regit haec maturae tempora vitae,
Perpetua ſerie varioque exercita curſu.
At qua perficitur curſus quadrante ſub imo,
Tarda ſupinatum laſſatis viribus arcum
Aſcendens; ſeros demum complectitur annos,
Labentemque diem vitae, tremulamque ſenectam.
Omne quidem ſignum ſub qualicumque figura
Partibus inficitur mundi: locus imperat aſtris,

Et

Vulg. v. 845. AETATIS PRIMAE 848 GERIT. 849 INTER. 851. ET PROPRIA. 852 REDEUNTE 855. LABENTESQUE DIES

V 845. AETATIS PRIMAE NASCENTISQUE ASSERIT ANNOS Hoc eſt, primae naſcentiſque aetatis Non admodum belle. *Naſcentis* quidem et codices habent; ſed more ſolemni pro accuſativo plurali Repone,

AETATEM PRIMAM *naſcenteſque aſſerit annos*

V. 848. TENERAMQUE GERIT SUB SEDE IUVENTAM Libri omnes *regit* Hoc tamen mendum in utraque Scaligeri editione haeſit.

V. 849 QUAE PARS OCCASUS INTER, IMUMQUE SUB ORBEM DESCENDIT. Quid eſt *inter occaſus?* In margine libri Gemblacenſis notatur locus ut mendoſus. Quid ſi ſic locum refingas,

Quae pars occaſus INFRA EST, *imumque ſub orbem*
Deſcendit. ut Noſter ii, 502.
atque animo complexa eſt ſcorpion infra.

V 851. ET PROPRIA SERIE VARIOQUE EXERCITA CURSU. Nec coniunctio *et* locum hic habet; nec *propria ſerie* quid ſit, quiſquam explicaverit. Repone,

PERPETUA *ſerie varioque exercita curſu*
Perpetua laborum ſerie · ut ſupra 804.
perpetuis——*volantem Curſibus*.

V. 852 AT QUA PERFICITUR CURSUS REDEUNTE SUB IMO Quid vero eſt, *ſub imo redeunte?* Repone,

At qua perficitur curſus QUADRANTE *ſub imo.*

ut ſupra 843, *Per quadrum dimenſa.* Nempe cardines caelum dimetiuntur per quattuor quadrantes.

V 855 LABENTESQUE DIES VITAE. Elegantius vetuſti codices;

LABENTEMQUE DIEM *vitae tremulamque ſenectam*

nempe vita hominum uni diei comparatur; cuius pars poſtrema quaſi ſenecta eſt. Virgilius Aen. xi, 913.

Ni roſeos feſſus iam gurgite Phoebus Ibero
Tinguat equos, noctemque die labente *reducat.*

V. 858. ET DOTES NOXAMQUE FACIT Non idem locus utrumque facit. Repone igitur,

Et dotes NOXAMVE *facit*

V.

Et dotes noxamve facit. vertuntur in orbem
Singula, et accipiunt vires ultroque remittunt.
Vincit enim natura genus, legesque ministrat
Finibus in propriis, et praetereuntia cogit
Esse sui moris, vario nunc ditia honore,
Nunc sterilis poenam referentia sidera sedis.
Quae super exortum est a summo tertia caelo,
Infelix regio, rebusque inimica futuris,
Et vitio fecunda nimis: nec sola sed illi
Par erit, adverso quae fulget sidere sedes.
Iuncta sub occasu, neu praestet cardine mundi,
Utraque praetenta fertur deiecta ruina:
Porta laboris erit; scandendum est, atque cadendum.

Nec

Vulg v. 858. NOXAMQUE. 859 CAELOQUE. 862 DIVES. 863 POENAMQUE FERENTIA——SAECLIS 869. UT QUAE PRAETERITA.

V 859. ET ACCIPIUNT VIRES, CAELOQUE REMITTUNT. Ignare dictum *caeloque* Vossianus *cardoque* Repone,

Singula, et accipiunt vires ULTROQUE *remittunt.*

ut iv, 505.

Accipiunt proprias vires ultroque remittunt.

V 862 VARIO NUNC DIVES HONORE, NUNC STERILIS, POENAMQUE FERENTIA SIDERA SAECLIS. *Actum erat,* ait Scaliger, *de hoc loco absque ope Gemblacensis, qui habet* seclis. Immo actum erit, si *saeclis* legamus; et miror tam ineptam sententiam, tam barbaram orationem tanto ingenio placere potuisse *Sedis* habent tres reliqui vetusti: ut versu 848.

teneramque regit sub sede *iuventam.*

et 867 *adverso quae fulget sidere* sedes.

et 874. *Typhonis habentur Horrendi* sedes.

Corrige totum locum;

et praetereuntia cogit
Esse sui moris, vario nunc DITIA *honore,*
Nunc sterilis poenam REFERENTIA *sidera* SEDIS.

Natura, inquit, *sedis vincit genus, et cogit praetereuntia sidera sui moris esse,* sive sibi obtemperare, et ex se effectum sumere, nunc *ditia, nunc referentia poenam sterilis sedis,* sive nunc ditia et honorata, nunc egena et mendica *Ditia*; ut iv, 755.

Et molles Arabas, silvarum ditia *regna.*

Referentia; ut Noster ii, 249.

Vel quae fessa sedent pigras referentia *mentes.*

Et alibi.

V. 868. IUNCTA SUB OCCASU, NEU PRAESTET CARDINE MUNDI. Sic et libri: sed versus spurius est, insulsus et barbarus.

V. 869. UT QUAE PRAETERITA FERTUR DEIECTA RUINA. *Ut quae* a Scaligero est; quo nomine doctissimo Huetio poenas dedit Ipse tamen Huetius patienter admisit *praeterita.* Quo quaeso sensu? nam si ruina *praeterita est,* quid restat metuendum, quo *feratur deiecta?* Quid, quod si *scandendum* sit, non iam praeteriit ruina, sed imminet. Recte libri veteres,

UTRAQUE PRAETENTA *fertur deiecta ruina.*

Utraque

Nec melior ſuper occaſus, contraque ſub ortu
Sors agitur mundi. praeceps haec, illa ſuperne
Pendens, aut metuit vicino cardine finem,
Aut fraudata cadet. merito Typhonis habentur
Horrendi ſedes, quem tellus ſaeva profudit
Cum bellum caelo peperit: vix matre minores
Extiterunt partus; ſed fulmine rurſus in alvum
Compulſi, monteſque ſuper rediere cadentes;
Ceſſit et in tumulum belli vitaeque Typhoeus.
Ipſa tremit mater flagrantem monte ſub Aetnae.
At, quae fulgentis ſequitur faſtigia caeli,
Proxima vix ipſi cedat cui iungitur aſtro;
Spe melior, palmamque petens, victrixque priorum
Altius inſurgit, ſummae comes addita fini:

In

Vulg. v. 871 OCCASUM. 875 HORRENDAE 876 NEC. 877. ALTUM. 879. TYPHOEO. 881 FULGENTI——CAELO. 882. NEVE——QUI FUNGITUR.

Utraque deiecta, demiſſa, humilis, triſtis, *fertur*, *praetenta* et obverſante oculis *ruina*. huic ne ſcandendo cadat, illi ne cadendo praeceps ruat.

V. 871. NEC MELIOR SUPER OCCASUM. Libri veteres *ſuper* OCCASUS.

V. 875 MERITO TYPHONIS HABENTUR HORRENDAE SEDES Repone, HORRENDI: ut ad Typhona referatur, non ad ſedes.

V. 876. NEC MATRE MINORES EXTITERUNT PARTUS Hoc vero omnem fidem excedit, ut partus aequales ſint matri Demes de hyperbolae tumore; ſi legeris,

VIX *matre minores*.

V. 877. SED FULMINE RURSUS IN ALTUM COMPULSI Quodnam in *altum*? Repone, *ſed fulmine rurſus in* ALVUM *Compulſi*.

In alvum matris *Profudit* habuimus, et *peperit*, et *partus* Et certe ſi *montes* ſuper eos rediere; neceſſario in matris alvum compulſi erant. Et ſic iii, 6.

Fulminis et flamma partus in matre *ſepultos*.

In matre, hoc eſt, in matris alvo.

V 879 CESSIT ET IN TUMULUM BELLI VITAEQUE TYPHOEO. Codices omnes TYPHOEUS; quod interpolavit Scaliger. Placet librorum lectio. ut iii, 25.

In populi unius leges ut cesſerit orbis.

Tumulus belli vitaeque, audax quidem figura; ſed *ſepultum bellum*, et *vitam ſepultam* dixerunt alii.

V. 881 AT QUAE FULGENTI SEQUITUR FASTIGIA CAELO PROXIMA. Quae conſtructio, quive ſenſus? *faſtigia proxima caelo*? certe faſtigia non proxima ſunt, ſed ſumma. Libri omnes, *Atque refulgentis* Repone igitur,

At quae FULGENTIS *ſequitur faſtigia* CAELI.

Proxima, femininum ſingulare.

V 882. NEVE IPSI CEDAT QUI FUNGITUR ASTRO. Pro *neve* codex Voſſianus *non*. Lege tamen,

VIX *ipſi cedat* CUI IUNGITUR *aſtro*.

vix

In peiuſque manent curſus, nec vota ſuperſunt.
Quocirca minime eſt mirum, ſi proxima ſummae
Atque eadem interior, fortunae ſorte dicatur,
Cui titulus forti: cenſum ſic proxima Graiae
Noſtra ſubit linguae, vertitque a nomine nomen.
Iuppiter hac habitat: fortunae crede regenti.
Huic in perverſum ſimilis deiecta ſub orbe,
Imaque ſubmerſi contingens culmina mundi,
Adverſa quae parte nitet; defeſſa peracta
Militia, rurſuſque novo devota labori,
Cardinis et ſubitura iugum ſortemque potentem,
Nondum ſentit onus mundi, iam ſperat honorem.
Daemonien memorant Graii: Romana per ora
Quaeritur in verſu titulus. tu corde ſagaci

Conde

Vulg. v. 885. IMPERIIS. 886 SUMMO. 887. VENERANDA. 888. FELIX——SI. 890 HOC. 892 FULMINA. 898. INVERSO——SUB.

vix ſummo faſtigio cedat. Etiam Huetius *cui iungitur*

V. 885. IMPERIISQUE MANENT CURSUS. Libri omnes; IN PEIUSQUE *manent curſus:* recte Mutavit Scaliger, eo nomine ab Huetio caſtigatus.

V 886. SI PROXIMA SUMMO. Lege SUMMAE, id eſt, ſedi, fini, domui.

V 887. VENERANDA SORTE DICATUR, CUI TITULUS FELIX. *Dicatur*, hic eſt dedicatur, conſecratur. Cuinam igitur *dicatur?* nemini. At Graecis dicitur Ἀγαϑὴ τύχη. Repone ergo,

ſi proxima ſummae
Atque eadem interior, FORTUNAE *ſorte dicatur,*
Cui titulus FORTI. *cenſum* SIC *proxima Graiae*
Noſtra ſubit linguae, vertitque a nomine nomen

Nempe quod Graecis Ἀγαϑὴ τύχη, id Latinis *fors fortuna*. Mox ſequitur, 890,

fortunae crede regenti.

Prius igitur dixerat, *fortunae* hanc dicatam eſſe. Ovid. Faſt. vi, 773.

Quam cito fortunae *venerunt* fortis *honores?*
et, *Ite deam, laeti,* fortem *celebrate, Quirites.*

V. 890. IUPPITER HOC HABITAT. Immo HAC *habitat*.

892. IMAQUE SUBMERSI CONTINGENS FULMINA MUNDI. Codices quidem *fulmina*; quod interpretatur Scaliger *fulmenta*; ut momina, momenta Nihil quicquam potuit vel doctius vel abſurdius. Repone CULMINA, ut et ipſe in priore editione coniecerat. Submerſus quoque mundus ſuum habet culmen, aeque ac noſter: quia *ſupraque videtur Ipſe ſibi* Ita ſupra ii, 806.

Per latera, atque imum *templi ſummumque* cacumen.

V. 898. ROMANA PER ORA QUAERITUR INVERSO TITULUS. Vetuſti quattuor,

Quaeritur IN VERSU *titulus.*

Recte *Daemonie* latino quidem vocabulo exprimi

primi

Conde locum, numenque dei nomenque potentis.
Quae tibi posterius magnos revocentur ad usus.
Hic momenta manent nostrae plerumque salutis,
Bellaque morborum caecis pugnantia telis,
Viribus ambigua in geminis casusque deique,
Nunc huc nunc illuc sortem mutantis utramque.
Sed medium post articulum, curvataque primum
Culmina nutantis summo de vertice mundi,
Degere Phoebus amat: sub quo quoque corpora nostra
Dotes

Vulg. v 900 REVOCANTUR. 903. AMBIGUUM——CAUSAQUE DIEI. 905 MEDII post ASTRA DIE. 907 AETHERA.

primi potest, sed non tali quod *in versu* stet hexametro Ita Critias in elegia, quia Ἀλκιβιάδης in elego stare nequiit, iambeum eius vice posuit:

Καὶ νῦν Κλεινίου υἱὸν Ἀθηναῖον στεφανώσω
Ἀλκιβιάδην, νέοισιν ὑμνήσας τρόποις.
Οὐ γάρ πως ἦν τοὔνομ' ἐφαρμόζειν ἐλεγείῳ
Νῦν δ' ἐν ἰαμβείῳ κείσεται οὐκ ἀμέτρως.

Mox eodem versu, pro *sub corde sagaci*, lege, TU *corde sagaci* *Conde corde*; ut iii, 46.

vigilanti condita sensu

V. 900 MAGNOS REVOCANTUR AD USUS. Repone,

magnos REVOCENTUR *ad usus*

ut supra, ii, 771 *proprios revocentur ad usus.* nam et ibi vetusti quattuor, *revocantur*

V 903. VIRIBUS AMBIGUUM GEMINIS CAUSAQUE DIEI Quid sit *causaque diei*, nemo intelligat et frustra se torquent viri summi Scaliger et Huetius. hic etiam insignem versuum traiectionem causatur Pro *causaque diei*, Gemblacensis, Lipsiensis et Vossianus *causasque deique*; Venetus *causasque diesque* Idem Venetus, *ambiguam*. Repono,

Viribus AMBIGUA IN *geminis* CASUSQUE DEIQUE

Momenta salutis, *bella morborum*, ambigua in geminis viribus et casus et dei qui versu 899 huic sedi praesidet, quique *utramque sortem* et salutis et morborum huc illuc mutat Sic Macareus Ulixei comes, Ovid Met xiv, 162

Noscit Achaemeniden; improvisoque repertum
Vivere miratus, Qui te casusve deusve
Servat, Achaemenide?

905 SED MEDII POST ASTRA DIE, CURVATAQUE PRIMUM CULMINA NUTANTIS SUMMO DE VERTICE MUNDI, AETHERA PHOEBUS AMAT. Locus mendosissimus *post astra*; vel, ut ille tentabat, *post castra*; suspectum Scaligero est. item illud *aethera*, quod timide tamen mutabat in *atria* Haec vero iure suspecta sunt; nihil enim sani intus habent. Libri omnes, *Sed medium post astra diem* Hinc repono,

Sed MEDIUM *post* ARTICULUM *curvataque primum*
Culmina nutantis summo de vertice mundi
DEGERE *Phoebus amat*

Phoebus amat degere quippe haec est *domus solis* Ita supra ii, 890.

Iuppiter hac habitat

Post medium articulum; id est, post ipsum cardinem *Articuli* sunt quattuor cardines; ut supra ii, 430 aries et libra,

medius *hiemem inter et aestum*

Articulis. et 656

Quattuor aequali caelum discrimine signant,
In quibus articulos *anni deus ipse creavit.*

iv, 164

Cancer ad ardentem fulgens in cardine *metam*
Articulum mundi *retinet, lucesque reflectit*

V 908. SUB QUO QUOQUE CORPORA NOSTRA DECERNUNT VITIA, ET FORTUNAM.

2

Dotes et vitia et fortunam ex viribus eius
Concipiunt. deus ille locus sub nomine Graio
Dicitur. huic adversa nitens, quae prima resurgit
Sedibus ex imis iterumque reducit olympum,
Pars mundi furvumque nitet, mortesque gubernat;
Et dominam agnoscit Phoeben, fraterna videntem
Terga, per adversas caeli fulgentia partes.
Fataque damnosis imitantem finibus oris.
Huic parti dea nomen erit Romana per ora:

Graecia

Vulg v 908. DECERNUNT 911 iterum reducit. 912. FULVUMQUE—— NOCTEMQUE. 914. REGNA.

TUNAM EX VIRIBUS EIUS CONCIPIUNT. *Decernere vitia*, absurdum et sensu nullo est. Scaliger in priore editione, *decernunt vitam*: in secunda locum intactum reliquit, professus se nullam opem adferre posse. Huetius, *decernunt vitia* Sed illud fidem excedit, ex domo solis, qui fons vitae et salutis est, nihil nisi *vitia* contrahi Quid literas et apices captamus, de sententia ipsa securi? Illud primum animadverti, *vitia* ad *concipiunt* referendum esse; quo agnito, nullus τῷ *decernunt* relictus erat locus. Repono tibi veram lectionem,

sub quo quoque corpora nostra
DOTES ET *vitia et fortunam ex viribus eius* *Concipiunt*

Dotes et *vitia* corporis inter se opponuntur Suetonius in Tito iii *In puero statim corporis animique* dotes *exsplenduerunt* Noster supra ii, 858

locus imperat astris,
Et dotes noxamve *facit*

V 911 ITERUM REDUCIT OLYMPUM Lege, ut codices recentiores habent,

ITERUMQUE *reducit olympum*

Hoc postulat ipsa constructio.

V 912 FULVUMQUE NITET, NOCTEMQUE GUBERNAT Quomodò sodes *noctem* gubernat haec sedes? Nox non omnino dependet ab his xii locis. *Gemblacensis*, inquit Scaliger, *mendosè*, mortisque gubernat Atqui hoc mendosum mox prope aberit a vero. Non Gemblacensis modo, sed et Lipsiensis et Venetus, *mortisque*; hoc est, more veteri, *mortesque*, Vossianus *mortemque*. Repone,

FURVUMQUE *nitet*, MORTESQUE *gubernat*.

Mortes, non *noctem*; fata enim fortunasque *hominum*, non *temporum* vices, hae sedes regunt. Ut una ii, 848.

teneramque regit sub sede iuventam
alia 850 *regit haec maturae tempora vitae*:
alia 854 *feros demum complectitur annos*.

ita haec *mortes* gubernat. Porro etiam *furvum nitet*, reponimus pro *fulvum* Haec enim sedes *ab imis sedibus prima resurgit*; et Dianae seu Hecatae et Proserpinae dicata est. *Nitet* igitur aliquantulum, sed *furvum* et subobscurum Horat Carm ii, xiii, 21.

Quam paene furvae *regna Proserpinae*,
Et iudicantem vidimus Aeacum

De vocabulo *furvus*, ut saepe immutatum sit in *fulvus* et *fuscus*, vide praeter alios Nic. Heinsium ad Ovid Met. iii, 272

V. 914 FRATERNA VIDENTEM REGNA, PER ADVERSAS CAELI FULGENTIA PARTES, FATAQUE DAMNOSIS IMITANTEM FINIBUS ORIS. *Finibus oris*, libri omnes cum Scaligero; editiones priscae *orbis*. Nihil interest Alter enim horum versuum mendosus, alter spurius Repone,

fraterna videntem
TERGA, *per adversas caeli fulgentia partes*.

Terga, inquam, non *regna* Nec enim regna solis lucent; et sol, ex doctrina etiam auctoris, ubique regnat; die in nostro hemisphaerio,

nocte

Graecia voce ſua titulum deſignat eundem.
Arce ſed in caeli, qua ſumma acclivia finem
Inveniunt, qua principium declivia ſumunt,
Culminaque inſurgunt occaſus inter et ortus,
Suſpenduntque ſuo libratum examine mundum;
Aſſerit hanc Cytherea ſibi per ſidera ſedem,
Et velut in facie mundi ſua collocat ora,
Per quae humana regit. propria eſt haec reddita parti
Vis, ut connubia et thalamos tedaſque gubernet.
Haec tutela decet Venerem, ſua tela movere.
Nomen erit fortuna loco; quod percipe mente,
Ut brevia in longo compendia carmine praeſtem.
At qua ſubſidit converſo cardine mundus
Fundamenta tenens, adverſum et ſuſpicit orbem,
Ac media ſub nocte iacet; Saturnus in illa
Parte ſuas agitat vires, deiectus et ipſe
Imperio quondam mundi ſolioque deorum;
Et pater in patrios exercet numina caſus,
Fortunamque ſenum. prima eſt tutela duorum,

Naſcentum

Vulg. v. 923. VELUTI FACIEM. 925 AC

nocte infra horizontem. *Terga*, ut mox ii, 950, de domo in occaſu,

Tergaque *proſpectat* Phoebi, *qui viderat ora*

Secundus, ut dixi, a mala manu eſt. Quid enim eſt *imitantem fata?* quid *damnoſis finibus*, ſeu *oris* ſive *orbis?* nullus his ineſt ſenſus; ſi verba ipſa reſpicias, non barbari mentem interpolatoris, qui hunc verſum finxit ex iii, 197

Conſule tum Phoeben imitantem lumina fratris

quaſi non aliud eſſet *imitari lumina*; aliud et prorſus abſurdum, *imitari fata*.

V. 923 ET VELUTI FACIEM MUNDI SUA COLLOCAT ORA. Huetius corrigit, *Et velut in faciem* Immo repone,

Et VELUT IN FACIE *mundi ſua collocat ora*

V 925. AC THALAMOS. Libri omnes ET *thalamos*.

V 940. RESPICE, QUA SOLIDO NASCENTIA SIGNA RECURSU. Sic libri omnes ſed reponendum,

Reſpice, qua SOLITOS *naſcentia ſigna* RECURSUS
Incipiunt

V. 943. TE TUA TEMPLA FERUNT. Libri veteres recte,

HAEC *tua templa*.

V. 944. O FACIES SIGNATA NOTA. Hi duo

Naſcentum atque patrum, quae tali condita parte eſt.
Aſper, et attentus, titulum cui Graecia fecit
Daemonium, ſignatque ſuas pro nomine vires.
Nunc age ſurgentem primo de cardine mundum
Reſpice, qua ſolitos naſcentia ſigna recurſus
Incipiunt; udus gelidis ut Phoebus ab undis
Enatat, et fulvo paulatim accenditur igne:
Haec tua templa ferunt, Maia Cyllenie nate,
O facies ſignata nota. quod nomen et ipſi
Auctores tibi dant artis, quae ducit Olympum:
In quîs fortunam natorum condidit omnem
Natura, eque illis ſuſpendit vota parentum.
Unus in occaſu locus eſt ſuper: ille ruentem
Praecipitat mundum, tenebris et ſidera mergit,
Tergaque proſpectat Phoebi, qui viderat ora.
Ne mirere, nigri ſi Ditis ianua fertur,
Et finem vitae retinet, mortique dicatur.
Hic etiam ipſe dies moritur, terraſque per orbem
Subripit, et noctis caelum ſub carcere claudit.

Nec

Vulg v 940. SOLIDO——RECURSU 943 TE. 946 QUA. 947 ILLA 949 TERRIS—MERSAT. 952 LOCATUR 953 HINC——TERRAEQUE 954 CAPTUM

duo ſpurii ſunt, et prorſus inexplicabiles Quae enim *facies?* qua *nota?* quod *nomen?* Caute igitur Scaliger et Huetius ſilentio rem diſſimulabant

V 946 IN QUA FORTUNAM. Lege *In* quîs, templis ſcilicet. Et verſu 947, pro *illa* lege ILLIS

V 949 ILLE RUENTEM PRAECIPITAT MUNDUM TERRIS ET SIDERA MERSAT. Itane vero? praecipitat mundum *terris?*

Quid ſi redeo ad illos qui aiunt, *Quid ſi nunc caelum ruat?* Libri veteres *merſit* Repone, *ille ruentem*
Praecipitat mundum, TENEBRIS *et ſidera* MERGIT.
Sic i, 222. *Merſa nigris umbris* et Virgil. Aen vi, 267. *caligine merſas.* et Noſter iv, 388. *in magna* mergis *caligine mentem*

V. 952. ET FINEM VITAE RETINET, MORTIQUE LOCATUR. Illa verba *mortique locatur* a noſtris libris abſunt · in quibus lacuna hic viſitur. Reponendum erat,
Et finem vitae retinet, mortique DICATUR.
ut iii, 120.
Quintus contagio gradus eſt per ſigna dicatus.
et ſaepe alias

V. 953. HINC ETIAM IPSE DIES MORITUR, TERRAEQUE PER ORBEM SUBRIPIT, ET NOCTIS CAPTUM SUB CARCERE CLAUDIT. *Terraeque* a Scaligero eſt; *Surripit,*

Necnon et fidei tutelam vindicat ipſam,
Pectoris et pondus. tanta eſt in ſede poteſtas,
Quae vocat et condit Phoebum, recipitque refertque,
Continuatque diem. tali ſub ſorte notandae
Templorum tibi ſunt vires, quae pervolat omnis
Aſtrorum ſeries, ducitque et commodat illis
Ipſa ſuas leges; ſtellaeque ex ordine certo,
Ut natura ſinit, luſtrant; variaſque locorum
Efficiunt vires; utcumque aliena capeſſunt
Regna, et in externis ſubſidunt hoſpita caſtris.
Haec mihi ſub certa ſtellarum parte canentur.
Nunc ſatis eſt caeli partes tituloſque notaſſe,

Efficiunt

Vulg v 958. CONSUMITQUE——SORTE. 959. QUAS 961. IPSE.

ripit, inquit, *diem per terrae orbem et tumorem* Quid vero illud erit, *dies ſurripit diem?* Libri omnes, *terraſque* Repone,

> HIC *etiam ipſe dies moritur*, TERRASQUE *per orbem*
> *Subripit, et noctis* CAELUM *ſub carcere claudit*

Dies morte ſua *ſubripit terras* per totum orbem: ſubripit, eo quod amplius conſpici nequeunt, et ſimiliter *caelum* claudit Virgilius Aen 1, 92.

> Eripiunt *ſubito nubes* caelumque *diemque*

V 958 QUAE VOCAT ET CONDIT PHOEBUM, RECIPITQUE REFERTQUE, CONSUMITQUE DIEM. *Itane*, inquit Scaliger, *occaſus refert Phoebum? certe ortus refert Aliud agebat auctor, cum haec caneret · haec non probantur nobis.* Silet hic Huetius, alias ſemper paratus ad Scaligerum caſtigandum. Nos poetae laboranti ſic ſuccurrimus. Libri omnes, *conſumatque diem.* Repono,

> *Quae vocat et condit Phoebum, recipitque refertque,*
> CONTINUATQUE *diem*

Sedes haec, in noſtro occaſu ſita, *vocat* solem et *condit* diverſo reſpectu; *condit* ſub noſtro horizonte, *vocat* ad horizontem contrarium, cui tunc sol exoritur; *recipit* solem a nobis, *refert* ad illos: et *continuat* diem, qui a nobis ad illos ſine intermiſſione tranſit.

V 958. TALI SUB LEGE NOTANDAE. Gemblacenſis *ſub nocte*, et Lipſienſis in textu *lege*, ſed inter lineas *nocte* Dederat auctor,

> *tali ſub* SORTE *notandae.*

Sic 1, 108.

> *Quaſque vices agerent, certa* ſub ſorte notavit

V. 959. QUAS PERVOLAT OMNIS ASTRORUM SERIES. Lege, QUAE *pervolat Quae* templa, non *quas* vires.

V 961 IPSE SUAS LEGES. *Ipſe* nihil habet, quo referri poſſit Gemblacenſis, Voſſianus, Venetus IPSA. *ipſa series aſtrorum*

V. 969 OCTO TOPOS · PER QUOS STELLAE DIVERSA VOLENTES QUOS REDDENT MOTUS *Volentes* Scaligeri eſt Libri omnes *volantes*, et *reddant* Repone,

> *per quos ſtellae* IN *diverſa* VOLANTES
> *Quos* REDDANT *motus.*

In

Effectuſque loci per ſe cuiuſque, deoſque,
Cui parti nomen poſuit, qui condidit artem,
Octo topos; per quos ſtellae in diverſa volantes
Quos reddant motus, proprio venit ordine rerum.

M.

Vulg v. 969 ſtellae diverſa VOLENTES. 970. REDDENT.

In diverſa volantes · ut Noſter i, 207.
In convexa volans.

Octo, poſteriore brevi · ut Martialis ix, 31.
Octo *vides patulo pendere numiſmata roſtro.*

M. MANILII

ASTRONOMICON

LIBER TERTIUS.

IN nova ſurgentem, maioraque viribus auſum,
Nec per inacceſſos metuentem vadere ſaltus
Ducite Pierides: veſtros extendere fines
Conor, et inriguos in gramina ducere fontes.
Non ego in excidium caeli naſcentia bella,
Fulminis et flamma partus in matre ſepultos;
Non coniuratos reges, Troiaque cadente

Hectora

Vulg V 4 CARMINA——CANTUS. 6. FLAMMAS PARTUSQUE.

V 4 ET INRIGUOS IN CARMINA DUCERE CANTUS Bene ſit Gemblacenſi, qui ſolus habet *inriguos*; ceteri *dignos*, *indignos*, *indictos* Sed quid eſt *ducere cantus in carmina*? Repone,

et inriguos in GRAMINA *ducere* FONTES

Virgilius Georg IV, 32

inriguumque *bibant violaria* fontem.

ſed etiam *carmina* bene habet: ut Noſter ii, 8 de Homero, *cuiuſque ex ore profuſos*

Omnis poſteritas latices in carmina *duxit*

V 6. FULMINIS ET FLAMMAS, PARTUSQUE IN MATRE SEPULTOS. Abeſt *que* a libris veteribus. Repone igitur,

Fulminis et FLAMMA PARTUS *in matre ſepultos*

et de gigantibus accipe; non, ut maluit Scaliger, de Baccho et Semele Non enim ſepultus eſt Bacchus, ſed pereunte matre ſervatus

V 7 NON CONIURATOS REGES, TROIAQUE CADENTE HECTORA VENALEM CINERI Egregiam hic opem tulit codex Voſſianus, qui verſum hunc loco ſeptimo habet. cum ceteri omnes poſt 37 ponant, et mendoſum inſuper,

Non ad iuratos reges Troiaque cadentes.

V 15 SEPTENOSQUE DUCES Lege, *Septenoſ*VE *duces* Negat enim ſe *ullum* ex his argumentis tractare velle; non *omnia* quod non unius eſt hominis; et negare inſulſi eſſet.

V 16 ET VICTAM, QUAE VICERAT, URBEM Tres vetuſti QUIA *vicerat* Quod argutius eſt · id enim *καδμεία νίκη*.

V. 17. GERMANOSQUE PATRIS. Iterum repone, *Germanoſ*VE *patris*.

V.

Hectora venalem cineri, Priamumque ſerentem;
Colchida nec referam, vendentem regna parentis
Et lacerum fratrem ſtupro; ſegeteſque virorum,
Taurorumque truces flammas, vigilemque draconem,
Et reduces annos, auroque incendia facta,
Et male conceptos partus, peiuſque necatos:
Non annoſa canam Meſſanae bella nocentis;
Septenoſve duces, ereptaque fulmine flammis
Moenia Thebarum, et victam, quia vicerat, urbem:
Germanoſve patris referam, matriſque nepotes;
Natorumve epulas, converſaque ſidera retro,
Ereptumque diem; nec Perſica bella profundo
Indicta, et magna pontum ſub claſſe latentem,
Immiſſumque fretum terris, iter aequoris undis:
Non regis magni ſpatio maiore canenda,
Quam ſint acta, loquar: Romanae gentis origo,
Quotque duces urbis, tot bella atque otia, et omnis

In

Vulg v 15 SEPTENOSQUE. 16 QUAE 17 GERMANOSQUE. 18 NATORUMQUE. 22 REGES MAGNOS 23 SI TACTA 24 TOTQUE duces ORBIS——TOT.

V 18 NATORUMQUE EPULAS. Et hic lege, *Natorum*VE

V 22 NON REGES MAGNOS SPATIO MAIORE CANENDA, QUAM SI TACTA LOQUAR; ROMANAE GENTIS ORIGO. Quinam ſunt illi *reges magni?* aqua hic haeret Deinde *origo*, inquit, *Romanae gentis*, *ſpatio maiore canenda, quam ſi* tacta *loquar*; hoc eſt, ut volunt, protrita, ab omnibus decantata Atqui iam Ennius res Romanas cecinerat, et proinde id opus tactum erat 'Nec ſi *intactum* recte dicas pro novo, ut Horatius,

> *Quam rudis et* Graecis intacti *carminis auctor*

idcirco et *tactum* recte dixeris pro vetere et vulgato Tres vetuſti, *Non regis magno*. Voſſianus, *Regis magni*, et pro *ſi tacta* habet *ſint acta*. Quantivis pretii haec lectio eſt.

> *Non* REGIS MAGNI *ſpatio maiore canenda,*
> *Quam* SINT ACTA, *loquar*.

Canenda ſpatio maiore, quam acta ſint. De Alexandro magno accipe. Sueton Caeſ. vii. *Pertaeſus ignaviam ſuam, quod nihil dum a ſe memorabile actum eſſet, in aetate qua iam Alexander orbem terrarum ſubegiſſet* Ovid. vi Faſt. 585

> *Tertia cauſa mihi* ſpatio maiore canenda *eſt*.

V. 24 TOTQUE DUCES ORBIS, TOT BELLA, TOT OTIA Vetuſti quattuor, *Atque otia*. Inepte vero, *tot duces* totius *orbis*: quot, quaeſo, nominari poſſunt? Adde, quod *orbis* ſequente verſu iteratur Repone,

> QUOTQUE *duces* URBIS, *tot bella* ATQUE *otia*.

Ad Romanos hoc pertinet; Quot, inquit, annui conſules, tot bella atque otia; bella per aeſtates, otia per hiemes Ex hiſtoria hoc conſtat

 V.

2

In populi unius leges ut cesserit orbis,
Differtur: facile est ventis dare vela secundis;
Fecundumque solum varias agitare per artes;
Auroque atque ebori decus addere, cum rudis ipsa
Materies niteat: speciosis condere rebus
Carmina vulgatum est opus, et componere simplex.
At mihi per numeros ignotaque nomina rerum,
Temporaque et varios casus, momentaque mundi,
Signorumque vices, partesque in partibus ipsis, [est?
Luctandum est: quae nosse nimis, quid? dicere, quantum
Ordine quid proprio? pedibus quid iungere certis?
Huc ades, o quicumque meis advertere coeptis
Aurem oculosque potes, veras et percipe voces;
Intendas animum: nec dulcia carmina quaeras;
Ornari res ipsa negat, contenta doceri.
Et siqua externa referentur nomina lingua,
Hoc operis, non vatis erit. non omnia flecti
Possunt, et propria melius sub voce notantur.
  Nunc age subtili rem summam perspice cura,
Quae tibi praecipuos usus monstrata ministret,
Et certas det in arte vias ad fata videnda,
Si bene constiterit vigilanti condita sensu.

Principium

Vulg. V 33 QUORUM QUAEQUE 35 CARMINE 38. IMPENDAS. 44 MINISTRAT. 45 DAT.

V. 32. TEMPORAQUE ET VARIOS CASUS MOMENTAQUE MUNDI Codex Venetus *varios cursus* a Vossiano *casus* abest.

V. 33. QUORUM QUAEQUE VICES, PARTESQUE IN PARTIBUS IPSIS Nullum hic vocabulum est, quo referatur illud *partes* Vossianus, *quarumque vices.* Repone igitur,

SIGNORUMQUE *vices, partesque in partibus ipsis*

Partes signorum

V 35. CARMINE QUID PROPRIO? PEDIBUS QUID IUNGERE CERTIS? Quorsum illud *carmine?* cum *pedibus certis* id ipsum sit quod *carmine*. Repone,

ORDINE *quid proprio?*

fit

Principium rerum et cuſtos natura latentum,
Cum tantas ſtrueret moles per moenia mundi,
Et circumfuſis orbem concluderet aſtris
Undique pendentem in medium, diverſaque membra
Ordinibus certis ſociaret corpus in unum,
Aëraque et terras flammamque undamque natantem
Mutua in alternum praebere alimenta iuberet;
Ut tot pugnantes regeret concordia cauſas,
Staretque aeterno religatus foedere mundus;
Exceptum a ſumma ne quid ratione maneret,
Et quod erat mundi, mundo regeretur ab ipſo;
Fata quoque et vitas hominum ſuſpendit ab aſtris:
Quae ſummas operum partes, quae lucis honorem,
Quae famam aſſererent, quae numquam feſſa volarent:
Quae, quaſi per mediam mundi praecordia partem
Diſpoſita obtineant, Phoebum lunamque vagaſque
Evincant ſtellas, necnon vincantur et ipſa.
His regimen natura dedit, propriaſque ſacravit
Unicuique vices, ſanxitque per omnia, ſummam
Undique uti fati ratio traheretur in unam.
Nam quodcumque genus rerum, quodcumque laborum,
Quaeque opera atque artes, quicumque per omnia caſus
Humanae

Vulg v. 55 ALTERNO.

ſic ii, 750
Verum haec poſterius proprio *cuncta* ordine *reddam*

V 38 IMPENDAS ANIMUM Immo lege, INTENDAS *animum* ut paſſim alii. Poſſis quoque *Impendas hominem*, ut iv, 407
Impendendus homo eſt, *deus eſſe ut poſſit in ipſo*

V 44 MINISTRAT, ET CERTAS DAT IN ARTE VIAS Lege cum libris recentioribus, MINISTRET,
Et certas DET *in arte vias*
Det Lipſienſis quoque.

V. 55. STARETQUE ALTERNO RELIGATUS FOEDERE MUNDUS Altero abhinc verſu habuimus, *alternum* Lege hic,
Staretque AETERNO *religatus foedere mundus.*

V.

Humanae in vitae poterant contingere ſorte
Complexa eſt: tot et in partes, quot et aſtra locarat,
Diſpoſuit; certaſque vices, ſua munia cuique
Attribuit; totumque hominis per ſidera cenſum
Ordine ſub certo duxit, pars ſemper ut eidem
Confinis parti vicinis ſtaret in arvis.
Horum operum ſortes ad ſingula ſigna locavit,
Non ut in aeterna caeli ſtatione manerent,
Et cunctos hominum pariter traherentur in ortus
Ex iiſdem repetita locis; ſed tempore ſedes
Naſcentum acciperent proprias, ſigniſque migrarent,
Atque alias alii ſors quaeque accederet aſtro,
Ut caperet genitura novam per ſidera formam,
Nec tamen incerto confunderet omnia motu:
Sed cum pars operum, quae prima condita ſorte eſt,
Accepit propriam naſcentis tempore ſedem,
Cetera ſuccedunt, ſigniſque ſequentibus haerent.
Ordo ducem ſequitur, donec venit orbis in orbem.
Has autem facies rerum per ſigna locatas,

In

Vulg v 69 HUMANA in VITA. 70 NOTARAT 71 RES POSUIT——MOMINA. 80 ALIIS ALIO. 83 PARTE

V. 69 HUMANA IN VITA POTERANT CONTINGERE SORTE Repone,
HUMANAE *in* VITAE

V 70 TOT ET IN PARTES, QUOT ET ASTRA NOTARAT, RES POSUIT Libri *vocarant*, *vocarat* Repone,
tot et in partes, quot et aſtra LOCARAT, DISPOSUIT

V 71 CERTASQUE VICES, SUA MOMINA CUIQUE ATTRIBUIT Momina a Scaligero eſt Libri univerſi *nomina* Repone,
certaſque vices ſua MUNIA *cuique Attribuit.* ſic infra 161
Muniaque *in numerum vireſque exegimus omnes*
ubi libri omnes *nomina* et IV, 307.
Mentiturque ſuas vires et munia *celat:*
ubi pariter libri *nomina*, Scaliger *momina*.

V 80 ATQUE ALIIS ALIO SORS QUAEQUE ACCEDERET ASTRO Libri vetuſti, *Atque alius ſors:* deeſt *alio* Legendum,
Atque ALIAS ALII *ſors quaeque accederet aſtro*
Alias, hoc eſt, alio tempore, *accederet alis aſtro.*

V 83 QUAE PRIMA CONDITA PARTE EST Immo repone,
Sed cum pars operum, quae prima condita SORTE *eſt* ut iii, 96
Fortunae ſors prima *data eſt* et 138
Praecipua undecima pars eſt in ſorte *locata*

V.

In quibus omnis erit fortunae condita summa,
Utcumque aut stellae septem laeduntve iuvantve;
Cardinibusve movet divina potentia mundum:
Sic felix aut triste venit per singula fatum,
Talis et ullius sors est speranda negoti.
Haec mihi sollemni sunt ordine cuncta canenda,
Et titulis signanda suis rerumque figuris;
Ut pateat positura operum nomenque genusque.
  Fortunae sors prima data est. hoc illa per artem
Censetur titulo, quia proxima continet in se
Fundamenta domus, domuique haerentia cuncta:
Qui modus in servis, qui sit concessus in arvis,
Quaque datum magnas operum componere moles;
Ut vaga fulgentis concordant sidera caeli.
Posthinc militiae locus est; qua quicquid in armis,
Quodve peregrinas inter versantibus urbes
Accidere assuevit, titulo comprenditur uno.
Tertia ad urbanos statio est numeranda labores.
Hoc quoque militiae genus est, civilibus actis
Compositum,

Vulg v. 89 UT FIT CUM. 90. MUNDI. 92 ILLIUS. 102 POST HANC. 103 QUODQUE

V 89. (UT FIT) CUM STELLAE SEPTEM LAEDUNTVE IUVANTVE. Variant hic codices. Gemblacensis, *Ut fit cum stellae.* Lipsiensis, *Ut cum stellae.* Vossianus, *Utcumque stellae* Repone,

UTCUMQUE AUT STELLAE *septem laeduntve iuvantve.* sic ii, 835.

Utcumque *admixtis subscribent viribus astra* et iii, 119

Atque, utcumque *regunt dominantia sidera, paret* et 141.

movent ut *mundum sidera* cumque.

et *ut* eodem sensu iii, 101.

Ut *vaga fulgentis concordant sidera caeli.* et 126. *Sidera* ut *inclinant vires*

V 90 DIVINA POTENTIA MUNDI Repone,

Cardinibusve movet divina potentia MUNDUM. sic iii, 141

movent *ut* mundum *sidera cumque*

V 92. TALIS ET ILLIUS. Immo lege,

Talis et ULLIUS *sors est speranda negoti.*

V 102 POST HANC Libri vetusti, POSTHINC; ut Virgilius, Aen viii, 546.

Posthinc *ad naves graditur, sociosque revisit*

V 103. QUODQUE PEREGRINAS. Gemb. et Lipsiensis *Quaeque*: Vossianus *Quoque.* Lege QUODVE.

V.

Compofitum, fideique tenet parentia vincla:
Format amicitias, et faepe cadentia fruftra
Officia; et, cultus contingant praemia quanta,
Edocet; appofitis cum mundus confonat aftris.
Iudiciorum opus in quarta natura locavit,
Fortunamque fori, fundentem verba patronum,
Pendentemque reum lingua voltuque loquentis
Compofito; et populo nudantem condita iura,
Atque expenfa fua folventem iurgia fronte,
Cum iudex veri nihil amplius advocat ipfo.
Quicquid propofitas inter facundia leges
Efficit, hoc totum partem conceffit in unam;
Atque, utcumque regunt dominantia fidera, paret.
Quintus coniugio gradus eft per figna dicatus,
Et focios tenet et confortes, hofpitiifque
Fungitur, et fimiles coniungit foedére amicos.
In fexta dives numeratur copia fede,
Atque adiuncta falus rerum: quarum altera, quanti
Contingant ufus, monet; altera, quam diuturni;

Sidera

Vulg v 111. QUARTO 113. ROSTRISQUE LOQUENTEM. 114. IN POSITA. 119. PARENT. 121. COMITES ATQUE HOSPITIUM UNA. 122 IUNGITUR——CONIUNGENS.

V. 111 IUDICIORUM OPUS IN QUARTO. Repone QUARTA, ftatione fcilicet, ut iii, 105. *Tertia ad urbanos ftatio eft.*

V 113 PENDENTEMQUE REUM LINGUA, ROSTRISQUE LOQUENTEM IN POSITA. *In pofita* iura, ut explicat Scaliger, quae fcilicet *conditis* opponuntur Nihil vidi infelicius. Libri vetufti, *roftrifque loquentis impofita* Repone,

Pendentemque reum lingua VOLTUQUE LOQUENTIS COMPOSITO

Pendentem vultu, ut Ovid. Faft i, 18

Ingenium vultu ftatque caditque tuo.

Certe, nifi fic correxeris, *pendentem lingua,* abfolute dictum, id erit quod *latere pendens* apud Ennium, (Cic. Tufc. i, 44.)

Ipfe fummis fixus faxis afperis, evifceratus,
Latere pendens, *faxa fpargens tabo fanie et fanguine atro.*

Vultus compofitus paffim, et oratori in primis convenit.

V 119 PARENT. Sic quidem libri veteres. Sed aliud hic agebat Scaliger. Repone, PARET. *Conceffit atque paret.*

V. 121. ET SOCIOS TENET ET COMITES, ATQUE HOSPITIUM UNA IUNGITUR; ET SIMILES CONIUNGENS FOEDUS

Sidera ut inclinant vires, et templa gubernant.
Septima cenſetur ſaevis horrenda periclis,
Si male ſubſcribunt ſtellae per ſigna locatae.
Nobilitas tenet octavam; qua conſtat honoris
Conditio, et famae modus, et genus, et ſpecioſo
Gratia praetextu. nonus locus occupat omnem
Gnatorum ſortem dubiam, patrioſque timores,
Omniaque infantum mixta nutritia turba.
Huic vicinus erit, vitae qui continet actum:
In quo ſortimur mores, et qualibus omnis
Formetur domus exemplis; quaque ordine certo
Ad ſua compoſiti diſcedant munera ſervi.
Praecipua undecima pars eſt in ſorte locata,
Quae ſummam noſtri ſemper, vireſque gubernat;
Quaque valetudo conſtat, nunc libera morbis,
Nunc oppreſſa; movent ut mundum ſidera cumque.
Non alia eſt ſedes, tempuſve genuſve medendi
Quae ſibi depoſcat, vel cuius tempore praeſtet
Auxilium in vitae ſuccos miſcere ſalubres.

Ultimus

Vulg. v. 136. QUOQUE. 144. ET.

DUS AMICOS. Quis pati hoc poteſt, *iungatur et coniungens?* in priore verſu variant codices. Voſſianus,

Et ſocios tenet comitem hoſpitis una.

Lipſienſis,

Et ſocios tenet et comites hoſpitis una.

Gemblacenſis,

Et ſocios tenet et comitantes hoſpitis una.

Non probo, inquit Scaliger, *lectionem Gemblacenſis vulgatae accedimus* Nobis vero neutrum placet. Reſtituo tibi veram lectionem;

Et ſocios tenet et CONSORTES, HOSPITIISQUE
FUNGITUR, *et ſimiles coniungit foedere amicos.*

Complectitur ſocios, conſortes, hoſpites, amicos Horatius Carm. iii, xxiv, 59.

Cum periura patris fides
Conſortem *et* ſocium *fallat et* hoſpites.

V. 136 QUOQUE ORDINE CERTO. Lege, QUAQUE *ordine certo* ut iii, 140.

Quaque *valetudo conſtat*.

V. 144 AUXILIUM, ET VITAE SUCCOS MISCERE SALUBRES. Quid eſt *miſcere vitae?* Repone,

vel cuius tempore praeſtet
Auxilium IN *vitae ſuccos miſcere ſalubres.*

Praeſtet, melius ſit, *miſcere ſalubres ſuccos in vitae auxilium.*

Ultimus et totam concludens ordine ſummam
Rebus apiſcendis labor eſt, qui continet omnes
Votorum effectus, et quae ſibi quiſque ſuiſque
Proponit ſtudia atque artes, haec irrita ne ſint:
Seu ferat officium, nutus blanditus in omnes:
Aſpera ſive foro per litem iurgia tentet,
Fortunamve petat pelago, ventiſque ſequatur:
Seu Cererem plena vincentem credita meſſe,
Aut repetat Bacchum per pinguia muſta fluentem:
Hac in parte fides, inque hac momenta dabuntur;
Si bene convenient ſtellae per ſigna ſequentes:
Quarum ego poſterius vires in utrumque valentes
Ordine ſub certo reddam, cum pandere earum
Incipiam effectus. nunc ne permixta legentem
Confundant, nudis ſatis eſt inſiſtere membris.
  Et quoniam certo digeſtos orbe labores,
Nominaque in numerum, vireſque exegimus omnes;

Athla

Vulg V 154 DIES ATQUE HAEC. 160 TOTO.

V 154 HAC IN PARTE DIES, ATQUE HAEC MOMENTA DABUNTUR Quid *dies* hic faciat, nullus video Diſſimulat Scaliger; Huetius vero ſic locum tentat,

Hac in parte die rerum haec momenta dabun-[tur

Ut die ſit pro dies, et dies pro caeli vel potius zodiaci Vide an nobis melius cedat coniectura;

Hac in parte FIDES, INQUE HAC *momenta dabuntur.*

Fides, effectus, eventus, *dabitur*; *ne vota et ſtudia ſint irrita*; *ſi modo* ſtellae concordent.

V. 160 ET QUONIAM TOTO DIGESTOS ORBE LABORES Vetuſti quattuor, *Et quoniam* CERTO. hoc rectius, quia *digeſtos* dicit Ita ii, 690.

Quae mihi mox certo digeſta *ſub ordine ſurgent* et i, 148

et certo digeſtum *eſt ordine corpus.*

V. 162 QUAE CUNCTA NEGOTIA RERUM IN GENERA ET PARTES BIS SEX DIVISA COHAERENT. Oratio ſolocca eſt. Repone,

Athla vocant Grais; QUOD *cuncta negotia rerum*

In genera et partes bis ſex diviſa COERCENT

Athla, ἆθλα, ex xii laboribus Herculis; *quia* haec loca *coercent*, continent, complectuntur, omnia negotia ſub ſedibus xii.

V. 165 EADEMQUE PER OMNES SIDERA. Lege cum vetuſtis quattuor,

EADEMVE *per omnes.*

V. 170 SI SUA QUEMQUE VOLES REVOCARE AD FATA LABOREM. *Ad fata* in utraque Scaligeri editione: neſcio tamen unde

hoc

Athla vocant Graii; quod cuncta negotia rerum
In genera et partes bis ſex diviſa coërcent:
Nunc, quibus aſcendant ſignis quandoque, canendum eſt.
Perpetuas neque enim ſedes, eademve per omnes
Sidera naſcentes retinent: ſed tempore mutant,
Nunc huc nunc illuc ſignorum mota per orbem;
Incolumis tamen ut maneat, qui conditus ordo eſt.
Ergo age, ne falſa variet genitura figura,
Si ſua quemque voles revocare ad ſigna laborem,
Fortunae conquire locum per ſidera cuncta:
Quae primo pars eſt numero ſic dicta ſub athlis.
Qui tibi cum fuerit certa ratione repertus,
Cetera praedicto ſubeuntibus ordine ſignis
Coniunges, teneant proprias ut ſingula ſedes.
Et ne forte vagus fortunae quaerere ſedem
Incipias, duplici certam ratione capeſſe.
Cum tibi, naſcentis percepto tempore, forma

Conſtiterit

Vulg v. 162. QUAE. 163 COHAERENT. 165 EADEMQUE 170. FATA. 171 PERQUIRE 177 DUPLICEM CERTA

hoc evenerit; cum et omnes libri et prius editi habuerint,

Si ſua quemque voles revocare ad SIGNA *laborem*

Quae lectio manifeſte vera eſt Si quemque laborem, quodque ἆθλον, ad ſua ſigna revocare voles Nihil ille in notis habet, unde conſulto et ſtudio mutaviſſe putes ergo caſui et humanae incuriae iure hoc concedatur

V 171 FORTUNAE PERQUIRE LOCUM. Vetuſti quattuor, CONQUIRE

V 172 QUAE PRIMO PARS EST NUMERO SIC DICTA SUB ATHLIS Ita Scaliger in ſecunda editione · in priore ſic;

Quae primo pars eſt numero ſubiecta *ſub athlis*

Libri vetuſti hoc modo;

Quae primum *pars eſt* numeroſis *dicta ſub athlis*

Dolet tantum ingenium inanibus coniecturis deteri; cum verſus ſit ſpurius, nec correctionis capax. Dixerat auctor iii, 96 *Fortunae ſors prima data eſt*. Quid opus erat repetitione, praeſertim, verbis tam inſulſis? *numeroſis*, quae tantum xii ſunt? *prima ſors* athlorum, et tamen *ſub athlis*?

V 177 DUPLICEM CERTA RATIONE CAPESSE Duplicem interpretantur, diurnam et nocturnam Atqui *una* eſt fortunae ſedes, et interdiu et noctu; ſed *duplex* eſt ſedem iſtam inveniendi ratio Codex Voſſianus, *duplici*. Repone igitur,

DUPLICI CERTAM *ratione capeſſe*.

Duplici, caſu ſexto, ut Virgilius, Aen ix, 707.

Nec duplici *ſquama lorica fidelis et auro.*

U 2 V.

Conſtiterit caeli, ſtellis ad ſigna locatis,
Tranſverſo Phoebus ſi cardine celſior ibit,
Qui tenet exortum, vel qui demergit in umbras,
Per tempus licet affirmes natum eſſe diei.
At ſi ſubiectis Phoebus fulgebit in aſtris
Inferior dextra laevaque tenentibus orbem
Cardinibus, noctis fuerit per tempora natus.
Haec tibi cum fuerint certo diſcrimine nota,
Tunc ſi forte dies naſcentem exceperit alma,
A sole ad lunam numerabis in ordine partes
Signorum: ortivo totidem de cardine duces,
Quem bene partitis memorant horoſcopon athlis.
In quodcumque igitur numerus pervenerit aſtrum,
Hoc da fortunae. iunges tunc cetera ſignis
Athla ſuis, certo ſubeuntibus ordine cunctis.
At cum obducta nigris nox orbem texerit alis,
Si quis erit, qui tum materna exceſſerit alvo,
Verte vias, ſicut naturae vertitur ordo.
Conſule tum Phoeben imitantem lumina fratris
Semper, et in proprio regnantem tempore noctis.
Quotque ab ea Phoebus partes et ſigna recedit,
Tot numerare iubet fulgens horoſcopos a ſe.
Hunc fortuna locum teneat ſubeuntibus athlis,

Ordine

Vulg. v 181. UNDAS 183 SENIS. 190. ASTRIS.

V. 181 VEL QUI DEMERGIT IN UNDAS Repone,
Qui tenet exortum vel qui demergit in UMBRAS.
ut infra 443. *mergentur in* umbras.

V 183 AT SI SUBIECTIS SENIS FULGEBIT IN ASTRIS. *Subiectis ſenis* non belle exit ὁμοιοτέλευτον. Gemblacenſis, *ſaevis*; Lipſienſis, *ſevis*; Voſſianus, *ſenus* Repone,
At ſi ſubiectis PHOEBUS *fulgebit in aſtris.*
Scriptum olim *Foebus*. inde nata immutatio, *foedus*, *ſaevus*.

V. 190. QUEM BENE PARTITIS MEMORANT

Ordine naturae ſicut ſunt cuncta locata.
  Forſitan et quaeras agili rem corde notandam,
Qua ratione queas a tali tempore nati
Exprimere immerſo ſurgentem horoſcopon orbe.
Quod niſi ſubtili viſum ratione tenetur,
Fundamenta ruunt artis, nec conſonat ordo:
Cardinibus quoniam falſis, qui cuncta gubernant,
Mentitur faciem mundus, nec conſtat origo,
Flexaque momento variantur ſidera templi.
Sed quanta effectu res eſt, tam plena laboris,
Curſibus aeternis mundum per ſigna volantem,
Ut totum luſtret curvatis arcubus orbem,
Exprimere; et vultus eius componere certos;
Ac tantae molis minimum comprendere punctum:
Quae pars exortum, vel quae faſtigia mundi,
Aut ſeros obitus aut imum obſederit orbem.
  Nec me vulgatae rationis praeterit ordo,
Quae binas tribuit ſignis ſurgentibus horas,
Et paribus ſpatiis aequalia digerit aſtra:
Ut parte ex illa, qua Phoebi coeperit orbis,
Diſcedat numerus, ſummamque accommodet aſtris,
Donec perveniat naſcentis tempus ad ipſum:
Atque ubi ſubſtiterit, ſignum dicatur oriri.

Sed

Vulg. v 215. DEPRENDERE. 217. FERAT OCCASUS aut IMO SEDERIT ORBE.

RANT HOROSCOPON ASTRIS. Immo lege ATHLIS.

V. 215. MINIMUM DEPRENDERE PUNCTUM. Gemblacenſis, COMPRENDERE.

V 217. AUT FERAT OCCASUS, AUT IMO SEDERIT ORBE. Libri veteres *auferat*, unus *aufferat*; omnes *orbem*. Certe *ferat*, quod a Scaligero eſt, ſententiae non reſpondet, quae *occupet*, *teneat* vel ſimile quid poſtulat. Repono,

Quae pars exortum, vel quae faſtigia mundi,
Aut SEROS OBITUS *aut* IMUM OBSEDERIT ORBEM.

vide infra ad verſum 507.

V.

Sed iacet obliquo ſignorum circulus orbe,
Atque alia inflexis oriuntur ſidera membris:
Aſt illis magis eſt rectus ſurgentibus ordo,
Ut propius nobis aliquod, vel longius aſtrum eſt.
Vix finit luces cancer, vix bruma reducit:
Quam brevis ille iacet, tam longus circulus hic eſt.
Libra arieſque parem reddunt noctemque diemque.
Sic media extremis pugnant, poſtremaque primis.
Nec nocturna minus variant, quam tempora lucis:
Sed tantum adverſis idem ſtat menſibus ordo.
In tam diſſimili ſpatio, variiſque dierum
Umbrarumque modis, quis poſſit credere in auras
Omnia ſigna pari mundi ſub lege meare?
Adde quod incerta eſt horae menſura, neque ullam
Altera par ſequitur: ſed ſicut ſumma dierum

Vertitur;

Vulg v. 230. ILLA. 232 EXTREMAQUE SUMMIS. 239 PARS.

V 230 QUAM BREVIS ILLA IACET *Illa*, nempe bruma Sed codex Venetus,

Quam brevis ILLE *iacet, tam longus circulus hic eſt*

ille brumae circulus, *hic* cancri.

V 232 SIC MEDIA EXTREMIS PUGNANT, EXTREMAQUE SUMMIS *Sic media*, aries et libra, *pugnant extremis*, cancro et capricorno; *extremaque* capricornus, pugnant *ſummis*, cancro vides diverſo ſenſu accipi *extremis* et *extrema*, quod non oportebat Forſitan auctor dederit,

Sic media extremis pugnant, POSTREMAQUE PRIMIS

V 239. NEQUE ULLAM ALTERA PARS SEQUITUR Mirum vero, ſi nullam horam altera pars horae ſequitur Ergo omnis hora eſt ultima Quid poteſt abſurdius? Senſit hoc Huetius; et idcirco *ſequitur* interpretatur, *aſſequitur, exaequat*. Quis vero hoc illi conceſſerit? Repono,

Adde quod incerta eſt horae menſura, neque ullam

Altera PAR *ſequitur* Sic infra iii, 532

Horaque non ulli ſimilis producitur horae.

V 244 CUM SPATIUM NON SIT TANTUM PUGNANTIBUS HORIS. *Pugnantibus horis*, ut infra 264,

Inde cadunt noctes, ſurguntque in tempora luces,

Donec ad ardentis pugnarunt *ſidera cancri*

ut igitur noctes diebus pugnant, ita horae horis, nocturnae ſcilicet diurnis Ergo horae, generali epitheto, *pugnantes* dicuntur Ergo falſum eſt, *tantum non eſſe ſpatium horis* in univerſum Senſit hoc Salmaſius, ideoque in Solinianis ſic locum interpolat

Cum ſpatium non ſit ſtatum *pugnantibus horis*

Statum, certum, ſtatutum Sed, cum *ſtatum* priorem ſyllabam corripiat, error manifeſtus eſt;

Vertitur; et partes surgunt, rursusque recedunt:
Cum tamen in quocumque dies deducitur astro,
Sex habeat supra terras, sex signa sub illis.
Quo fit ut in binas non possint omnia nasci,
Cum spatium non sit tantum brumalibus horis;
Si modo bis senae servantur luce sub omni,
Quem numerum debet ratio, sed non capit usus.
  Nec tibi constabunt aliter vestigia veri,
Ni, lucem noctemque pares dimensus in horas,
In quantum vario pateant sub tempore noris;
Regulaque exacta primum formetur in hora,
Quae sub lance dies aequa perpendat et umbras.
Haec erit, in libra cum lucem vincere noctes
Incipiunt, vel cum medio concedere vere.
Tunc etenim solum bis senas tempora in horas

Aequa

Vulg v. 244 PUGNANTIBUS. 250 EXACTAS—HORAS. 251 SIGNETQUE DIEM SEDES

est, viro tamen magno, ob multa merita, condonandus Repono,

Cum spatium non sit tantum BRUMALIBUS *horis*

Cum non sit tantum in die *spatium brumalibus horis*, quae brevissimae sunt; ut aequent duodecim horas vernales seu aequinoctiales, quem numerum poscit ratio et computatio sed res et usus non capit. *Brumalibus horis*, ut infra III, 265

Atque ibi conversis vicibus mutantur in horas
Brumales, et iv, 326.
Quod facit aequales luces brumalibus *umbris*.

Ovid. Met IV, 199 ad solem amore delirantem,

modo surgis Eoo
Temporius caelo: modo serius incidis undis,
Spectandique mora brumales *porrigis* horas.

V 247. NEC TIBI CONSTABUNT ALITER VESTIGIA VERI. Hos versus, qui sequuntur, numero quattuor et quinquaginta, Scaliger in secunda editione extra locum, quem in codicibus habent, detrudit ultra versum 482: quod ob facinus poenas dedit Salmasio ad Solinum, et postea Huetio. neque ego vel defendo vel excuso.

V. 250. REGULAQUE EXACTAS PRIMUM FORMETUR IN HORAS. Vetusti quattuor, *exacta*. Repone,

Regulaque EXACTA *primum formetur in* HORA

nisi regula formetur in hora exacta sive aequinoctiali.

V. 251. QUAE SIGNETQUE DIEM SEDES PERPENDAT ET UMBRAS. Libri veteres,

Quae signetque diem sedem perpendat et umbras Repono,

Quae SUB LANCE DIES AEQUA *perpendat et umbras.*

V.

Aequa patent, medio quod currit Phoebus olympo.
Is cum per gelidas hiemes ſubmotus in auſtros
Fulget in octava capricorni parte biformis;
Tunc anguſta dies vernales fertur in horas
Dimidiam atque novem: ſed nox oblita diei
Bis ſeptem, appoſita numerus ne claudicet hora
Dimidia. ſic in duodenas exit utrimque,
Et redit in ſolidum naturae condita ſumma.
Inde cadunt noctes, ſurguntque in tempora luces;
Donec ad ardentis pugnarunt ſidera cancri.
Atque ibi converſis vicibus mutantur in horas
Brumales; noctemque dies, lucemque tenebrae
Hibernam referunt, alternaque tempora vincunt;
Nunc huc nunc illuc gradibus per ſidera certis.
Impulſae: quarum ratio manifeſta per artem.
Collecta eſt, venietque ſuo per carmina textu.
Atque haec Niliacas demum eſt menſura per oras,

Qua

Vulg. v. 256. HIC. 261 UTRUMQUE 271. EST ILLAS DEMUM.

V 256. HIC CUM PER GELIDAS Hüetius reponit *hinc* Sed vetuſti tres *His*, et Gemblacenſis *Is* Recte;

Is cum per gelidas hiemes ſubmotus in auſtros

Is, Phoebus ſcilicet, in verſu priore. Sic Virgilius Aen. viii, 321 de Saturno,

Is genus indocile ac diſperſum montibus altis
Compoſuit

V 261 SIC IN DUODENAS EXIT UTRUMQUE. Recte codex Venetus, UTRIMQUE.

V. 271 ATQUE HAEC EST ILLAS DEMUM MENSURA PER ORAS. Libri veteres mendoſe;

Atque haec illa demum eſt menſura per horas.

Repono,

Atque haec NILIACAS DEMUM EST *menſura per oras*

Ex mutilato vocabulo *Niliacas* remanſit *illa*. Noſter i, 217.

nuſquam invenies fulgere canopum,
Donec Niliacas *per pontum veneris* oras.

V. 272 QUAS RIGAT AESTIVIS GRAVIDUS TORRENTIBUS AMNIS NILUS. *Amnis* quidem de Nilo recte dicitur; ut de eo Virgilius Georg iv, 293.

Uſque coloratis amnis *devexus ab Indis.*

Sed *amnis Nilus*, ſic iunctim poſitum, geographi potius eſt quam poetae Repone,

QUA *rigat aeſtivis gravidus torrentibus* ARVA,
AMNIS, *et erumpens imitatur ſidera mundi.*

Per oras Niliacas, qua amnis rigat arva. Horatius Carm. iii, iii, 45.

Horrenda late nomen in ultimas
Extendat oras, qua *medius liquor*
Secernit Europen ab Afro,
Qua *tumidus* rigat arva Nilus

vide vero, quibus gradibus error creverit. Cum

quas

Qua rigat aestivis gravidus torrentibus arva
Amnis, et erumpens imitatur ſidera mundi
Per ſeptem fauces, atque ora fugantia pontum.
Nunc age, quot ſtadiis et quanto tempore ſurgant
Sidera, quotque cadant, animo cognoſce ſagaci;
Ne magna in brevibus pereant compendia dictis.
Nobile lanigeri ſidus, quod cuncta ſequuntur,
Dena quater ſtadia exoriens, duplicataque ducit
Cum cadit: atque horam ſurgens eiuſque trientem
Occupat; occiduus geminat: tum cetera ſigna
Octonis creſcunt ſtadiis orientia in orbem,
Et totidem amittunt gelidas vergentia in umbras.
Hora novo creſcit per ſingula ſigna quadrante,
Tertiaque in quinas partes pars ducitur eius.
Haec ſunt ad librae ſidus ſurgentibus aſtris
Incrementa: pari momento damna trahuntur,
Cum ſubeunt orbem. rurſuſque a ſidere librae,

Ordine

Vulg v. 272 QUAS——AMNIS. 273 NILUS. 277. magna brevibus CAREANT. 281 CUM. 285 QUARTAS——INDUCITUR.

quas repoſuiſſent librarii pro *qua*; ſequebatur, ut eraderent *arva*: cumque in priore verſu diſperiiſſet *Niliacas*; neceſſe erat, ut *Nilus* huc ingereretur.

V 277. NE MAGNA BREVIBUS CAREANT COMPENDIA DICTIS. Sic Scaliger; et verſu contra morem auctoris ſcabro, et ſenſu perverſo aut nullo. Libri omnes,

Ne magna in brevibus Repone,

Ne magna IN *brevibus* PEREANT *compendia dictis*

Animum ſagacem adhibe ne, dum brevitati ſtudeo, magna artis commoda et compendia praetervolent te et pereant.

V 281. CUM CETERA SIGNA OCTONIS CRESCUNT. *Cum creſcunt*, pro *creſcant*, excuſat Scaliger. Sed religio nulla vetat, quo minus TUM reponatur.

V 285. TERTIAQUE IN QUARTAS PARTES INDUCITUR EIUS. Libri veteres; Gemblacenſis,

Tertiaque in quarta parte ſic ducitur *eius*.

Lipſienſis, *ſi ducitur*. Voſſianus, *partes educitur* Sententia hoc poſtulat. Hora creſcit per minuta xvi. horae quadrans eſt tantum xv: reſtat minutum unum, quod addendum eſt; et hoc verſu exprimi debet Repono,

Tertiaque in QUINAS *partes* PARS DUCITUR *eius*.

Hoc eſt, et tertia pars eius quadrantis in quinas partes dividitur; id enim eſt ducitur. Tertia pars quadrantis eſt v; in quinas ducta eſt i. Sic iii, 429.

Tertia pars eius *numero ſuperaddita tauri*.

V. 288 CUM SUBEUNT ORBEM. Vide Scaligerum ad locum

X V.

Ordine mutato, paribus per tempora versa
Momentis redeunt. nam per quot creverat astrum
Lanigeri stadia aut horas, tot libra recedit:
Occiduusque aries spatium tempusque cadendi
Quod tenet, in tantum chelae consurgere perstant.
Eius in exemplum se signa sequentia vertunt.
Haec ubi constiterint vigilanti condita mente,
Iam facile est tibi, quod quandoque horoscopet astrum,
Noscere: cum liceat certis surgentia signa
Ducere temporibus, propriisque ascribere in horas
Partibus; ut ratio signis ducatur ab illis,
In quîs Phoebus erit; quorum mihi reddita summa est.
Sed neque per terras omnes mensura dierum
Umbrarumque eadem est, simili nec tempora summa
Mutantur: modus est varius statione sub una.
Nam qua Phryxaei ducuntur vellera signi,
Chelarumque fides, iustaeque examina librae;
Omnia

Vulg v 292. RUENDI 296 SI 303 RATIONE 304 NUMQUAM.

V. 292. OCCIDUUSQUE ARIES SPATIUM TEMPUSQUE RUENDI QUOD TENET Editiones priscae, *tempusque oriendi* Hoc cum ineptum esse videret Scaliger, in priore editione substituit *tempusque morandi*; in altera, *ruendi* At Gemblacensis et Lipsiensis in textu *canendi*, et superne *vel oriendi* Venetus vero et Vossianus in ipso textu, *tempusque* CADENDI. Vero igitur reperto cessent coniecturae

V 296 IAM FACILE EST, SI QUOD QUANDOQUE HOROSCOPET ASTRUM NOSCERE Illud *si* supervacuum est, et orationem inquinat Repone,

Iam facile est TIBI, *quod quandoque horoscopet astrum.*

V 303 MODUS EST VARIUS RATIONE SUB UNA NUMQUAM PHRYXAEI Haec et verbo et distinctione peccant Repone,

modus est varius STATIONE *sub una*

Una statio est zodiaci, sed varius dierum est modus Sic infra de re eadem, III, 335

statio *quando illius* una *est,*
Nostrae mutantur sedes.

V 304 NUMQUAM PHRYXAEI et 306 BINAS SI SIGNA PER HORAS *Numquam* codices universi; at iidem *sibi signa*, pro *si signa* Ipsa sibi sententia emendationem ministrat Repone,

NAM QUA *Phryxaei ducuntur vellera signi,*
Chelarumque fides iustaeque examina librae,
Omnia consurgunt binas IBI *signa per horas.*

Incassum hic laborat Scaliger; nec melius res Huetio cedit.

V. 307. QUO MEDIUS RECTO PRAECINGITUR ORDINE MUNDUS. Libri omnes, QUOD *medius*. Recte, ut mox 314.
Una

Omnia conſurgunt binas ibi ſigna per horas:
Quod medius recto praecingitur ordine mundus,
Aequaliſque ſuper tranſverſum vertitur axem.
Illic perpetua iunguntur pace diebus
Obſcurae noctes: aequo ſtat foedere tempus.
Nec manifeſta patet falſi fallacia mundi,
Nec ſimilis ſimili toto nox redditur aevo.
Omnibus autumnus ſignis, ver omnibus unum;
Una quod aequali luſtratur linea Phoebo.
Nec refert tunc quo Phoebus decurrat in aſtro;
Littoreumne coquat cancrum, contrane feratur?
Sideribus mediis, an quae ſint quattuor inter.
Quod, quamquam per tres ſignorum circulus arcus
Obliquus iaceat, recto tamen ordine zonae
Conſurgunt, ſupraque caput ſubterque feruntur;
Et paribus ſpatiis per ſingula puncta reſurgunt:
Ac bene diviſo mundus latet orbe patetque.

Vulg. v. 306. SI. 307. QUO 309 ILLI. 320. TERRASQUE. 321 LUSTRA.

Una quod *aequali.* Cauſam reddit, cur ſub ariete et libra ſigna omnia in binas horas ſurgant

V. 309 ILLI PERPETUA. Gemblacenſis a manu prima *Illa*, et poſtea *Illi*; quod ceteri codices ſecuti ſunt *Illa* venit ab *illic*; quod reponendum eſt.

V. 311 NEC MANIFESTA PATET FALSI FALLACIA MUNDI, NEC SIMILIS SIMILI TOTO NOX REDDITUR AEVO Verſus ſpurii et inepti. Si corrigendi eſſent; ſic darem,

Sed *ſimilis* luci *toto nox redditur* anno.

Sed idem ſupra dictum erat; et *falſi fallacia mundi* εἰς κόρακας eiiciendum.

V. 317 SIDERIBUS MEDIIS, AN QUAE SINT QUATTUOR INTER. Et hic quoque irreptitius et inſulſus *Nil refert*, utrum in cancro an capricorno sol feratur. Hoc ſatis eſt. Et ſigna intermedia neceſſario concluduntur.

V 320. SUPRAQUE CAPUT TERRASQUE FERUNTUR. Sane bene; quod cum dixiſſet *ſupra caput* noſtrum, addidit *terraſque* · ne nos forte in luna habitare crederemur. Dedit auctor,

Conſurgunt, ſupraque caput SUBTERQUE *feruntur*

Subter adverbialiter. Patet emendatio ex ipſa ſerie: *Conſurgunt*, mane; *ſupra caput feruntur*, interdiu; *ſubter*, noctu; *reſurgunt*, poſtridie. Quomodo ſodes *reſurgerent*; niſi prius *ſubter* latuiſſent.

V. 321. ET PARIBUS SPATIIS PER SINGULA LUSTRA RESURGUNT. *Luſtra* inter-

At ſimul ex illa terrarum parte recedas,
Quicquid ad extremos temet deverteris axes,
Per convexa trahens greſſum faſtigia terrae,
Quam tereti natura ſolo decircinat orbem
In tumidum, et mediam mundo ſuſpendit ab omni:
Ergo ubi conſcendes orbem, ſcandenſque rotundum
Degrediere ſimul; fugiet pars altera terrae,
Altera reddetur: ſed quantum inflexerit orbis,
Tantum inclinabit caeli poſitura volantis.
Et modo quae fuerant ſurgentia limite recto
Sidera, curvato ducentur in aethera tractu.

Atque

Vulg v. 323 ET. 324 AB EXTREMO——PRAEVERTERIT AXE. 325 GRADUS. 326. SOLI——ORBE. 328 CONSIDES. 330. ORBEM.

pretatur Scaliger, *periodos quaſcumque* · ut infra 580, *luſtra decem ſolis*, decem annos. Atqui hoc inauditum alias, et ad haec ipſa loca accommodatum eſt. *Luſtrum* ubique eſt quinquennium; *luſtra duo* illic legendum, non *decem* hic repone,

Et paribus ſpatiis per ſingula PUNCTA *feruntur*

In ſphaera, inquit, recta zonae ſurgunt paribus ſpatiis per ſingula circuli puncta.

V 323. ET SIMUL EX ILLA. Libri veteres recte, AT *ſimul ex illa*

V 324 QUICQUID AB EXTREMO TEMET PRAEVERTERIT AXE Sic Scaliger et Huetius. hic tamen *extremum axem* polum interpretatur, et *praeverterit*, apparere inceperit; ille *extremum axem*, ſummum globi clivum ſub aequinoctiali Utrumque durum et coactum Gemblacenſis *ab extremo*, et ſuperne pro lectione varia *ad extremos*. Contra, Lipſienſis in textu, *ad extremos*, ſuperne *ab extremo*. Voſſianus ſimpliciter, *ad extremos*. Repone,

Quicquid AD EXTREMOS *temet* DEVERTERIS AXES

Extremi axes, polus uterque: recte; nam de utroque aeque verum eſt. *Devertere*, a via recta ſub aequatore *Praevertere* nihil loci hic habet: *Quicquid*, quantumcumque vel quantulumcumque.

V 325 PER CONVEXA GRADUS GRESSUM FASTIGIA TERRAE. Monſtrum lectionis. Diſſimulat tamen Scaliger: Huetius autem, qui *praeverterit temet* amplexus eſt, *greſſum gradus* accipit, *te qui greſſus es gradus*; ut Plautus, *machinabor machinam*, et alia ſimilia Et hoc quidem pacto omnia ſint protinus alba. Voſſianus pro *gradus* habet *gravis* Repone,

Per convexa TRAHENS *greſſum faſtigia terrae*

Trahere greſſum; ut *trahere genua*, *trahere veſtigia*.

V. 326 QUAM TERETI NATURA SOLI DECIRCINAT ORBE IN TUMIDUM. Quid hic facit *natura ſoli*? nam agrorum cultura hic non agitur. Libri veteres, *ſolo*. Repone,

Quam tereti natura SOLO *decircinat* ORBEM
In tumidum.

Tereti, globoſo, ut Noſter 1, 207

teretes *facit eſſe figuras*
Stellarum et 230
Sed quia per teretem *deducta eſt terra tumorem*

V.

Atque erit obliquo ſignorum balteus orbe,
Qui tranſverſus erat: ſtatio quando illius una eſt,
Noſtrae mutantur ſedes. ergo ipſa moveri
Tempora iam ratio cogit, varioſque referre
Sub tali regione dies; cum ſidera flexo
Ordine conficiant curſus obliqua malignos:
Longius atque aliis aliud propiuſve recumbat.
Pro ſpatio mora cuique datur. quae proxima nobis
Conſurgunt, longos caeli viſuntur in orbes.
Ultima quae fulgent, citius merguntur in umbras.
Et quanto ad gelidas propius quis venerit arctos,

Tam

Vulg. v. 341. MAGNA. 343. EFFULGENT CAECIS——UMBRIS.

V 328. ERGO UBI CONSIDES, ORBEM SCANDENSQUE ROTUNDUM DEGREDIERE, SIMUL FUGIET PARS ALTERA TERRAE. *Conſides* a Scaligero eſt, libri veteres *conſedes*, novi *conſcendes* Aliud hic agebat vir magnus quomodo enim *conſidet* quis, quod eſt *ſedendo quieſcet*, et tamen *degredietur?* Haec frontibus adverſis pugnant Sed in notis, quaſi ſui oblitus, *deſides* explicat; prave tamen pro *deſcendes*, ab aequinoctiali ſcilicet verſus polum Haec ſunt operae nimium quidem celeris curaque carentis. Repone et diſtingue,

Ergo ubi CONSCENDES *orbem, ſcandenſque rotundum*
Degredere ſimul'; fugiet pars altera terrae.

Rotundum genere neutro, ſubſtantive. ut infra verſu 375

Dimidium e toto tantum videt orbe rotundi

Orbem ſcandenſque, pro *orbemque ſcandens*, ferula caſtigandum Huetius quoque, qui ubique carpendo Scaligero invigilat, non ipſe hic effugit culpam Sugillat hominem, quod *digrediere* mutaverit in *degrediere*. ſed ita plane Gemblacenſis; et ſententia hoc flagitat. At, inquit, hoc perinde eſt, *ac ſi dixiſſet Manilius*, cum deſcendes conſcendens globum, *quo* nihil abſurdius eſt. Itane vero? Immo qui terrae globum conſcendit, neceſſe eſt ut ſimul deſcendat Et haec ipſa argutia eſt, quam auctor hic captat. Sic i, 232.

Exoriens ſimul atque cadens. quia fertur in orbem
Ventris, et acclivis pariter declivia iungit.

et mox, 241.

Et pariter ſurgente via, pariterque cadente.

V 330 SED QUANTUM INFLEXERIT ORBEM Libri veteres *orbe*. Quis hodie tam validus, tam Atlanteis humeris, ut orbem inflectat? Repone,

ſed quantum inflexerit ORBIS,
Tantum inclinabit caeli poſitura volantis.

Utrumque intranſitive; *ſe inflexerit, ſe inclinabit*

V. 341. PRO SPATIO MORA MAGNA DATUR. Quid eſt *magna pro ſpatio?* Nec magna datur nec parva; ſed aequalibus ſpatiis aequalis mora. Repone igitur,

Pro ſpatio mora CUIQUE *datur.*

V. 343. ULTIMA QUAE EFFULGENT CAECIS MERGUNTUR IN UMBRIS. Gemblacenſis *quae fulgent*, ceteri *et fulgent*; omnes vetuſti *ceteris* pro *caecis*; Voſſianus denique *umbras*. Repone,

Ultima quae FULGENT, CITIUS *merguntur in* UMBRAS.

ut iii, 416. *mergentur ad umbras.*
et 545. *quod tardius illa,*
Haec citius *peragant orbem.*

V.

Tam magis effugiunt oculos brumalia signa:
Vixque ortis occasus erit. si longius inde
Procedat, toto condentur singula mense,
Tricenasque trahet connexo tempore noctes.
Et totidem luces adiment. sic parva dierum
Efficitur mora, et attritis consumitur horis,
Paulatimque perit statio fulgentibus astris,
Pluraque, per partes subrepto tempore, signa

Quaerentur

Vulg. v 345 OFFICIUNT OCULIS. 346. ORTUS. 347 PROCEDAS TOTIS—— MEMBRIS. 348. TRAHENT. 352 SUBRUPTO.

V 345. TAM MAGIS OFFICIUNT OCULIS BRUMALIA SIGNA An signa ipsa *officiunt oculis,* ne videri possint? Ergo ex lucidis opaca facta sunt Libri veteres *efficiunt,* et Vossianus *oculos* Repone igitur,

Tam magis EFFUGIUNT OCULOS *brumalia signa* ut iii, 378
Effugit *ergo* oculos *Phoebus*

V 346 VIXQUE ORTUS OCCASUS ERIT Nec versui numeri constant, nec verbis sententia Repone,

Vixque ORTIS *occasus erit*

Brumalibus signis vix ortis occasus eveniet, adeo breves sunt tum dies

V. 347. SI LONGIUS INDE PROCEDAS TOTIS CONDENTUR SINGULA MEMBRIS Codices omnes *procedat* *Scribe,* inquit Scaliger, *procedas:* oblitus quod in versu 344 legerat, Quanto propius *quis venerit*; deinde, *si procedat:* idem scilicet, qui venerat. Perperam igitur, *procedas.* Quale vero id quod sequitur, *totis condentur singula membris?* An singula, hoc est omnia, signa integra condentur, sive numquam orientur in ea regione qua nox longissima est unius mensis, sive sub latitudine poli 67, 30'? Ne unum quidem signum totis membris condetur, nisi ubi nox bimestris est. Repono,

PROCEDAT, TOTO *condentur singula* MENSE.

quod versus sequens probat, *tricenas noctes*; et versus 355, *ereptis mensibus.*

V 348 TRICENASQUE TRAHENT CONNEXO TEMPORE NOCTES. Gemblacensis et alter *trahet* Repone igitur,

Tricenasque TRAHET *connexo tempore noctes,*

Ordo est, Quanto propius *quis* ad arctos *venerit,* tanto breviores ei dies erunt; et signa brumalia ab ipso statim ortu occident *Si longius* inde polum versus *procedat,* singula xii signa per mensis spatium ei condentur, et ille *trahet* tricenas noctes sine die *Trahet noctes* xxx; sive xxx dies naturales in tenebris aget Sic *trahere vitam, tempus,* &c Virgilius Aen i, 752

Necnon et vario noctem *sermone* trahebat
Infelix Dido

Sed et alterum bene habet, sidera *trahent* tricenas noctes; ut Horatius Serm. ii, vi, 25.

Sive aquilo radit terras, seu bruma *nivalem*
Interiore diem *gyro* trahit

V. 349 ET TOTIDEM LUCES ADIMENT: SIC PARVA DIERUM EFFICITUR MORA, ET ATTRITIS CONSUMITUR HORIS, PAULATIMQUE PERIT STATIO FULGENTIBUS ASTRIS. Etiam hos tres pro adulterinis habeo. Si in priore versu legeris *trahet* cum Gemblacensi, nihil opus est pluribus; nam qui hic scripsit *adiment,* sine dubio legebat *trahent* Sed esto, ut *trahent* sit vera lectio; nihil hi tres habent auctore dignum. Cum dixisset, *tricenas noctes connexo tempore,* quid opus erat addidisse, *totidem luces adiment?* quod vel caeco per se apparet. Illa vero *Sic mora dierum efficitur parva, et attritis horis consumitur*; ut sermonis scabiem condonem, falsa sunt. Illud *sic* causam demonstrat, *ideo* moram dierum parvam, *quia* tricenae luces adimuntur. Atqui durante

nocte

Quaerentur medio terrae celata tumore;
Abducentque ſimul Phoebum, texentque tenebras,
Menſibus ereptis donec ſit debilis annus.
Si vero natura ſinat ſub vertice caeli,
Quem gelidus rigidis fulcit compagibus axis,
Aeternas ſuper ire nives, boreamque rigentem
Prona Lycaoniae ſpectantem membra puellae;
Stantis erit caeli ſpecies: laterumque meatu
Turbinis

Vulg v 354 ADDUCENT. 358. ORBEMQUE 360. MEATUS.

nocte illa menſtrua, *nulla* dierum *mora* eſt; cum dies ipſi nulli ſint · poſt vero noctem menſtruam, tantum abeſt ut mora dierum minuatur et conſumatur; ut continuis diebus *creſcat* mora, donec ad diem tandem menſtruum pervenerit. Denique quid ſit *ſtatio per iter aſtris*, ne concipere quidem poſſum; ſi latine modo loquamur, non barbare

V 352. PLURAQUE PER PARTES SUBRUPTO TEMPORE SIGNA TERRAE QUAERENTUR MEDIO CELATA TUMORE *Subrupto* quidem codices, et mox 355, *eruptis*; pro *ſubrepto* et *ereptis* Vetuſti quoque omnes hoc ordine,

Quaerentur medio terrae *celata tumore.*

Repone,

Pluraque, per partes SUBREPTO *tempore, ſigna*
Quaerentur, medio terrae celata tumore.

Tempore per partes ſubrepto, donec duo, tres, quattuor, quinque, et ſub polo ipſa ſex demum *menſes erepti erunt.*

V 354. ADDUCENTQUE SIMUL PHOEBUM TEXENTQUE TENEBRAS *Adducent* explicat Scaliger ex notiſſimo Homeri loco,

Ἐγγὺς γὰρ νυκτός τε καὶ ἤματός εἰσι κέλευθοι.

Adducent Phoebum et tenebras, breviſſimo noctis momento interiecto. Multa hic peccantur Breviſſimo *dies* momento oportuit, non *noctis* Non enim de longis diebus hic agitur, ſed longis noctibus Volebat, opinor, Scaliger noctem ibi eſſe pene xxiv horarum. Atqui noctem menſtruam iam auctor memoraverat verſu 348; et procedenti polum verſus nox creſcit. Denique verba ipſa ſenſum iſtum ferre nequeunt Repone, quod et Huetius vidit,

ABDUCENTQUE *ſimul Phoebum, texentque tenebras.* ut contra verſu 380
Adducitque ſimul luces, tenebraſque relinquit.

V. 358. AETERNAS SUPER IRE NIVES ORBEMQUE RIGENTEM. Repone,

BOREAMQUE *rigentem.*

ut Noſter i, 321.

Proxima fulgentes arctos boreamque rigentem.

V 359 PRONA LYCAONIAE SPECTANTEM MEMBRA PUELLAE *Prona membra,* inquit Scaliger, *ad illos reſpicientia, qui directo ſub polo ſita ſunt.* Non hoc voluit auctor. ſed quia *puellae* dixerat, *prona* membra addidit; ut indicaret non puellae iam formam habere, ſed urſae. Ovidius Met i, 84.

Pronaque *cum ſpectent animalia cetera terram,*
Os homini ſublime *dedit*

Ovidius de Iunone, cum puellam hanc in urſam transformaret, Metam ii, 477.

Dixit, et adverſa prenſis a fronte capillis,
Stravit humi pronam

Statius Theb. vi, 277

Io poſt tergum, iam prona, *dolorque parentis*

Gemblacenſis et Lipſienſis *prima* in textu, et *prona* pro lectione varia.

V. 360 LATERUMQUE MEATUS TURBINIS IN MOREM RECTA VERTIGINE CURRIT. Venetus et Lipſienſis *meatum*; Gemblacenſis

Turbinis in morem recta vertigine curret.
Inde tibi obliquo sex tantum signa patebunt
Circuitu, nullos umquam fugientia visus,
Sed teretem inclini mundum comitantia spira.
Hic erit una dies per senos undique menses,
Dimidiumque trahens contextis lucibus annum:
Numquam erit occiduus quod tanto tempore Phoebus,
Dum bis terna suis perlustrat curribus astra;
Sed circumvolitans recto visetur ab axe.
At simul e medio praeceps descenderit orbe,
Inferiora petens devexo sidera curru,

Et

Vulg v 361. CURRIT 364 ACCLINI——SEMPER. 368. CURSIBUS. 369. VERSATUR ab ORBE. 371 DEIECTO——CURSU.

Gemblacensis et Vossianus *meatu* Repone, *laterumque* MEATU

Turbinis in morem recta vertigine CURRET

Caelum curret meatu *laterum*; ipse enim *vertex* stabit et non movebitur

V 364 SED TERETEM ACCLINI MUNDUM COMITANTIA SEMPER. Cur substantivum suum deest τῷ *acclini*? Immo, ex mente Scaligeri, *circuitu* subauditur ex versu praecedente. Nego hoc admitti posse; cum intercesserit colon sensus diversi, *nullos umquam fugientia visus* Sed esto quid sibi vult *acclini circuitu*? *Id est*, inquit, *circuitu incumbente in horizontem, et ipsum stringente*. Quid narrat? An *sex* signa circuitu suo incumbent in horizontem, qui, in hac sphaera parallela, aequator est? Nonne finis geminorum et initium cancri (si in eius initio solstitium ponitur) aberunt ab horizonte gradus 23, 30′? Repono,

Sed teretem INCLINI *mundum comitantia* SPIRA.

Inclini, ἀκλινεῖ, non inclinante *spira*, sed semper horizonti parallela. Sic i, 595 de circulis parallelis;

His eadem est via, quae mundo; pariterque rotantur
Inclines, *sociosque ortus occasibus aequant*.
Intervalla pari servantes limite semper.

Inclines, non ex Scaligeri solum emendatione, sed sic vetusti omnes habent. *Spira*; ut i, 573, de aequatore;

Tertius in media mundi regione locatus
Ingenti spira *totum circumdat olympum*.

Ubi pro *spira* codices universi *spera*: unde tanto facilius hic mutari potuit in *semper* Neque obiicias, quod asperior exit versus, vocali correpta ante *sp* Sic enim Virgilius, Aen xi, 308.

Spem siquam accitis Aetolum habuistis in armis
Ponite. spes *sibi quisque: sed haec quam angusta videtis*

Horatius Serm. i, ii, 30.

Contra alius nullam, nisi olente in fornice stantem.

V. 368. DUM BIS TERNA SUIS PERLUSTRAT CURSIBUS ASTRA Repone CURRIBUS: ut mox versu 372 de eodem;

Et dabit in pronum laxas effusus habenas.

et 379

Dum sex submersis vectatur *Phoebus in astris*.

Perlustrat curribus, ut Virgilius Aen ix, 57

huc turbidus atque huc Lustrat equo *muros*

V. 369. SED CIRCUMVOLITANS RECTO VERSATUR AB ORBE. Quid quaeso est, Phoebus *versatur* ab orbe? περιάγεται, inquit Scaliger, circumvertitur ut turbo. Ergone,

Et dabit in pronum laxas effusus habenas;
Per totidem menses iunget nox una tenebras
Vertice sub caeli. nam quisquis spectat ab axe,
Dimidium e toto tantum videt orbe rotundi:
Pars latet inferior. neque enim circumvenit illum
Recta acies, mediaque tenus distinguitur alvo.
Effugit ergo oculos summo spectantis ab axe,
Dum sex submersis vectatur Phoebus in astris:
Sideribus donec totidem quot mensibus actis,
Cesserat unde, redit; geminasque ascendit ad arctos;
Adducitque simul luces, tenebrasque relinquit.

Hic

Vulg v 374 OMNI 375 ET——MUNDUM——ROTUNDO 378. ORBE.

gone, ex auctoris doctrina, sol non movet vertitque se, sed ab alio movetur et vertitur? Mendosa haec sunt, nam et versus sequens verbo *orbe* terminatur Venetus, Lipsiensis, Vossianus, *versetur ab orbe*. Repone,

Sed circumvolitans recto VISETUR *ab* AXE

Non occiduus *erit*, sed *visetur*

V. 371 INFERIORA PETENS DEIECTO SIDERA CURSU Iterum repone CURRU ut probat versus sequens. Vide versum 368 Sed *deiecto* non belle convenit; ne forte ex Phoebo Phaethonta habeamus Repone,

Inferiora petens DEVEXO *sidera* CURRU.

Silius Italicus, IV, 482

Condebat noctem devexo *Cynthia* curru.

V 373 PER TOTIDEM MENSES IUNGET NOX UNA TENEBRAS VERTICE SUB CAELI NAM QUISQUIS SPECTAT, AB OMNI DIMIDIUM ET TOTO MUNDUM VIDET ORBE ROTUNDO Scaliger ad versum 369, *sequentes*, ait, *versus*, *atque adeo tota haec tractatio supra omnes elegantias est* Miror hoc ab eo dici; qui ipse inter magnos poetas iure numeratur Sane haec, ut ab auctore profecta sunt, sunt elegantissima. sed, ut a Scaligero edita sunt, plerumque absurda Iam habuimus *versatur ab orbe*, pro *visetur ab axe*, *deiecto cursu* pro *devexo curru*; et plura huiusmodi restant de hoc vero loco quid tandem iudicabimus? Ordo est, *Quisquis spectat sub vertice caeli*, *videt dimidium mundum ab omni et toto orbe rotundo* Quale igitur illud, *ab omni et toto orbe?* Nonne idem *omni* quod *toto?* Ἑλληνισμὸς, inquit, ἀπὸ παντὸς καὶ ὅλου. Bene vero quod Graecum est, et, ut librarii Latini olim dicebant, *non potest legi* Piget tam ineptis diutius haerere Venetus, *ex toto*. vetusti quattuor *rotundi* pro *rotundo* Repone, et distingue,

Per totidem menses iunget nox una tenebras
Vertice sub caeli. nam quisquis spectat ab AXE,
Dimidium E *toto* TANTUM *videt orbe* ROTUNDI

Sub caeli vertice, id est sub polo, *nox erit per sex menses* Verum hoc est, sed ratio quaeritur *Quisquis enim*, inquit, *ab axe*, sive a caeli vertice, *spectat*, *dimidium tantum videt e toto rotundi orbe* Et hoc verum est *Rotundi*, substantive et neutrius generis, sic et supra versu 328

V. 378 EFFUGIT ERGO OCULOS SUMMO SPECTANTIS AB ORBE. Gemblacensis *ore* iterum repone AXE, ut versu 374.

V. 382 ADDUCITQUE SIMUL LUCES TENEBRASQUE RELINQUIT, SIDERIBUS

Hic locus in binas annum noctesque diesque
Per duo partitae dirimit divortia terrae.
Et quoniam quanto variantur tempora motu,
Et quibus e causis, dictum est; nunc accipe, signa
Quot surgant in quoque loco, cedantque per horas:
Partibus ut prendi possint orientia certis,
Ne falsus dubia ratione horo scopos erret.
Atque hoc in totum certa sub lege sequendum;
Singula quod nequeunt, per tot distantia motus,
Temporibus numerisque suis exacta referri,
A me sumat: iter positum sibi quisque sequatur,
Perque meos tendens gressus mihi debeat artem.
Quacumque hoc parte in terrarum quisque requiret,
Deducat proprias noctemque diemque per horas;
Maxima sub cancro minimis quae cingitur umbris:
Et sextam summae, fuerit quae forte, diurnae

Vicino

Vulg v 394 SUOS TENDAT. 395. PARTI.

DONEC TOTIDEM, QUOT MENSIBUS ACTIS, CESSERAT UNDE, REDIT; GEMINASQUE ASCENDIT AD ARCTOS Sic quidem libri scripti editique Sed quale sodes hoc est? *Phoebus*, in sphaera parallela, *adducit luces, et relinquit tenebras, donec post sex menses*, ultra aequatorem actos, *redit ad arctos?* Contrarium prorsus verum est: *non* adducit luces, donec ad arctos redierit. Muta ordinem versuum, et sanus erit locus,

Sideribus donec totidem quot mensibus actis,
Cesserat unde, redit; geminasque ascendit ad arctos;
Adducitque simul luces, tenebrasque relinquit.

V. 391. SINGULA QUOD NEQUEUNT. Ordo est, *Quod singula, per tot motus distantia* ac diversa, *nequeunt referri.*

V. 394. PERQUE SUOS TENDAT GRESSUS. MIHI DEBEAT ARTEM. Nequeo concipere, quid sit tendere per *suos* gressus nisi *sua* ipsum vestigia legere vel relegere Quorum sensuum neutrum hic convenit Repono,

Perque MEOS TENDENS *gressus mihi debeat artem*

V. 395 PARTI TERRARUM. Gemblacensis, *parte terrarum:* Vossianus, *para terrarum*. Lipsiensis, *parat iter rarum* *Parti*, Plautus et Lucretius Sed hic non est opus Lege,

Quacumque hoc PARTE IN *terrarum quisque requiret.*

V 403. ADVERSO NASCENTIS SIDERE TAURI Repone, quod et Huetius indicavit, AVERSO Ordo est, *Tantum temporis tribuatur ad ortus tauri, surgentis averso sidere.*

V. 404. HAS INTER QUASQUE ACCIPIET NEMEEÏUS HORAS. *Nemeeius* a Scaligero est: Noster saepe *Nemeaeus* habet, ut

Vicino tribuat poſt cancri templa leoni.
At quae nocturnis fuerit menſura tenebris,
In totidem partes ſimili ratione ſecanda eſt:
Ut, quantum una ferat, tantum tribuatur ad ortus
Temporis averſo naſcentis ſidere tauri.
Has inter, quaſque accipiet Nemeaeus in ortus,
Quod diſcrimen erit, per tres id divide partes;
Tertia ut accedat geminis, quae tempora tauro
Vinciat, atque eadem cancro, ſimiliſque leoni:
Sic erit ad ſummam ratio perducta priorem,
Quam modo diviſis Nemeaeus duxerat horis.
Inde pari virgo procedat temporis auctu:
Sed certa ſub lege, prioris ſemper ut aſtri
Incolumem ſervent ſummam, creſcantque novando.
His uſque ad chelas horarum partibus aucta,
Per totidem a libra decreſcent ſidera partes;

Et

Vulg v.403 ADVERSO. 404 NEMEEIUS HORAS. 409 QUOMODO—NEMEA SIBI DUXERIT. 412 SERVET——CRESCENSQUE. 413 DENAS—AUCTIS. 414. LIBRAE—SIDERE.

ut Ovidius aliique; nuſquam niſi hic *Nemeeus*. Libri univerſi, *Nemeaeus in horas*. Repone,

Has inter quaſque accipiet NEMEAEUS IN ORTUS.

Has *partes* inter; non has *horas*, ut Scaliger Et ut antea verſu 402, tribuatur *ad ortus* tauri; ita nunc, *leo accipiet in ortus*.

V. 409. QUOMODO DIVISIS NEMEA SIBI DUXERIT HORIS. Libri veteres *Nemea ſi*. recentiores *Nemeaeus duxerit*. *Nemea* pro leone miror ut Scaligero placuerit. Repone,

Sic erit ad ſummam ratio perducta priorem,
QUAM MODO *diviſis* NEMEAEUS DUXERAT *horis*.

Quam ſummam, ſcilicet *ſextam ſummae diurnae*, leo duxerat verſu 399. Planum hoc ex diagrammate.

V. 410. INDE PARI VIRGO PROCEDAT TEMPORIS AUCTU. Codices univerſi *actu*. Recte emendavit Scaliger *temporis auctu*. Et fruſtra obnititur Huetius, mendoſa loca in teſtimonium proferens. Sic Plinius Hiſt. ii, 17. *Sol bis permutatis ſpatiis, in* auctum diei, *bruma; noctis vero, ſolſtitio*. Fidem facit verbum, a quo ducitur: nam in hoc ſenſu dicimus, tempus *augetur*, non *agitur*

V. 412. INCOLUMEM SERVET SUMMAM, CRESCENSQUE NOVANDO Hoc non ad virginem ſolam ſpectat, ſed ad quinque ab ariete priora ſidera. Repone igitur,

prioris ſemper ut aſtri
Incolumem SERVENT *ſummam*, CRESCANTQUE *novando*.

Creſcant novando; ut ſupra iii, 284.

Hora novo creſcit *per ſingula ſigna quadrante*.

V. 413. HIS USQUE AD DENAS HORARUM PARTIBUS AUCTIS PER TOTIDEM A LIBRAE DECRESCENT SIDERE PARTES.

Quid

Et quantis utrimque modis tollentur ad ortus,
Diverſam in ſortem tantis mergentur ad umbras.
Haec erit horarum ratio ducenda per orbem,
Illa quot ſtadiis oriantur quaeque cadantque:
Quae cum tercentum numeris vicenaque conſtent,
Detrahe tot ſummae partes, quot ademit utrimque
Omnibus ex horis aeſtivae nomine lucis,
Solſtitium ſummo peragit dum Phoebus olympo.
Quodque his exuperat demptis, id didito in aequas
Sex partes, ſextamque ardenti trade leoni.
Rurſus qui ſteterit numerus ſub nomine noctis,
Eius erit ſigno tauri pars illa dicanda.
Quodque hanc exuperat partem, ſuperatur ab illa,
Diſtinguitque duas medio diſcrimine ſummas;

Tertia

Vulg v. 415 IN UTRUMQUE 420 DETRAHITUR ſummae TOTA PARS QUOTA DEMIT 421 MOMINE NOCTIS 425 MOMINE

Quid hoc eſt? *Uſque ad denas auctis*, cum ex ipſo auctore et diagrammate ad eius doctrinam accommodato, clarum ſit *per vicenas* partes augeri? Libri omnes, *ſidera*, non *ſidere* Repone,

His uſque ad CHELAS *horarum partibus* AUCTA,
Per totidem a LIBRA *decreſcent* SIDERA *partes*

Chelae et *libra* idem ſignum eſt Ab ariete uſque ad libram creſcunt ſidera per partes vicenas; a libra uſque ad piſces per partes totidem decreſcunt.

V 415 ET QUANTIS IN UTRUMQUE MODIS TOLLENTUR AD ORTUS *In utrumque* quid ſit neſcio *In* a Voſſiano abeſt Repone,

Et quantis UTRIMQUE *modis tollentur ad ortus*

Utrimque, tam ſex borealia ſigna, quam auſtralia Cave autem, ne interpreteris *quantis modis* et *tantis*, quot modis et tot *Numerus* vicenarum horae partium eſt *quotus*; *modus* eſt *quantus*.

V. 420 DETRAHITUR SUMMAE TOTA PARS, QUOTA DEMIT UTRIMQUE *Tota* hic, τοσαύτη, priore brevi; cui reſpondet *quota* Negat tamen hoc poſſe Servius ad Aen i, 189 *Plerique*, inquit, *derivationem ducunt ab eo quod eſt* tot, totus; *ut ab eo quod eſt* quot, quotus *Sed illud notandum*; *cum* tot *naturaliter brevis ſit*, totus *producitur*. quotus *vero ſecundum ſuam originem brevis permanet* Quid igitur fiet? Aut librarii hic condemnandi erunt, aut auctor ipſe in periculo erit famae et aetatis Dico verba eſſe mendoſa. Si enim *quota* hic in mendo eſt, ſimul erit et *tota* Atqui *quotam demit Phoebus* dicendum erat, non *quota* quod quo caſu Scaligeri narem effugerit miror. Venetus et Voſſianus *quod ademit*, hoc eſt *quot*; nam paſſim permutantur Gemblacenſis clare, *quot ademit*. Repone,

DETRAHE TOT *ſummae* PARTES, QUOT ADEMIT *utrimque*

Detrahe, inquam, ſcribendum, ut verſu 405 *per tres id* divide *partes* et 423. *id* didito *in aequas Sex partes*. et 454. *totum in partes ita* digere

Tertia pars eius numero ſuperaddita tauri
Traditur et geminis. ſimili tunc cetera lucro
Procedunt, numeros ſemper tutata priores;
Augebuntque novo vicinas munere ſummas,
Donec perveniant ad iuſtae ſidera librae:
Ex illa totidem per partes ſic breviantur,
Lanigeri ad fines: converſaque omnia lege
Accipiunt redduntque pares cedentia ſortes.
Haec via monſtrabit ſtadiorum ponere ſummas,
Et numerare ſuos ortus per ſidera cuncta.
Quod bene cum propriis ſimul acceptaveris horis,
In nulla fallet regione horoſcopos umquam;
Cum poterunt certis numerari ſingula ſigna
Temporibus, parte ex illa quam Phoebus habebit.

Nunc

Vulg v 432 NOVEM VICENAS MOMINA. 433 TEMPORA. 435 MOMINA LEGEM 436 PERDUNT.

digere *tempus* Abeat igitur *tota pars* illuc, ubi *pars toto* aequatur, et omnia abſurda habitant.

V 421. OMNIBUS EX HORIS AESTIVAE MOMINE NOCTIS. *Momine* a Scaligero eſt, libri omnes *nomine*; quod recte aſſerit explicatque Huetius: ſed aliud reſtabat corrigendum Non enim *noctis nomine* hoc fit, ſed *diei*. *Nomen noctis* mox habes verſu 425. Repone igitur,

Omnibus ex horis aeſtivae NOMINE LUCIS.

V. 425 SUB MOMINE NOCTIS. Iterum repone, NOMINE Libri hic veteres *numine*

V 432 AUGEBUNTQUE NOVEM VICENAS MOMINA SUMMAS. Haec portenta ſunt, *novem* et *vicenas*. in quibus explicandis ingenium fruſtra attrivit Scaliger. Libri veteres, *vicinas munera*. Repone,

Augebuntque NOVO VICINAS MUNERE *ſummas*.

Novo munere augebunt, ut ſupra verſu 284.

Hora novo creſcit *per ſingula ſigna quadrante*

Vicinas ſummas, hoc eſt, vicinorum ſiderum ſummas.

V. 433 AD IUSTAE TEMPORA LIBRAE. Vetuſti omnes, *ad iuſtae* SIDERA *librae*

V. 435 CONVERSAQUE MOMINA LEGEM ACCIPIUNT, PERDUNTQUE PARES CEDENTIA SORTES Haec inepta et mendoſa ſunt. Libri veteres, *converſaque omnia lege*. Repone,

converſaque OMNIA LEGE
Accipiunt REDDUNTQUE *pares cedentia ſortes*.

Ordo eſt, *Converſaque lege, omnia accipiunt pares ſortes, cedentiaque reddunt* *Converſa lege*, id eſt, mutata vice, ut Noſter iii, 469.

Rurſus et incipiunt propria de ſorte diebus
Cedere converſa *labentia tempora* lege.

et iii, 649 *Convertitque vices*.
et iii, 265.

Atque ibi converſis vicibus *mutantur in horas*
Brumales.

Accipiunt redduntque, antitheta noſtro ſollemnia. Virgilius Aen. viii, 449.

alii taurinis follibus auras
Accipiunt redduntque.

V.

Nunc quibus hiberni momentis surgere menses
Incipiant (neque enim paribus per sidera cuncta
Procedunt gradibus, nivei dum vellera signi
Contingant, aequum luces cogentia et umbras
Ferre iugum) magna est ratio, breviterque docenda.
Principio capienda tibi est mensura diei,
Quam minimam capricornus agit; noctisque per horas
Quam summam. quoque ab iusto superaverit umbra,
Et trepident luces, eius pars tertia signo
Tradenda est medio: qua semper sorte retenta;
Dimidia ut vincat primum, vincatur et ipsum
Extremo, totum in partes ita digere tempus.
His opibus tria signa valent. sed summa prioris
Accedit numeri coniuncta sequentibus astris.
Sic erit, ut ternis fuerit si longior horis

Brumali

Vulg. v. 453. DIMIDIO vincat. 457 CESSERIT.

V. 452 TRADENDA EST MEDIO SEMPER: QUA SORTE RETENTA DIMIDIO VINCAT PRIMUM, VINCATUR ET IPSUM EXTREMO; TOTUM IN PARTES ITA DIGERE TEMPUS Lege et distingue,

Tradenda est medio. QUA SEMPER *sorte retenta;*
DIMIDIA UT *vincat primum, vincatur et ipsum*
Extremo, totum in partes ita digere tempus.

Ita digere, *ut* vincat. Sic digere totum tempus in partes; ut medium signum dimidia parte vincat primum, et ab extremo dimidia vincatur.

V 455 HIS OPIBUS TRIA SIGNA VALENT SED SUMMA PRIORIS ACCEDIT NUMERI CONIUNCTA SEQUENTIBUS ASTRIS. CESSERIT UT: TERNIS FUERIT SI LONGIOR HORIS Quis, cui ullus harum rerum gustus est, sententiam sic terminaverit, *Cesserit ut?* Locus mendosissimus. Ex his tribus priores duo spurii sunt et inepti. Quorsum enim pertinet, *valent his opibus?* De *opibus* signorum (nusquam alias sic loquitur) sive de viribus, effectibus, hic non agitur. *Summa*, inquit, *prioris numeri accedit coniuncta* Si *coniunctam*, quod puto, duplicatam intelligit, falsum est; si aliter, *accedit coniuncta* bis rem eandem dicit His spuriis sublatis; vide, ut apte cohaereant omnia

Dimidia ut *vincat primum, vincatur et ipsum*
Extremo, totum in partes ita digere tempus.
SIC ERIT, *ut, ternis fuerit si longior horis*
Brumali nox forte die, capricornus IN *hora*
Dimidia attollat luces.

Sic erit, sic eveniet, ut capricornus in dimidia hora, &c. Omnes codices vetusti *in hora*.

V 459. ET AQUARIUS HORAE IPSE SUAM PROPRIAE DUCAT, SUMMAEQUE PRIORIS ADIUNGAT. Repone,

et aquarius horae
Ipse suam SORTEM *ducat, summaeque* PRIORI *Adiungat.*

Suam

Brumali nox forte die, capricornus in hora
Dimidia attollat luces; et aquarius horae
Ipse suam sortem ducat, summaeque priori
Adiungat: pisces tantum sibi temporis ipsi
Constituant, tantum accipiant de sorte priorum;
Ut tribus expletis horis, noctemque diemque
Lanigero tradant aequandam tempore veris.
Incipit a sexta tempus procedere parte
Dividuum: duplicant vires haerentia signa;
Ultimaque acceptas triplicant. ita summa diebus
Redditur: aequato solvuntur foenere noctes:
Rursus et incipiunt propria de sorte diebus
Cedere conversa labentia tempora lege.
Namque aries totidem deducit noctibus horas,
Quot prius abstulerant proprio sub nomine pisces.

Hora

Vulg. v 458. UT. 460. PROPRIAE——PRIORIS. 462. QUANTUM. 463. ET. 470 DIVERSA.

Suam horae sortem, id est, suam quoque dimidiam, ut priori summae adiuncta fiat hora integra *Priori* codices universi.

V 462 QUANTUM ACCIPIANT DE SORTE PRIORUM, ET TRIBUS EXPLETIS Repono,

TANTUM *accipiant de sorte priorum*,
UT *tribus expletis*.

Tantum sua sorte, tantum de priorum sorte accipiant, *ut* tres integrae horae fiant *Ut tribus*; ut mox versu 473.

cumulentque ut *damna priora*.

V. 467. ULTIMAQUE ACCEPTAS TRIPLICANT: ITA SUMMA DIEBUS. *Ita summa diebus, epilogus est*, inquit Scaliger. Tam brevis vero epilogus? Quis hoc admittat? Nimirum in scriptis et editis sequebatur versus, nunc 470.

ita summa diebus
Cedere diversa labentia tempora lege.

Quae cum nullo caemento cohaererent, Scaliger hic suum *epilogum* fecit; et versum nunc 470 constituit post versum nunc 469 Recte hanc partem executus est; sic enim est constituendus. Sed miror tam sagacem animum non et illud vidisse, versus nunc 468 et 469 suo pariter loco motos esse: nam et in scriptis et in eius editione veniunt post versum nunc 474. Repone,

ita summa diebus
Redditur: aequato solvuntur foenere noctes.

Ita, cum ad arietem ventum est, *summa* sua XII horarum *diebus redditur*; et *noctes*, qui horas foenere sumpserant, *solvuntur*; ut nihil diebus iam debeant.

V. 470. DIVERSA LABENTIA TEMPORA LEGE. *Diversa* codices universi. Sed leges *diversae* possunt esse infinitae. Repone,

Cedere CONVERSA *labentia tempora lege*.

Conversa lege, vice mutata: ut iisdem gradibus deorsum descendant, quibus sursum ascenderant. Vide versum 435.

V.

Hora datur tauro: cumulentque ut damna priora,
Dimidiam adiungunt gemini. ſic ultima primis
Reſpondent, pariterque illis quae proxima fulgent:
Et media aequatis cenſentur viribus aſtra.
Praecipuoſque gerunt varianda ad tempora motus,
Hac vice deſcendunt noctes a ſidere brumae,
Tolluntúrque dies; annique invertitur ordo,
Solſtitium tardi dum fit ſub ſidere cancri.
Tuncque diem brumae nox aequat tempora noctis
Longa dies, ſimilique redit, quam creverat, actu.
Illa etiam poterit naſcens via ducere ad aſtrum,
Quod quandoque vadis emiſſum redditur orbi.
Nam quota ſit lucis, ſi luce requiritur, hora
Aſpicies; atque hunc numerum revocabis in ipſum
Multiplicans decies; adiectis inſuper eidem
Quinque tamen ſummis: quia qualicumque ſub hora
Ter quinas mundi ſe tollunt ſidera partes.

Hic

Vulg v 478. DISCEDUNT 479 ORBIS. 480 CUM

V 474 SIC ULTIMA PRIMIS RESPONDENT Vides iam, ut apte cohaereant omnia Ultima primis reſpondent; et proxima proximis Gemini capricorno, taurus aquario, aries piſcibus At ante nos ferebatur,

ſic ultima primis
Redditur. aequatae, &c.

ſenſu prorſus nullo fatente quidem Scaligero, Huetio autem fruſtra obnitente.

V 477. PRAECIPUOSQUE GERUNT VARIANDA AD TEMPORA MOTUS. Et hic quoque verſus ſpurius. Quia auctor dixerat, *media aſtra* cenſeri aequatis viribus; hoc eſt, piſces et arietem, qui *medii* ſunt inter capricornum et geminos, utrumque *tribus horis* cenſeri; hic cuculus *media* illa pro *cardinibus* accepit, ariete et libra: in quo et Huetio impoſuit. Qualis vero locutio eſt, *gerere motus?* Ubique fere interpolator hic, praeter ſenſum aut alienum aut falſum, etiam barbarie ſua ſe prodit

V 478 HAC VICE DISCEDUNT NOCTES A SIDERE BRUMAE Quomodo *diſcedunt?* Cadunt tantum et breviantur; nuſquam abeunt Repone,

Hac vice DESCENDUNT *noctes a ſidere brumae*

Deſcendunt noctes, *tolluntur* dies.

V. 479 ANNIQUE INVERTITUR ORBIS *Anni orbis,* ut Virgilius Aen. v, 46

Annuus *exactis completur menſibus* orbis.

Sed cum *invertitur* dicit, non placet *orbis* quid enim orbem poterit invertere? Repone,

Tolluntúrque dies; annique invertitur ORDO.

Ordo vertitur, invertitur, convertitur, permutatur, paſſim occurrunt.

Noſter

Hic ubi constiterit numerus, coniungere et illas,
Quae superent Phoebo partes per signa, memento.
Ex hac tricenas summa per sidera partes
Distribues; primamque vicem, quo Phoebus in astro
Fulserit: inde aliis, solem quaecumque sequentur.
Tum quo subsistet numerus consumptus in astro,
Quave in parte suam summam momenve relinquit,
Haec erit exoriens et pars, et forma. per ignes
Continua partes. ubi summam feceris unam,
Tricenas dabis ex illa per singula signa,
Donec deficiat numerus. quaque ille sub astri
Parte cadat, credas illam cum corpore natam
Esse hominis, pariterque orbem vidisse per ignes.
Sic erit ipse tibi rapidis quaerendus in astris
Natalis mundi, certoque horoscopos ortu:
Ut cum exacta fides steterit sub cardine primo,
Fallere non possint summi fastigia caeli,

Non

Vulg v. 494. HINC. 505. EX HOC SEDES. 506. POSSIT.

Noster i, 488. *mutatove* ordine *fertur*
iii, 196 *naturae vertitur* ordo.
et 234 *idem stat mensibus* ordo.

V. 480. CUM FIT. Recte Scaliger in notis, DUM *fit*.

V. 481. TUNCQUE DIEM BRUMAE. Iterum versus adulterini et inepti. *Redit dies*, pro *decrescit*; *simili, quam* pro *ac* vel *atque*. *simili actu*; immo dissimili et contrario: et ipsum *actu* in hac sententia barbare.

V. 494. HINC ALIIS. Libri vetusti, INDE *aliis*.

V. 505. UT CUM EX HOC SEDES STETERIT SUB CARDINE PRIMO. Gemblacensis, Venetus, Vossianus, *Ut cum ex hac fides*; Lipsiensis quoque, sed addit pro varia lectione, *sedes*. Repone,

Ut cum EXACTA FIDES *steterit sub cardine primo.*

Exacta, explorata, certa. *Fides steterit.* ut Noster ii, 751.

Ut cum perceptis steterit fiducia *membris.*

V. 506. FALLERE NON POSSIT SUMMI FASTIGIA CAELI SIGNIFER OBLIQUUS. Pro *Signifer obliquus* Gemblacensis, *Non feret oblitus*; Lipsiensis, *Non feret oblitus*; Venetus, *Conferet oblitus*; Vossianus, *Nesceret oblitus*. Hic Scaliger, *Nusquam*, inquit, *felicius coniectura nobis cessit olim, quam cum* Signifer obliquus *dederimus pro* Non feret oblitus. Di meliora, vir magne; quam ut omnes tuae coniecturae ex hac censeantur. Nam, ne dicam nusquam alias apud Nostrum τὸ *signifer* haberi; sensum aliquem in his investigo, nec ullum reperire

Non ſeri te obitus : ſtent fundamenta ſub imo ;
Stent veri ſtellarum ortus, verique ſubortus.
Omniaque in proprias vires ſorteſque recedant.
Nunc ſua reddentur generatim tempora ſignis,
Quae diviſa etiam proprios ducuntur in annos,
Et menſes, luceſque ſuas, horaſque dierum,
Per quae praecipuas oſtendunt ſingula vires.
Primus erit ſigni, quo sol effulſerit, annus ;
Annua quod luſtrans conſumit tempora mundum.
Proximus atque alii ſubeuntia ſigna ſequuntur.
Luna dabit menſes, peragit quod menſtrua curſum.
Tutelaeque ſuae primas horoſcopos horas
Aſſerit atque dies, traditque ſequentibus aſtris.

Sic

Vulg v. 507 SIGNIFER OBLIQUUS. 509 DENIQUE UT CONSUMMAT——MUNDI. 515. ANNUM——

perire queo. Tentemus, ut nobis quoque cadat alea Repono,

Ut cum exacta fides ſteterit ſub cardine primo ;
Fallere non POSSINT *ſummi faſtigia caeli,*
NON SERI TE OBITUS, *ſtent fundamenta ſub imo*

Ut cum certus ſis de horoſcopo qui cardo primus eſt, tres reliqui, in ſummo caelo, in occaſu, et in imo caelo, non poſſint te fallere · cum primo invento, certa ſit ceterorum ſtatio ; orbe toto in quattuor aequales partes diviſo Par locus eſt de quattuor cardinibus, ſupra iii, 217.

Quae pars exortum, vel quae faſtigia mundi,
Aut ſeros obitus, *aut imum obſiderit orbem.*

Sed et ibi *ſeros obitus* corruperunt librarii

V 508 STENT VERI STELLARUM ORTUS VERIQUE SUBORTUS Quid hoc eſt, *ortus* et *ſubortus ?* *Subortus*, inquiunt, eſt *occaſus* Hoc portenti inſtar eſt ; cum *ſuboriri* ſit *oriri*, ut *ſubortus* contra ſit occaſus Verſus eſt ſpurius, ab indocto quodam huc intruſus, et aſtronomiae et ſermonis imperito Cum videret in depravata illa lectione *occaſus* praeteriri ; addidit de ſuo, et *ſubortus* appellavit Cum neſciret horoſcopum ipſum in cardine primo ſemper notare *ortum* ; etiam hoc quaſi praeteritum ſupplevit tenebrio ;

Stent veri ſtellarum ortus.

V 509. DENIQUE UT IN PROPRIAS VIRES SORTESQUE RECEDANT. *Denique ut* a Scaligero eſt ; cum prius editi habuerint *Dena quod* Vetuſti omnes, *Denaque in proprias* Repone,

ſtent fundamenta ſub imo ;
OMNIAQUE *in proprias vires ſorteſque recedant*

Quattuor cardinum loca intelligit.

V. 515 ANNUM QUOD LUSTRANS CONSUMMAT TEMPORA MUNDI In hac lectione ordo erit, ut opinor, *Quod sol, luſtrans annum, conſummat tempora mundi.* Nec quid ſit *luſtrare annum*, nec *mundi tempora* quae ſint, intelligo *Conſummat* a Scaligero eſt, libri omnes *conſumit* · Voſſianus inſuper, *mundum* Repone,

ANNUA *quod luſtrans* CONSUMIT *tempora* MUNDUM.

Quod sol, luſtrans mundum, conſumit annua tempora. Luſtrat loca, non tempora Noſter i, 520 *quotieſque recurrens*

Luſtravit mundum *vario sol igneus orbe.*

iii,

Sic annum, menſeſque ſuos natura dieſque,
Atque ipſas voluit numerari ſigna per horas:
Omnia ut omne foret diviſum tempus in aſtra,
Perque aliena ſuos variaret ſidera motus,
Ut cuiuſque vices ageret redeuntis in orbem.
Idcirco tanta eſt rerum diſcordia in aevo,
Et ſubtexta malis bona ſunt, lacrimaeque ſequuntur
Vota, nec in cunctos ſervat fortuna tenorem.
Uſque adeo permixta fluit, nec permanet uſquam;
Amiſitque fidem variando cuncta per omnes.
Non annis anni, nec menſes menſibus uſque
Conveniunt; ſeque ipſe dies, aliumque reviſit;
Horaque non ulli ſimilis producitur horae.

Tempora

Vulg. v. 523. ALTERNA. 527 CUNCTIS. 530 NON. 531 REQUIRIT.

III, 213.

Ut totum luſtret *curvatis arcubus* orbem.

et 368.

Dum bis terna ſuis perluſtrat *curribus* aſtra
Conſumit annua tempora, ut Lucretius v, 618
Lunaque menſibus id ſpatium videatur obire,
Annua *sol in quo* conſumit tempora *curſu*.

V. 516 PROXIMUS ATQUE ALII Proximus annus atque alii anni Recte hoc Scaliger Gemblacenſis et Lipſienſis, *atque illis* favet Voſſianus, qui habet *aliis*.

V. 520. SIC ANNUM MENSESQUE SUOS NATURA DIESQUE, ATQUE IPSAS VOLUIT NUMERARI SIGNA PER HORAS. Sic verba vulgo conſtruuntur, Natura voluit numerari *ſigna per annum*, et menſes, et dies, atque horas Atqui iſta praepoſitionis traiectio ſine exemplo eſt, nec ferri poteſt. Ordo eſt, Natura voluit annum, menſes, dies, atque horas numerari *per ſigna*. *Signa per*, anaſtrophe ut Virgilius *tranſtra per*, et *te ſine*. Quin et ſententia ipſa hoc poſtulat. ſequitur enim, *ut omne tempus diviſum foret in omnia aſtra* Ut tempus in *aſtra*, ita *menſes*, &c *per ſidera*.

V. 523. PERQUE ALTERNA SUOS VARIARET SIDERA MOTUS Cur *per alterna* tantum, cum omnia in omnibus ſint. Repone,

Perque ALIENA *ſuos variaret ſidera motus*.

Sic Noſter II, 963.

utcumque aliena *capeſſunt*
Regna. et IV, 311.

Ne lateant aliae vires aliena per aſtra.

et 376.

Et genus externum referunt aliena per aſtra.

V 527 NEC IN CUNCTIS SERVAT FORTUNA TENOREM. Vetuſti omnes recte, *in* CUNCTOS. Sic IV, 97

Nec fortuna probat cauſas, ſequiturve merentes·
Sed vaga per cunctos *nullo diſcrimine fertur*.

V. 530. NON MENSES MENSIBUS USQUE. Libri veteres, NEC *menſes* Gemblacenſis hic *uſquam*. Sed Lipſienſis et Voſſianus recte *uſque* *Uſquam* iam habuimus verſu abhinc altero.

V 531. SEQUE IPSE DIES ALIUMQUE REQUIRIT. Veteres libri *requirit*; recentiores

Tempora quod non ſtant propriis parentia ſignis,
Per numeros omnes aevi diviſa volantis:
Taleſque efficiunt vires, caſuſve minantur,
Qualia ſunt, quorum vicibus tum vertimur, aſtra.
Sunt quibus et caeli placeat naſcentis ab ortu,
Sidere, quem memorant horoſcopon, inventuris
Parte quod ex illa deſcribitur hora diebus,
Omne genus rationis agi per tempora et aſtra;
Et capite ex uno menſes annoſque dieſque
Incipere atque horas, tradique ſequentibus aſtris:
Et quamquam ſocia naſcuntur origine cuncta,
Diverſas tamen eſſe vices; quod tardius illa,
Haec citius peragunt orbem: venit omnis ad aſtrum

Hora

Vulg v 533 SISTANT 535 MENSES, CASUSQUE. 536 CONVERTIMUR. 537 PATEAT——HORAE.

tiores *relinquit.* Illud placuit Scaligero *dies ſe requirit, et alium* quem alium ſibi ſimilem non reperit Vix intelligo. Repone,

ſeque ipſe dies aliumque REVISIT.

Dies reviſit ſe, cum mane proximo renaſcitur *Se et alium*, eodem acumine, quo Horatius, Carm Saec 9

Alme sol, curru nitido diem qui
Promis et celas, aliuſque et idem
Naſceris

V 533. TEMPORA QUOD SISTANT PROPRIIS PARENTIA SIGNIS. *Siſtere*, inquit Scaliger, *abſolute, pro ſtare. niſi quis cenſeat legendum*, ſic ſtant. Senſus plane aliud deſiderat, quod repone;

Tempora quod NON STANT *propriis parentia ſignis.*

Non *ſtant*, ſuis ſignis parentia; ſed diviſa ſunt per omnes numeros

V 535 TALESQUE EFFICIUNT MENSES CASUSQUE MINANTUR Cur *menſes* potius quam annos, dies, horas? Cur *caſus* tantum minantur, nulla commoda faciunt? Si ſolos caſus; non *variabunt*, ſed *unum tenorem ſervabunt*; contra hypotheſin Repone,

Taleſque efficiunt VIRES, *caſuſ*VE *minantur*

Ita ii, 962 *variaſque locorum*
Efficiunt vires

Facilis librarii lapſus, *m̄ſes, uires.*

V. 536 QUALIA SUNT, QUORUM VICIBUS CONVERTIMUR, ASTRA Vetuſti omnes; *vicibus* TUM VERTIMUR. recte *Convertimur* a Scaligero eſt.

V. 537. SUNT QUIBUS ET CAELI PATEAT NASCENTIS AB HORAE SIDERE, QUEM MEMORANT HOROSCOPON, INVENTURIS, PARTE QUOD EX ILLA DESCRIBITUR HORA DIEBUS OMNE GENUS RATIONIS AGI PER TEMPORA ET ASTRA Supra, dodecaeteridos rationem inceperat a ſigno, in quo tum sol fuerit nunc ex aliorum ſententia incipit eam ab ortu ſolis, quocumque in ſigno fuerit. Aggrediamur iam correctionem. *Et* non Scaligeri ſolum ingenio, ſed Gemblacenſis et Lipſienſis fide nititur *Placeat* pro *pateat* etiam Scaligero placuit; ſed veritus eſt mutare. Atqui ita Voſſianus; et ſenſus flagitat. Sic infra verſu 682.

Sunt

Hora die bis, menſe dies ſemel, unus in anno
Menſis, et exactis bis ſex iam menſibus annus:
Difficile eſt in idem tempus concurrere cuncta,
Unius ut ſigni pariter ſit menſis et annus.
* Aſperiorem ut agat menſem: ſi menſis in aſtrum
Laetius inciderit, ſignum ſit triſte diei:
Si fortuna diem foveat, ſit durior hora.
Idcirco nihil in totum ſibi credere fas eſt;
Non annos ſignis, menſes vertentibus annis,
Menſibus aut luces, aut omnes lucibus horas:
Quod nunc illa nimis properant, nunc illa morantur;
Et modo deeſt aliis, modo adeſt; vicibuſque recedit
Aut redit; atque alio mutatur tempore tempus
Interpellatum

Vulg. v 547 SOLIBUS.

Sunt quibus eſſe placet *decima.* ii, 221.
Sunt quibus eſſe diurna placet. iv, 227.
Sunt quibus et ſimulacra placent.

Et nota, utrumvis quidem modum bene hic haberi, tam ſubiunctivum, quam indicativum Porro cum prava lectio ſemel invaluiſſet, *caeli naſcentis ab horae*; ſenſit aliquid deeſſe tenebrio neſcio quis, et verſiculum ſequentem benigne largitus eſt. Qualem vero? *Ab ſidere*, inquit, *horae caeli naſcentis* Quis vel fando audivit *ſidus horae?* Quis duplicem hic genitivum ferat? Quis illud σπουδαῖζον *inventuris?* Quis illud *quem memorant?* Quaſi nunc primum, et non ſepties ante, *horoſcopon* memoraverit Sed quod omnium minime ferendum, a ſententia devius errat. Non enim hic quaeritur *horoſcopos*, ſed caput et principium *dodecaeteridos*. Abeat ergo hic cuculus, cum dono ſuo tam lepido quo repudiato locus ſic conſtituitur,

Sunt quibus et caeli PLACEAT *naſcentis ab* ORTU,
Parte quod ex illa deſcribitur hora diebus,
Omne genus rationis agi

Ab ortu caeli naſcentis, dodecaeterida deduci. Sic ii, 791 de ortivo cardine,

Unus ab exortu caeli naſcentis *in orbem.*

V 547. ET EXACTIS BIS SEX IAM SOLIBUS ANNUS. Annus, inquit, redit XII ſolibus exactis. Ergo *ſoles* hic idem quod *menſes*: atqui ubique alias soles ſunt *dies*. Virgilius Ecl ix, 52

Cantando longos memini me condere soles.

et Aen. iii, 203

Tres adeo incertos caeca caligine soles
Erramus pelago, totidem ſine ſidere noctes.

Repone igitur,

et exactis bis ſex iam MENSIBUS *annus.*

V. 549 UNIUS UT SIGNI PARITER SIT MENSIS ET ANNUS Ut et menſis et annus in dodecaeteride ſub uno et eodem ſigno ſint.

V. 550. ASPERIOREM UT AGAT MENSEM. Excidit hinc verſiculus; quod et Huetius acute vidit. Libri vetuſti, *Aſperioris agam menſem.* Verſus abeſt ad hanc ſententiam;

Sic erit, ut mitis qui ſigni duxerit annum,
ASPERIORIS *agat menſem.*

V.

Interpellatum variata sorte dierum.
Et quoniam docui, per singula tempora, vitae
Quod quandoque genus veniat, cuiusque sit astri
Quisque annus, cuius mensis simul hora, diesque;
Altera nunc ratio, quae summam continet aevi,
Reddenda est, quot quaeque annos dare signa ferantur.
Quae tibi, cum finem vitae per sidera quaeris,
Respicienda manet ratio, numerisque notanda.
Bis quinos annos aries, unumque triente
Fraudatum dabit. appositis tu, taure, duobus
Vincis; sed totidem geminorum vinceris astro.
Tuque bis octonos, cancer, binosque trientes:
Bisque novem, Nemeaee, dabis, bessemque sub illis.
Erigone geminatque decem, geminatque trientem.
Nec plures fuerint librae, quam virginis anni.
Scorpios aequabit tribuentem dona leonem.
Centauri fuerint eadem, quae munera cancri.
Ter quinos, capricorne, dares, si quattuor essent
Appositi menses. triplicabit aquarius annos

Quattuor,

Vulg v. 560 DUXI 561. VENIT.

V. 560 ET QUONIAM DUXI Libri universi *duci*; unde Scaliger *duxi*, alii *dixi*. Repone,

Et quoniam DOCUI. ut iv, 119.
Quod quoniam docui et ii, 750
Nunc satis est docuisse *suos ignota per usus*.

V. 561 QUOD QUANDOQUE GENUS VENIT Lege VENIAT, ut mox *sit*.

V 578. PRODUCIT Sic codices, quia et *triplicavit* habent. Ut *triplicabit*, ita lege PRODUCET.

V. 579 PISCIBUS AST ARIES ET SORTE ET FINIBUS HAERENS LUSTRA DECEM TRIBUET SOLIS CUM MENSIBUS OCTO Sic codices quoque; nisi quod *est* pro *ast* Quot annos aries daret, in primo loco dixerat; nunc iterum docet quid aries polleat, quantum scilicet pisces. Atqui pisces sententiam ducere oportebat Error inde est; quod notis signorum, non literis, haec olim scripta sint Repone,

LANIGERO PISCES *et sorte et finibus* HAERENT;
Lustra DUO TRIBUENT, SOLIDIS *cum mensibus octo*.

Decem lustra solis, hoc est, ut aiunt, *decem annos*; sic et supra iii, 321. Miseret me auctoris Lege DUO; et pro *solis*, SOLIDIS.

Solidis

Quattuor, et menſes vitam producet in octo.
Lanigero piſces et ſorte et finibus haerent;
Luſtra duo tribuent ſolidis cum menſibus octo.
  Nec ſatis eſt annos ſignorum noſcere certos,
Ne lateat ratio finem quaerentibus aevi:
Templa quoque et partes caeli ſua munera norunt,
Et proprias tribuunt certo diſcrimine ſummas,
Cum bene conſtiterit ſtellarum conditus ordo.
Sed mihi templorum tantum nunc iura canentur:
Mox veniet mixtura ſuis cum viribus omnis.
Cum bene materies ſteterit praecognita rerum,
Non interpoſitis turbabitur undique membris.
Si bene conſtiterit primo ſub cardine luna,
Qua redit in terras mundus, naſcenſque tenebit
Exortum, octonos decies ducetur in annos,
Si duo decedant. at cum ſub culmine ſummo
Conſiſtet, tribus hic numerus fraudabitur annis.
Bis quadragenis occaſus dives in ortos
Solus erat, numero niſi deeſſet olympias una.

Imaque

Vulg. v. 578. PRODUCIT. 579. PISCIBUS AST ARIES——HAERENS 580. DECEM TRIBUET SOLIS. 591. QUO. 595 ACTU. 596. SOLIS

Solidis menſibus, id eſt, integris Sic alii, *ſolidum diem*, *ſolidum annum* Noſter i, 565.

Sexque fugit ſolidas *a caeli vertice* partes.

V 591 QUO REDIT IN TERRAS MUNDUS Repone,

QUA *redit in terras mundus* ut i, 45.
Qua mundus redit et ii, 827.
Qui tenet exortum, qua *primum ſidera ſurgunt* et ſaepe alias

V 595 BIS QUADRAGENIS OCCASUS DIVES IN ACTU SOLIS ERAT NUMERO NISI DEESSET OLYMPIAS UNA *In actu* a Scaligero eſt, in periodo ſolis; libri omnes *in actus*. Unde Huetius legit,

Bis quadragenos occaſus dives in actus
Solis erat. et *actus*, ut Scaliger, explicat *curricula*, annos. Sed recte *quadragenis*, ut libri omnes, ſubaudi *annis*, quod proxime praeceſſerat *Dives* enim apud Noſtrum cum ablativo venire ſolet, *dives honore*, *dives cenſu*, *dives iuge*, *dives puellis* Repone,

Bis quadragenis occaſus dives in ORTOS
SOLUS *erat*, *numero niſi deeſſet olympias una*

In ortos, in partus ſuos, in illos qui ſub ipſo naſcuntur, ut iv, 206.

Et Palamedeis certantem viribus ortum.

Solus erat, ſolus eſſet dives 80 annis; nullum enim ſignum dat ſupra 78 *Dives annis in ortos*, ut iv, 124.

Dives fecundis aries in vellera lanis

V.

Imaque tricenos bis fundamenta per annos
Cenſentur, bis ſex adiectis menſibus aevo.
Quodque prius natum fuerit dextrumque trigonum,
Hoc ſexagenos tribuit, duplicatque quaternos.
Quod fuerit laevum praelataque ſigna ſequetur,
Tricenos annos duplicat, tres inſuper addit.
Quaeque ſuper ſignum naſcens a cardine primum
Tertia forma eſt, et ſummo iam proxima caelo,
Haec ter vicenos geminat, tres abſtrahit annos.
Quaeque infra veniet ſpatio diviſa ſub aequo,
Per quinquagenas complet ſua munera brumas.
Quemque locum ſuperat naſcens horoſcopos, ille
Dena quater revocat vertentis tempora solis,
Accumulatque duos curſus, iuvenemque relinquit.
At qui praecedit ſurgentis cardinis horam,
Vicenos ternoſque dabit naſcentibus annos,
Vix deguſtatam rapiens ſub flore iuventam.

Q

V. 614. QUOD SUPER OCCASUS TENTATUM EST, DENA REMITTIT. *Quid reponam*, ait Scaliger ingenue, *pro vitioſo* tentatum, *equidem comminiſci non potui*. In priore editione dederat *lentatum*. Ex orthographia vetere ducenda eſt correctio. Codices univerſi *temptatum*; et ſic in omnibus membranis, cuiuſcunque libri aut aetatis, ſemper ſcriptum reperi, *tempto*, vel rarius *temto*, nunquam *tento*. Repone,

Quod ſuper occaſus TEMPLUM *eſt*, HOC *dena remittit*.

Templum; de templis enim solis iam loquitur, ſic verſu 586.

Sed mihi templorum tantum nunc iura canentur

Hoc, verſus gratia eiectum, revoca; ut verſu 600. *Quodque prius natum fuerit*, Hoc *ſexagenos tribuit*.

V 615. DENA REMITTIT ANN[...] SPATIA, ET DECIMAM TRIBUS APPL[...] AUCTIS. Quid hoc portenti eſt? ſe[...] conſtat, *Dat* X *annos, et ei ſummae tres* [...] Sed quo modo hoc ſignificet, aut quid o[...] ſignificet, *Applicat decimam tribus* [...] captum meum exſuperat Sic tamen [...] univerſi. Quod alii aſtute praeterierun[t] ſimpliciter aggrediar. Repone,

dena remi[...]
Annorum ſpatia, et DECIMUM *tribu*[...] PLIAT ANNUM.

V. 626 PARVOQUE RECESSU DES[TRU]IT. Quid eſt *parvo receſſu*? Repone,

Extenditque diem ſummum, PARIL[...] *receſſu Deſtruit*.

Ponit igitur ſolſtitium in medio cancro in fine gradus XV et principio gradus XVI.

Quod ſuper occaſus templum eſt, hoc dena remittit
Annorum ſpatia, et decimum tribus ampliat annum.
Inferius puerum interimet: bis ſexque peracti
Immatura trahent natales corpora morti.
  Sed tamen in primis memori ſunt mente notanda,
Partibus adverſis quae ſurgunt condita ſigna,
Diviſumque tenent aequo diſcrimine caelum;
Quae tropica appellant, quod in illis quattuor anni
Tempora vertuntur ſignis, nodoſque reſolvunt;
Totumque emittunt converſo cardine mundum,
Inducuntque novas operum, rerumque figuras.
  Cancer ad aeſtivae fulget faſtigia zonae,
Extenditque diem ſummum, parilique receſſu
Deſtruit: at, quanto fraudavit tempore luces,
In tantum noctes auget: ſtat ſumma per omne.
Tunc Cererem fragili properant deſtringere culmo;
Graius et in patrias denudat membra palaeſtras;

Et

Vulg v 614 TENTATUM eſt dena 615. DECIMAM—APPLICAT AUCTIS 626. PARVOQUE 627 UT 628 AUGESCAT—OMNES 629. PROPERAT DISTINGUERE. 630 CAMPUS——VARIAS DESTRINGUNT

V 627 UT QUANTO FRAUDAVIT TEMPORE LUCES IN TANTUM NOCTES AUGESCAT SUMMA PER OMNES *Ut augeſcat* a Scaligero eſt, probante quoque Huetio Non accedo. Quomodo enim *per omnes noctes*; quae tantum xv ſunt? Libri univerſi *et*, non *ut*, et pro *augeſcat*, *auget*, *ſtat* Repone,

AT *quanto fraudavit tempore luces*
In tantum noctes AUGET· STAT *ſumma per omne*.

Summa eadem ſtat totius νυχθημέρου; nempe horae xxiv.

V.629 TUNC CEREREM FRAGILI PROPERAT DISTINGUERE CULMO CAMPUS *Deſtringere culmo* libri univerſi Scaliger, falsa lectione deceptus, quippe *campus* pro vera amplexus eſt, locum ulterius corrupit Venetus et Voſſianus, *properant*. Repone,

Tunc Cererem fragili PROPERANT DESTRINGERE *culmo*

Properant, agricolae ſcilicet Nam de meſſe hic agi, conſtabit ex Virgilio, Georg I, 316. quem Noſter hic imitatur,

Saepe ego, cum flavis meſſorem induceret arvis
Agricola, et fragili *iam* ſtringeret *hordea* culmo,
Omnia ventorum concurrere praelia vidi

V 630 CAMPUS, ET IN VARIAS DESTRINGUNT MEMBRA PALAESTRAS. Quid ſit *deſtringere membra in palaeſtras*, caute diſſimulant· ego prorſus non intelligo. Haeſit hic *deſtringunt*; quia librario adhuc obverſabatur ex ſuperiore verſu *deſtringere*. *Palaeſtras*, quaſi proprium Graeciae morem, alibi Noſter memorat, IV, 721.

Et tepidum pelagus ſiccatis languet in undis.
Tunc et bella fero tractantur Marte cruenta;
Nec Scythiam defendit hiems: Germania ſicca
Iam tellure fugit; Niluſque tumeſcit in arva.
Hic rerum ſtatus eſt, cancri cum ſidere Phoebus
Solſtitium facit, et ſummo vectatur olympo.
  Parte ex adverſa brumae capricornus inertis
Per minimas ſurgit luces, et maxima noctis
Tempora; producitque diem, tenebraſque reſolvit:
Inque vicem nunc damna facit, nunc tempora ſupplet.
Tunc riget omnis ager, clauſum mare, condita caſtra.
Nec tolerant medias hiemes ſudantia ſaxa.
Statque uno natura loco, paulumque quieſcit.
  Proxima in effectu, et ſimiles referentia motus,

Eſſe

Vulg v 631 IACTATIS 636 VERSATUR 637 BRUMAM——INERTEM. 638 COGIT. 644 effectu ſimiles

Perque coloratas ſubtilis Graecia *gentes*
Gymnaſium praefert vultu forteſque palaeſtras

Ergo hic repono,

GRAIUS *et in* PATRIAS DENUDAT *membra palaeſtras*

Patrias, non *varias*, *denudat*, non *deſtringunt*, aſtipulante Virgilio, Aen III, 281

Exercent patrias *oleo labente* palaeſtras
Nudati *ſocii*.

Idem iterum, Georg III, 531

Corporaque agreſti nudat *praedura palaeſtrae*

Patriae palaeſtrae apud Virgilium ſunt Trojanorum Cum itaque et Noſter dicit *patrias palaeſtras* (*varias* enim nihil eſt) ut *Graiorum* ſint, pene neceſſe eſt. Vide IV, 66

V. 631. ET TEPIDUM PELAGUS IACTATIS LANGUET IN UNDIS. Quomodo *iactatis undis*, tempore ſolſtitii? Contrarium verum eſt Repone,

Et tepidum pelagus SICCATIS *languet in undis*

Sic v, 211, ſub ortu caniculae,

Dimicat in cineres orbis, fatumque ſupremum
Sortitur, languetque *ſuis Neptunus* in undis

et I, 163

Et ſiccata *magis ſtrinxerunt* aequora *terrae*

V 634 NILUSQUE TUMESCIT IN ARVA Ita Scaliger libri pleriqne *auras* Favet Voſſianus, qui habet *aura* Vide ſupra verſum 272 Tamen Noſter IV, 752

Niluſque tumeſcens
In cancrum, *et tellus Aegyptia juſſa natare*

Cum igitur et nunc de cancro loquatur; vide an ſic dederit,

Niluſque tumeſcit in ASTRUM

V 635 HIC RERUM STATUS EST. Ingenioſe Scaliger ex conjectura, cum libri, etiam Gemblacenſis, haberent, *Hinc iterum ſitus eſt* Firmat Lipſienſis, qui *Hinc rerum ſatus eſt* propius adhuc Voſſianus, *Hinc rerum ſtatus eſt*

V 636 ET SUMMO VERSATUR OLYMPO. Lege, VECTATUR Sic v, 9

omnia circum
Sidera vectatum, *et toto diſcurrere caelo.*

V.

Esse ferunt luces aequantia signa tenebris:
Namque aries Phoebum repetentem sidera cancri
Inter principium reditus finemque coercet,
Tempora diviso iungens concordia mundo:
Convertitque vices, victumque a sidere brumae
Exsuperare diem iubet, et succumbere noctes;
Aestivi donec veniant ad sidera cancri.
Tunc primum miti pelagus consternitur unda,
Et varios audet flores emittere tellus.
Tunc pecudum volucrumque genus per pabula laeta
In Venerem pastumque ruit, totumque canora
Voce nemus loquitur, frondemque virescit in omnem:
Viribus in tantum segnis natura movetur.
Huic ex adverso simili cum sorte refulget
Libra,

Vulg v 645. NOCTES—DIEBUS. 649 AD SIDERA. 655. PARTUMQUE.

V. 637. PARTE EX ADVERSA BRUMAM CAPRICORNUS INERTEM PER MINIMAS COGIT LUCES ET MAXIMA NOCTIS TEMPORA. *Cogit*, inquit, *brumam* quid hoc sit, non intelligo. Vetusti quattuor *brumae*. Repono,

Parte ex adversa BRUMAE *capricornus* inertis
Per minimas SURGIT *luces*

V. 640 INQUE VICEM NUNC DAMNA FACIT, NUNC TEMPORA SUPPLET. Pro *facit*, vetusti omnes *legit*

V. 644. PROXIMA IN EFFECTU SIMILES REFERENTIA MOTUS. Libri veteres, *in infectum et similis*. Repone,

Proxima in effectu, ET *similes referentia motus*.

V. 645. ESSE FERUNT NOCTES AEQUANTIA SIGNA DIEBUS Libri universi, *Esse ferunt luces Luces diebus*, ineptissime Unde Scaliger *noctes*. Dedit, opinor, auctor,

Esse ferunt LUCES *aequantia signa* TENEBRIS.

V. 649. VICTUMQUE AD SIDERA BRUMAE EXSUPERARE DIEM IUBET *Ad sidera brumae?* non ultra, et ad arietem usque vincitur dies? Repone igitur cum Vossiano,

victumque A SIDERE *brumae*.

V 655. IN VENEREM PARTUMQUE RUIT. Occultum mendum ex latibulo suo eruendum est. Quid enim est *ruere in partum?* Quis sic loquatur? Deinde, cum *Venerem* dixisset, *partum*, qui natura sequitur, quid opus erat addidisse? Repone,

per pabula laeta
In Venerem PASTUMQUE *ruunt*.

Pecudes in pastum ut Virgilius Georg. IV, 434.

Vesper ubi e pastu vitulos *ad tecta reducit*.

Volucres; ut idem Aen. VII, 700.

Ceu quondam nivei liquida inter nubila cygni
Cum sese e pastu *referunt*

V 657. VIRIBUS IN TANTUM SEGNIS NATURA MOVETUR Gemblacensis solus, *segnis*, ceteri *signis* Forsitan auctor dederit,

Libra, diem noctemque pari cum foedere ducens;
Tantum quod victas usque ad se vincere noctes
Ex ipsa iubet ad brumam, cum tempora vertit.
Tum Liber gravida descendit lenis ab ulmo,
Pinguiaque e pressis exspumant musta racemis.
Mandant et sulcis Cererem, dum terra tepore
Autumni resoluta patet, dum semina ducit.
Quattuor haec et in arte valent; ut tempora vertunt,
Sic hos aut illos rerum flectentia casus,
Nec quicquam in prima patientia sede manere.
  Sed non per totas aequa est versura figuras,
Omnia nec plenis flectuntur tempora signis.

Una

Vulg. v. 660 QUO. 661. VINCUNT 662 PLENUS. 663. IMPRESSIS DESPUMANT 666 ET tempora 667 ATQUE 670. VERTUNTUR SIDERA

Viribus in tantum DESES *natura movetur*

Quippe *segnis* est, qui perpetuo sic est. *deses*, qui tunc otiatur, alioquin operi habilis *Deses movetur*, ut Virgilius Aen vi, 813.

Otia qui rumpet patriae, residesque movebit
Tullus in arma viros.

V 660 TANTUM QUO VICTAS USQUE AD SE VINCERE NOCTES EX IPSA IUBET AD BRUMAM, CUM TEMPORA VINCUNT. Quid illud, *cum tempora vincunt?* Mussat Scaliger; qui mendosum hoc esse sine dubio videbat Gemblacensis *brumae tum tempora vincit*. Lipsiensis *vincat*, Venetus *vincant*; Vossianus, *cum tempora vincat* Omnes *brumae* Latet altius mendum Fortasse;

Tantum quod solitas *usque ad se vincere* luces
Ex ipsa iubet ad brumalia *tempora* vinci.

Ita supra, *brumalia sidera* *Ad brumalem cardinem vinci* Sed propius est ad librorum scripturam,

Tantum QUOD *victas usque ad se vincere noctes*
Ex ipsa iubet ad brumam, cum tempora VERTIT.

Vide versus 622, 666. Ceterum *tantum quod* libri omnes recte; non ut Scaliger *quo*.

V 662 TUM LIBER GRAVIDA DESCENDIT PLENUS AB ULMO. Quid est *plenus Liber?* Repone,

descendit LENIS *ab ulmo*.

Lenis, maturus, solibus coctus. Sic *lene vinum*, *lenia musta*. Noster iv, 204. de eodem anni tempore,

Cum nova maturi *gustamus munera* Bacchi

V 663 PINGUIAQUE IMPRESSIS DESPUMANT MUSTA RACEMIS. *Impressis* nullum hic locum habet; ut neque *despumant* Repono,

Pinguiaque E PRESSIS EXSPUMANT *musta racemis*

V 666. ET TEMPORA VERTUNT, SIC HOS ATQUE ILLOS RERUM FLECTENTIA CASUS. Vetusti omnes recte.

UT *tempora vertunt*,
Sic hos AUT *illos rerum flectentia casus*.

V.

Una dies ſub utroque aequat ſibi ſidere noctem,
Dum libra atque aries autumnum verque figurant.
Una dies toto cancri longiſſima ſigno,
Cui nox aequalis capricorni ſidere fertur.
Cetera nunc urgent vicibus, nunc tempore cedunt.
Una ergo in tropicis pars eſt cernenda figuris,
Quae moveat mundum, quae rerum tempora mutet,
Facta novet, conſulta alios declinet in uſus,
Omnia in adverſum flectat, contraque revolvat.
Has quidam vires octava in parte reponunt.
Sunt quibus eſſe placet decimam. nec defuit auctor,
Qui primae momenta daret frenoſque dierum.

M.

Vulg v. 671. TEMPORE 672. NAM. 678 FATA. 679. MOMINE——RURSUSQUE. 681 DECIMAS.

V 670. OMNIA NEC PLENIS VERTUNTUR SIDERA SIGNIS. *Vertuntur* inconcinne, cum praeceſſerit *verſum*; nec vertuntur *ſidera*, ſed *tempora*: ſic verſu 666, *ut tempora vertunt*. et 622 *tempora vertuntur*. Recte ergo libri veteres,

Omnia nec plenis FLECTUNTUR TEMPORA *ſignis*.

Tempora vetuſti omnes; et, excepto Gemblacenſi, omnes *flectuntur*

V. 671 UNA DIES SUB UTROQUE AEQUAT SIBI TEMPORE NOCTEM Ut in verſu praecedente *tempora* repoſuimus pro *ſidera*; e contrario hic repone, non *tempore*, ſed

Una dies ſub utroque aequat ſibi SIDERE *noctem*.

Una tantum *dies ſub utroque ſidere*; una ſub ariete, una ſub libra.

V 672. NAM LIBRA. Recte Gemblacenſis, Lipſienſis, et Voſſianus, *dum libra*.

V 678. FATA NOVET, CONSULTA ALIOS DECLINET IN USUS *Novet*, a Scaligero eſt. Gemblacenſis *movens*; Lipſienſis et Voſſianus *movent*; omnes *facta*, non *fata*. Repone,

FACTA *novet, conſulta alios declinet in uſus*.

Facta novet, immutet, deſtruat, irrita reddat; conſulta alio vertat, ac deſtinabantur. *Facta* hic opponuntur *conſultis*; ut apud Salluſtium, Cat. I *Nam et prius quam incipias, conſulto; et ubi conſuleris, mature* facto *opus eſt*.

V 679. MOMINA IN ADVERSUM FLECTAT, RURSUSQUE REVOLVAT. Repone ex vetuſtis,

OMNIA *in adverſum flectat*, CONTRAQUE *revolvat*.

Momina a Scaligero eſt; qui ſaepius hoc verbum ingerit, nunquam feliciter.

V 681. SUNT QUIBUS ESSE PLACET DECIMAS. Repone *decimam* Sunt quibus placet decimam partem eſſe, quae ſolſtitii punctum facit. *Decimam*, ut *octava*, *primae*.

M. MANILII

ASTRONOMICÔN

LIBER QUARTUS.

QUID tam ſollicitis vitam conſumimus annis?
Torquemurque metu, caecaque cupidine rerum?
Aeterniſque ſenes curis, dum quaerimus aevum,
Perdimus; et nullo votorum fine beati
Victuros agimus ſemper, nec vivimus umquam?
Pauperiorque bonis quiſque eſt, quo plura pararit?
Nec quod habet, numerat: tantum quod non habet, optat?
Cumque ſibi parvos uſus natura repoſcat,
Materiam ſtruimus magnae per vota ruinae?

Luxuriamque

Vulg v 6 REQUIRIT 8 SUI.

V 6 PAUPERIORQUE BONIS QUISQUE EST, QUO PLURA REQUIRIT Repone, *quo plura* PARARIT Probant hoc ſequentia, *Nec quod habet numerat*

V. 8. CUMQUE SUI PARVOS USUS NATURA REPOSCAT. Scribe, SIBI.

V. 15 CERTA STANT OMNIA LEGE, LONGAQUE PER CERTOS SIGNANTUR TEMPORA CURSUS. Gemblacenſis et Voſſianus *caſus*, non *curſus* Putide autem *certos*, ſtatim poſt *certa* Nec *longa* quicquam huc facit, cum vitae humanae breve ſit curriculum Repone,

SINGULA *per* PROPRIOS *ſignantur tempora* CASUS

ut Noſter. 1, 53

Singula *nam* proprio *ſignarunt tempora* caſu.

V 17. TUNC ET OPES ET REGNA FLUUNT Immo HINC; a fatis, a lege, ab origine. Vidit et Huetius

V 18. ARTESQUE DATAE MORESQUE CREATI; Recte Voſſianus, CREATIS, i e natis ut infra 534

Mortem fata dabunt *geminamque* creatis

et v, 199.

Venatus non ille quidem, verum arma creatis *Venandi tribuet.*

V

Luxuriamque lucris emimus, luxuque rapinas?
Et ſummum cenſus pretium eſt effundere cenſum?
Solvite, mortales, animos, curaſque levate,
Totque ſupervacuis vitam deplete querelis.
Fata regunt orbem, certa ſtant omnia lege,
Singula per proprios ſignantur tempora caſus.
Naſcentes morimur, finiſque ab origine pendet.
Hinc et opes et regna fluunt, et ſaepius orta
Paupertas; arteſque datae, moreſque creatis,
Et vitia, et clades, damna, et compendia rerum.
Nemo carere dato poterit, nec habere negatum;
Fortunamve ſuis invitam prendere votis,
Aut fugere inſtantem. ſors eſt ſua cuique ferenda.
An, niſi fata darent leges vitaeque neciſque,
Fugiſſent ignes Aeneam? Troia ſub uno
Non everſa viro fatis viciſſet in ipſis?
An lupa proiectos nutriſſet Martia fratres?
Roma caſis enata foret? pecudumque magiſtri
In Capitolinos duxiſſent fulmina montes?

Includive

Vulg v 15. LONGAQUE per CERTOS——CURSUS. 17 TUNC. 18. CREATI 20 CARET DAMNO. 23 AT 26 AUT. 27 ET NATA 28 AUXISSENT CULMINA.

V 20. NEMO CARET DAMNO, POTERIT NEC HABERE NEGATUM Falſum hoc; cum ex auctoris doctrina, quidam naſcantur felices. Deinde nullum hic antitheton eſt, quod diſiunctivum *nec* poſtulat Repone,

Nemo CARERE DATO *poterit, nec habere negatum.*

Quod fato cuique *datum* eſt, nemo carere poteſt; nec, quod negatum eſt, habere.

V 23 AT NISI FATA DARENT Gemblacenſis *aut*, Voſſianus *ad*, Venetus *id*. Repone,

AN, *niſi fata darent.*
An ignes fugiſſent Aeneam?

V. 26. AUT LUPA. Iterum repone,

AN *lupa proiectos.*

V 27 ROMA CASIS ET NATA FORET. Sic Gemblacenſis. Sed recte Lipſienſis et alii,

Roma caſis ENATA *foret.*

V 28. PECUDUMQUE MAGISTRI IN CAPITOLINOS AUXISSENT CULMINA MONTES? Pro *culmina*, quod Scaligeri eſt, recentiores libri *fulmina*; veteres tres *flumina*, Venetus *lumina*. Repone, quod et Huetius vidit,

In Capitolinos DUXISSENT FULMINA *montes?*

De

Includive ſua potuiſſet Iuppiter arce?
Captus et a captis orbis foret igne ſepulto?
Vulneribus victor repetiſſet Mucius urbem?
Solus et oppoſitis clauſiſſet Horatius armis
Pontem urbemque ſimul? rupiſſet foedera virgo?
Treſque ſub unius fratres virtute iacerent?
Nulla acies tantum vicit: pendebat ab uno
Roma viro, regnumque orbis ſortita iacebat.
Quid referam Cannas, admotaque moenibus arma?

Varronem

Vulg v 30 orbis foret igne ſepulto.

De Numa accipe et de Iove Elicio Hiſtoriam habes in Ovidii Faſt iii, a verſu 285 *Duxiſſent*, ut Ovid verſu 321

Iuppiter *huc veniet valida* deductus *ab arte*.

V 30. CAPTUS ET A CAPTIS ORBIS FORET: IGNE SEPULTO VULNERIBUS VICTOR. Male haec diſtinguuntur; quid enim eſt *igne vulneribus ſepulto?* Quin et male accipiuntur illa, *Captus et a captis orbis foret* Romanos ſcilicet, qui orbem ceperint, prius ipſos a Graecis captos eſſe Atqui nondum locus erat de orbe victo dicendi. parva adhuc civitatis initia ordine perſequitur Diſtinguo,

Captus et a captis orbis foret igne ſepulto?

Orbis, mundus, noſtro eſt Iuppiter et ille captus eſt a captis Fauno et Pico quos Numa, ex Egeriae nymphae conſilio, vino ſoporatos vinclis conſtrinxerat Ovidius Faſt iii, 291

Sed poterunt ritum Picus Faunuſque piandi
Prodere, Romani numen uterque ſoli
Nec ſine vi tradent adhibeto vincula captis

et mox, verſu 305

Vina quies ſequitur gelido Numa prodit ab antro,
Vinclaque ſopitas addit in arta manus

et iterum 317 de Iove

Hunc tu non poteris per te deducere caelo
At poteris noſtra forſitan uſus ope

et denique 323

Emiſſi quid agant laqueis, quae carmina dicant,
Quaque trahant ſuperis ſedibus arte Iovem,
Scire nefas homini Vide ibi plura.

Igne autem *ſepulto*, eſt fulmine in Capitolinum montem iacto et condito. *Captus orbis*, ut i, 27 *Cepiſſet furto mundum*.

V. 31 VULNERIBUS VICTOR, REPETISSET MUCIUS URBEM? *Vulneribus* manifeſte mendoſum Gevartius coniecerat, *Vulnere bis victor*. ſemel, opinor, cum Porſenae ſcribam obtruncavit, iterum cum dextram ſuam in foco torreret Potuiſſet auctor ſic dicere,

Clade ſua *victor, repetiſſet Mucius urbem?*

vel *Clade manus victor*. Verum a libris haec nimium aberrant.

V 38 VARRONEM PROFUGUM MAGNUM QUAM VIVERE POSSE, POSTQUE TUOS, THRASIMENE, LACUS, FABIUMQUE MORANTEM *Profugum* a Scaligero eſt; vetuſti omnes, *Varronemque pugum*, Gemblacenſis *vincere poſſit*, ceteri *vivere poſſit* Repone,

*Varronem*QUE FUGA *magnum* (QUOD *vivere* POSSIT
Poſtque tuos, Thraſimene, lacus) *Fabiumque* MORANDO

Varronem fuga magnum, Fabium morando magnum De Varrone Livius; *Et gratiae actae quod de republica non deſperaſſet* De Fabio Ennius,

Unus homo nobis cunctando *reſtituit rem*.

V. 40 ACCEPISSE IUGUM VICTAS CARTHAGINIS ARCES Libri veteres, *victae* ut infra, 780.

Inferius

Varronemque fuga magnum (quod vivere possit
Postque tuos Thrasimene lacus) Fabiumque morando
Accepisse iugum victas Carthaginis arces?
Speratum Hannibalem nostris cecidisse catenis
Exilium regi furtiva morte luisse?
Adde et utrimque Italas acies, Romamque suismet
Pugnantem membris. adice et civilia bella;
Et Cinnam in Mario, Mariumque in Caesare victum:
Quod consul totiens, exul; quod de exule consul;

Vulg. v 38 PROFUGUM—QUAM—POSSE. 39 MORANTEM. 43. ETIAM VIRES ITALAS. 45 CIMBRUM—CARCERE 46. EXULQUE EX.

Inferius victae *fidus* Carthaginis arces
Sed hic spurius est. *Populi* enim iugum accipiunt, non *arces*.

V 41. SPERATUM HANNIBALEM NOSTRIS CECIDISSE CATENIS EXILIUM REGI FURTIVA MORTE LUISSE. Gemblacensis *Exiliumque rei*; Lipsiensis, *Exiliumque regi*; Vossianus, *Exiliumque regi*. Spurii sunt, barbarique *Speratum cecidisse*; haec temporibus pugnant. *sperare* de futuro dicitur, *cecidisse* praeteritum est. Quid porro est *cadere catenis*? cur *nostris*? quasi auctor ab atavis Romanus esset. Iam vero *luisse exilium rei*, vel *regi*, vel *regi*, quocumque legeris modo, nihil egeris. Quid dicere conaretur tenebrio, coniectare poteris; sed conantem sermo destituebat. Apud Silium xvii, 368, Iuno ad Iovem de Hannibale;

Neve sinas captum Ausonias perferre catenas.

V 43. ADDE ETIAM VIRES ITALAS, ROMAMQUE SUISMET PUGNANTEM MEMBRIS. *Etiam vires Italas* Gemblacensis; Venetus omittit *vires*; et Lipsiensis superne inter lineas habet. Sane *vires Italas* parum hic conveniunt: quae aeque in *externo*, ac in *domestico* bello ostenduntur. Vossianus, *Adde etiam Italas acies, Romamque*. Repone,

Adde ET UTRIMQUE *Italas* ACIES, *Romamque suismet*
Pugnantem membris.

Intelligit *bellum sociale*; sive, ut Paterculus vocat, *bellum Italicum*· mox dicturus de bellis civilibus.

V. 45. ADICE ET CIVILIA BELLA, ET CIMBRUM IN MARIO, MARIUMQUE IN CARCERE VICTUM. Sic scripti omnes editique; neque miror, si lectio fronte prima speciosa tamdiu fucum interpretibus fecit. *Cimbri* enim a Mario victi sunt, et Marius Minturnis in *carcere* iacuit. Sed dic modo verum, An bellum Cimbricum, duce Mario gestum, *civile* fuit, ut sententia hic postulat? an Marius *victus* est in carcere; qui inde dimissus, victis adversis partibus, consulatum septimum adeptus est? Restituo tibi verissimam lectionem,

adice et civilia bella;
Et CINNAM *in Mario, Mariumque in* CAESARE *victum.*

Cinna, Marius, Caesar, omnes in iisdem partibus. Ut Cinnae potentiam excessit Marius, ita Marii Caesar. Notum illud Syllae dictum, *Caesari multos Marios inesse*. *Victum in Mario*, ut v, 572. *victorque Medusae*
Victus in Andromeda est.

V. 46. QUOD CONSUL TOTIENS, EXULQUE, EX EXULE CONSUL. Lipsiensis cum Vossiano, *exul quod exule consul*; Venetus, *exul quod consul et exul*; Gemblacensis, *exul quodque exule consul*. Repone,

Quod consul totiens, exul; QUOD DE *exule consul.*

Vidit et acutissimus Gronovius, Observ. iv, 20.

Quod iacuit Libycis compar iactura ruinis,
Eque crepidinibus cepit Carthaginis orbem;
Hoc nisi fata darent, numquam fortuna tulisset.
Quis te Niliaco periturum litore, Magne,
Post victas Mithridatis opes, pelagusque receptum
Et tres emenso meritos ex orbe triumphos,
Cum iam etiam posses alium componere Magnum
Crederet; ut corpus sepeliret naufragus ignis,
Eiectaeque rogum facerent fragmenta carinae?
Quis tantum mutare potest sine numine fati?
Ille etiam caelo genitus, caeloque receptus,
Cum bene compositis victor civilibus armis
Iura togae regeret, totiens praedicta cavere
Vulnera non potuit: toto spectante senatu,
Indicium dextra retinens nomenque, cruore
Delevit proprio; possent ut vincere fata.
Quid numerem eversas urbes, rerumque ruinas?

VULG. v. 47. ET. 48. URBEM. 53. COGNOSCERE. 63. REGUMQU[E]

V. 47. ET IACUIT LIBYCIS COMPAR IACTURA RUINIS. Vetusti codices *Adiacuit*. Neutrum placet: sequeretur enim, ut post exilium consul factus tum adiacuerit. quod falsum est. Repone,

QUOD *iacuit Lybicis compar iactura ruinis*. Pendet oratio usque versum 49. *Nisi fata hoc darent, quod ex consule exul*, &c. numquam fortuna id facere potuisset. *Ad* et *quod* litera tantum in scriptis differunt, *ad*, *qd*.

V. 48. EQUE CREPIDINIBUS CEPIT CARTHAGINIS URBEM. Vetusti quattuor *seque*: Gemblacensis, Lipsiensis, Venetus, *Carthaginis arces*: quod et Scaliger probat, quamquam in textu *urbem* dederit. Neutrum tamen recte: quippe illa tum constructio foret, *urbem* vel *arces*. *Carthaginis*; non, quod sententia poscit, *crepidinibus Carthaginis*. Vossianus et recentiores *orbem* habent.

Eque crepidinibus cepit Carthaginis [...]
Cepit orbem: quicumque enim rebus [...] manis praeerat, orbis erat dominus.

V. 53. CUM IAM ETIAM POSSE[S] COGNOSCERE MAGNUM. Quid sit a[...] *num cognoscere*, dissimulant interpre[tes] [...] *cognoscere*, de Cnaeo filio dici non p[...] de alio quoquam, quam filio, dicitu[r] [...] tiae aut socium aut aemulum indic[...] auget miraculum talis postea exitii, [...] Vetusti quattuor recte;

Cum iam etiam posses alium com[ponere] magnum.

Cum tantae potentiae esses, ut *etiam* cuicumque favere velles, posses *ma[gnum facere]*. Simile est illud Senecae de Brev. Vitae c v. *Hoc votum erat* [...] *vati compotem facere poterat*.

Inque rogo Croesum; Priamumque in litore truncum,
Cui nec Troia rogus? quid Xerxem, maius et ipso
Naufragium pelago? quid Graio sanguine regem
Romanis positum? raptosque ex ignibus ignes,
Cedentemque viro flammam, quae templa ferebat?
Quot subitae veniunt validorum in corpora mortes?
Seque ipsae rursus fugiunt, errantque per omnes.
Ex ipsis quidam elati rediere sepulchris:
Atque his vita duplex, illis vix contigit una.
Ecce levis perimit morbus, graviorque remittit:
Succumbunt artes, rationis vincitur usus.
Cura nocet, cessare iuvat: mora saepe malorum
Dat causas; laeduntque cibi, parcuntque venena.
Degenerant nati patribus, vincuntque parentes,
Ingeniumque suum retinent. transitque per illum,
Ex illo fortuna venit. furit alter amore,
Et pontum tranare potest, et vertere Troiam:

Alterius

Vulg. v. 66. CAPTO. 68. QUI. 70 IGNES.

V. 63. REGUMQUE RUINAS. Immo potius repone,

Quid numerem eversas urbes RERUMQUE *ruinas?* ut i, 902.

Nec mirere graves rerumque *hominumque ruinas?*

Virgilius Aen. xi, 310.

Cetera qua rerum iaceant perculsa ruina.

V. 66. QUID CAPTO SANGUINE REGEM ROMANIS POSITUM? *Capto sanguine* de Servio rege interpretantur. Sed locutio ista *capto sanguine* et sine exemplo et sine ratione est. Repone,

quid GRAIO *sanguine regem Romanis positum?*

Tarquinium Priscum intelligit, prius Lucumonem dictum, filium Demarati Corinthii; Liv. i, 34. Atque hoc ut mirabile narrat. ut Romani Troiano sanguine haberent regem Graio sanguine. Sic Virgilius, *Italo sanguine*. *Graio* autem in *capto* mutatum est, pari fere errore, ac iii, 630, *gratius* in *campus*.

V. 68. CEDENTEMQUE VIRO FLAMMAM, QUI TEMPLA FEREBAT. De Metello recte accipiunt; sed quomodo *is ferebat templa?* collo an manu? Repone,

Cedentemque viro flammam, QUAE *templa ferebat.*

V. 70. ERRANTQUE PER IGNES. Illud *per ignes* sensu vacuum est; nec conatus est quisquam interpretari. Repono,

Seque ipsae rursus fugiunt, errantque per OMNES.

Sic infra 97, de fortuna,

Sed vaga per cunctos nullo discrimine fertur.

et iii, 529 de eadem,

Amisitque fidem variando cuncta per omnes.

Alterius ſors eſt ſcribendis legibus apta.
Ecce patrem nati perimunt, natoſque parentes:
Mutuaque armati coëunt in vulnera fratres.
Non hominum hoc ſcelus eſt: coguntur tanta moveri;
Inque ſuas ferri poenas, lacerandaque membra.
Quod Decios non omne tulit, non omne Camillos
Tempus, et invicta devictum mente Catonem;
Materies in rem ſuperat, res lege repugnat.
Et neque paupertas breviores excipit annos,
Nec ſunt immenſis opibus venalia fata.
Sed rapit ex tecto funus fortuna ſuperbo,
Indicitque rogum ſummis, ſtatuitque ſepulchrum.
Quantum eſt hoc regnum, quod regibus imperat ipſis?
Quin etiam infelix virtus, et noxia felix:
Et male conſultis pretium eſt, prudentia fallit:
Nec fortuna probat cauſas, ſequiturque merentes;

Sed

Vulg. v. 84. NOSTRUM hoc BELLUM. 87 INVICTUM DEVICTA MORTE. 88. SED. 91. SCEPTRO.

V. 84. NON NOSTRUM HOC BELLUM EST. COGUNTUR TANTA MOVERI. Si *noſtrum* recte ſe haberet; dixiſſet utique *cogimur*, non *coguntur*. Quid autem? An *bellum* eſt, ſi natus patrem, aut natum pater, aut frater fratrem occidat? Repone,

Non HOMINUM *hoc* SCELUS *eſt: coguntur*
tanta moveri.

Aſtris haec ſcelera aſcribit, non hominum malitiae. Quod et in ſequentibus porro agit, ut verſu 98

Scilicet eſt aliud quod nos cogatque regatque.

et 108.

Nec tamen haec ratio facinus *defendere pergit.*

et 117.

Nec refert, ſcelus *unde cadat*, ſcelus *eſſe fatendum.*

Nuum, nrum; error ex compendiis natus.

V. 85 LACERANDAQUE MEMBRA. Ut *Eryſichthon* apud Ovid. Met. viii, 875.

Vis tamen illa mali poſtquam conſumpſerat omnem
Materiam, deerantque *gravi nova pabula morbo;*
Ipſe ſuos artus lacero divellere morſu
Coepit, et infelix minuendo corpus alebat.

Deerant, inquam, hic lege; non, ut ſcripti editique, *dederat*.

V. 87. ET INVICTUM DEVICTA MORTE CATONEM. Gemblacenſis, Lipſienſis, et Voſſianus *invicta devictum*. Repone,

et INVICTA DEVICTUM MENTE *Catonem.*

Catonis partes devictae erant, ipſius mens invicta. Horat. Carm. ii, 1, 23,

Et cuncta terrarum ſubacta
Praeter atrocem animum *Catonis.*

V. 88. MATERIES IN REM SUPERAT, SED LEGE REPUGNAT. Repono,

Materies in rem ſuperat, RES *lege repugnat.*

V.

Sed vaga per cunctos nullo discrimine fertur.
Scilicet est aliud, quod nos cogatque regatque,
Maius; et in proprias ducat mortalia leges;
Attribuatque suos ex se nascentibus annos,
Fortunaeque vices. permiscet saepe ferarum
Corpora cum membris hominum: non seminis ille
Partus erit; quid enim nobis commune, ferisque?
Quisve in portenti noxam peccarit adulter?
Astra novant formas, caelumque interpolat ora.
Denique si non est, fati cur traditur ordo,
Cunctaque temporibus certis ventura canuntur?
Nec tamen haec ratio facinus defendere pergit,
Virtutemve suis fraudare in praemia donis.
Nam neque mortiferas quisquam magis ederit herbas,
Quod non arbitrio veniunt, sed semine certo:
Gratia nec levior tribuetur dulcibus escis,

Quod

Vulg. v 105. INTERSERIT. 110. MINUS ODERIT.

V. 91 SED RAPIT EX SCEPTRO FUNUS FORTUNA SUPERBO. Vetusti codices mendose,

Sed rapit exceptos *funus fortuna* superbos.

Ex his Scaliger sua dedit ex coniectura: sed quomodo funus rapi possit *ex sceptro*, sive ligneo, sive eburno, quod nihil intus habet, non video. Repono,

Sed rapit ex TECTO *funus fortuna superbo.*

Tecto superbo, ut Virgilius, Aen. vii, 12.

tectisque superbis

Urit odoratam nocturna in lumina cedrum.

Iam vero *ex tecto* rapi aliquid potest, ex sceptro nihil; sed ipsum rapietur sceptrum. Seneca Consol. ad Polybium; *Nihil sacrum intactumque* fortunae: *quae* ex his penetralibus *ausa est* funus ducere; *ex quibus erat deos petitura*

V. 105. ASTRA NOVANT FORMAS, CAELUMQUE INTERSERIT ORA. *Ut in centauro*, inquit Scaliger, *homo intersteritur equo.* Immo non *intersteritur*, sed connectitur. Repone,

Astra novant formas, caelumque INTERPOLAT *ora.*

Nonius: Interpolare, est novam formam e vetere fingere; ut Plautus Amphitryone,

Ille homo me interpolabit, *meumque* os *finget denuo*

Ecce hic habes *interpolare* et *os*. Vide nos, si curae est, ad Terentii Heautont. ii, iii, 48.

V. 106. DENIQUE SI NON EST, FATI. Hi duo versus a mala manu sunt.

V. 110. NAM NEQUE MORTIFERAS QUISQUAM MINUS ODERIT HERBAS. *Odisse herbas*, quae natura tales sunt, neque sua culpa peccant, cuius est hominis? Amet quis lactucam; non tamen odit brassicam, sed spernit. Vetusti omnes *magis oderit*. Repone,

Nam neque mortiferas quisquam MAGIS EDERIT *herbas.*

V.

2

Quod natura dedit fruges, non noſtra voluntas.
Sic hominum meritis tanto ſit gratia maior,
Quod caelo gaudente venit: rurſuſque nocentes
Oderimus magis, in culpam poenaſque creatos.
Nec refert, ſcelus unde cadat: ſcelus eſſe fatendum.
Hoc quoque fatale eſt, ſic ipſum expendere fatum.
Quod quoniam docui, ſupereſt nunc ordine certo
Caeleſtes fabricare gradus, qui ducere flexo
Tramite prudentem valeant ad ſidera vatem.
Nunc tibi ſignorum mores, ſummumque colorem;
Et ſtudia et varias artes, ex ordine reddam.
Dives fecundis aries in vellera lanis,
Exuviiſque novus rurſum, ſpem ſemper habebit:
Naufragiumque inter ſubitum cenſuſque beatos
Creſcendo

Vulg v. 113 ULLA. 114 MENTI tanto FIT GLORIA 123. STUDII varias. 125. EXUTUSQUE NOVIS.

V 113. NON ULLA VOLUNTAS. Immo lege, *non* NOSTRA *voluntas*. Error ex vetere ſcriptura, *ulla*, *nra*.

V 114 SIC HOMINUM MENTI TANTO FIT GLORIA MAIOR. Libri veteres, pro *menti* habent *meritis*, pro *fit*, *ſit* Repone,

Sic hominum MERITIS *tanto* SIT GRATIA *maior*,
Quod caelo gaudente venit.

Gratia et *gloria*, ſive ut in membranis ſcribuntur, *gra*, *gla* paſſim confunduntur.

V. 119 QUOD QUONIAM DOCUI. Atqui nihil novi hic docuit: nam ſaſo omnia regi ubique docuit, etiam in libro primo. Quare hos tres pro ſpuriis habeo. Sane non diſcipulum, ſed *vatem* per gradus et ſcalas ad ſidera uſque ducere, facetum commentum eſt.

V. 123 ET STUDII VARIAS ARTES EX ORDINE REDDAM *Artes ſtudii* quid ſint, vel quis ſic locutus ſit, quaero. Repone,

Et STUDIA ET *varias artes ex ordine reddam.*

Sic iii, 148. *et quas ſibi quiſque ſuiſque*
Proponit ſtudia atque artes. et iv, 137.
Haec ſtudia *et ſimiles dicit naſcentibus* artes.
et 527. *dabit* ſtudia et *doctas producet ad* artes
et 244. *Hinc* artes ſtudiumque *trahit.*

Genitivos hos duplice i, *ſtudii*, *imperii*, nuſquam auctor uſurpat.

V. 125. EXUTUSQUE NOVIS RURSUS, SPEM SEMPER HABEBIT. Veteres univerſi *rurſum*, ſed hoc parvi intereſt. Quid illud *exutus novis lanis*? certe exutus *veteribus*: ſi enim exuuntur, non ſunt novae. Repone,

EXUVIISQUE NOVUS RURSUM, *ſpem ſemper habebit.*

Quia exuviis *novus* fit, ideo ſpem ſemper habebit. Virgilius Aen. ii, 471, de colubro,

Qualis ubi in lucem coluber mala gramina paſtus
Nunc poſitis novus exuviis *nitiduſque iuventa.*

V. 127. CRESCENDO CADET, ET NATIS IN DAMNA FERETUR. Gemblacenſis *natis*: Lipſienſis *vatis*; Voſſianus *vatis*, et ſic quoque recentiores. Recte, *Creſcendo cadit*,

et

ſcendo cadet, et votis in damna feretur:
iugulumque dabit fructus, et mille per artes
lera diverſos ex ſe parientia quaeſtus:
nc glomerare rudes, nunc rurſus ſolvere lanas,
nc tenuare levi filo, nunc ducere tela:
nc emere, et varias in quaeſtum vendere veſtes,
ìs ſine non poterant ullae ſubſiſtere gentes:
ſine luxuria tantum eſt opus. ipſa ſuiſmet
eruit Pallas manibus, dignumque putavit,
ue in Arachnea magnum portaſſe triumphum.
c ſtudia et ſimiles dicet naſcentibus artes;
dubia in trepido praecordia pectore finget,
ue ſua ſemper cupientia vendere laude.
Taurus ſimplicibus dictabit rura colonis;

Pacatique

ulg. V. 127. NATIS. 131. TELAS. 136 PUTAT ESSE: 138 ET dubia trepido. 140 DONABIT.

eſſibus ſuis in damna feretur. Ita ſupra

teriam ſtruimus magnae per vota *ruinae.*

131. NUNC DUCERE TELAS Re-

ne tenuare levi filo, nunc ducere TELA.
glomerare, ſolvere, tenuare, ducere.
nunis omnibus accuſativus. Ovid. Me-
v, 34.
ducunt lanas, *aut ſtamina pollice verſant*

135. DIGNUMQUE PUTAVIT, SEQUE
ARACHNEA MAGNUM PUTAT ESSE
MPHUM *Pallas,* inquit Scaliger, *di-*
triumphus, hoc eſt triumphatrix. Merito
iecit Huetius: ipſe autem ordine immu-
liciter, ut putat, reſtituit,

magnumque *putavit,*
ue in Arachnea dignum *putat eſſe trium-*
hum.
phum ſe dignum. Illud interim uterque
ulat, *putavit* et ſtatim *putat*; quod ab
venifſe prorſus incredibile eſt. Repono,

dignumque putavit,
Seque in Arachnea magnum PORTASSE
triumphum.

V. 138 ET DUBIA TREPIDO PRAECORDIA PECTORE FINGET. Pro *finget* Gemblacenſis, Lipſienſis, Venetus *ſignum:* Voſſianus *figum.* Bene habet *finget*; ut v, 61.

Solertes animos, velocia corpora finget.

et 220

Effrenos animos violentaque pectora finget.

Scripti quoque omnes, *Et dubia* IN *trepido.* Lege tamen, SED vel *At*, non *Et.* Eſt Exceptio ad ſuperiorem laudem.

V. 140 TAURUS SIMPLICIBUS DONABIT RURA COLONIS. Sic Lipſienſis. Sed Voſſianus et Venetus *dotavit*, Gemblacenſis *dotabit.* Repone,

Taurus ſimplicibus DICTABIT *rura colonis*

ut ſupra verſu 137. dicet *naſcentibus artes*; et infra 177.

Quisque ſuo dictet *ſigno naſcentibus artes.*

et 571.

Militiam ponto dictat.

V.

Pacatique labor veniet: nec praemia laudis,
Sed terrae tribuet partus. submittit in astris
Colla, iugumque suis poscit cervicibus ipse.
Ille, suis Phoebi portat cum cornibus orbem,
Militiam dicit terris, et segnia rura
In veteres revocat cultus, dux ipse laboris;
Nec iacet in sulcis, volvitque in pulvere pectus.
Serranos Curiosque tulit, fascesque per arva
Tradidit; eque suo dictator venit aratro.
Laudis amor, tacitae mentes, et corpora tardâ
Mole valent, habitatque puer sub fronte Cupido.
Mollius e geminis studium est, et mitior aetas;
Per varios cantus, modulataque vocibus ora,
Et graciles calamos, et nervis insita verba,
Ingenitumque sonum: labor est etiam ipsa voluptas.
Arma procul, lituosque volunt, tristemque senectam:
Otia

Vulg v 141 PACATISQUE. 142 ARATRIS. 145 INDICIT 147 SOLVITQUE.

V 141 PACATISQUE LABOR VENIET Libri veteres PACATIQUE, hoc est, soli, arvi quod et Scaligero placuit. Horatius, Epist 1, 11, 45

incultae pacantur vomere *silvae*.

V 142 SUBMITTIT ARATRIS COLLA IUGUMQUE SUIS POSCIT CERVICIBUS IPSE Si submittit colla *aratris*; serum est *poscere iugum*, cum iam iugum acceperit Et quot simul *aratris* unus *taurus* colla submittat? Veteres tres *submittit in antris*: In Vossiano lacuna est Repone,

submittit IN ASTRIS
Colla, iugumque suis poscit cervicibus ipse.

V. 145 MILITIAM INDICIT TERRIS. Repone,

Militiam DICIT *terris*

ut infra versu 571

Militiam ponto dictat.

Vide ad versum 140.

V 147 SOLVITQUE IN PULVERE PECTUS. Quid sit *solvere* pectus in pulvere, nec docent interpretes, neque ipse concipere possum. Repono,

Nec iacet in sulcis, VOLVITQUE *in pulvere pectus*.

Terent Andr iv, iv, 37

Nisi puerum tollis, iam ego hunc in mediam viam
Provolvam, teque ibidem pervolvam in luto

Seneca Agam. i, 76. alio sensu: *non curarum Somnus domitor* pectora solvit.

V. 157. PERAGUNT IN MORTE IUVENTAM Quo sensu hoc aliquis accipiat, nequeo divinare. *Peragere*, hoc est, ducere, transigere, consumere, *iuventam in morte*, est τῶν ἀδυνάτων; nec ulla subest verbis sententia Repono,

Otia et aeternam peragunt in AMORE *iuventam*.

Senectam

aeternam peragunt in amore iuventam.
ınt et in aſtra vias, numeriſque modiſque
nmant orbem, poſtque ipſos ſidera linquunt.
ingenio minor eſt, perque omnia ſervit.
ecundi gemini commenta feruntur.
cer ad ardentem fulgens in cardine metam,
Phoebus ſummis revocatus curribus ambit,
um mundi retinet, luceſque reflectit.
ıax animi, nulloſque effuſus in uſus,
ıit varios quaeſtus artemque lucrorum:
peregrina fortunam ferre per urbes,
ia annonae ſpeculantem incendia ventis
opes, orbique orbis bona vendere poſſe,
per ignotas commercia iungere terras,
alio ſub sole novas exquirere praedas,
ım pretio ſubitos componere cenſus.

Navigat,

V 157 MORTE. 159 POSTQUAM 162. VITTAM 169 ORBISQUE ORBI.

ocul eſſe iubent, aeternam iuvenıbus peragunt; ut v, 111
ario ducunt ın amore ıuventam

POSTQUAM IPSOS SIDERA r Repone,
POSTQUE *ipſos ſidera linquunt* oc eſt, *poſt ſe* linquunt; ut auctor tur. poſt aſtronomiam perceptam ſe ſtudia conferunt.

CANCER AD ARDENTEM FULARDINE VITTAM. Vetuſti tres netus *vitam* Unde Scaliger *vitavit* Repone,
d ardentem fulgens in cardine ME-

c eodem cancro,
et titulo potitur; metamque *volantis*
ctremos deſignat fervidus axes.

Cum ſuſpenſus eat Phoebus, curruſque reflectat
Huc illuc agiles, et ſervet in aethere metas.

Virgilius Aen. v, 835.

Iamque fere mediam caeli nox humida metam *Contigerat.*

Lucretius, v, 616.

Canceris *ut vertat* metas *ſe ad ſolſtitiales*

et iterum, v, 688

Nam medio curſu flatus aquilonis et auſtri
Diſtinet aequato caelum diſcrimine metas.

Inde eſt verſu ſequenti *revocatus*, nam et hoc a circo deſumptum. Ovid. Amor iii, 2

Me miſerum! metam *ſpatioſo circuit orbe.*
Quid facis? admoto proximus axe ſubit
Favimus ignavo. ſed enim revocate, *Quirites*;
Et date iactatis undique ſigna togis.

En revocant

V 169. ORBISQUE ORBI BONA VENDERE POSSE Immo potius,
ORBIQUE ORBIS *bona vendere poſſe.*

Navigat, et celeres optando ſortibus annos,
Dulcibus uſuris, aequo quoque, tempora vendit.
Ingenium ſolers, ſuaque in compendia pugnax.
Quis dubitet vaſti quae ſit natura leonis?
Quaſque ſuo dictet ſigno naſcentibus artes?
Ille novas ſemper pugnas, nova bella ferarum
Apparat, et ſpolio vivit pecorumque rapinis:
Hic labor, hoc ſtudium, poſtes ornare ſuperbos
Pellibus, et captas domibus praefigere praedas,

Et

Vulg v. 179. PECORUM SPOLIO VIVITQUE. 180. HOC HABET.

V 173. NAVIGAT ET CELERES. Foenerator, qui pecuniam uſura nautica locabat, ipſe una cum debitore ſaepe navigabat *Celeres annos*, ut Ovid. Remed. Am 561

Qui Puteal Ianumque timet celereſque calendas,
Torqueat hunc aeris mutua ſumma ſui.

Aequo quoque, hoc eſt, uſura quae ſortem aequet, quod *cent per cent* dicimus.

V. 179. ET PECORUM SPOLIO VIVITQUE RAPINIS. Voſſianus, *et ſpolio nunc pecorumque rapinis: nunc* mendoſe totidem literarum ductibus pro *vivit*. Repone,

et SPOLIO VIVIT PECORUMQUE *rapinis*

V. 180. HOC HABET, HOC STUDIUM Ex repetitione pronominis mendum apparet. Quid repones? an HIC LABOR, *hoc ſtudium?* an *Hoc opus, hoc ſtudium?* Virgilius Aen vi, 128

Sed revocare gradum, ſuperaſque evadere ad auras,
Hoc opus, hic labor eſt.

Horatius Epiſt i, iii, 28.

Hoc opus, hoc ſtudium *parvi properemus et ampli*

An mavis, *Hic amor, hoc ſtudium*; ut Ovid. Metam xiv, 634 de Pomona,

Hic amor, hoc ſtudium. *Veneris quoque nulla cupido.*

et i, 573 de Peneo,

Haec domus, hae ſedes. *haec ſunt penetralia magni*
Amnis.

V. 182. ET PACARE METU SILVAS, ET VIVERE RAPTO Statius, a Scaligero citatus, de Atalanta, Theb iv, 250.

tum ſaltus *forte remotos*
Pacabat *cornu, gelidique averſa Lycei*

Cornu, id eſt, arcu; ut hic *metu*, formidine, ſive rubra penna, qua feras venatores terrebant, ut docte explicat Huetius. Noſter v, 185

ducuntur et ipſi
Retibus, et claudunt vaſtos formidine *montes*

Ceterum pro *vivere rapto*, vetuſti quattuor, *vivere victor*, recentiores duo, *victo*: ut Plautus Rudente iii, 2

Facite, hic lege potius liceat, quam vi victo vivere.

Sed iam habuimus, *vivit ſpolio et rapinis*; ut hic verſus ſpurius videri poſſit.

V 184 SED PECORUM MEMBRIS MEDIA GRASSENTUR IN URBE. Voſſianus *pecudum*: recte, nam *pecorum* paulo ante, verſu 179. Gemblacenſis *graſſantur* · id quoque recte; niſi pro *ſed* legas *quin*. Quid vero eſt *graſſari membris?* an ut *vi, ferro, veneno graſſari?* hoc abſurdum. et quorſum hic *membris*, et in proximo verſu *artus?* Repono,

Sed PECUDUM IN MORTES *media* GRASSANTUR *in urbe*

Mortis pro *mortes* ubique in veteribus membranis.

V. 185. ET LACEROS ARTUS SUSPENDANT. Repone UT *laceros artus*.

V 186. LUXURIAEQUE PARENT CAE-

DEM

Et pacare metu ſilvas, et vivere rapto.
Sunt quorum ſimiles animos nec moenia frenent,
Sed pecudum in mortes media graſſantur in urbe,
Ut laceros artus ſuſpendant fronte tabernae,
Luxuriaeque parent coenam, moreſque lucrentur.
Ingenium ad ſubitas iras facileſque receptus
Aequale; et puro ſententia pectore ſimplex.
At quibus Erigone dixit naſcentibus aevum,
Apta magiſterio, nodoque coërcita virgo,

Ab

Vulg v 184. PECORUM MEMBRIS—GRASSENTUR. 185. ET. 186. CAEDEM MORTESQUE. 187. RECESSUS. 188. AC QUALE EST PUERO. 190. ORA—NUDOSQUE.

DEM MORTESQUE LUCRENTUR. Gemblacenſis, Lipſienſis et Venetus, *moreſque*. Sed quid eſt *caedem parare* luxuriae? an occidere luxuriam? ut dicunt *parare necem*, *letum*, *interitum*. Repone,

Luxuriaeque parent COENAM, MORESQUE *lucrentur*.

Ex moribus publicis, cum coenae luxurioſae immanibus impenſis pararentur, lucrum faciunt De laniis autem loquitur, ut ex *fronte tabernae* conſtat; non, ut Scaliger, de ferarum in circo confectoribus.

V. 187. INGENIUM AD SUBITAS IRAS FACILESQUE RECESSUS AC QUALE EST PUERO SENTENTIA PECTORE SIMPLEX. Hoc vero non apte commodeque confictum eſt, ut ingenium, quale *puero* eſt, ſub *leone* naſcatur. Libri univerſi, *Aequale et puero*. Repone,

Ingenium ad ſubitas iras facileſque RECEPTUS

AEQUALE; ET PURO *ſententia pectore ſimplex*.

Ingenium aequale ad iras et receptus; parvo momento huc vel illuc impellitur Ex leonis natura hoc apoteleſma ducitur; cui ex omnibus feris generoſitas ineſt, et in ſupplices et proſtratos clementia. *Receptus* ab ira ad clementiam *Puro pectore*, ut Horatius, Serm. i, vi, 64.

Non patre praeclaro, ſed vita et pectore puro

et Epiſt. i, ii, 67

nunc adbibe puro

Pectore *verba*, *puer*.

V. 190 ORA MAGISTERIO, NUDOSQUE COERCITA VIRGO AD STUDIUM DUCIT MORES. Ordo erit, narrante Scaligero, *Virgo coercita ducit magiſterio in ſtudium et mores nudos*. Verum haec nimis intricata ſunt, ἑλικτὰ κοὐδὲν ὑγιές. Idem igitur mavult *nodoque*, quod in priore editione ex coniectura dederat. Eſto, ut *nodoque* admittendum ſit: quid ea quae reſtant? Cur *ora virginis coërcentur*, quae

Ipſa decus linguae faciet regnumque loquendi?

Cur ipſa *magiſterio* coërcetur, quae aliis *magiſtra* eſt? ut infra 382.

Nec leo venator veniet, *nec* virgo magiſtra,
Menſuris aut libra potens, *aut ſcorpios armis*.

Codex Voſſianus pro *ora* habet *opta*. Repone,

APTA *magiſterio*, NODOQUE *coercita virgo*.

Apta magiſterio, ut contra Horatius, Epiſt. ii, ii, 6.

Verna miniſteriis *ad nutus* aptus *heriles*.

Quo autem ſenſu *nodo coercita*? an ob veſtem, vel crines? ut Horatius Carm. ii, xix, 19.

Nodo coerces *viperino*
Biſtonidum ſine fraude crines.

non placet: quippe virgo ipſa coercita eſt, non eius veſtis; ut Virgilius Aen. i, 324.

Venatrix, nodoque *ſinus collecta fluentes*.

An *nodo* erit laqueo, ex hiſtoria? quia Erigone, patre a paſtoribus occiſo, ſuſpendio ſe necavit; ob eam pietatem in caelum tranſlata Mihi ideo *nodo coercita* eſt, quia coercetur et terminatur libra, quae cum reliquis cardinibus

Ab ſtudio ducet mores, et pectora doctis
Artibus inſtituet: nec tam compendia cenſus,
Quam cauſas vireſque dabit perquirere rerum.
Illa decus linguae faciet, regnumque loquendi;
Atque oculos mentis, qui poſſint cernere cuncta,
Quamvis occultis naturae condita cauſis.
Hic et ſcriptor erit velox, cui litera verbum eſt,
Quique notis linguam ſuperet, curſimque loquentis
Excipiat longas nova per compendia voces.
Ingenio bonus: at teneros pudor impedit annos,
Magnaque naturae cohibendo munera frenat.
Nec fecundus erit (quid mirum in virgine?) partus.

Librantes

Vulg v 191. AD STUDIUM DUCIT 192 INSTITUIT 195 QUAE POSSIT. 200 IN VITIO. 202. HINC——QUOD.

nodus et *articulus* anni vocatur; Lucretius v, 687, de sole;

Donec ad id ſignum caeli pervenit, ubi anni
Nodus *nocturnas exaequat lucibus umbras.*

Noſter iii, 622.

Quae tropica appellant, quod in illis quattuor anni
Tempora vertuntur ſignis, nodoſque *reſolvunt.*

Coërcita quoque proprie dictum, ut iii, 647.

Namque aries *Phoebum repetentem ſidera cancri*
Inter principium reditus finemque coercet.

Nodo coercita, ideoque et magiſterio aptior quia qui alios coercet, et ſe quoque debet; exemploque ſuo diſcipulis praeire

V 191. AD STUDIUM DUCIT MORES Immo *ducet*, et mox pro *inſtituit*, *inſtituet*; ut cum ſequentibus congruant, *dabit*, et *faciet*. Sed quid illud eſt, *ducet mores ad ſtudium?* cum contra a ſtudiis mores ducantur. Ovid Heroid xv, 83.

Sive abeunt ſtudia in mores, *arteſque magiſtrae.* et Artis Am. iii, 545

Scilicet ingenium placida mollimur ab arte;
Et ſtudio mores *convenienter eunt.*

Repone igitur,

AB STUDIO DUCET *mores.*

V 195 ATQUE OCULOS MENTIS QUAE POSSIT CERNERE CUNCTA. Gemblacenſis, Venetus et Lipſienſis, *Atque oculos* menti, qua *poſſit*. Voſſianus, *mentis qui poſſit.* Vel illud prius adſciſce, vel hoc,

Atque oculos mentis, QUI POSSINT *cernere cuncta.*

V. 200 IN VITIO BONUS: AT TENEROS PUDOR IMPEDIT ANNOS *In vitio bonus*, ὀξύμωρον, inquit Scaliger; *vitium, ſubruſticus ille pudor* Mihi vero non ὀξύμωρον, ſed plane μωρὸν videtur, *bonus in vitio*, hoc eſt, bonus in malo Voſſianus, *inuicio bonus ut* Repone,

INGENIO *bonus; at teneros pudor impedit annos.*

Ingenio, ſive natura et indole.

V 202. HINC FECUNDUS ERIT, QUOD MIRUM IN VIRGINE, PARTUS *Fecundi*, inquit Scaliger, *etiam ſub virgine naſcuntur, quod mirum.* At qui hanc vaniſſimam artem primi condiderunt, non mira, ſed probabilia ſecuti ſunt Pro *hinc* tres vetuſti *nec*; Venetus, *haec*. Voſſianus autem pro *quod* habet *quid*. Repone igitur,

NEC

Librantes noctem chelae cum tempore lucis,
Cum nova maturi gustamus munera Bacchi,
Mensurae tribuent usus, ac pondera rerum,
Et Palamedeis certantem viribus ortum,
Qui primus numeros rebus, qui nomina summis
Imposuit, certumque modum, propriasque figuras.
Hic etiam legum tabulas, et condita iura
Noverit, aque notis levibus pendentia verba;
Et licitum sciet, et vetitum quae poena sequatur,
Perpetuus populi privato in limine praetor.
Non alio potius genitus sit Servius astro,
Qui leges proprias posuit, cum iura retexit.

Denique

Vulg v 204 PER——POST ANNUM TEMPORA 205. ET——ET 207 MOMINA. 210 ATQUE 214 POTIUS——QUAM

NEC *fecundus erit* (QUID *mirum in virgine?*) *partus.*

V 204 PER NOVA MATURI POST ANNUM TEMPORA BACCHI. Vulgatae editiones habebant,

Per nova maturi post addunt munera *Bacchi.*

De hoc Scaliger in priore editione, *Versus est,* inquit, *non solum irreptitius, sed et ridiculus et barbarus, ac nullam sententiam efficit,* et e textu prorsus ablegavit At in posteriore, *Incepte,* inquit, *Gemblacensis* post annum *Chaelae librantes noctem cum luce per nova munera Bacchi Suspectus versiculus* Et merito, quidem nisi emendari posset Sed vir magnus nimium festinans, *tempora* in textu posuit; cum libri omnes haberent, et ipse vellet *munera* Repono, [*Bacchi*

CUM *nova maturi* GUSTAMUS MUNERA

Sic Ovidius, Art Am I, 565

Ergo ubi contigerint positi tibi munera Bacchi
Sub libra, cum nova musta gustamus sub eadem enim, III, 662

Tum Liber gravida descendit lenis ab ulmo,
Pinguiaque e pressis exspumant musta racemis.

Juvenalis x, 250 de Nestore,

Quique novum toties mustum bibit.

vel uvas maturas Martial. viii, 68.

Invida purpureos urat ne bruma racemos,
Et gelidum Bacchi munera *frigus edat*

Gustamus, postannum · talia erratorum portenta in uno alterove codice, et interdum in omnibus, singulis fere paginis occurrunt

V 205. MENSURAE ET TRIBUENT USUS, ET PONDERA RERUM Libri veteres,

Mensurae tribuent usus, AC *pondera rerum*

V 207 QUI MOMINA SUMMIS IMPOSUIT Iterum sua *momina* induxit Scaliger; numquam felice successu, quam ob rem Huetio hic vapulat Vetusti omnes *nomina summis:* quod recte se habere vel Sophoclis de Palamede versus indicant, ab ipso Scaligero citati;

πρῶτος ἐξ ἑνὸς δέκα,
Κἀκ τῶν δέκ' αὖθις εὗρε πεντηκοντάδας,
Καὶ χίλι' αὖθις.

Certe qui summas, *decem, quinquaginta, mille* primus invenit; idem summis illis primus *nomina* imposuit Nec summae enim sine nominibus esse poterant, nec nomina sine summis.

V 210. ATQUE NOTIS LEVIBUS PENDENTIA VERBA. Immo AQUE *notis.*

V 214 QUI LEGES POTIUS POSUIT, QUAM IURA RETEXIT. Sententia satis obscura,

Denique in ambiguo fuerit quodcumque locatum,
Et rectoris egens, diriment examina librae.
Scorpios armatae metuendus cuſpide caudae,
Qua, ſua cum Phoebi currum per ſidera ducit,
Rimatur terras, et ſulcis ſemina miſcet,
In bellum ardentes animos, et Martia corda
Efficit, et multo gaudentem ſanguine Syllam:
Nec praeda, quam caede magis. quin ipſa ſub armis
Pax agitur: capiunt ſaltus, ſilvaſque pererrant.

Nunc

Vulg. v 217. ARMATA VIOLENTA——CAUDA. 218. QUI. 220. CASTRA. 221 CIVEM 222. CUMQUE.

ſcura Voſſianus *cum iura*; neque aliter Gemblacenſis et Lipſienſis, niſi quod ſuperne habeant *quam* pro lectione varia Illud *potius* inconcinne hic venit; cum in praecedente verſu et eodem verſus loco venerit, *non alio potius* Repono,

Qui leges PROPRIAS *poſuit*, CUM *iura retexit*

Servius Sulpitius, vel quivis iuriſconſultorum princeps, dum iura prius condita et incognita retegit, non minus facit, quam ſi proprias leges poneret, earum lator non interpres.

V 217 SCORPIOS ARMATA VIOLENTA CUSPIDE CAUDA. Vide modo iſta ὁμοιοτέλευτα, *armata*, *violenta*, *cauda* Elegantior eſt Noſter, et poetici iuris peritior, quam ut talia effutiat Quid quod *violenta* mox iterum habemus, verſu 224 Ne diffidas emendationi quam daturus ſum, veneratione librariorum; ſcias hic veteres univerſos habere *Scorpion*; Voſſianum inſuper *armati* An ulla talibus reverentia debetur? Repone,

Scorpios ARMATAE METUENDUS *cuſpide* CAUDAE

Metuendus, ut Noſter ii, 559 de ſcorpio;

Erigonen libramque fugit, metuendus *et ipſe*

Horatius, Carm ii, xvii, 17.

Seu libra ſeu me ſcorpios *aſpicit*
Formidoloſus

Ovid Faſt iv, 163 [dae

Dum loquor, *elatae* metuendus *acumine caudae*
Scorpios *in virides praecipitatur aquas.*

V 218. QUI SUA CUM PHOEBI CURRUM PER SIDERA DUCIT. Libri univerſi, *Qua ſua.* Hic Scaliger, *Qua ſua*) *inepte lege Qui ſua* Bona tua venia, ὦ θαυμάσιε, non inepte, ſed eleganter et vere,

cuſpide caudae,
QUA, *ſua cum Phoebi currum per ſidera ducit*,
Rimatur terras

Qua caudae cuſpide rimatur terras. Neque enim toto corpore, ſed cuſpide, tamquam vomere, terram vertere fingitur.

V. 220 IN BELLUM ARDENTES ANIMOS ET MARTIA CASTRA EFFICIT. *Martia caſtra efficit?* putide et inepte. Cum *efficit* dicit, ingenium et indolem hominum, non hominum ipſorum opera dicit. Repone,

In bellum ardentes animos et Martia CORDA
Efficit.

Animos et *corda*, ut infra 529.

Nec triſte ingenium, *ſed dulci tincta lepore*
Corda creat et v, 63.
Solertes animos finget, *curaſque per omnes*
Indelaſſato properantia CORDA *vigore.*

et 135

Hinc timidae mentes, *tremebundaque* corda *creantur.*

V 221 ET MULTO GAUDENTEM SANGUINE CIVEM. Cur *civem* magis, quam regem, aut tyrannum? Quid quod *civis* relativum et τῶν πρός τι: ſi ſcorpios efficit *civem*, ipſius ſcorpii civis erit. Repone,

Efficit,

Nunc hominum, nunc bella gerunt violenta ferarum:
Nunc caput in mortem vendunt, et funus arenae:
Atque hostem sibi quisque parat, cum bella quiescunt.
Sunt quibus et simulacra placent, et ludus in armis;
Tantus amor pugnae, discuntque per otia bellum,
Et quodcumque nepae studium producitur astro.
At quîs semifero centauri in corpore sors est
Nascendi concessa, libet subiungere currus,
Ardentes et equos ad mollia ducere frena,

Et

Vulg v. 228. pugnae EST. 229 PARI——ARTE. 230. QUIBUS IN BIFERO centauri corpore.

Efficit, et multo gaudentem sanguine SYLLAM.

Syllam, ut supra *Palamedem*, *Servium*, et infra *Hannibalem*, *Tiphyn*, *Bellerophonten*, *Eumaeum*, *Sybolen*, &c *Syllam*, notum ex historia. Lucanus ii, 139.

Sylla *quoque immensis accessit cladibus ultor,*
Ille, quod exiguum restabat sanguinis *urbi*,
Hausit. dumque nimis iam putrida membra recidit,
Excessit medicina modum, *&c*.

Stat Silv. iv, 6.

nec barbarus umquam
Hannibal, aut saevi *poterit vox horrida* Syllae.

V 222. CUMQUE IPSA SUB ARMIS PAX AGITUR. Vetusti omnes, QUIN *ipsa*. Quod cum Scaliger in Gemblacensi vidisset, non recepisse miror

V. 225. NUNC CAPUT IN MORTEM VENDUNT, ET FUNUS ARENAE Sic codices sed acutissimus Nic. Heinsius ad Claudianum et Ovidium sic mavult,

Nunc caput ad Martem *vendunt, et* munus *arenae*.

Munus arenae satis bene; *Martem* non aeque Retinemus utrumque, et *mortem* et *funus* Horatius, Serm ii, vii, 58.

Quid refert, uri virgis ferroque necari
Auctoratus *eas*

Ergo ad *mortem* se vendebant; et *funus arenae*, ut i, 883.

Extulit antiquas per funera pacis *Athenas*.

V. 228 TANTUS AMOR PUGNAE EST. *Est* a Gemblacensi abest Sic Virgilius, Georg, ii, 301. *Tantus amor terrae:* et Georg iii, 112. *Tantus amor laudum:* et Georg iv, 205 *Tantus amor florum.* ubique sine verbo substantivo.

V. 229 ET QUODCUMQUE PARI STUDIUM PRODUCITUR ARTE. Atqui non studium arte, sed ars studio producitur. Repone,

Et quodcumque NEPAE *studium producitur* ASTRO

Nepa idem est quod scorpios. Sic ii, 32, et alibi

V. 230 AT QUIBUS IN BIFERO CENTAURI CORPORE SORS EST. Sic quidem librarii; sed quo iure dispiciamus *Bifero corpore?* quale illud est corpus? *Semiferos* alii appellant centauros, Lucretius, Cicero, Virgilius, quis non? Si, ut sunt, semiferi sunt, quo sensu erunt *biferi?* Si *biferi*, tum toti sunt equini, et non centauri *Biferum* est, quod bis in anno fructus ferat, ut Virgilius Georg. iv, 119. *biferique rosaria Paesti.* nullo alio sensu fertur, nec ferri potest. *Semibos, semideus, semihomo, semifer*, haec recte *bibos, bideus* absurdissime Repone,

At QUÎS SEMIFERO *centauri* IN *corpore sors est*

V.

Et totis armenta ſequi paſcentia campis,
Quadrupedum omne genus poſitis domitare magiſtris,
Exarmare tigres, rabiemque auferre leoni,
Cumque elephante loqui, tantamque aptare docendo
Artibus humanis varia ad ſpectacula molem.
Quippe ferae mixtum eſt hominis per ſidera corpus:
Impoſitumque manet: quocirca regnat in illas.
Quodque intenta gerit curvato ſpicula cornu;
Et nervos tribuit membris, et acumina cordi,
Et celeres motus, nec delaſſabile pectus.
 Veſta tuos, capricorne, fovet penetralibus ignes:
Hinc artes ſtudiumque trahis. nam quicquid in uſus
Ignis eget, poſcitque novas ad munia flammas,
Sub te cenſendum eſt: ſcrutari caeca metalla,
Depoſitas et opes terrarum exquirere venis,
Materiamque manu certa duplicarier arte:

Quicquid

Vulg v 235 EXORARE 236 LOQUENDO 245 AGIT——MUNERA. 247 TERRAEQUE EXURERE VENAS

V. 235 EXORARE TIGRES, RABIEMQUE AUFERRE LEONI Codices omnes *exorare*, etiam Gemblacenſis, quem Scaliger falſo credidit *exunglare* praeferre Lego EXARMARE; potius quam *et excurare* Lampridius, *Leones et leopardos exarmatos* Calpurnius Eclog v, de ſerpente,

et obtuſo iacet exarmata *veneno.*

V 236 CUMQUE ELEPHANTE LOQUI, TANTAMQUE APTARE LOQUENDO. Non placet *loqui* et *loquendo.* Repone,

tantamque aptare DOCENDO.

V 238 QUIPPE FERAE MIXTUM EST. Hi duo ſpurii videntur, certe infra auctoris elegantiam

V 245 NAM QUICQUID IN USUS IGNIS AGIT, POSCITQUE NOVAS AD MUNERA FLAMMAS Ordo erit, *Nam quicquid ignis agit in uſus* Sed melius veteres, *ignis eget* eget ignis, ſive igne Pro *munera*, Venetus et Lipſienſis *flumina* Repone igitur,

nam quicquid in uſus
Ignis EGET, *poſcitque novas ad* MUNIA
flammas Infra 276
Quicquid et in proprios pelagus deſiderat uſus.

V 246 SCRUTARI CAECA METALLA, DEPOSITAS ET OPES, TERRAEQUE EXURERE VENAS Veteres libri, *terramque exurere venis* Repone,

Depoſitas et opes TERRARUM EXQUIRERE VENIS

V 248 MATERIAMQUE MANU CERTA DUPLICARIER ARTE Scaliger hunc verſum exſibilat, ut ab illiterato alchymiſta intruſum *Scrutari, exurere,* activa; *duplicari* paſſivum *numquam*, ait, *haec auctor coniunxiſſet; ut neque* duplicarier *di* [illegible] *ſſet pro* duplicari At Huetius, ſemper Scaligero iniquus, *duplicari* vim activam habere, et *duplicarier* forma

vetere

Quicquid et argento fabricetur, quicquid et auro:
Quòd ferrum calidi ſolvant atque aera camini,
Conſummentque foci Cererem, tua munera ſurgent.
Addis et in veſtes ſtudium, mercemque fugacem,
Frigore brumalem ſervans per ſaecula ſortem,
Qua retrahis ductas ſumma ad faſtigia noctes,
Naſcentemque foves revocatis lucibus annum.
Hinc et mobilitas rerum, mutataque ſaepe
Mens natat. at melior iuncta ſub priſte ſenecta eſt:
Pars prior at Veneri mixto cum crimine ſervit.
Ille quoque, inflexa fontem qui proiicit urna,
Cognatas tribuit iuvenilis aquarius artes.
Cernere ſub terris undas, inducere terris,
Ipſaque converſis aſpergere fluctibus aſtra,
Littoribuſque novis per luxum inludere ponto,
Et varios fabricare lacus, et flumina ficta,

Et

Vulg v. 251 CONSUMANTQUE. 253. SIDERA 255. FACIS 257 IUNCTO SUB PISCE. 263 LUDERE.

vetere recte dici contendit Ego cum Scaligero ſentio neque verſum agnoſco, niſi et ordine mutatum, et velut ex alchymiſtae furno ſic recoctum, ut pene alius videatur Libri veteres univerſi *duplicari et arte* An ſic placebit?

Quicquid et argento fabricetur, quicquid et auro
Materiamque rudem cara duplicaverit *arte*

Ovidius, Met ii, 5.

Materiam ſuperabat opus.

Noſter iii, 28

Auroque atque ebori decus addere, cum rudis ipſa
Materies *niteat.* et v, 502.
Artifices auri *faciet, qui mille figuris*
Vertere opus poſſint, caraeque *acquirere dotem*
Materiae

V 251. CONSUMANTQUE FOCI CEREREM Codices veterrimi, Gemblacenſis et Lipſienſis, *Conſumentque* Unde liquido emendandum CONSUMMENTQUE Conſummatio frumenti eſt paniſicium in furno. Vidit et Huetius.

V. 253 SERVANS PER SIDERA SORTEM. Iidem codices, *per* SAECULA. Quod hic reſtituendum

V. 255 NASCENTEMQUE FACIS REVOCATIS LUCIBUS ANNUM Gemblacenſis a manu prima *focis* Unde legerim, *Naſcentemque* FOVES. Vide ſupra verſum 243.

V. 257 MELIOR IUNCTO SUB PISCE SENECTA EST Tres veterrimi codices *iuncta*. Dedit auctor,

IUNCTA SUB PRISTE *ſenecta eſt.*

V 263 PER LUXUM LUDERE PONTO. Veteres univerſi INLUDERE. Recte.

V.

Et peregrinantes domibus ſuſpendere rivos.
Mille ſub hoc habitant artes, quas temperat unda.
Quae per aquas veniunt operum, ponteſque ſequuntur.
Quippe etiam mundi faciem, ſedeſque movebit
Sidereas, caelumque novum verſabit in orbem.
Mite genus, dulceſque fluunt ab ſidere partus:
Pectora nec ſordent: faciles in damna feruntur:
Nec deeſt, nec ſupereſt cenſus. ſic profluit urna.
  Ultima quos gemini producunt ſidera piſces,
His erit in pontum ſtudium, vitamque profundo
Credent, et puppes, aut puppibus arma parabunt,
Quicquid et in proprios pelagus deſiderat uſus.
Innumerae veniunt artes. vix nomina rebus
Sufficiunt. tot ſunt parvae quoque membra carinae.
Adde gubernandi ſtudium. pervenit in aſtra,
Et pontum caelo coniunxit. noverit orbem
Fluminaque et portus mundi ventoſque, neceſſe eſt.
Iamque huc atque illuc agilem convertere clavum,
Et frenare ratem, fluctuſque effindere rectos;
Aut remos agitare, et lentas flectere tonſas:
Et placidum inductis everrere retibus æquor,
Littoribuſque ſuis populos exponere captos;

Aut

Vulg. V. 270. DOCILESQUE 278 QUOT.

V. 267 QUAE PER AQUAS VENIUNT, OPERUM, PONTESQUE SEQUUNTUR. Verſus ineptus et ſpurius. In codicibus ſcriptis habetur poſt verſum 269.

V. 270. MITE GENUS, DOCILESQUE FLUUNT AB SIDERE PARTUS. Omnes ſcripti habent DULCESQUE. Quod cur mutaverint, neſcio.

V. 278 TOT SUNT PARVAE QUOT MEMBRA CARINAE. Liquido emendandum eſt, *parvae* QUOQUE. Et ſic ſcripti fere omnes.

V. 293 MATERIA PROPRIA. Ita codices univerſi. ſed legendum NATURA. Ut infra verſu 318

natura *per aſtrum*
Stat tamen et proprias miſcet per ſingula vires.

V

Aut uncos celare cibis, aut carcere fraudem:
Navales etiam pugnas, pendentia bella
Attribuunt, pelagique infectos ſanguine fluctus.
Fecundum genus eſt natis, et amica voluptas,
Et celeres motus, mutataque cuncta per aevum.
Hos tribuunt mores, atque has naſcentibus artes
Bis ſex natura propria pollentia ſigna.
Sed nihil in ſemet totum valet. omnia vires
Cum certis ſociant ſignis ſub ſortibus aequis,
Et velut hoſpitio, mundi commercia iungunt,
Conceduntque ſuas partes retinentibus aſtris.
Quapropter Graiae dixere Decania gentes.
A numero nomen poſitum eſt, quod partibus aſtra
Condita tricenis triplici ſub ſorte feruntur,
Et tribuunt denas in ſe coëuntibus aſtris,
Inque vicem ternis habitantur ſingula ſignis.
Sic altis natura manet conſepta tenebris,
Et verum in caeco eſt, multaque ambagine rerum.
Nec brevis eſt uſus, nec amat compendia caelum.
Verum aliis alia oppoſita eſt et fallit imago,
Mentiturque ſuas vires, et munia celat:
Quae tibi non oculis, alta ſed mente fuganda eſt
Caligo:

Vulg. v. 293. MATERIA 295 PARTIBUS. 298 QUAM PARTEM DECIMAM. 302 SIDERA 307. MOMINA.

V 295. SUB PARTIBUS AEQUIS Legendum, *ſub* SORTIBUS *aequis* Ut infra ſaepius

V 298. QUAM PARTEM DECIMAM DIXERE DECANIA GENTES. Scripti vetuſtiores non *decimam* habent, ſed *decanae* et *degane* Lege certiſſime,

QUAPROPTER GRAIAE *dixere decania gentes.*
A numero nomen poſitum eſt.

Ut Noſter i, 751 quapropter *lacteus orbis*
Dicitur, et nomen cauſa deſcendit ab ipſa

V. 302. TERNIS HABITANTUR SIDERA SIGNIS Apage Battologiam iſtam *aſtra, aſtris, ſidera.* Dedit auctor,
habitantur SINGULA *ſignis.*

V. 307 ET MOMINA CELAT. Libri ſcripti, *nomina.* Lege vel *numina,* vel *munia.*

Caligo; penitusque deus, non fronte notandus.
Nunc quae sint coniuncta quibus quove ordine reddam;
Ne lateant aliae vires aliena per astra.
Namque aries primam sortem sibi vindicat ipsi:
Altera sors tauro, geminis sors tertia cedit.
Sic inter trinos divisum ducitur astrum;
Totque dabit vires, dominos quotcumque recepit.
Diversa in tauro ratio est, nec sorte sub ulla
Censetur: cancro primam, mediamque leoni,
Extremam Erigonae tribuit. natura per astrum
Stat tamen, et proprias miscet per singula vires.
Libra decem partes geminorum prima capessit;
Scorpios adiunctas: centauri tertia sors est.
Nec quisquam numero discernitur: ordine cedit.
Cancer in adversum capricorni dirigit astrum,
Bis quinas primum partes dignatus in illo
Temporis articulo, sub quo censetur et ipse;
Quod facit aequales luces brumalibus umbris,
Cognatamque gerit diverso in cardine legem.
Alterius sortis perfundit aquarius ignes,
Quem subeunt pisces extremo sidere cancri.

At

Vulg v. 312 PARTEM. 313 PARS. 314 IN TER DENAS. 316 PARTE sub ILLA 321 ADIUNCTAM——PARS. 328 PARTIS

V 312 NAMQUE ARIES PRIMAM PARTEM SIBI VINDICAT IPSI, ALTERA SORS TAURO, GEMINIS PARS TERTIA CEDIT Pro *partem* et *pars*, emendandum est SORTEM et SORS *Sors* hic valet decem *partes*. Ut supra versu 300

quod partibus astra
Condita tricenis triplici sub sorte feruntur

V 314 SIC IN TER DENAS DIVISUM DUCITUR ASTRUM. Libri veteres *inter*, uno verbo, non *in ter* Neque enim hoc nunc docemur, signum dividi in partes triginta · id tralatitium est. Corrige,

Sic INTER TRINOS;

hoc est, tres dominos, ut mox, versu sequente,

dominos quotcumque recepit.

V 316. NEC PARTE SUB ILLA CENSETUR Ita nullo sensu tam scripti quam editi Legendum, *nec* SORTE SUB ULLA Taurus primam sortem sive decem partes dat cancro,

At leo consortis meminit, sub lege trigoni,
Lanigerumque ducem recipit; taurumque quadrato
Coniunctum sibi: sub geminis sors tertia fertur:
Hos quoque coniungit per senos linea flexus.
Praecipuum Erigone cancro concedit honorem,
Cui primam tribuit sortem. vicina relicta est
Vicino, Nemeaee, tibi. sors ipsius ima est,
Quae fastidito concessa est iure potiri.
Sed libra exemplo gaudet, pariterque regentem
Noctes atque dies diverso in tempore secum
Lanigerum sequitur. veris iuga temperat ille:
Haec autumnales componit lucibus horas.
Nulli concedit primam, traditque sequenti
Vicinam sortem. centauri tertia summa est.
Scorpios in prima capricornum sorte locavit:
Alterius dominum fecit, cui nomen ab undis:
Extremas voluit partes sub piscibus esse.
At qui contento minitatur spicula nervo,
Lanigero primas tradit sub iure trigoni,
Et medias tauro partes, geminisque supremas.
Nec manet ingratus capricornus crimine turpi,

Sed

Vulg v. 332. PARS 335 PARTEM 336 PARS. 343 PARTEM 344 PARTE. 345 QUI nomen fecit.

cancro, alteram leoni, tertiam virgini. ipse nulla hic sorte fruitur.

V. 321. SCORPIOS ADIUNCTAM: CENTAURI TERTIA PARS EST Lege,

Scorpios ADIUNCTAS, *centauri tertia* SORS *est*

hoc est, alias decem partes.

V 328 ALTERIUS PARTIS. Iterum emendandum est SORTIS Sic et versu 332 SORS *tertia.* et versu 335. *Cui primam tribuit* SORTEM. et 336. SORS *ipsius ima.* et 343. *Vicinam* SORTEM et 344. *in prima* SORTE. Nimirum *pars* est tricesima pars signi. at *sors* in omnibus locis est tertia pars signi, sive partes ex triginta decem.

V. 345. ALTERIUS DOMINUM, QUI FECIT NOMEN AB UNDIS. Libri veteres magno numero *cui* non *qui* Repone ex codice Vossiano,

Alterius dominum fecit, CUI *nomen ab undis.*

V.

Sed munus reddit cancro , recipitque receptus ,
Principiumque ſui donat . coniuncta leonis
Regna ferunt , ſummas partes at virginis eſſe .
Fontibus aeternis gaudens urnaque fluenti
Iura ſui librae permittit prima regenda :
Haerenteſque decem partes nepa vindicat ipſi :
Summas centaurus retinet iuvenile per aſtrum .
Iam ſuperant gemini piſces , qui ſidera claudunt .
Lanigero primos tradunt in finibus uſus .
Perque decem medias partes tu , taure , receptus .
Quod ſupereſt , ipſi ſumunt : utque orbe feruntur
Extremo , ſic et ſortis pars ultima cedit .
Haec ratio retegit latitantis robora mundi ,
In plureſque modos repetitaque munia caelum
Dividit , et melius ſociat , quo ſaepius , orbem .
Nec tua ſub titulis fallantur pectora notis :
Diſſimulant , non ſe oſtentant mortalibus aſtra .
Altius eſt acies animi mittenda ſagacis ;
Inque alio quaerenda manent , iunctiſque ſequentum
Viribus : et cuius ſigni quis ſorte creatur ,
Eius habet mores , atque illo naſcitur aſtro .

Talis

Vulg v 361 ATQUE 364 NOMINA 366 NE 367 non OSTENDUNT. 369. ALTO——SEQUENDUM. 370 PARTE

V 361 ATQUE ORBE FERUNTUR EXTREMO Certiſſime dedit auctor,

UTQUE *orbe feruntur.*

Alterum alteri reſpondet, *ut*, *ſic*

V 364 REPETITAQUE NOMINA CAELUM DIVIDIT. Gemblacenſis et alii habent, *repetit atque omina.* Lege,

repetitaque MUNIA *caelum*
Dividit

Dividit munia, ut Horatius Serm. ii, ii, 67

dum munia didit

Didit id ipſum eſt quod *dividit*.

V.366 ORBEM, NE TUA Mutata diſtinctione poſt *orbem*, reſcribendum eſt NEC, ut omnes codices manuſcripti.

V. 368 DISSIMULANT, NON OSTENDUNT Gemblacenſis et alii veteres habent, *oſtentur* Lego,

Diſſimulant, non SE OSTENTANT *mortalibus aſtra.*

V

Talis per denas ſortes natura feretur.
Teſtis erit varius ſub eodem ſidere foetus,
Quodque in tam multis animantum millibus, uno
Quae veniunt ſigno, tot ſunt, quot corpora, mores;
Et genus externum referunt aliena per aſtra,
Confuſique fluunt partus hominum atque ferarum.
Scilicet in ſortes iunguntur condita plures,
Diverſaſque ferunt proprio ſub nomine leges.
Nec tantum lanas aries, nec taurus aratra,
Nec gemini muſas, nec merces cancer amabit,
Nec leo venator veniet, nec virgo magiſtra,
Menſuris aut libra potens, aut ſcorpios armis,
Centauruſque feris, igni capricornus, et undis
Ipſe ſuis iuvenis, geminique per aequora piſces;
Mixta ſed in plures ſociantur ſidera vires.
Multum, inquis, tenuemque iubes me ferre laborem,
Rurſus et in magna mergis caligine mentem;
Cernere cum facili lucem ratione viderer.
Quod quaeris, deus eſt. conaris ſcandere caelum,
Fataque fatali genitus cognoſcere lege,
Et tranſire tuum pectus, mundoque potiri?

Pro

Vulg. v. 378. PARTES. 395. SUNT.

V 369 INQUE ALTO QUAERENDA MANENT, IUNCTISQUE SEQUENDUM VIRIBUS Pro *alto* libri ſcripti ALIO. Recte; hoc eſt, *alio ſigno:* et inſuper, quod et alii iam viderunt, reponendum eſt,

iunctiſque SEQUENTÛM *Viribus*

ſequentium nempe ſignorum. Deinde, verſu ſequente, pro *parte* lege *ſorte*, ut ſupra.

V. 378. SCILICET IN PARTES. Etiam hic iiſdem de cauſis reſcribendum eſt SORTES.

V. 387. MULTUM, INQUIS, TENUEMQUE IUBES ME FERRE LABOREM. Huic verſui ſubnectendus eſt ille alter,

Rurſus et in magna mergis caligine mentem:

qui ex ſuo loco in alienum prorſus, poſt verſum nempe 396, detruſus ſenſum omnino ibi perturbat: hic vero ſatis commode venit.

V.

Pro pretio labor eſt, nec ſunt immunia tanta.
Nec mirere viae flexus, rerumque catenas.
Admitti potuiſſe ſat eſt. ſint cetera noſtra.
At niſi perfoſſis fugiet te montibus aurum,
Obſtabitque ſuis opibus ſuperaddita tellus.
Ut veniant gemmae, totus tranſibitur orbis.
Nec lapidum pretio pelagus cepiſſe pigebit.
Annua ſolliciti conſummant vota coloni:
Et quantae mercedis erunt fallacia rura?
Quaeremus lucrum navi, Martemque ſequemur
In praedas? pudeat tanto bona velle caduca:
Luxuriae quoque militia eſt, vigilatque culinis
Venter: et, ut pereant, ſuſpirant ſaepe nepotes.
Quid caelo dabimus? quantum eſt, quo veneat omne?
Impendendus homo eſt, deus eſſe ut poſſit in ipſo.
  Hac tibi naſcentum mores ſunt lege notandi.
Nec ſatis eſt ſignis dominantia diſcere ſigna

Per

Vulg v. 404 VIGIL, ATQUE RUINIS.

V. 395 SUNT CETERA NOSTRA Omnes veteres SINT, et recte.

V 398 UT VENIANT GEMMAE, TOTUS TRANSIBITUR ORBIS Verſus κακȣ̃ κόμματος.

V 404 LUXURIAE QUOQUE MILITIA EST VIGIL, ATQUE RUINIS VENTER. Omnes ſcripti, *vigilatque* unico verbo Corrige et diſtingue,

Luxuriae quoque militia eſt, VIGILATQUE CULINIS
Venter.

V 413 ET STERILES UTROQUE TAMEN QUAS LARGIOR HUMOR QUASQUE MINOR IAM SUCCUS OBIT. Haec plane portenta ſunt Duo praeſtantiſſimi codices, Gemblacenſis et Lipſienſis, pro iſtis *iam ſuccus obit* lacunam habent hoc modo, *Quaque minor . . . . namque* Voſſianus *Quaque minor ibi tonit namque* Si hariolandum eſt, faciamus periculum Lego igitur,

Et ſteriles utroque MODO. QUÎS *largior humor,*
QUÎSVE *minor* IUSTO NOCUIT.

V 417 ET MARIS, ET NOTIS FUGIENTIA FLUMINA RIPIS Pro *notis* quattuor optimi, Gemblacenſis, Lipſienſis, Venetus et Voſſianus habent *partis* Quis non videat corrigendum eſſe,

Et maris, et PRONIS *fugientia flumina* RIVIS.

V. 419. SIC STERILIS TERRIS LAETIS INTERVENIT ANNUS. Pro *terris* codex Lipſienſis

Per denos numeros, et quae ſint inſita cuique.
Sed proprias partes ipſas ſpectare memento,
Vel glacie rigidas, vel quas exuſſerit ignis,
Et ſteriles utroque modo, quîs largior humor,
Quîſve minor iuſto nocuit. namque omnia mixtis
Viribus, et vario conſurgunt ſidera textu.
Eſt aequale nihil. terrenos aſpice tractus,
Et maris, et pronis fugientia flumina rivis.
Crimen ubique frequens, et laudi noxia iuncta eſt.
Sic ſterilis laetis rubigo intervenit arvis,
Ac ſubito perimit parvos diſcrimine foetus:
Et modo portus erat pelagi, iam vaſta Charybdis,
Laudatique cadit poſt paulum gratia ponti:
Et nunc per ſcopulos, nunc campis labitur amnis;
Aut faciens iter, aut quaerens curritve reditve.
Sic etiam caeli partes variantur in aſtris.
Ut ſignum a ſigno, ſic a ſe diſcrepat ipſum;

Momentoque

Vulg v. 413 TAMEN QUAS. 414 QUASQUE minor IAM SUCCUS OBIT 417 NOTIS—RIPIS. 419. TERRIS laetis—ANNUS. 420. SUBITOS RUMPIT PARVO. 421. FACTA. 423. CAMPOS. 424. URITVE

Lipſienſis *terra*, et pro *annus* veteres univerſi *arvis* Si divinare licet, legerim,

Sic ſterilis laetis RUBIGO *intervenit* ARVIS

V 420. AC SUBITOS RUMPIT PARVO DISCRIMINE FOETUS. *Rumpit foetus*, quid ſit neſcio. Pro *ſubitos* vetuſti omnes *ſubito* Repone,

Ac SUBITO PERIMIT PARVOS *diſcrimine foetus.*

V 421. IAM FACTA CHARYBDIS. Melius codex Voſſianus; *iam* VASTA *Charybdis*. Sic Virgilius Aen. vii, 302.

Quid Syrtes aut Scylla mihi, quid vaſta Charybdis

Profuit?

V 422. LAUDATIQUE CADIT POST PAULUM GRATIA PONTI Librarius Monachus, dum ſemiſomnis haec ſcribit, in iocularem errorem incidit,

Laudatique cadit poſt paulum gratia χρι

ſic plane Gemblacenſis. χρι plenis literis eſt CHRISTI Neque aliter Lipſienſis; ſed ſuperne habet *ponti*. Venetus librarius, offenſus credo lectione tam ſceleſta, totum verſum omiſit. Voſſianus in ipſo textu, *ponti*.

V 423 NUNC CAMPOS. Vetuſti quattuor melius, *nunc* CAMPIS *labitur amnis.* ut Horatius Carm. i. ii, 18.

vagus et ſiniſtra Labitur ripa.

V. 424. AUT FACIENS ITER, AUT QUAERENS URITVE REDITVE. Hunc

Momentoque negat vires, auramque ſalubrem.
Quodque per has geritur partes, ſine fruge creatur;
Aut cadit, aut multis ſentit bona mixta querelis.
Hae mihi ſignandae proprio ſunt ordine partes.
Sed quis tot numeros totiens ſub lege referre,
Tot partes iterare queat, tot dicere ſummas,
Proque artis cauſis faciem mutare loquendi?
Incipimus ſi verba, piget; quod gratia deerit:
In vanumque labor cedit, quem deſpicit auris.
Sed mihi per carmen fatalia iura ferenti,
Et ſacros caeli monitus, ad iuſſa loquendum eſt:
Nec fingenda datur, tantum monſtranda figura.
Oſtendiſſe deum nimis eſt: dabit ipſe ſibimet
Pondera.

Vulg. v 427. VICTUMQUE 430 CARMINE. 433 PER PARTIS CAUSAS. 434 INCIDIMUS——SED. 437. MOTUS.

verſum Scaliger pro adulterino habet, Huetius ſic corrigit, *tranſitve reditve.* Ego ſic malim,

Aut faciens iter, aut quaerens CURRITVE *reditve*

quod et Barthio in mentem venit.

V. 427 VICTUMQUE SALUBREM. Sic Gemblacenſis · ſed Voſſianus *uſumque*, Lipſienſis et Venetus *utrumque*. Repone,

Momentoque negat vires AURAMQUE *ſalubrem*

Salubris aura, ſaluber aquilo, zephyrus paſſim. Noſter infra verſu 465 *ſalubri caret caelo.* Contra verſu 483 *metuendus aer.* et 499 *ſterilem aera* et ii, 357

Aeraque infectum *noſtras demittit ad auras.*

V 430 HAE MIHI SIGNANDAE PROPRIO SUNT CARMINE VIRES. Repone,

proprio ſunt ORDINE *vires.*

ut ii, 750.

Verum haec poſterius proprio *cuncta* ordine *reddam* et 700

Quos reddant motus proprio *venit* ordine *rerum.*

Vide Noſtrum ad iii, 35.

V 433 PER PARTIS CAUSAS FACIEM MUTARE LOQUENDI Gemblacenſis *partis*, Venetus, *partes*; Voſſianus, *patris*; Lipſienſis *patris*, et ſuperne *partis*. Repono,

PROQUE ARTIS CAUSIS *faciem mutare loquendi?*

Pro neceſſitatibus, requiſitis artis.

V. 434 INCIDIMUS SI VERBA PIGET? SED GRATIA DEERIT. Gemblacenſis, *ſi*; Lipſienſis, *ſit*; Voſſianus, *ſic* Haec unica in hoc verſu variatio eſt. Scaliger conııciebat, *Incidi ſi verba piget; Incidi*, ait, *dolari, recidi* Huetius ſic, *Incidim ſi verba piger. Incidim*, inquit, pro *incidam*, ut *edim* olim pro *edam. Si piger incidim verba, ſi contrahere et recidere velim verba* Utrumque durum et nimis coactum Repono,

INCIPIMUS *ſi verba, piget;* QUOD *gratia deerit.*

Queritur de ſequentis argumenti ieiunitate, qua per verſus 60 damnandae in xii ſignis partes enumerandae veniunt Miror equidem tam aridam ſterilemque partem non ab eo praeteritam eſſe. ſed maluit ſiccus et ligneus poeta videri quam imperitus aſtrologus. Neceſſitate tamen ſe

Pondera. nec fas eſt verbis ſplendeſcere mundum:
Rebus erit maior. nec parva eſt gratia noſtri
Oris, ſi tantum poterit ſignare cavenda.
Accipe, damnandae quae ſint per ſidera partes.
Lanigeri pars quarta nocet, nec ſexta ſalubris.
Septima par illi ac decima eſt, decimaeque ſecunda,
Quaeque duas duplicat ſummas ſeptemque novemque,
Unaque viginti numeris pars addita laedit,
Et quinta, et duram conſummans ſeptima partem.
Tauri nona mala eſt, ſimilis quoque tertia pars eſt
Poſt decimam, nec non decimae pars ſeptima iuncta:
Biſque undena nocens, et bis duodena nocentes,
Quaeque decem treſque ingeminat, fraudatque duobus
Triginta

Vulg. v. 440 SUSPENDERE 441. ENIM 442 TAMEN HAEC——CANENDO 445. PARS illi A decima decimaeque

ſe excuſat non licuit ei relinquere quod tractatum poſſe niteſcere deſperavit Et tamen admiratione dignum eſt; quot modis in eadem re narranda variaverit faciem loquendi.

V 437 ET SACROS CAELI MOTUS. *Sacri motus* non placent. Repono,

Et ſacros caeli MONITUS, *ad iuſſa loquendum eſt.*

Sic *monitus deorum, pecudum, avium, fulgurum* Ovid Met vii, 600

Fibra quoque aegra notas veri monituſque *deorum*
Perdiderat.

V 440. NEC FAS EST VERBIS SUSPENDERE MUNDUM. Quid ſodes illud eſt, *ſuſpendere mundum verbis?* Si roges; nihil reſpondeant viri magni, qui tamen hoc ſicco pede tranſilierunt. Ex nullo ſenſu elegantiſſimum repono,

nec fas eſt verbis SPLENDESCERE *mundum;*
Rebus ERIT *maior.*

Splendeſcere verbis, amplificari oratione. Hoc eſt, quod alibi dicit iii, 39.

Ornari res ipſa negat, *contenta doceri.*

Verborum ſplendor, et *verba ſplendida* paſſim Cicero, initio Paradox. *Nihil tam horridum, tam incultum, quod non* ſplendeſcat oratione, *et tamquam excolatur*

V. 441 REBUS ENIM MAIOR. Vetuſti quattuor, *Rebus* ERIT *maior*.

V 442 SI TAMEN HAEC POTERIT SIGNARE CANENDO Libri veteres, *ſi* tantum *poterit ſignare* canenda Repone,

ſi TANTUM *poterit ſignare* CAVENDA.

Cavenda: quippe damnandas xii ſignorum partes iam dicere aggreditur Sic v, 101.

His erat Heniochi ſurgentis forma cavenda

ubi veteres *canenda, canande* iv, 481.

Si te fata ſinant, quartam ne ſelige *partem*
Centauri et 575.
Ne vero ſit *te primos producere piſces.*

V 445. SEPTIMA PARS ILLI A DECIMA DECIMAEQUE SECUNDA. Haec mendoſa ſunt; prius enim xvii partem narrant, quam xii. Pro *a decima* libri omnes *ac decima*. Repone,

Septima PAR *illi*, AC *decima* EST, *decimaeque ſecunda*

hoc eſt, vii, x, xii.

Triginta numeros, et tum tricesima summa.
Pestifera in geminis pars prima, et tertia signis.
Septima non melior: ter quinae noxia par est.
Unaque bis denis brevior nocet, unaque maior:
Et similis noxae veniet vicesima quinta:
Cumque duae subeunt, vel cum se quattuor addunt.
Nec cancri prima immunis, nec tertia pars est,
Nec sexta: octava est similis: decimaque peracta
Prima rabit: nec ter quinae clementior usus.
Septima post decimam luctum, et vicesima, portat:
Et quinta accedens, et septima, nonaque summa.
Tu quoque contactu primo, Nemeaee, timendus:
Et quarta sub parte premis. bis quina salubri
Terque caret caelo: vicesima et altera laedit:
Et tribus appositis vitium est, totidemque secutis:
Ultima nec prima melior tricesima pars est.

Erigones

Vulg. v. 453. NUMERIS et TU 460. OCTAVAE similis DECIMAEQUE PERACTAE. 461 RAPIT 464 SUMMO. 465 QUINTA 467. IUNCTIM totidemque

V. 453. TRIGINTA NUMERIS ET TU Libri veteres *numeros* et Gemblacensis Venetusque, *et* tum, *et* tunc Repone,

fraudatque duobus
Triginta NUMEROS, *et* TUM *tricesima summa*

V 460 NEC SEXTA, OCTAVAE SIMILIS, DECIMAEQUE PERACTAE PRIMA RAPIT. Libri veteres *peracta*. Repone,

Nec sexta. OCTAVA EST *similis* DECIMAQUE PERACTA
Prima RABIT

Decimâ peractâ prima, hoc est XI ut mox 475 *Quartaque bis denis actis*, XXIV. *Rabit*, furit aestu, in cancro scilicet. Sic infra de canicula v, 208.

Et rabit *igne suo, geminatque incendia solis*. et 224 *et lingua* rabit *latratque loquendo*, ubi codices vetusti in utroque loco *rapit*.

V 464 TU QUOQUE CONTACTU SUMMO. Repone ex libris omnibus PRIMO, hoc est, parte prima *summo* esset parte ultima Casu hoc in Scaligeri editiones irrepsit

V 465 BIS QUINTA SALUBRI. Immo QUINA, ut supra *bis undenis, bis denis*, et versu 461. *ter quinae*

V 467 ET TRIBUS APPOSITIS IUNCTIM TOTIDEMQUE SECUTIS. Vossianus *iunctum est* Gemblacensis et Lipsiensis *victum est*. Repone,

Et tribus appositis VITIUM EST *totidemque secutis*.

V. 473. ET QUINTA IN CHELIS ET SEPTIMA INUTILIS ESTO *Esto* a Scaligero venit · libri omnes *aestu*; et Venetus, *at quinta*. Repone ergo,

At

Erigones nec pars prima eſt, nec ſexta, nec una
Ad decimam, nec quarta, nec octava utilis umquam.
Proxima viginti numeris, et quarta timenda eſt;
Et quae ter decimam claudit ſors ultima partem.
At quinta in chelis, et ſeptima inutilis aeſtu.
Tertia et undecimae, decimaeque et ſeptima iuncta:
Quartaque bis denis actis, et ſeptima; et ambae
Quae numerum claudunt nona et triceſima partes.
Scorpios in prima reus eſt, cui tertia par eſt,
Ut ſexta, et decima eſt, et quae ter quina notatur:
Undecimam et geminans, et quae viceſima quinta eſt,
Octavoque manet numero, nonumque capeſſit.
Si te fata ſinant, quartam ne ſelige partem
Centauri, fuge et octavam: bis ſexque peractis,
Octo bis aut denis metuendus ducitur aër.
Cumque iterum duodena refert, aut terna decemque,
Aut

Vulg v 473 ET——ESTO 474 SEPTIMA——TERTIA. 478. ET——decima et 479 undecimam geminans. 481. DELIGE 483. DICITUR

AT *quinta in chelis et ſeptima inutilis* AESTU.
Aeſtu; ſcilicet una ex illis, quas (verſibus 412 et 499.) *ignis exuſſerit* · aliae vel frigore, vel humore aut ſiccitate peccant.

V 474. SEPTIMAQUE UNDECIMAE, DECIMAEQUE ET TERTIA IUNCTA. Haec lectio numerat partem xviii ante xiii: Repone igitur, mutato ordine,

TERTIA *et undecimae, decimaeque et* SEPTIMA *iuncta*.

xiv ante xvii.

V 478. ET SEXTA ET DECIMA, ET QUAE TER QUOQUE QUINA NOTATUR Ab omnibus libris abeſt *quoque*; quod Scaliger induxit: non admodum concinne *quoque quina* Malim hiatum in caeſura relinquere, quam ſic ſupplere. Lego,

UT *ſexta, et decima* EST, *et quae ter quina notatur*.

V. 479. UNDECIMAM GEMINANS Melius *undecimam* ET *geminans*.

V 481 QUARTAM NE DELIGE PARTEM. Lege ex tribus vetuſtis,

Si te fata ſinant, quartam ne SELIGE *partem*

Voſſianus, ut ſolet, mendoſe, *vel elige*, pro *ne ſelige*

V 483. OCTO BIS AUT DENIS METUENDUS DICITUR AER. Repone,

metuendus DUCITUR *aer*.

ut infra verſu 499.

Has partes ſterilem ducunt *et frigore et igni Aera*.

V.

Aut ſeptena quater, vel cum ter dena figurat.
Nec pars optanda eſt capricorni ſeptima: nona
Conſentit, decimamque ſequens quam tertia ſignat:
Et tribus, aut una quae te, viceſima, fraudat:
Quaeve auget quinta, numero vel ſexta feretur.
Pars eſt prima nocens humentis ſemper aquari:
Damnanda et decimae ſuccedens prima peractae,
Tertiaque et quinta, et numero quae condita nono eſt:
Et poſt viginti prima, et viceſima quinta;
Cumque illa quartam accumulans viceſima nona.
Tertia per geminos et quinta et ſeptima piſces,
Undecima, et decimae metuenda eſt ſeptima iuncta,
Et quinta in quinos numeros revocata, duaſque
Accipiens ultra ſummas, metuenda feretur.
Hae partes ſterilem ducunt et frigore et igni

Aëra

Vulg v 486. NONAE. 490. PARSQUE MARINA NITENS FUNDENTIS. 491. EST. 496. ET.

V 486 NONAE CONSENTIT. Immo *nona* conſentit *ſeptimae*. Lege ergo et diſtingue,

Nec pars optanda eſt capricorni ſeptima: NONA
Conſentit.

V 489 VEL SEXTA FERETUR. Sic Gemblacenſis. at Venetus *ſexta refertur.* Lipſienſis vero et Voſſianus, *vel ſeptima fertur.* Quis in his nugis veram lectionem ſcire vel curet vel poſſit?

V 490 PARS EST PRIMA In ſcriptis editiſque deerat verſus aquarii nomen notans et relicta erat cum aſteriſcis lacuna Nos forte fortuna in illum incidimus, et reduximus in ſedem antiquam. Deerraverat poſt verſum libri ſecundi 232, ſed prodigioſe depravatus in omnibus ſcriptis,

Parſque marina nitens fundentis ſemper aquari.

Repone,

Pars EST PRIMA NOCENS HUMENTIS *ſemper aquari*

Humentis, ut v, 444.

Sed regione means Cepheus humentis aquari

Aptiſſime vero hic *humentis*; ut ſciamus huius partes damnandas non ſiccitate, ſed humore peccare. Vide verſus 443, et 500.

V. 491. DAMNANDA EST DECIMAE Reperto verſu ſuperiore, apparet iam legendum eſſe, *Damnanda* ET *decimae*.

V. 496. METUENDA ET SEPTIMA IUNCTA. Libri omnes *metuenda* EST *ſeptima*

V 501 SI RAPIDUS MAVORS IGNES IACULATUR IN ILLUM, SATURNUS SUMET GLACIEM PHOEBUSQUE CALORES. τὸ ſumet, inquit Scaliger, *ſuſpectum. Quin et hi duo de planetis verſiculi, ut ingenue loquar, non ſunt Manilii. Sumet* quidem iure ſuſpectum;

Aëra, vel ſicco, vel quod ſuperaverit humor:
Seu rapidos Mavors ignes iaculatur in illum,
Saturnuſve ſuam glaciem, Phoebuſve vapores.
Nec te perceptis ſignorum cura relinquat
Partibus: in tempus quaedam mutantur, et ortu
Accipiunt proprias vires, ultraque remittunt.
Namque ubi ſe ſummis aries extollit ab undis,
Et cervice prior flexa, quam cornibus ibit;
Non contenta ſuo generabit pectora cenſu,
Et dabit in praedas animos, ſolvetque pudorem.
Tantum audere iuvat. ſic ipſe in cornua fertur,
Ut ruat aut vincat. non illos ſedibus iſdem
Mollia per placidam delectant otia vitam;
Sed iuvat ignotas ſemper tranſire per urbes,
Scrutarique novum pelagus, totius et eſſe

Orbis

Vulg v 501 SI RAPIDUS. 502 Saturnus SUMET—PHOEBUSQUE CALORES. 510. TANTA. 511 ET RUIT ET MUTAT non ULLIS ſedibus IDEM. 512. PLACIDAS DELUDUNT——CURAS.

ſuſpectum; ſententiam enim ita conturbat, ut tota ſine ſenſu ſit. Intercedo tamen, quo minus pro ſpuriis e textu abiiciantur, quod a Fayo factum eſt. Libri veteres *Phoebuſve*, et Voſſianus *labores*. Repono,

SEU RAPIDOS *Mavors ignes iaculatur in illum*,
*Saturnuſ*VE SUAM *glaciem*, *Phoebuſ*VE VAPORES

Dico hos auctoris eſſe, et illos liberali cauſa manu aſſero Aer, inquit, in his partibus damnandis *vel igni vel frigore vel ſicco vel humore peccat*· *ſeu in illum* aera *Mars iaculetur ſuos ignes*, *ſeu Saturnus ſuam glaciem*, *ſeu Phoebus ſuos vapores*, qui et humidi et ſicci ſunt Quippe vocabulum *vapor*, cum humorem ſignificat, tum ſaepius apud veteres calorem et ſiccitatem Exemplis nihil opus eſt. Ergo ignis harum partium a Marte venit, frigus a Saturno, ſiccitas et humor a ſole.

V. 510. TANTA AUDERE IUVAT. Vetuſti quidem tres *Tanta*: ſed Voſſianus cum recentioribus *Tantum* Omnino recte: *Tantum iuvat τὸ audere*: non vapide, *iuvat audere tanta*.

V. 511. SIC IPSE IN CORNUA FERTUR, ET RUIT ET MUTAT Gemblacenſis cum Lipſienſi et Veneto, *Ut ruat et vincat*: Voſſianus, *ut vincat*. Repone,

ſic ipſe in cornua fertur,
UT RUAT, AUT VINCAT

Ut aut vincatur, aut vincat· nihil eſt medium.

Ibidem. UT RUAT AUT VINCAT, NON ULLIS SEDIBUS IDEM. MOLLIA PER PLACIDAS DELUDUNT OTIA CURAS, SED IUVAT IGNOTAS. Tot verbis miſere corruptis cumulus acceſſit prava diſtinctio. *Aries*, aiunt, *mutat non ullis ſedibus idem*. Qualis ergo eſt, ſi non *idem*· an pro ariete hircus ſit? *Deludunt otia*: quid hoc? eſt ἀφομιλήσασθαι *Graecorum*. Ergo *deludere otia*, eſt *coetus hominum*

†

Orbis in hoſpitio. teſtis ſibi laniger ipſe,
Cum vitreum findens tranavit pectore pontum;
Orbatumque ſua Phrixum per fata ſorore
Phaſidos ad ripas et Colchida tergore vexit.
At quos prima creant naſcentis ſidera tauri,
Feminei incedunt. nec longe cauſa petenda eſt,
Si modo per cauſas naturam quaerere fas eſt.
Averſus venit in caelum, diveſque puellis,
Pleïadum parvo referens glomeramine ſidus.

Accedunt

Vulg v 515 TIBI 516 AURATO VELLERE 520 IACEANT 523 GLOMERABILE.

minum fugere Atqui nec verba hunc ſenſum efficiunt, nec ſenſus cum verſibus ſequentibus conſentit. Pro *idem* Voſſianus *iſdem*. mox Venetus *placidam* Pro *deludunt*, Gemblacenſis *deludant*, Voſſianus *delectant*, et pro varia lectione Lipſienſis Denique Gemblacenſis, Venetus, et Lipſienſis, *curam*. Repone et diſtingue,

Ut ruat aut vincat Non ILLOS *ſedibus* ISDEM
Mollia per PLACIDAM DELECTANT *otia* VITAM·
Sed iuvat ignotas, &c

Sententia clara Non iuvat in iiſdem ſedibus placidam vitam degere, ſed ſemper peregrinari et ſolum mutare *Vita* et *cura* ob totidem utrimque ductus non raro in ſcriptis permutantur. Lucretius v, 1121, et alibi.

Ut fundamento ſtabili fortuna maneret,
Et placidam *poſſent opulenti degere* vitam.

V. 515 TESTIS TIBI LANIGER IPSE. Placet Gemblacenſis;

teſtis SIBI *laniger ipſe*

V. 516. CUM VITREUM FINDENS AURATO VELLERE PONTUM, ORBATUMQUE, &c Alteruter ex his ſine dubio mendoſus eſt. *Que* enim poſt *orbatum* redundat. Unde eſt, quod vetuſti quattuor habent, *auravit vellere* Quaſi effluviis ſui velleris totum mare inauraverit. Sane *auro, auras* Priſciano memoratur, et onomaſtico veteri Sed et verbum obſoletum, et hyperbola nimis audax Neque quicquam ad ſententiam praeſentem confert, auratum necne fuerit vellus; cum de peregrinatione tantum non divitiis agatur Repone,

Cum vitreum findens TRANAVIT PECTORE *pontum*

Cum tranavit vitreum pontum, findens pectore. Noſter iv, 80. *Et pontum* tranare *poteſt* et v, 43. *totumque volet* tranare *profundum Findens pectore*, id enim faciunt natantes. Virgilius Aen. ix, 102.

qualis Nereia Doto
Et Galatea ſecant *ſpumantem* pectore pontum

Boni vero librarii nec arietem ſine vellere, nec vellus ſine auro memorari volebant.

V. 520 FEMINEI IACEANT. Mendoſa et abſurda lectio Gemblacenſis ſic, *Feminea iace nec:* Lipſienſis, *Feminea iaceat nec* Venetus, *iacet nec*. Voſſianus, *Feminea inceat* Repono,

Feminei INCEDUNT.

Inceat, *incedit*; ſic compendio ſcribere ſolent *Incedunt* autem idem eſt quod *ſunt:* ſic Virgilius, Aen i, 50

Aſt ego quae divum incedo *regina*.

et Aen v, 68.

Aut iaculo incedit *melior levibuſve ſagittis.*

Sed et proprie dictum *incedunt* de his cinaedis; ut v, 152.

Femineae veſtes; nec poſcunt tegmina plantis.

St

Accedunt et ruris opes; propriaque iuvencum
Dote per inverſos exercent vomere campos.
  Sed geminos aequa cum profert unda tegitque
Parte, dabit ſtudia, et doctas producet ad artes.
Nec triſte ingenium, ſed dulci tincta lepore
Corda creat: vociſque bonis citharaeque ſonantis
Inſtruit, et dotem cantus cum pectine iungit.
  At niger obſcura cancer cum nube feretur,
Quae velut extinctus Phoebeis ignibus ignis
Deficit,

Vulg v 524. ACCEDENT 525. EXORNAT. 530. DOTES ALTO——PECTORE. 532. EXUTUS.

Sed ſpeciem. fractique placent in mollia greſſus.
Naturae pudet.

V. 523 PLEIADUM PARVO REFERENS GLOMERABILE SIDUS Deeſt τῷ *parvo* ſuum ſubſtantivum. Scribe cum acutiſſimo Fred Gronovio,

Pleiadum parvo referens GLOMERAMINE *ſidus.* Vide ad i, 221.

V. 524. ACCEDENT ET RURIS OPES. Melius Gemblacenſis, ACCEDUNT.

V. 525. EXORNAT VOMERE CAMPOS Quid, malum, vel quis *exornat* iuvencum? ſaltem oportebat *exornant*. Sed lectio mendoſa eſt. Repone,

Accedunt et ruris opes; propriaque iuvencum
Dote per inverſos EXERCENT *vomere campos.*

Exercent, qui ſub huius ſideris ortu naſcuntur, *iuvencum propria dote,* per campos vomere inverſos. *Exercent*; ut Virgilius, Georg. i, 210.

Exercete, *viri,* tauros: *ſerite hordea campis.*

V. 530. ET DOTES ALTO CUM PECTORE IUNGIT. Quomodo *alto pectore?* hoc reliquis dotibus repugnat. Vidit hoc Scaliger, et locum non ſanum eſſe pronuntiat. Gemblacenſis, Venetus, Lipſienſis, *dotes ſaltus.* Unde Scaliger,

et dotes ſalium *cum pectore iungit.*

Salium, iocorum, facetiarum Sed quid erit *pectore* nude poſitum? Idem aliter tentat;

et dotes laeto *cum pectore iungit*

Sed hoc et a vetuſtis nimium aberrat, et prioribus nihil novi addit. Repono,

vociſque bonis citharaeque ſonantis
Inſtruit, et DOTEM CANTUS *cum* PECTINE *iungit*

Bonis vocis et citharae; ut Ovid Met x, 563.

Laude pedum, formaene bono *praeſtantior eſſet.* et Art. Am. ii, 112.
Ingenii dotes *corporis adde* bonis.

Variat ſententiam, ut ubique in his ſolet; et bis eandem rem cum incremento dicit; quale illud Virgilii Aen. vi, 165.

Aere ciere viros, Martemque accendere cantu.

Voci hic reſpondet *cantus, citharae pecten. Iungit*; nam et voce et cithara ſimul canere ſolebant *Dotem cantus,* ut Ovid. de Sirenibus, Met. v, 562.

Ne tamen ille canor mulcendas natus ad aures,
Tantaque dos oris *linguae deperderet uſum.*

Silius xi, 435

Imprimis dulcem, Poeno laetante, per aures
Nunc voce infundit Teuthras, nunc pectine *cantum.* Val. Flac v, 100.
mixtoque ſonantem
Percutit ore lyram.

V. 532. QUAE VELUT EXUTUS PHOEBEIS IGNIBUS IGNIS Sic tres vetuſti; et Voſſianus *exſutus.* Repone,

Quae velut EXTINCTUS *Phoebeis ignibus ig-*[*nis*
Deficit.

Deficit, et multa fuſcat caligine ſidus;
Lumina deficient partus, geminamque creatis
Mortem fata dabunt: ſe quiſque, et vivit, et effert.
  Sed cui per ſummas avidus produxerit undas
Ora leo, et ſcandat malis hiſcentibus orbem;
Ille patri natiſque reus, quas ceperit ipſe,
Non legabit opes, cenſumque immerget in ipſo:
Tanta fames animumque cibi tam dira cupido
Corripit, ut capiat ſemet, neque compleat umquam,
Inque epulas funus rediget pretiumque ſepulcri.
  Erigone ſurgens, quae rexit ſecula priſca
Iuſtitia, rurſuſque eadem labentia fugit;
Alta per imperium tribuit faſtigia ſummum:
Rectoremque dabit legum iuriſque ſacrati,
Sancta pudicitia divorum templa colentem.
  Sed cum autumnales coeperunt ſurgere chelae,

Felix

Vulg v 534. ORTOS. 535 UT VIVIT 536. SI. 537. SCANDET. 542. REVOCET.

Fugit autem Scaligerum ratio, cum *exutus* adſcivit, et ſic explicavit, *Ignis exutus Phoebeis ignibus, eſt luna deficiens*, inquit, *privata ſolis lumine, quo illuſtratur* Hoc enim ſine exemplo, ut *ignis*, abſolute poſitum, lunam notet; tum praeſertim cum deficit; neque ignem aut lucem in ſe habet *Ignem* hic de foco accipe, qui ſolis radiis verberatus ita deficit, ut ſtatim lumine privetur Hoc quotidie experimur omnes Ovid Arte Am ii, 440

Ut levis abſumptis paulatim viribus ignis
Ipſe latet, ſummo canet in igne cinis
Sed tamen extinctas *admoto ſulfure flammas*
Invenit, et lumen quod fuit ante redit

Extinctus dicitur ignis, cum lucere deſiit, etſi ſub cinere adhuc vivat

V 534 LUMINA DEFICIENT ORTOS Gemblacenſis *artus*, ceteri tres *arctus*. Lege PARTUS; ut paſſim

V 535. SE QUISQUE, UT VIVIT, ET EFFERT. Libri omnes ET *vivit*. Sententia quidem conſtat; caecum hominem eſſe vivum funus, ſibi ſuperſtitem Oedipus apud Senecam, Oed 950, ſe excaecaturus,

quaeratur via,
Qua nec ſepultis mixtus, et vivis tamen
Exemptus erres.

V 536. SI CUI PER SUMMAS. Immo SED *cui*; ut 519 *at quos* et 526 *ſed geminos*

V 537 ET SCANDET. Libri omnes SCANDAT, ut *produxerit*. *Scandet* in Scaligeri editionem incuria irrepſit

V 540 TANTA FAMES ANIMUMQUE CIBI TAM DIRA CUPIDO CORRIPIT, UT CAPIAT SEMET NEQUE COMPLEAT UMQUAM *Tanta fames et tam dira cupido cibi*: hoc eſt *fames fameſque*. *Corripit*, loco τοῦ *corripuit*,

Felix aequato genitus ſub pondere librae ,
Iudex examen ſiſtet vitaeque neciſque ;
Imponetque iugum terris , legeſque rogabit .
Illum urbes et regna trement , nutuque regentur
Unius , et caeli poſt terras iura manebunt .
  Scorpios extremae cum tollit lumina caudae ,
Si quis erit ſtellis tum ſuffragantibus ortus ,
Urbibus augebit terras ; iunctiſque iuvencis
Moenia ſubcinctus curvo deſcribet aratro :
Aut ſternet poſitas urbes , inque arva reducet
Oppida , et in domibus maturas reddet ariſtas .
Tanta erit et virtus , et cum virtute poteſtas .
  Nec non arcitenens prima cum veſte reſurgit ,
Pectora clara dabit bello , magniſque triumphis
Conſpicuum patrias victorem ducet ad arces :
Altaque nunc ſtatuet , nunc idem moenia vertet .

Sed

Vulg v 550. EXTREMAE. 564. CONDITA.

rapiet, ut ante *legabit*, *immerget*. *Animumque* illud *que* loco alieno eſt ; nec exemplo ullo excuſari poteſt Quid vero eſt *capiet ſemet ?* Explicet hoc, qui audebit Nimirum hi verſus irreptitii ſunt, et inficeti. Aliud voluit auctor ; non ut fame canina et bulimia ſuas opes abligurriat, ſed luxuria et profunda gula.

V 542. INQUE EPULAS FUNUS REVOCET PRETIUMQUE SEPULCRI. Pro *revocet*, Gemblacenſis *retetet* ; ut et Lipſienſis ; qui pro varia lectione *revocet* . Voſſianus *revocat*. Repono,

Inque epulas funus REDIGET *pretiumque ſepulcri*.

Rediget in epulas pecuniam, quae funeris et ſepulcri impenſis erat ſervanda. Vide nos, ſi vacat, ad Horatii Epod. II, 69.

V 550. IUDEX EXTREMAE SISTET VITAEQUE NECISQUE. Quid quaeſo eſt *extremae vitae neciſque ?* Certe *extrema vita* idem eſt quod *nex*. Quid autem *ſiſtet*, abſolute ? *Erit*, inquiunt, *ſtabit* Immo repone,

Iudex EXAMEN *ſiſtet vitaeque neciſque*

Siſtet, ponet, *examen*, trutinam, vitae et necis.

V. 554. LUMINA CAUDAE. Dixiſſe potuit *acumina* ; ut Ovidius, Faſt IV, 163

Scorpios elatae metuendus acumine caudae.

Cum tamen Hyginus dicat, *ſcorpion in acumine ipſo duas ſtellas habere*, non ſollicito illud *lumina* Praeſertim cum mox in capricorno *acumine caudae* habeamus.

V. 564. NUNC CONDITA MOENIA VERTET. Rectius vetuſti quattuor,

Altaque nunc ſtatuet, nunc IDEM *moenia vertet*.

Certe et *alta* et *condita* pueri foret, non poetae.

V.

Sed nimium indulgens rebus fortuna secundis,
Invidet in facie, saevitque asperrima fronti.
Horrendus bello Trebiam, Cannasque, Lacumque
Ante fugam tali pensabat imagine ductor.
Ultimus in caudae capricornus acumine summo
Militiam ponto dictat, puppisque colendae
Dura ministeria, et vitae discrimen inertis.
Quod siquem sanctumque velis, castumque, probumque,
Hic tibi nascatur cum primus aquarius exit.
Ne vero sit te primos producere pisces.
Garrulitas odiosa datur, linguaeque venenum
Verba maligna novas mussantis semper ad aures.
Crimina per populum populi seret ore bilingui.
Nulla fides inerit natis, sed summa libido

Ardentem

Vulg. v. 568 VICTOR. 573. NASCETUR 574. NEVE sit IN——ANIMUS PROCEDERE 577. FERT ore MALIGNO.

V 568 PENSABAT IMAGINE VICTOR Hoc vero inusitatum, ut *victor* dicatur, qui fugerit *Horrendus bello victor*, sic Scaliger accipit; quasi Hannibal ob fugam et adversam fortunam exemplo esset aliis, et ob id horrendus Huc adactus est vir magnus; quia recepta lectio erat *victor* Repone,

pensabat imagine DUCTOR

Ductor horrendus bello, qui, quod boni ducis est, victoriis potitur, *victor horrendus bello*, qui partis victoriis crudeliter et inhumane utitur *Ductor* et *victor* saepe a librariis immutata sunt *Ductor* de Hannibale passim, Silius Italicus

V 573. HIC TIBI NASCETUR Cum *siquem velis* dixerit; sequitur ut dicat *nascatur*

V 574 NEVE SIT IN PRIMOS ANIMUS PROCEDERE PISCES Haec absurda sunt. *Neve*; hoc rite venit post aliud quid eiusdem generis, vel virtutis vel vitii. Atqui sub primo aquario nasci, optimum · sub primis piscibus, pessimum Quid ergo hic facit *neve*? Quale vero illud, *ne sit animus procedere*? Qui sensus? quis possit procedere in pisces, si animus ita ferret. Gemblacensis veterrimus cum Veneto,

Neve sit et primis producere pisces.

Lipsiensis cum Vossiano,

Neve sit et primus animus procedere pisces.

Vides illud *animus* ab interpolatore profectum esse, quo versus pede mutilus fulciretur. Dabo tibi auctoris manum;

NE VERO *sit* TE *primos* PRODUCERE *pisces*

Lectorem, ut passim alias, alloquitur; *Ne vero sit primos pisces producere te*; absit, ut tu sub primis piscibus nascaris *Ne vero* recte versum inchoat. ut i, 292.

Nec vero *solidus stat* et i, 194

Nec vero *sibi natura admiranda videri.*

V 577 CRIMINA PER POPULUM POPULI FERT ORE MALIGNO. Scaliger hunc pro spurio habuit · et ex priore quidem editione delevit; in alteram recepit tandem, sed incuria

Ardentem medios animum iubet ire per ignes.
Scilicet in piſcem ſeſe Cytherea novavit,
Cum Babyloniacas ſubmerſa profugit in undas,
Anguipedem alatis humeris Typhona furentem,
Inſeruitque ſuos ſquamoſis piſcibus ignes.
Nec ſolus fuerit, geminis ſub piſcibus ortus:
Frater erit, dulciſve ſoror, materve duorum.
  Nunc age diverſis dominantia ſidera terris
Percipe. ſed ſumma eſt rerum referenda figura.
Quattuor in partes caeli deſcribitur orbis,
Naſcentem lapſumque diem medioſque calores
Teque, helice. totidem venti de partibus iſdem
Erumpunt, caecumque gerunt per inania bellum.
Aſper ab axe ruit Boreas; furit Eurus ab ortu;

Auſter

Vulg v 579. LIBET. 591. SECUMQUE 592 FUGIT.

incuria et feſtinatione corruptum; omnes enim libri *bilingui* habent, non *maligno*: iidem quoque *ferre* pro *fert*. Repone,

Crimina per populum populi SERET *ore* BILINGUI.

Seret, inquam, proprie hic dictum Virgilius Aen. VII, 339

Diſiice compoſitam pacem, ſere crimina *belli*

Tacitus Annal XII, 4. *Severe crimina in Silanum* Crimina *populi per populum*, hoc eſt, omnium per omnes ſeret, communis accuſator et delator.

V. 578 NULLA FIDES INERIT NATIS, SED SUMMA LIBIDO. ARDENTEM MEDIOS ANIMUM LIBET IRE PER IGNES *Libet animum ire*, prorſus barbarum. Lege, ſublata diſtinctione,

ſed ſumma libido
Ardentem medios animum IUBET *ire per ignes.*

V 582. ANGUIPEDEM ALATIS HUMERIS TYPHONA FURENTEM. Libri veteres,

Anguipedem alatos humeros Typhonae ferentem

Sed ſpurius eſt, et ex verſu 802 ſumptus,

Cum fugeret Typhona Venus

Sed *fugere Typhona* recte dicitur; at *profugere Typhona in undas*, prorſus barbare Nec Typhon aut gigantes *alatis humeris* erant: fruſtra enim montes montibus impoſuiſſent, quo ad caelum uſque pertingerent; ſi recta illuc evolare potuiſſent.

V 591 SECUMQUE GERUNT PER INANIA BELLUM Repone,

CAECUMQUE *gerunt per inania bellum*

Virgilius Aen IX, 518.

nec curant caeco *contendere* Marte
Amplius audaces Rutuli

V 592. FUGIT EURUS AB ORTU Quo modo *fugit* ab ortu, qui inde ſpirat? Repone,

Aſper ab axe ruit Boreas, FURIT *Eurus ab ortu.*

V.

Aufter amat medium solem, Zephyrufque profectum.
Hos inter binae mediis e partibus aurae
Exfpirant, fimiles mutato nomine flatus.
Ipfa natat tellus pelagi luftrata corona,
Cingentis medium liquidis amplexibus orbem:
Inque finus pontum recipit, qui vefpere ab atro
Admiffus, dextra Numidas Libyamque calentem
Adluit, et magnae quondam Carthaginis arces;
Litoraque in Syrtes revocans finuata vadofas,
Rurfum ufque ad Nilum directis fluctibus exit.
Laeva freti caedunt Hifpanas aequora gentes;
Teque in vicinis haerentem, Gallia, terris;
Italiaeque urbes, dextram finuantis in undam
Ufque canes ad, Scylla, tuos, avidamque Charybdin.

Hac

Vulg v 596 VACAT. 600 ABLUIT 602 RURSUSQUE. 603. AEQUORE.

V. 594. HOS INTER BINAE MEDIIS E PARTIBUS AURAE Bini venti inter fingulos quattuor cardinales. adeo ut in toto fint duodecim. Vide Senecam Nat. Quaeft. v, 16 et 17.

V 596. IPSA VACAT TELLUS PELAGI LUSTRATA CORONA Olim editum eft *Ipfa notat*; unde Scaliger in priore editione fecerat *natat*. in altera *vacat* fubftituit, Gemblacenfis auctoritate inductus. Atqui recte prius coniecerat NATAT; et fic plane Venetus, Lipfienfis, et Voffianus

V 600 ABLUIT. Immo cum Voffiano ALLUIT. Virgilius Aen viii, 149

Et mare *quod fupra, teneant, quodque* alluit *infra*.

V 602. RURSUSQUE AD NILUM. Redundat illud *que*. Repone,

RURSUM USQUE *ad Nilum directis fluctibus exit*.

V 603 LAEVA FRETI CAEDUNT HISPANAS AEQUORE GENTES. Immo cum Voffiano AEQUORA *Aequora freti*, ut Lucretius, Virgilius aliique, *aequora ponti*.

V. 607. AC UBI SE PRIMUM PORTA MARE FUDIT AB ILLA, ENATAT IONIO. *Ab illa* in vetuftis omnibus defunt Pro *ac* Voffianus *hac* Repone,

HAC *ubi fe primum porta mare fudit*, APERTO
EMICAT *Ionio, laxafque vagatur in undas*.

ubi hac porta prorupit, *emicat* five oftendit fe, exultat in *aperto Ionio*. *Emicat* eo fenfu paffim Virgilius.

V. 609 ET PRIUS IN LAEVA SE FUNDENS Veteres omnes, *in laevas effundens*. Repone,

Et prius in LAEVAM *fe* EFFUNDENS.

V. 610 ITALIAM, ATQUE ADRIAM, COMITATUR NOMINE PONTUM. Vetufti quattuor *ponto*. A Veneto et Voffiano abeft *atque*. Totum fic Voffianus,

Italiam Adria comutatus nomine ponto.

Unde

Hac ubi ſe primum porta mare fudit, aperto
Emicat Ionio, laxaſque vagatur in undas.
Et prius in laevam ſe effundens circuit omnem
Italiam, Adriaco mutatum nomina ponto,
Eridanique bibit fluctus: dehinc aequore laevum
Illyricum, Epironque lavat, claramque Corinthon,
Et Peloponneſi patulas circumvolat oras.
Rurſus et in laevum refluit, vaſtoque receſſu
Theſſaliae fines, et Achaica praeterit arva.
Hinc intra iuveniſque fretum merſaeque puellae
Truditur invitum, fauceſque Propontidos artas
Euxino iungit ponto, et Maeotidos undis,
Quae tergo coniuncta manet, pontumque miniſtrat.
Inde, ubi in anguſtas revocatus navita fauces
Helleſpontiacis

Vulg. v. 607 AC — AB ILLA. 609. LAEVA ſe FUNDENS 610. ATQUE ADRIAM COMITATUR NOMINE PONTUM 611. SECAT. 616 HIC PONTUS. 617. ARTAE. 618. MAEOTIS ET. 620. ITERUM SE.

Unde ſponte exſurgit vera emendatio, quam Gronovius praeripuit, Obſerv III, 15.

Italiam, ADRIACO MUTATUM NOMINA PONTO.

V. 611. SECAT AEQUORE LAEVUM ILLYRIUM, EPIRUMQUE LAVAT, CLARAMQUE CORINTHUM. *Secat* ſine nexu, ſine coniunctione, non ſatis concinne *Secat Illyrium, lavat Epirum*; mera verborum turba; cum unum ſufficiat Denique ſi *ſecat* Illyrium, intrat et medium dividit; quod falſum Sagaciſſimus Gronovius, ad verſum 609, *Et prius in laevam*, Cur, inquit, *Et prius*, cum nihil poſterius infertur? Legit ergo, *Ut prius*. Sed alibi mendum latebat Repone,

DEHINC *aequore laevum Illyricum Epironque lavat claramque Corinthon.*

Epiron, *Corinthon*; quia verſu 690, vetuſti omnes habent *Epiros* Sed pro *laevam Illyrium* vetuſti omnes, *bellum Illyricum* Accipimus *Illyricum*; ſic enim Latini ſcriptores de regione ipſa.

V. 616. HIC PONTUS IUVENISQUE FRETUM MERSAEQUE PUELLAE TRUDITUR INVITUM Quid hic *pontus* faciat, aut quo referatur, concipere non poſſum. Repono,

HINC INTRA *iuveniſque fretum merſaeque puellae.*

Hinc mare (a verſu 607) invitum truditur intra fretum Phrixi et Helles, ſive Helleſpontum.

V 617 FAUCESQUE PROPONTIDOS ARTAE EUXINO IUNGIT PONTO Pro *artae* libri veteres *apto*. Lego *fauces* ARTAS, ut mox *anguſtas*

V. 618. MAEOTIS ET UNDIS. *Maeotis* caſu genitivo. Hoc vero incredibile eſt; ut, cum verſu priore dixerit, *Propontidos*, non hoc dicat *Maeotidos* ſed *Maeotis*. Repone,

Euxino iungit ponto ET MAEOTIDOS *undis.*

Sane infra verſu 680, iterum caſu patrio venit *Maeotiſque lacus*. Sed is verſus ſpurius reperietur.

V. 620. INDE UBI IN ANGUSTAS ITERUM SE NAVITA FAUCES HELLESPONTIACIS

Hellespontiacis iterum se fluctibus effert,
Icarium Aegaeumque secat, laevaque nitentes
Miratur campos Asiae, totidemque tropaea
Quot loca, et innumeras gentes, taurumque minantem
Fluctibus, et Cylicum populos, Syriamque perustam,
Ingentique sinu fugientes aequora terras;
Donec in Aegyptum redeunt curvata per undas
Litora, Niliacis iterum morientia ripis.
Haec medium terris circumdat linea pontum,
Atque his undarum tractum constringit habenis.
Mille iacent mediae diffusa per aequora terrae.
Sardiniam in Lybico signant vestigia plantae:

Trinacria

Vulg v. 621. REVOCATUS 623 POPULOS 624. ARCUMQUE. 627. REDEANT.

TIACIS REVOCATUS FLUCTIBUS EFFERT. Quid portenti hoc est, *effert se in angustas fauces?* Immo potius *infert* Mitto alia, quae iure culpanda sunt Ter quaterque tentatus hic locus me frustrabatur; tandem bona horae parte consumpta, nequissimum mendum deprehendi Repono, inverso duorum verborum ordine,

Inde ubi in angustas revocatus *navita fauces*
Hellespontiacis iterum se *fluctibus effert.*

Inde ubi mercator, qui Euxinum intraverat, *revocatus in* Propontidem, utpote domum rediturus, *iterum se effert* ex Hellesponti faucibus, Icarium et Aegeum secat Librarius, memoriae fidens, et versus modulo utrimque recto deceptus, versus hos iugulavit

V. 623 LAEVAQUE NITENTES MIRATUR POPULOS ASIAE. Cur *nitentes* populos? quis sic loquatur? an ob vestium nitorem? Sed cur *populos?* cum, versu sequente, habeamus *gentes*; et tertio rursus *populos?* Repone,

laevaque nitentes
Miratur CAMPOS *Asiae*

Sic Virgilius Georg i, 153.

interque nitentia culta
Infelix lolium et steriles dominantur avenae.

et Aen vi, 677.

ante tulit gressum, camposque nitentes
Desuper ostentat.

Campus et *populus* saepe confunduntur. Vide nos ad Horatium, Epist. i, vi, 59.

V. 624. ARCUMQUE MINANTEM FLUCTIBUS. Codex Vossianus *Aurum minantem.* Unde Vossius ipse ad Catullum,

TAURUMQUE *minantem fluctibus.*

Rectissime. Promontorium tauri montis pelago ibi impendet.

V. 627. DONEC IN AEGYPTUM REDEANT. Immo REDEUNT cum vetustis quattuor.

V. 635. ET GENETRIX CRETE CIVEM SORTITA TONANTEM. AEGYPTI CYPROS PULSATUR FLUCTIBUS OMNIS. Quid hoc est? *omnis Cypros*, an *omnis Aegypti?* Quidve illud *fluctibus Aegypti?* Repone,

Aegypti Cypros pulsatur fluctibus AMNIS.

Aegypti amnis, id est, Nili; ex Homero, Αἰγύπτοιο διιπετέος ποταμοῖο. Vide Plinium aliosque. Cypros, inquit, opposita est Nili ostiis; et eius fluctibus pulsatur.

V.

Trinacria Italia tantum praecisa recessit:
Adversa Euboicos miratur Graecia montes,
Et genetrix Crete civem sortita Tonantem:
Aegypti Cypros pulsatur fluctibus amnis.
Totque minora sola, et tamen emergentia ponto,
Praetereo; Aegaeas Cycladas, Delonque, Rhodonque,
Aulidaque, et Tenedon, vicinaque Corsica tristi
Litora Sardiniae, primumque intrantis in orbem
Oceani victricem Ebusum, et Balearica rura.
Innumeri surgunt scopuli, montesque per altum.
Nec tantum ex una pontus sibi parte reclusit
Obiicibus ruptis orbem (nam litora plura

Impulit

Vulg. v. 636 OMNIS. 637. SOLO tamen. 638. LITORA ET AEQUALES. 639. TERRAE. 640 PRIMAMQUE. 641. REGNA. 643 RECLUSIS. 644 FAUCIBUS ABRUPIT.

V. 637. TOTQUE MINORA SOLO TAMEN EMERGENTIA PONTO LITORA ET AEQUALES CYCLADAS DELONQUE RHODONQUE. *Deest*, inquit Scaliger, *versus in hanc sententiam; Quid loquar tot urbes? Insulas*, opinor, voluit. Et sane, aut haec mendosa sunt, aut deesse aliquid necesse est. Quid ergo est *litora minora sola?* An *litora* sunt insulae? Quid quod *litora* alterum abhinc versum inchoat? Repono,

Totque minora SOLA, ET *tamen emergentia ponto,*
PRAETEREO; AEGAEAS *Cycladas, Delonque, Rhodonque.*

Gemblacensis et Lipsiensis *sola*. *Praetereo tot sola minora, et tamen ponto emergentia*, ut insulae sint. Sic i. 165.

Emersere fretis montes, orbisque per undas
Exsiluit. Ovid. Trist. i, xi, 8.

Cycladas Aegaeas *obstupuisse puto.*

V. 639 VICINAQUE CORSICA TERRAE LITORA SARDINIAE. *Terrae* dedit Scaliger. Terra, inquit, Sardinia, ut *terra Gallia, terra Italia*. An et poëtis sic loqui concessum est? Libri omnes *terris*; quod sic scribitur in membranis *tris*. Repone,

vicinaque Corsica TRISTI
Litora Sardiniae.

Tristis Sardinia, infamis scilicet ob insalubre et pestilens caelum. Respicit quoque auctor ad *Sardonium risum* proverbio notatum. Silius xii, 37, de eadem;

Sed tristis caelo, et multa vitiata palude.

V 640. PRIMAMQUE INTRANTIS IN ORBEM OCEANI VICTRICEM EBUSUM. Vetusti omnes *primumque*. Recte. *Primum intrantis*; ut i, 256.

primumque *canentur*
Quae medium, et alibi.

V 641 BALEARICA REGNA. Vetusti quattuor melius RURA. Ut infra versu 767. *Dorica rura.*

V. 643. NEC TANTUM EX UNA PONTUS SIBI PARTE RECLUSIS FAUCIBUS ABRUPIT ORBEM. Sic locus a Scaligero constitutus est; nam libri universi, *Reclusis faucibus abreptis orbem Abrupit orbem*; nec sensui nec metro satisfacit. Repono,

Nec tantum ex una pontus sibi parte reclusit
OBIICIBUS RUPTIS ORBEM.

Virgilius Georg. ii, 479.

Unde tremor terris, qua vi maria alta tumescant

Impulit oceano) potius ſed montibus altis
Eſt vetitus, totam ne mergeret aequore terram.
Namque inter borean ortumque aeſtate nitentem,
In Corum anguſto penetrabilis aequore fluctus
Pervenit, et patulis tum demum funditur arvis,
Caſpiaque Euxini pelage facit aemula ponti.
Altera ſub medium ſolem duo bella per undas
Intulit oceanus terris. nam Perſica fluctus
Arva tenet, titulum pelagi praedatus ab iſdem
Quae rigat ipſe locis, latoque infunditur ore.
Nec procul in molles Arabas, terramque ferentem

Delicias

Vulg. v. 645. PONTUS. 646. VINCERET AEQUORA. 648 LONGUM. 650. SIMILIS— 654 ORBE.

Obiicibus ruptis, rurſuſque in ſe ipſa reſidant.
Non ex una tantum parte, freto Gaditano, aperuit ſibi orbem, ruptis obiicibus, ſed et freto Caſpio, Perſico, Arabico

V 645 NAM LITORA PLURA IMPULIT OCEANO PONTUS. SED MONTIBUS ALTIS EST VETITUS, TOTAM NE VINCERET AEQUORE TERRAM. *Pontus* a Scaligero eſt: *Sic legendum*, inquit, *et eſt elegans repetitio τυ pontus*. Haeccine elegans? Haud vidi magis Libri univerſi *potius*. Repone et diſtingue,

Nec tantum ex una pontus ſibi parte recluſit
Obiicibus ruptis orbem (nam litora plura
Impulit oceano) POTIUS *ſed montibus altis*
Eſt vetitus, totam ne MERGERET *aequore terram.*

Ne mireris, inquit, quod pontus ruptis obiicibus penetraverit in terras tribus quattuorve locis. hoc potius mirandum, quod non totam terram merſerit, merſurus utique, niſi montes alti obſtitiſſent.

V. 646 TOTAM NE VINCERET AEQUORE TERRAM. *Vinceret* aliquo modo ferri poteſt. Verum in auctore tam prodigioſe a librariis corrupto, non prodeſt timide agere vel ſuperſtitioſe. Quod melius eſt, id et verius exiſtimemus Repone igitur,

totam ne MERGERET *aequore terram*

Vide quantillum in ſcriptura veteri interſit, *uıceret, mgeret* Noſter infra de oceano, verſu 832.

ſic quondam merſerat *urbes.*

V. 648 IN LONGUM ANGUSTO. Inter borean, inquit, et ortum ſolſtitialem ſive aeſtivum (ut enim ii, 826. *exortum* abſolute *nitentem* appellat, ita hic per *aeſtate nitentem* deſignat ortum aeſtivum) fluctus pervenit *in longum*. Quid ſibi vult *in longum*? *Quo verſus* pervenit? Hoc dici oportebat Unde vero ſcire auctor potuit, utrum *in longum* an *breve*? cum regiones iſtae ignotae eſſent; et falſum poſtea inventum ſit, Caſpium ab oceano procedere Repono,

In CORUM *anguſto penetrabilis aequore fluctus*
Pervenit et patulis tum demum funditur arvis.

In Corum, hoc eſt verſus occidentem. Silius ix, 493.

Eurique et Boreae parent, Corique Notique.

Virgilius Georg. iii, 277.

Diffugiunt

Delicias variaeque novòs radicis odores,
Leniter adfundit gemmantia litora pontus;
Et terrae mare nomen habet: media illa duobus.

MULTA * DESUNT.

Quondam Carthago regnum ſortita ſub armis,
Ignibus Alpinas cum contudit Hannibal arces,
Fecit et aeternum Trebiam, Cannaſque ſepulchris
Obruit, et Libyen Italas infudit in urbes.
Huic varias peſtes diverſaque monſtra ferarum
Conceſſit ſaeclis natura infeſta futuris.
Horrendos angues, habitataque membra veneno,
Et

Vulg. v. 660. ALBANAS. 661. AETERNAM. 662. LIBYAN. 664. BELLIS.

Diffugiunt (non, Eure, tuas neque solis ad ortus)
In Borean Caurumve

V 650. CASPIAQUE EUXINI SIMILIS FACIT AEQUORA PONTI. Multa hic peccantur. *Aequore* verſu abhinc ſecundo habuimus; neque auctor hic repetiſſet *aequora*. Quae deinde conſtructio? *Fluctus ſimilis Euxini ponti facit Caſpia aequora.* Hoc volebat interpolator, Facitque Caſpia aequora ſimilia ponto Euxino Repone,

Caſpiaque Euxini PELAGE *facit* AEMULA *ponti.*

Pelage plurale neutrum, ut Virgil. *Frigida Tempe*, *Immania cete* Lucretius, *pelageque ſevera*; Catullus, *truculentaque pelage*. Cum ſemel negligens librarius *aequora* ſcripſiſſet pro *aemula*; conſequens erat, ut barbarus aliquis *ſimilis* ſententiae donaret.

V 654. QUAE RIGAT IPSE LOCIS, LATOQUE INFUNDITUR ORBI. Doctiſſimus Huetius ſic mavult,

lato qua *infunditur orbi*.

ſed vetuſti omnes *orbe*: unde facilis correctio;

latoque infunditur ORE.

Lato ore, contra ac Caſpium quod *anguſto*. Virgilius Aen. ii, 482

et ingentem lato *dedit* ore *feneſtram*.

V. 660. IGNIBUS ALBANAS CUM CONTUDIT HANNIBAL ARCES. Venetus et Lipſienſis *Albinas*. Voſſianus recte ALPINAS; ex hiſtoriae ordine, ante Trebiam et Cannas. Horatius Carm. iv, xiv, 12.

et arces
Alpibus impoſitas tremendis.

V. 661. FECIT ET AETERNAM TREBIAM. Immo *aeternum*; ut lucri faciamus ὁμοιοτέλευτον. *Trebia*, Τρεβίας, genere maſculino. Silius iv, 645.

Magnas, o Trebia, *et meritas mihi*, perfide, *poenas*
Exſolves, inquit; lacerum per Gallica rivis
Diſpergam rura.

Aeternum; ut idem xi, 140.

Ut Trebiae *ripas* aeterno *nomine famae*
Tradiderit.

V. 662. LIBYAN. Immo LIBYEN: quod et Huetius vidit,

V. 664. CONCESSIT BELLIS NATURA INFESTA FUTURIS Quid illud eſt, *infeſta bellis futuris*? nullus, quantum video, ſubeſt ſenſus. Repone,

Conceſſit SAECLIS *natura infeſta futuris.*

Et mortis pastu viventia, crimina terrae,
Et vastos elephantas habet, saevosque leones
In poenas fecunda suas parit horrida tellus;
Et portentosos cercopum ludit in ortus,
Ac sterili peior siccas incestat arenas,
Donec ad Aegypti ponat sua iura colonos.
Inde Asiae populi, divesque per omnia tellus,
Auratique fluunt amnes, gemmisque relucet
Pontus: odoratae spirant medicamina silvae.
India notitia maior, Parthisque vel orbis
Alter, et in caelum surgentis culmina Tauri.

Totque

Vulg. v. 666 PARTUS. 670. INFESTAT 675 PARTHIQUE. 676 MOENIA

V 666. ET MORTIS PARTUS, VIVENTIA CRIMINA TERRAE Male hic *partus*, cum *parit* mox sequatur. Quid vero est *mortis partus*? cur *viventia* crimina? Libri omnes *partu*. Repone et distingue,

habitataque membra veneno,
Et mortis PASTU *viventia, crimina terrae.*

Viventia pastu mortis, argute ut ubique solet; hoc est, viventia pastu venenosarum herbarum, quae aliis animalibus mortem inferrent Virgilius Aen ii, 471 [pastus

Qualis ubi in lucem coluber mala gramina

Plin. Hist viii, 41. *Testudo*, cunilae pastu, *vires contra serpentes refovet*, *mustela* rutae. Vide supra iii, 655, ubi *pastumque* dedimus, cum libri omnes, ut hic, habuerint *partum*.

V 667. ET VASTOS ELEPHANTAS HABET SAEVOSQUE LEONES. Versus spurius *Habet*, et mox *parit*, ignave et otiose. Elephanti et leones etiam alibi nascuntur.

V. 670. AC STERILI PEIOR SICCAS INFESTAT ARENAS. *Infestat*, inquit Huetius, *hoc est, infestas reddit* Atqui *infestare* non illud est; sed vexare, molestia, damno afficere. nec video, quo pacto arenae possint infestari Repone,

Ac sterili peior siccas INCESTAT *arenas.*

Incestat siccas arenas, influxu nefario fecundas reddit; ideoque peior, quam si esset sterilis.

Virgilius Aen x, 389. [vercae

Anchemolum thalamos ausum incestare *no-*

V 675. PARTHIQUE VEL ORBIS ALTER. Immo *Parthis*, ἡ Παρθίς, ut infra versu 803

Magna iacet tellus, magnis circumdata ripis,
Parthis, *et*, &c

ubi iterum codices, *Parthi sed* Sic versu 750. *Persis*, et Virgilius *Persidis*.

V. 676. IN CAELUM SURGENTIS MOENIA TAURI. Quaenam ista *moenia*? Repono,

in caelum surgentis CULMINA *Tauri.*

Statius Silv i, 1.

Quae super ingesti portaret culmina montis.

V. 677. DIVISAE NOMINE GENTES. *Divisae nomine* vix quid sit intelligo. Vetusti quattuor *diviso* Repone,

Totque illum circa DIVERSO *nomine gentes.*

Diverso nomine, id ipsum est, quod *diversis nominibus*.

V. 678. AD TANAIM SCYTHICAS DIRIMENTEM FLUCTIBUS URBES. Quaenam illae sunt *Scythicae urbes*; cum Scythae non urbibus, sed agris et campis diversi degerent? Vossianus et alter *orbes*. Repone,

Ad Tanaim SCYTHICIS *dirimentem fluctibus* ORBES.

Orbes,

Totque illum circa diverso nomine gentes
Ad Tanaim Scythicis dirimentem fluctibus orbes:
Maeotisque lacus, Euxinique aspera ponti
Aequora, et extremum Propontidos Hellespontum
Hunc Asiae metam posuit natura potentis.
Quod superest Europa tenet, quae prima natantem
Fluctibus excepitque Iovem, taurumque resolvit,
Ille puellari donavit nomine fluctus,
Et monumenta sui titulo sacravit amoris.
Princeps illa domus Troiani Graecia belli,
Maxima terra viris, et fecundissima doctis
Urbibus.

Vulg. v. 677. DIVISAE 678 SCYTHICAS—URBES. 681. HIC.

Orbes, Asiae scilicet et Europae; ut Virgilius Aen. VII, 223.

quibus actus uterque
Europae atque Asiae fatis concurrerit orbis.

V. 679 MAEOTISQUE LACUS, EUXINIQUE ASPERA PONTI AEQUORA ET EXTREMUM PROPONTIDOS HELLESPONTUM Posteriorem ex his versum eiecit ex textu Scaliger, ut adulterinum Nempe hic *Propontis* primam producit; cum, ut ubique apud alios, ita et apud Nostrum bis alibi corripiat Recte Huetius tamen, Scaligero semper iniquus, in textum revocat, hac correctione,

Aequoris extremumque *Propontidos Hellespontum.*

Vide, invidia aut favor quam transversos agat viros cetera egregios? Hac lectione, aut *ponti aequoris* iunctim habemus; aut *aequoris Propontidos*, coniunctione etiam *que* alieno loco posita Ego vero, non posteriorem modo, sed utrumque spurium puto; ut proximo versiculo ostendetur Nec enim *Maeotis* casu patrio, nec *Euxinique aspera ponti* absolute, ut Scaliger accipit, concoquere possum

V. 680 HIC ASIAE METAM POSUIT NATURA POTENTIS. Gemblacensis et Lipsiensis *hunc*. Iunge versum abhinc tertium, et repone;

Ad Tanaim Scythicis dirimentem fluctibus orbes:
HUNC *Asiae metam posuit natura potentis.*

Hunc, nempe Tanaim Dionysius Periegetes;

Εὐρώπην Ἀσίης Τάναϊς διὰ μέσσον ὁρίζει.

Possis etiam legere *hanc*, eodem sensu. Tanaim Europae atque Asiae terminum a veteribus plerisque poni, quis nescit? Etsi alii Maeotida et pontum ei addiderint, ut Mela I, 3.

V 683. TAURUMQUE RESOLVIT. In codicibus sequitur,

Pondere passa suo signi onerique iuvavit.

Iure, opinor, hunc versiculum eiecit Scaliger: nam Vossianus in imo margine habet, non in contextu. Interdicit iterum Huetius, et sic reformat,

taurumque resolvens
Quaerere *passa* sibi est ignisque *onerisque* iuvamen.

sed medicina fit mortuo; et quot alii sunt irreptitii, quos Scaliger intactos reliquit?

V. 684. ILLE PUELLARI DONAVIT NOMINE FLUCTUS, ET MONUMENTA SUI TITULO SACRAVIT AMORIS. PRINCEPS ILLA DOMUS TROIANI GRAECIA BELLI. Et hi quoque tres spurii sunt; quod orationis series, his semotis, ipsa per se ostendet.

Quod superest Europa tenet, quae prima natantem
Fluctibus

Urbibus. in regnum florentes oris Athenae;
Sparta manu, Thebae divis, et rege vel uno
Thessalia Epirosque potens; vicinaque Cadmum
Illyris, et Thrace Martem sortita colonum;
Et stupefacta suos inter Germania partus:
Gallia per census; Hispania maxima belli;
Italia in summa, quam rerum maxima Roma
Imposuit terris, caeloque adiungitur ipsa.
Hos erit in fines orbis pontusque notandus,
Quem Deus in partes per singula dividit astra,
Ac sua cuique dedit tutelae regna per orbem,
Et proprias gentes atque urbes addidit altas,
In quibus exercent praestantes sidera vires.
Ac velut humana est signis descripta figura;
Et, quamquam communis eat tutela per omne
Corpus, et in proprium divisis artubus exit:

Namque

Vulg v. 690. RIPIS. 700 EFFERRENT. 702 UT TAMQUAM 703 EXTET.

Fluctibus excepitque Iovem taurumque resolvit,
Maxima terra viris, &c.

Si illa *maxima terra* Europa est, ut ipsa clamat sententia; iam constat versus interiectos ab aliena manu esse Nam ne ad *Graeciam* hoc referas, vetant codices universi, qui illum ponunt post versum 689.

et rege vel uno
Princeps illa domus Troiani gratia belli.

Gratia vetusti codices, non *Graecia* Pro *gra* (gratia) ab interpolatore datum puto *gla*, hoc est, *Troiani gloria belli*; ut de Achille dictum sit. In prioribus versibus, quid sodes illud est *fluctus*? An *fluctus* totam Europam significent? An *fluctus* aliqui *Europaei* dicti sunt? Gemblacensis pro *fluctus* habet *luctus*, et Vossianus *litus*. Sed neque hoc iuvat Litus enim Cretae erat · neque ea insula umquam dicta est Europa Pro *amoris* Gemblacensis *honoris*. Mea nihil interest, qui pro spuriis hos habeo. tutetur, qui volet Ovid. Met. VIII, 153. *egressus ratibus* Curetida terram *Contigit*

Κυρῆτις, *Creta* Vide Heinsium et Steph. in Κρήτη, et Hesych. in Κύρητες.

V 690 VICINAQUE RIPIS ILLYRIS. Vicinam *Epiro* Illyrida, sciunt omnes · sed quis scit quibus *ripis* vicina sit? aut cur non hic nominentur? Si hoc plane absurdum est; et iam satis nosti, quam miseris modis hic auctor a librariis tractatus sit; favebis coniecturae, licet a recepta lectione nimium quantum abeunti. Repono *vicinaque* CADMUM

Illyris, et Thrace Martem sortita colonum.

Illyris sortita Cadmum colonum, et Thracia Martem. De Cadmo ex Boeotia in Illyricum profecto, et coloniam condente, notae sunt veterum historiae. Nota seriem orationis,

Sparta

ıque aries capiti, taurus cervicibus haeret;
hia ſub geminis cenſentur, pectora cancro;
:apulae, Nemeaee, vocant, teque ilia, virgo;
ı colit clunes; et ſcorpios inguine regnat;
:mina arcitenens, genua et capricornus amavit;
aque defendit iuvenis, veſtigia piſces:
lias aliud terras ſibi vindicat aſtrum.
circo in varias leges, variaſque figuras
ſitum genus eſt hominum; proprioque colore
ıantur gentes; ſociataque iura per artus
riamque parem privato foedere ſignant.
ı per ingentes ſurgit Germania partus.
a vicino minus eſt infecta rubore.
rior ſolidos Hiſpania contrahit artus.
ia Romanis urbis pater induit ora,
ivumque Venus miſcens bene temperat artus.

Perque

Vulg. v. 718. ORBIS. 719 SUUM.

anu inſignis; Thebae *divis*, Baccho, ; Theſſalia *Achille*; Epirus *Pyrrho*; n *Cadmo*; Thracia *Marte*.

4. ITALIA IN SUMMA Sic Gem- , et Voſſianus *ſumma*. Lipſienſis *in* ; quod magis placet Huetio.

o. IN QUIBUS EFFERRENT Ve- ttuor *afférerent*. Mavult Scaliger *ex*, Repone,

ibus EXERCENT *praeſtantes ſidera* *es*. Ita ii, 455

s praecipuas toto de corpore vires ent. et Virgilius Georg iii, 229. *omni cura* vires exercet.

o2. UT TAMQUAM COMMUNIS A Scaligero hoc eſt. Repone cum li- nibus,

QUAMQUAM *communis eat tutela per* *ne*

Corpus, et in proprium diviſis artubus EXIT. Ordo eſt, *Et tutela, quamquam eat communis per omne corpus, et* (etiam) *exit in proprium diviſis artubus*. *Exit* Lipſienſis, Venetus, et Voſſianus.

V. 704 NAMQUE ARIES CAPITI. Compara hos verſus cum ii, 456, &c. et miraberis poetae ingenium cum facilitate et copia.

V. 718. MARTIA ROMANIS ORBIS PATER INDUIT ORA. Quid eſt *orbis pater*? Gemblacenſis *urbes*, Lipſienſis et Voſſianus *urbis*. Repone,

Martia Romanis URBIS *pater induit ora*.

Urbis pater, Mars, Gradivus. Iuvenalis, ii, 126. o pater urbis,

Unde nefas tantum Latiis paſtoribus? unde
Haec tetigit, Gradive, *tuos urtica nepotes*?

V. 719. GRADIVUMQUE SUUM MISCENS BENE TEMPERAT ARTUS. Suum, inquit

Perque coloratas ſubtilis Graecia gentes
Gymnaſium praefert vultu, forteſque palaeſtras.
Et Syriam produnt torti per tempora crines.
Aethiopes maculant orbem tenebriſque figurant
Per fuſcas hominum gentes. minus India toſtas
Progenerat; mediumque facit moderata tenorem.
Iam proprio tellus gaudens Aegyptia Nilo
Lenius inriguis infuſcat corpora campis.
Phoebus arenoſis Afrorum pulvere terris
Exſiccat populos. et Mauritania nomen
Oris habet, titulumque ſuo fert ipſa colore.
Adde ſonos totidem vocum, totidem inſere linguas,
Et mores pro ſorte pares, rituſque locorum.
Adde genus proprium ſimili ſub ſemine frugum,

Et

Vulg. v 724. PERFUSAS——TOSTIS. 726. PROPIOR tellusQUE NATANS. 728 POENUS

inquit Scaliger, *recte* *Gemblacenſis* genus, *male* Sed vetuſti quoque reliqui *genus* habent Repone,

Gradivumque VENUS *miſcens bene temperat artus*

Romani a Marte et Venere ducunt originem; ab illo per Romulum, ab hac per Aeneam Martial. v, 7 de Romanis,

Parce *ſumus* Martis *turba, ſed et* Veneris.

Miſcens: ut Seneca Hippol 659.

Eſt genitor in te totus. et torvae tamen
Pars aliqua matris miſcet *ex aequo decus.*

V. 724. PERFUSAS HOMINUM GENTES. Quaenam illae *perfuſae gentes?* Repone,

PER FUSCAS *hominum gentes.*

Aethiopes maculant orbem *per fuſcas gentes*; ut verſu 720. *Graecia gymnaſium praefert per coloratas gentes*

Ibidem. MINUS INDIA TOSTIS PROGENERAT Vetuſti ſane quattuor, *toſtis* *Elegantiſſime*, inquit Scaliger; *non toſtos progenerat, ſed minus toſtis* Si hoc ex animo dixit, quid credas, aut cui credas? Repone cum recentioribus libris,

Per fuſcas hominum gentes. minus India TOSTAS
Progenerat

minus toſtas gentes, quam fuſcae illae Aethiopum ſunt.

V 726 IAM PROPIOR TELLUSQUE NATANS AEGYPTIA NILO. Haec corrupta ſunt *Propior* · cui regioni propior? cur hoc tacetur? *Tellusque:* ne in puero quidem ferendum eſt *que* ultra ſuam ſedem traiectum; pro *Iamque propior tellus.* Voſſianus, *proprier* Repone,

Iam PROPRIO *tellus* GAUDENS *Aegyptia Nilo.*

Iure quidem *gaudens* Nilo, qui Aegypto *proprius* eſt, nec ullam aliam regionem rigat Noſter de aquario, iv, 354.

Fontibus aeternis gaudens *urnaque fluenti.*

V. 728. POENUS ARENOSIS AFRORUM PULVERE TERRIS EXSICCAT POPULOS: Portentum hoc eſt; *Poenus*, populus Carthaginienſis, *exſiccat populos Afrorum.* O dura ilia, quae hoc concoquere potuerunt. Repone,

PHOEBUS

Et Cererem varia redeuntem messe per urbes,
Nec paribus siliquas referentem viribus omnes:
Nec te, Bacche, pari donantem munere terras,
Atque alias aliis fundentem collibus uvas:
Cinnama nec totis passim nascentia campis:
Diversas pecudum facies, propriasque ferarum,
Et duplici clausos elephantas carcere terrae.
Quot partes orbis, totidem sub partibus ora;
Ut certis descripta nitent regionibus astra,
Perfunduntque suo subiectas aethere gentes.
  Laniger in medio sortitus sidera mundo
Cancrum inter gelidumque caprum per tempora veris
Adserit in vires pontum, quem vicerat ipse,
Virgine delapsa cum fratrem ad litora vexit;

Et

Vulg. v. 734. ORBEM. 741. ORBES 742. ET 743 AEQUORE. 745. CAURUM——gelidum TEPIDI

PHOEBUS *arenosis Afrorum pulvere terris*
Exsiccat populos.

V. 734. REDEUNTEM MESSE PER ORBEM. Melius vetusti quattuor URBES.

V 741. QUOT PARTES ORBIS, TOTIDEM SUB PARTIBUS ORBES. Aenigma sane hoc: quod nemo tamen explicare aggressus est. Ego, cum non sim Oedipus, sic potius repono,

Quot partes orbis, totidem sub partibus ORA.

Quot partes orbis sunt, totidem *ora, facies, colores* hominum Sic commode haec cum superioribus cohaerent.

V 742. ET CERTIS DESCRIPTA. Immo UT *certis. ora hominum* variantur; *ut*, prout regiones certis astris subiectae sunt.

V 743. PERFUNDUNTQUE SUO SUBIECTAS AEQUORE GENTES. Doctissimus Huetius, *Quod* aequor, inquit, *Manilius*; *Firmicus* influxus *dixit*, *nos vernacule* influentias *dicimus*. Sane huc ducit ipsa sententia; sed verbum eo pertingere nequit Quo enim exemplo, qua imagine vel metaphora, *aequor* erit *influxus*? Repone,

Perfunduntque suo subiectas AETHERE *gentes*

Aethere vel *aëre*. Noster ii, 357 de signis trigonis,

Aëraque infectum nostras demittit ad auras.

V. 745. CAURUM INTER GELIDUM TEPIDI PER TEMPORA VERIS. Pro *cancrum* Scaliger dedit *caurum*. Mirifica sane coniectura *Inter caurum?* et quem ventum alium? Nullum Sensit hoc Huetius; ideoque explicat *inter caurum*, flante cauro; quasi cum dicimus *inter epulas*, *inter cenam*, *inter opus* Atqui repugnat usus et mos loquendi. Quid sententia ipsa? negat arietem medium orbem non tenere, nisi si caurus flaverit Illud *tepidi* ab interpolatore est. Gemblacensis sic,

Cancrum inter gelidumque per tempora veris.

Sic plane Lipsiensis et Vossianus; nisi quod ille pro *veris* habet *vernis*, hic *versis*. Repone,

Et minui deflevit onus, dorſumque levari.
Illum etiam venerata colit vicina Propontis,
Et Syriae gentes, et laxo Perſis amictu,
Veſtibus ipſa ſuis haerens, Niluſque tumeſcens
In cancrum, et tellus Aegypti iuſſa natare.
Taurus habet Scythiae montes, Aſiamque potentem,
Et molles Arabas, ſilvarum ditia regna.
Euxinus Scythicos pontus ſinuatus in arcus
Sub geminis te, Phoebe, colit poſt brachia fratris;
Ultimus et colit hos Ganges et decolor Indus.
Ardent Aethiopes cancro, cui plurimus ignis:
Hoc color ipſe docet. Phrygia, Nemeaee, potiris,
Idaeae matris famulus, regnoque feroci
Cappadocum,

Vulg. v 757. EX SOLIDO TETRANS COLIT INDIA CANCRUM. 760 REGNIQUE FEROCIS.

CANCRUM *inter gelidum*QUE CAPRUM *per tempora veris.*
Pro capricorno, nota ſcribebatur ♑, qua capricornus ſignificatur Hanc cum vel omitterent librarii, vel *capricornum*, non *caprum*, ſubſtituerent; verſus hoc reſpuebat; et idcirco lacuna relicta eſt At capricornus etiam *caper* appellatus eſt, ut ii, 179

Bina ut lanigero, chelis, cancroque, capro-que. et 659.
Ver aries, cererem cancer, bacchumque miniſtrans
Libra, caper *brumam genitoſque ad frigora menſes.*

Et ſic Lucanus aliique.

V 757 POST, BRACHIA FRATRIS ULTIMUS EX SOLIDO TETRANS. COLIT INDIA CANCRUM. Dabimus vetuſtorum codicum lectionem: poſt de coniecturis videbimus Vetuſti quattuor ſic;

Ultimus et ſolidos Ganges et tranſcolit India cancer.

Ex his Scaliger ſuum illud excudit;

Ultimus ex ſolido tetrans, colit India cancrum,

Infeliee ſane et a vero abhorrente coniectura *Tetrans*, quis hoc in poeta ferat? *Ultimus tetrans ex ſolido*; hoc eſt, quarta pars ex integro ſigno. Quis hoc in aſtrologo? Cum cetera duodecim tota et integra regionibus ſuis aſſignet; cur geminos dividit in quadrantes? Illud quoque quale eſt, *colit India cancrum:* cum ſequente verſu de cancro loqui incipiat, *Ardent Aethiopes cancro?* In eodem luto haeret Huetius, ſic locum interpolans,

poſt brachia fratris
Ultimus ex ſolido Ganges. colit Indiae cancrum.

Nihil, inquam, de cancro hic dici, ſequens verſus oſtendit. Sed mirifice cetera interpretatur; ex geminis unum fratrem Apollinem *Euxinus* colit, alterum (brachia Herculis) *Ganges*, ſive India orientalis; cancrum autem *India* (tu benigne adde) occidentalis Quid de his dicemus? Et Scaliger et Huetius inter primarios poetas merito ſuo nomen habent. Si tales verſus ipſi vellent ſcribere et in publicum dare; tum de his coniecturis ſibi plaudant talia interim ne donent auctori, qualia ipſi aſpernentur Iam dixi illud *cancer* nihil loci hic habere poſſe: venit huc, opinor, ex aſteriſco

in

Cappadocum, Armeniaeque iugis: Bithynia dives
Te colit, et Macetum tellus, quae vicerat orbem.
Virgine ſub caſta ſelix terraque marique
Eſt Rhodos, hoſpitium recturi principis orbem;
Tumque domus vere solis, cui tota ſacrata eſt,
Cum caperet lumen magni ſub Caeſare mundi:
Ioniae quoque ſunt urbes, et Dorica rura,
Arcades antiqui, celebrataque Caria fama.
Quod potius colat Italiam, ſi ſelegis, aſtrum
Quam quod cuncta regit, quod rerum pondera novit,
Deſignat ſummas, et iniquum ſeparat aequo,
Tempora quo pendent, coëunt quo noxque dieſque?
Heſperiam ſua libra tenet, qua condita Roma

Vulg. v. 764. ES. 765. TUQUE——ES. 766. CAPERES. 769. REGAT.

in margine, qui pro nota cancri librarium fallebat Reliqua in membranis ſic habent,

Ultimus et ſolidos Ganges et tranſcolit India.

Repono et diſtinguo,

Sub geminis te, Phoebe, colit poſt brachia fratris;
Ultimus et COLIT HOS *Ganges et* DECOLOR INDUS.

Ovid Metam. iv, 21.

Decolor *extremo qua cingitur India Gange.*

Triſt v, 3.

Perſidaque, et lato ſpatiantem flumine Gangen,
Et quaſcumque bibit decolor Indus *aquas.*

Seneca Hippol. 345.

tunc virgatas
India *tigres* decolor *horret.*

V. 760 IDAEAE MATRIS FAMULUS, REGNIQUE FEROCIS CAPPADOCUM, ARMENIAEQUE. IUGIS BITHYNIA DIVES. Haec et verbis et diſtinctione laborant. *Leo* Cybeles quidem famulus eſt, ſed an Cappadocum et Armeniae famulus? Aſtra has regiones regunt, non eis famulantur. Quid autem eſt *dives iugis?* Ditior certe eſſet arvis et pratis. Lege et interpunge,

Idaeae matris famulus, REGNOQUE FEROCI
Cappadocum, Armeniaeque iugis.

Phrygia et regno Cappadocum et iugis Armeniae potiris.

V. 764 ES RHODOS, HOSPITIUM. Libri omnes EST *Rhodos.*

V. 765. TUQUE DOMUS VERE SOLIS. Inde editores *es,* et mox *caperes* Sed repone,

TUMQUE *domus vere solis cui tota ſacrata* EST.

Tum vere domus solis, *cum* caperet Tiberium, lumen mundi ſub Caeſare Auguſto. Codices, quamquam *tuque* habeant, etiam hic tamen *eſt,* non *es.*

V. 766. CUM CAPERES LUMEN. Voſſianus habet CAPERET, quod et melius; ceteri *caperēt.*

V. 769 QUOD POTIUS REGAT ITALIAM. Melius vetuſti omnes COLAT.

Urbis in imperio retinet discrimina rerum,
Lancibus et positis gentes tollitve premitve;
Qua genitus cum fratre Remus hanc condidit urbem.
Et propriis frenat pendentem nutibus orbem.
Inferius victae sidus Carthaginis arces,
Et Libyam, Aegyptique latus, donataque rura
Tyrrhenas lacrimis radiatus scorpios arces
Eligit; Italiaeque tamen respectat ad undas;
Sardiniamque tenet, fusasque per aequora terras:

Non

Vulg v 774 ORBIS ET IMPERIUM. 775, POSITAS——TOLLITQUE PREMITQUE. 781. ERUIT

V 774 QUA CONDITA ROMA ORBIS ET IMPERIUM RETINET, DISCRIMINA RERUM LANCIBUS, ET POSITAS GENTES TOLLITQUE PREMITQUE Haec vitiose et leguntur et distinguuntur. Gemblacensis in priore versu *imperia*, in altero *positis*. Repone, *qua condita Roma*
URBIS IN IMPERIO *retinet discrimina rerum,* [VE
Lancibus et POSITIS *gentes tollit*VE *premit-*
Urbis, non *orbis*, nam statim habemus *orbem*. Imperium urbis, quo illa imperat, non quo imperatur

V 776. QUA GENITUS CUM FRATRE REMUS HANC CONDIDIT URBEM Versus spurius, et barbarus, et ineptissimus Hoc ordine venit in codicibus universis sed Scaliger eum subiecit versui nunc 775; et versum nunc 777 anteposuit versui nunc 774 Tanta mutatio facta est, ut locus commodior tam lepido tenebrionis dono pararetur. Quid vero profecit? vi ipsius constructionis, non qua *libra* supplendum erit, sed qua *Roma* genitus Remus hanc urbem (Romam) condidit. Belle vero dictum *hanc urbem* sed δεικτικῶς, inquit, *dictum: quippe scribebat auctor Romae* Ita; si hic versus fidem invenit; sed negabit Flaccus, Epist. II, II, 65
me Romaene poemata censes
Scribere posse inter tot curas totque labores?
Sed esto, ut Romae scripserit; non eo minus ob ineptiam vapulabit. Nec vero auctoris mos est, ut brevem syllabam *Remus* hanc in caesura producat Vossianus sic habet,
Qua genitus Caesarique meus nunc *condidit* orbem
Dignum certe patella operculum.

V 780 TYRRHENAS LACRIMIS RADIATUS SCORPIOS ARCES Quid hic facit *scorpios?* ab interpolatore venit, nesciente scilicet *inferius sidus* versu 778 satis designare scorpion Cetera portenta sunt, et iure a Scaligero pro spuriis reiecta Siquid tamen tentandum sit, hoc vide;
Et Cyrenaeas imis radicibus herbas
Eruit
Silphion forte sive laserpitium intelligit; unde *laserpitiferae Cyrenae* Catullo dictae. Sub auctoris enim temporibus Silphion illud Cyrenis extinctum est Plinius Hist. XIX, 15 *Multis iam annis in ea terra non invenitur.* Sed hoc loco dictum accipe *Eruit* enim mendosum est. Repone, ELIGIT, hoc est, vindicat sibi, asserit.

V 783. INSULA TRINACRIAE FLUITANTEM AD IURA SORORENM SUBSEQUITUR CRETEN, SUB EODEM CONDITA SIGNO PROXIMAQUE ITALIAE ET TENUI DIVISA PROFUNDO ORA, PARES SEQUITUR LEGES, NEC SIDERE RUPTAS. Hi quattuor in scriptis editisque sequuntur versum qui nunc est 790 Nempe interpolator aliquis, cum hic legeret, *Sicilia subsequitur Creten*, acute providebat curabatque, ut eodem ordine

Non ita Tinacriam; quae dantem iura sororem
Subsequitur gaudens, sub eodem condita signo;
Proximaque Italiae et tenui divisa profundo
Ora, pares sequitur leges, nec sidere rupta est.
Gnosia centauro tellus, circumdata ponto,
Paret, et in geminum Minois filius astrum
Ipse venit geminus: celeres hinc Creta sagittas
Asserit, intentosque imitatur sideris arcus.
Tu, capricorne, regis, quicquid sub sole cadente
Expositum,

Vulg. v. 783. INSULA TINACRIAE FLUITANTEM AD. 784 CRETEN 786 RUPTAS

ordine versuum Cretam subsequeretur. Inspiciamus quid, ut nunc scribuntur et collocantur, narrent. *Siciliae*, aiunt, *soror est Creta.* Itane? tam longe remota, et tamen soror? Dicant, quî sit vel germana vel cognata. *Minos*, inquit vir magnus, *tam Cretae quam Siciliae imperavit et nota est Daedali a Creta in Siciliam fuga.* Atqui eodem iure et reliquis insulis soror erit; nam auctoris aetate Romani omnibus imperabant. Quid vero est, *fluitantem sororem?* an Creta, ut quondam Delos, erratica tum erat, et nabat in pelago? Quid *fluitantem ad iura?* Hoc sensu omni cassum est, quod tamen pede tacito praetereunt. Sequentes vero versiculi magis magisque sententiam conturbant. Quippe si proxima *Italiae* Sicilia *pares sequitur leges*, sub eodem quo Italia signo erit, nempe *libra*. at paulo ante sub eodem quo Creta signo, nempe *centauro*, condita erat. Haec pugnantia et ἀσύστατα sunt. Videamus, si quid opis hic afferre possit nostra collocatio: sed primo id indicandum, pro *Creten* Gemblacensem habere *Cremen*, Venetum et Lipsiensem *Cretens*, Vossianum *Crentens* · pro *ruptas* autem, omnes *rupta est*. De *scorpio* auctor iam dixerat;

Italiaeque tamen respectat ad undas;
Sardiniamque tenet, fusasque per aequora terras

Sardiniam, inquit, tenet *centaurus*, et alias insulas, Corsicam scilicet, Gaulos, Melitam, Cosuram aliasque inter Africam et Tyrrhenum pelagus sitas. tum subiungit, ut nunc reponimus,

NON ITA TINACRIAM, QUAE DANTEM *iura sororem*
Subsequitur GAUDENS, *sub eodem condita signo*,
Proximaque Italiae et tenui divisa profundo
Ora, pares sequitur leges, nec sidere RUPTA EST.

Reliquas, inquit, propinquas insulas centaurus tenet: at non Siciliam, utpote quae olim ab Italia vi fluctuum dissociata sequitur sororem: et proxima Italiae ora pares leges sequitur, nec *sidere* ab ea *rupta est*, quamquam olim mari *Dantem iura sororem*, hoc est, Italiam orbis dominam; ut Virgilius passim,

Per populos dat iura
Iura dabat *legesque viris.*
patribus dat iura *vocatis.*
Remo cum fratre Quirinus
Iura dabunt.

Certe *insula Trinacriae* ignave dictum Cum supra versu 631, *Tinacriam* simpliciter appellasset, quid opus erat hic *insulam Trinacriae*? An quo saepius memoratur, eo est ignotior?

V. 789. CELERES HUIC CRETA SAGITTAS. Recte Gemblacensis HINC.

V. 791. TU, CAPRICORNE, REGIS QUICQUID SUB SOLE CADENTE EXPOSITUM, GELIDAMQUE HELICEN QUOD TANGIT AB ILLO. Hi versiculi, tamquam sorices, suo se indicio prodiderunt. Abeant hinc, adulterini et spurii. Ut supra versu 778, *Inferius* libra *sidus* scorpion notavit; et tamen stolidus interpolator

Expositum, *gelidamque helicen quod tangit ab illo*.
Hispanas gentes, et quot fert Gallia dives,
Teque feris dignam tantum, Germania, matrem,
Asserit ambiguum sidus terraeque marisque,
Aestibus assiduis pontum terrasque tenentem.
Sed iuvenis nudos formatus mollior artus
Aegyptum tepidam Tyriasque recedit ad arces,
Et Cilicum gentes, vicinaque Caridos arva.
Piscibus Euphrates datus est, ubi pisce sub atro,
Cum fugeret Typhona, Venus subsedit in undis.
Magna iacet tellus, magnis circumdata ripis,
Parthis, et a Parthis domitae per saecula gentes,
Bactraque, et Hyrcani, Babylon, et Susa, Panosque,
Nominaque innumeris vix amplectenda figuris,

Et

Vulg v 793 QUOD 796 TERRAM PONTUMQUE. 798 AD LEPTIMQUE. 799 ET AQUARIUS. 800. PISCIS AMATOR.

interpolator versum addidit, quo scorpios suo nomine diceretur; sic et hic, cum *sidus ambiguum terraeque marique* capricornum satis designaret, hos duos addidit, ne capricornus suo nomine fraudaretur Videamus vero sententiam *Capricornus*, ait, *tenet quicquid sub occasu est*, *et quicquid helicen*, sive septentrionem *tangit* Quomodo, quaeso, *septentrio* sub capricorno; cum prius fuerit *Scythia* sub tauro, et *Euxinus* sub geminis? Non Scythia et pontus a veteribus inter septentrionales regiones numerabantur?

V 793 HISPANAS GENTES ET QUOD FERT GALLIA DIVES. *Quod* in membranis passim pro *quot*. Lege ergo,

Hispanas gentes, *et* QUOT *fert Gallia dives*.

Quot gentes. Ut in Hispania plures *gentes* ponit, ita in Gallia.

V 796. AESTIBUS ASSIDUIS TERRAM PONTUMQUE TENENTEM. Lege ex libris veteribus,

Aestibus assiduis PONTUM TERRASQUE *tenentem*.

V. 798 AEGYPTUM AD, LEPTIMQUE, ARCES TYRIASQUE RECEDIT Versus scaber et deformis Et quomodo *Leptis* sub aquario, cum tota *Libya* sub scorpio sit versu 779? Gemblacensis totum versum sic exhibet,

Aegyptum lepidam Tyriasque recedit.

Ceteri tres sic,

Aegyptum a lepidam Tyriasque recedit.

Repono,

Aegyptum TEPIDAM, Tyriasque recedit ad arces

Vides causam, cur aquarius Aegyptum sibi seligat. quia ipse molli corpore et nudus est, illa autem tepida Sed quae haec vanitas et inconstantia? supra, versu 752, Aegyptus sub ariete erat · mox versu 779, sub scorpio; nunc demum sub aquario.

V. 799. ET CILICUM GENTES, VICINA ET AQUARIUS ARVA. Ut supra versu 780, *scorpios*

Et Tigris, et rubri radiantia litora ponti.
Sic divisa manet tellus per sidera cuncta.
E quibus in proprias partes sunt iura trahenda:
Namque eadem, quae sunt signis, commercia servant.
Utque illa inter se coeunt, odiove repugnant;
Nunc adversa polo, nunc et coniuncta trigono;
Quaeve alia in varios affectus causa gubernat:
Sic terrae terris respondent, urbibus urbes,
Litora litoribus, regnis contraria regna.
Sic erit et sedes fugienda, petendave cuique;
Sic speranda fides, sic et metuenda pericla,
Ut genus in terram caelo descendit ab alto.
  Percipe nunc etiam, quae sint ecliptica Graio
Nomine, quod certos quasi delassata per annos

Nonnumquam

Vulg v 810. ODIOQUE 812 QUAEQUE—EFFECTUS. 815. PETENDAQUE. 819 QUAE

scorpios ab interpolatore intrusus est, ita hic *aquarius*. quasi non

Sed iuvenis nudos formatus mollior artus

satis monstraverit aquarium Aut dele hunc versum, aut sic repone,

*Et Cilicum gentes, vicina*QUE CARIDOS *arva.*

Caria, Caris, Καρίς: ut Persia Persis, Parthia Parthis, &c.

V 800. PISCIBUS EUPHRATES DATUS EST, UBI PISCIS AMATOR, CUM FUGERET TYPHONA, VENUS SUBSEDIT IN UNDIS. Gemblacensis cum Lipsiensi *piscis uruptor*. *Quaerant*, inquit Scaliger, *studiosi*. Venetus *piscis emptor*. Vossianus *pisces uruptor*. Unde Vossius ad Catullum corrigit,

ubi PISCE SUB ATRO.

V. 804. BACTRAQUE ET HERIOS BABYLON ET SUSA PANOSQUE. Versus Scaligero spurius. Gemblacensis sic;

Bactraque atherios Babylonem et sisplniosque. Lipsiensis;

Bactraque aetherios Babylone et Susa pimosque Vossianus;

Bactraque eternis Babylone et Susa apimosque

An legendum,

Bactraque et HYRCANI, *Babylon et Susa?*

V. 810 ODIOQUE REPUGNAT Immo ODIOVE.

V. 812 QUAEQUE ALIA IN VARIOS EFFECTUS CAUSA GUBERNAT Veteres omnes *affectus* Repone,

*Quae*VE *alia in varios* AFFECTUS *causa gubernat.*

Affectus, odium, amorem, &c. Sic ii, 476.

Quod deus, in leges mundum cum conderet omnem,
Affectus *quoque divisit variantibus astris.*

V. 815. FUGIENDA, PETENDAQUE CUIQUE. Immo *petenda*VE *cuique.*

V. 819. QUAE CERTOS. Recte vetusti omnes QUOD *certos.*

V.

Nonnumquam cessant sterili torpentia motu.
Scilicet immenso nihil est aequale sub aevo,
Perpetuosque tenet flores, unumque tenorem.
Mutantur sed cuncta die, variantque per annos;
Et fecunda suis absistunt frugibus arva,
Continuosque negant partus, effoeta creando.
Rursus quae fuerant steriles ad semina terrae,
Post nova sufficiunt, nullo mandante, tributa.
Concutitur tellus validis compagibus haerens,
Subducitque solum pedibus. natat orbis in ipso,
Et vomit oceanus pontum, sitiensque resorbet,
Nec sese ipse capit. sic quondam merserat urbes,
Humani generis cum solus constitit heres
Deucalion, scopuloque orbem possedit in uno.
Necnon cum patrias Phaëthon tentavit habenas,

Arserun

Vulg v 822 COLOREM 823 DIU. 824 SUBSISTUNT

V 822 UNUMQUE COLOREM Vetusti quattuor TENOREM Vide ad II, 428

V 823 MUTANTUR SED CUNCTA DIU Immo DIE cum acutissimo Gronovio *die*, tempore, aevo.

V 824 ET FECUNDA SUIS SUBSISTUNT FRUGIBUS ARVA Subsistunt suis frugibus? Atqui auctor vult, arva fecunditatem pristinam amittere Corrigebat itaque Huetius, NEC *fecunda suis subsistunt*. Immo reponendum potius,

Et fecunda suis ABSISTUNT *frugibus arva*

Absistunt, desinunt fruges dare.

V, 835 TIMUITQUE INCENDIA CAELUM, FUGERUNTQUE NOVAS ARDENTIA SIDERA FLAMMAS. An *timuit* tantummodo? immo perpessum est incendia; et mox versu altero redit illud *timuit*? Noster, I, 745, de eodem Phaethonte sic loquitur;

Et caelum exustum est: luit ipse incendia mundus
Et vicina novis flagrarunt sidera flammis.

Ex istis sic hos restituo,

Arserunt gentes: LUIT IPSUM *incendia caelum:*
FULSERUNTQUE NOVIS RADIANTIA *sidera* FLAMMIS

Fugerunt hic pro *fulserunt*, ut contra, IV, 24 veteres aliquot *fulsissent* pro *fugissent*. *Radiantia*, non *ardentia*; quia praecessit *arserunt*

V. 838. IN TANTUM LONGO MUTANTUR TEMPORA CURSU. Scripti plerique et editi, *mutantur tempora cuncta*. Unde Scaliger dedit *cursu*. Verum haud de temporum mutatione hic agitur, sed rerum. Recte Vossianus,

In tantum longo mutantur TEMPORE CUNCTA.

V 839 SIC TEMPORE CERTO. *Tempore* superiore versu habuimus. Repone igitur,

sic

Afferunt gentes, luit ipſum incendia caelum,
Fulſeruntque novis radiantia ſidera flammis,
Atque uno timuit condi natura ſepulchro.
In tantum longo mutantur tempore cuncta,
Atque iterum in ſemet redeunt. ſic foedere certo
Signa quoque amittunt vires, ſumuntque receptas.
Cauſa patet, quod, luna quibus defecit in aſtris,
Orba ſui fratris noctiſque immerſa tenebris,
Cum medius Phoebi radios intercipit orbis,
Nec trahit in ſe tum, quo fulget, Delia lumen;
Haec quoque ſigna ſuo pariter cum ſidere languent
Incurvata ſimul, ſolitoque exuta vigore,
Et velut elatam Phoeben in funere lugent.
Ipſe docet titulus cauſas: ecliptica ſigna
Dixere antiqui. pariter ſed bina laborant;

Nec

Vulg v. 835. TIMUITQUE. 836 FUGERUNTque NOVAS ARDENTIA ſidera FLAMMIS 838 TEMPORA CURSU 839 TEMPORE. 843 MEDIOS. 846. EXCEPTA. 848. IPSA——CAUSAE QUAE. 849. SUBBINA

ſic FOEDERE *certo*
Signa quoque amittunt vires, ſumuntque receptas. ut ii, 478.
Iunxit amicitias horum ſub foedere certo.

V. 843. CUM MEDIOS PHOEBI RADIOS INTERCIPIT ORBIS. Immo MEDIUS. Cum orbis terrae, medius inter solem et lunam, radios solis intercipit.

V. 844. NEC TRAHIT IN SE TUM, QUO FULGET, DELIA, LUMEN. Verſus iners et ſupervacuus: nihil addit ſententiae; conſtructionem autem turbat *In ſe tum* a Scaligero eſt; vetuſti *ad caecum, ad cetum*; et plerique *Delia luna.*

V. 846. INCURVATA SIMUL SOLITOQUE EXCEPTA VIGORE. Quid eſt *excepta vigore?* Vetuſti omnes *exempta.* Repone,
Incurvata ſimul ſolitoque EXUTA *vigore.*

Sic *exutus bonis, fortunis, praediis,* &c. Id eſt, privatus, ſpoliatus

V. 848. IPSA, DOCET TITULUS CAUSAE, QUAE ECLIPTICA SIGNA DIXERE ANTIQUI. Haec ſcabra et invenuſta ſunt. Gemblacenſis et Lipſienſis;
Ipſa docet titulos cauſae quae ecliptica ſigna.
Voſſianus;
Ipſe docet titulos cauſae egliptica ſigna.
Repone,
IPSE *docet titulus* CAUSAS · *ecliptica ſigna*
Dixere antiqui
Sic ii, 695.
Dodecatemoria, in titulo ſignantia cauſas.

V. 849. PARITER SUBBINA LABORANT. Priſcae editiones *ſubbina:* et retinuit Scaliger. Barbarum tamen eſt; et ſine exemplo. Vetuſti quattuor recte;
pariter SED BINA *laborant.*

V.

Nec vicina loco, ſed quae contraria fulgent:
Sicut luna ſuo tunc tantum deficit orbe,
Cum Phoebum adverſis currentem non videt aſtris.
Nec tamen aequali langueſcunt tempore cuncta:
Sed modo in affectus totus producitur annus,
Nunc brevius laſſata manent, nunc longius aſtra,
Exceduntque ſuo Phoebeia tempora caſu.
Atque ubi perfectum eſt ſpatium quod cuique dicatur,
Impleruntque ſuos certa ſtatione labores
Bina per adverſum caelum fulgentia ſigna;
Tum vicina labant ipſis haerentia ſigna,
Quae prius in terras veniunt, terraſque relinquunt:
Sidereo non ut pugnet contrarius orbis;
Sed, qua mundus agit curſus, inclinat et ipſe,
Amiſſaſque negat vires; nec munera tanta,
Nec ſimiles reddit noxas. locus omnia vertit.

Sed

Vulg v. 854 NAMQUE modo INFECTUS. 860. SIGNIS.

V. 851. TUNC TANTUM DEFICIT ORBE Et hi duo ſpurii videntur · infra auctoris genium ſunt, nihil dicunt, niſi quod melius ſit dictum antea: et fruſtra orationis ſeriem interrumpunt

V 854 NAMQUE MODO INFECTUS TOTUS PRODUCITUR Sic veteres editiones ſed veteres membranae aliud habent,

SED *modo* IN AFFECTUS *totus producitur annus*

Cui vulgatam interpolationem praetuliſſe Scaligerum, ſane miror

V 860 IPSIS HAERENTIA SIGNIS. Immo SIGNA, *Quae prius in terras veniunt*, hoc eſt, quae illis proxima ad occaſum ſita ſunt

V 869. CONDIT ENIM QUICQUID VASTO NATURA RECESSU. Nullus orationis exitus eſt *Quicquid condit natura, fugitque viſus noſtros*; quid tum poſtea? mutila, ut vides, ſententia eſt Vetuſti omnes *quod* vel *quid* pro *quicquid*. Gemblacenſis lacunam habet inter *enim* et *quid* Repone,

Condit enim SE, INQUIT, *vaſto natura receſſu.*

Inquid, pro *inquit*, ut *quod* pro *quot* paſſim in membranis *Inquit*, ponit aliquem contra loqui, deſperantem ſe haec poſſe perſpicere; cui ſtatim reſpondet, *Quid iuvat in ſemet*, &c Ita ſupra verſu 387.

Multum, inquis, *tenuemque iubes me ferre laborem.*

V 876 PERSPICIMUS CAELUM: CUR NON ET MUNERA CAELI? QUANTA AT PARS SUPEREST RATIONEM DISCERE NOCTIS, INQUE IPSOS PENITUS MUNDI DESCENDERE CENSUS? Verſum medium,

qui

Sed quid tam tenui prodeſt ratione nitentem
Scrutari mundum, ſi mens ſua cuique repugnat,
Spemque timor tollit, prohibetque a limine caeli?
Condit enim ſe, inquit, vaſto natura receſſu,
Mortaleſque fugit viſus, et pectora noſtra:
Nec prodeſſe poteſt, quod fatis cuncta reguntur,
Cum fatum nulla poſſit ratione videri.
Quid iuvat in ſemet ſua per convicia ferri?
Et fraudare bonis, quae nec deus invidet ipſe?
Quoſque dedit natura, oculos deponere mentis?
Perſpicimus caelum: cur non eſt munere caeli
Quanta at pars ſupereſt rationem diſcere noctis?
Inque ipſos penitus mundi deſcendere cenſus;
Seminibuſque ſuis tantam componere molem;
Et partum caeli ſua per nutritia ferre;
Extremumque ſequi pontum, terraeque ſubire
Pendentis

Vulg v. 869. QUICQUID. 876 ET MUNERA 880. PRETIUM CAELO. 881. PORTUM

qui in libris poſt verſum 882 venit, huc excitavit Scaliger; eam, opinor, ob cauſam, quia nihil erat, quo referri poſſet illud *deſcendere* Atqui verſus irreptitius et inſulſus eſt, et neutri loco convenit. Difficile vero et magni faciendum, *noctis rationem diſcere*, quam vel in primo libro auctor docuerat. Hoc ſublato, ſic ceteros repone,

Perſpicimus caelum. cur non EST MUNERE *caeli*
Inque ipſos penitus mundi deſcendere cenſus?

Cur non eſt, non licet, *penitus*, &c. *Inque*, cum binae ſequantur coniunctiones, eſt *etiam in ipſos cenſus* *Munere caeli*, caeli ipſius ope et beneficio Sic ii, 115.

Quis caelum poſſet, niſi caeli munere *noſſe?*

V 880 ET PRETIUM CAELO SUA PER NUTRICIA FERRE. *Caelo* a Scaligero eſt, quod explicat *vices, pretium*, θρεπτήρια, *caelo retribuere* Rectius Gronovius Obſerv. i, 11, ex codice Veneto,

Et partem caeli *ſua per nutricia ferre*

Partem caeli, hominem ſcilicet, *per ea ferre, quibus maxime nutritur et alitur* Satis bene; niſi melius quid in parato eſſet,

Et PARTUM CAELI *ſua per nutricia ferre.*

Partum caeli habent Gemblacenſis, Lipſienſis, et Voſſianus. *Hominem*, qui *partus caeli* eſt et inde primum huc demiſſus, *ferre per ſua nutricia*, per loca caeleſtia ubi initio factus, formatus, nutritus eſt

V. 881 EXTREMUMQUE SEQUI PORTUM Quemnam vero *portum?* Repone PONTUM; hoc eſt, oceanum, horizontem; ut probant ſequentia, *terrae pendentis tractus Pendentis*, ſub horizonte iam iturae.

Pendentis tractus, et toto vivere in orbe?
Iam nuſquam natura latet: perviſimus omne,
Et capto potimur mundo, noſtrumque parentem
Stirps ſua perſpicimus, genitique accedimus aſtris.
An dubium eſt habitare deum ſub pectore noſtro?
In caelumque redire animas, caeloque venire?
Utque eſt ex omni conſtructus corpore mundus,
Aeris, atque ignis ſummi, terraeque, mariſque;
Spiritus et toto rapido quae iuſſa gubernans:
Sic eſſe et nobis terrenae corpora ſortis,

Aetheriaſque

Vulg. v. 883. PERVIDIMUS OMNEM 887 PARS ſua CONSPICIMUS. 888 SIT. 891 IN nobis.

V 883 IAM NUSQUAM NATURA LATET: PERVIDIMUS OMNEM Repone,

Iam nuſquam natura latet: PERVISIMUS OMNE

Omne τὸ Πᾶν, ut ſupra.

Perviſimus, praeſenti tempore, ut ſequentia, *potimur*, *perſpicimus*, *accedimus* Ita mox 927

Parvula ſic totum perviſit *pupula caelum.*

V 887 PARS SUA CONSPICIMUS. Vetuſti omnes *perſpicimus*. Repone,

noſtrumque parentem
STIRPS *ſua* PERSPICIMUS.

Sane cum *parentem* dixerit, *ſtirps* convenit, non *pars*. Sic 1, 765 de Sarpedone Iovis filio,

ſtirpem*que Tonantis*
Rectorem Lyciae.

V 888. UTQUE SIT EX OMNI. Immo *Utque* EST *ex omni.*

V. 889. AERIS ATQUE IGNIS SUMMI Libri omnes *Aetheris*. ſed *Aeris* placet. Sic i, 137, et alibi,

Aut neque terra *patrem novit*, *nec* flamma, *nec* aer,
Aut humor.

et 249,

Aeris *atque* ignis, terrae pelagique *iacentis*

Fruſtra hic cavillatur doctiſſimus Huetius.

V. 890. SPIRITUS ET TOTO RAPIDO QUAE IUSSA GUBERNANS. Verſus ſpurius et barbarus Libri vetuſti,

Spiritum et toto rapido quae iuſſa gubernant

Abeat nebulo, cum *toto ſuo rapido. Quae iuſſa gubernant*; et mox altero abhinc verſu, *Qui cuncta gubernat.*

V 891 SIC ESSE IN NOBIS. Immo repone, *Sic eſſe* ET *nobis*.

V. 892 SANGUINEASQUE ANIMAS ANIMO, QUI CUNCTA GUBERNAT, DISPENSATQUE HOMINEM. Vide comparationem et antitheſin; ut mundus partim gravibus conſtat aqua et terra, partim ſubtilibus aere et igni; ita et hominibus ſunt corpora *terrenae* ſortis, animi vero *caeleſtis* ſortis. Ad hanc ſententiam locuturus erat auctor; ſi per interpolatores ſtetiſſet Quid enim eſt *ſanguineas animas animo?* Illud *animas* haud dubie mendoſum pronuntiat Scaliger: ſed quid reponendum ſit, lubricum eſſe ſtatuere. Tentat tamen, *ſanguineaſque* minas *animo: mina*ſque explicat ὁμοκλὰς, ſive voces, clamores, hortamina, quibus iumenta ad inceſſum tardiora inſtigantur Nollem ego ſic verborum apices captare, ut ſententiam prorſus amitterem Numquam credam *ſanguineas animas* opponi *ſorti terrenae*. Quaerendum aliquid ſubtilius, purius, caeleſtius. Repono,

AETHERIASQUE AURAS *animo, qui cuncta gubernat.*

Dogma

Aetheriaſque auras animo, qui cuncta gubernat,
Diſpenſatque hominem? quid mirum, noſcere mundum
Si poſſunt homines, quibus eſt et mundus in ipſis;
Exemplumque dei quiſque eſt in imagine parva?
An quoquam genitos, niſi caelo, credere fas eſt
Eſſe homines? proiecta iacent animalia muta
In terra, vel merſa vadis, vel in aëre pendent:
Et, quia conſilium non eſt, et lingua remiſſa;
Omnibus una quies, venter ſomnuſque per artus.
Unus in inſpectus rerum, vireſque loquendi,
Ingeniumque

Vulg. v. 892 SANGUINEASQUE ANIMAS. 897. CUNCTA. 900. SENSUSQUE. 901 ET.

Dogma Stoicorum et auctoris eſt, animas eſſe igneas, ſive aetherias. Virgilium imitatur, ut ſolet: Aen i, 551.

Quem ſi fata virum ſervant, ſi veſcitur aura
Aetheria, *nec adhuc crudelibus occubat umbris.*

Georg iv, 220.

His quidam ſignis, atque haec exempla ſecuti;
Eſſe apibus partem divinae mentis et hauſtus
Aetherios *dixere.*

et Aen. vi, 745.

Donec longa dies perfecto temporis orbe
Concretam exemit labem, purumque reliquit
Aetherium *ſenſum atque* aurai *ſimplicis* ignem.

Ovid. Faſt. i, 473 de vate Carmenta,

Quae ſimul aetherios animo *conceperat* ignes.

V 897. PROIECTA IACENT ANIMALIA CUNCTA IN TERRA Non *cuncta:* nam inter cuncta et homo ipſe eſt. Repone,

proiecta iacent animalia MUTA.

Ita ii, 99.

Denique ſi pecudes et muta animalia *terris*

Seneca ad Marciam, c vii. *Aſpice* mutorum animalium *quam concitata ſint deſideria, et tamen quam brevia* Recte vero hic *muta*, cui mox opponuntur *vires loquendi.*

V. 900. VENTER SENSUSQUE PER ARTUS. *Senſus* male convenit cum *quiete*, cum ſenſus ſopiuntur. Repone,

Omnibus una quies, venter SOMNUSQUE *per artus.*

ut Salluſtius Cat ii. *Sed multi mortales, dediti* ventri atque ſomno Tacitus, Germ xv. *Per otium tranſigunt, dediti* ſomno ciboque. *Somnus per artus*, ut Virgilius Aen. viii, 405.

dulcemque petivit
Coniugis infuſus gremio per membra ſoporem.

Deinde verſum priorem poſteriori ſubiice, hoc modo,

Et, quia conſilium non eſt, et lingua remiſſa;
Omnibus una quies, venter ſomnuſque per artus.

V. 901. UNUS ET INSPECTUS RERUM, VIRESQUE LOQUENDI INGENIUMQUE CAPAX VARIAS EDUCIT IN ARTES. Mirifice haec interpretatur Scaliger, *Unus inſpectus rerum*, ἀπὸ κοινοῦ non eſt brutis. *Ingenium capax educit*, hoc eſt per ellipſin *Ingenium*, quod *educit.* Contemnere potuiſſet Scioppios, Titios, et Petavios; ſi omnia ſic dixiſſet. A Voſſiano abeſt *et; Unus inſpectus* ſed veteres univerſi habent, *variaſque educitur artes.* Repone,

Unus IN *inſpectus rerum, vireſque loquendi,*
Ingeniumque capax, variaſque EDUCITUR *artes*

Ex omnibus animalibus, *unus*, homo, partus, *educitur in inſpectus rerum*, &c. Ovid. Met. viii, 533.

Non

Ingeniumque capax, variasque educitur artes.
Hic partus qui cuncta regit, secessit in urbes,
Edomuit terram ad fruges, animalia cepit,
Imposuitque viam ponto, stetit unus in arcem
Erectus capitis, victorque ad sidera mittit
Sidereos oculos, propiusque aspectat olympum,
Inquiritque Iovem: nec sola fronte deorum
Contentus manet, at caeca scrutatur in alvo,
Cognatumque sequens corpus se quaerit in astris:
Huic in fata fidem petimus, quam saepe volucres
Accipiunt, trepidaeque boum sub pectore fibrae.
An minus est sacris rationem ducere signis,

Quam

Vulg v 902 varias EDUCIT IN 903. ARTUS QUICUMQUE——ORBEM. 904. ET DOMUIT 909 ET CAELUM——ALTO. 911. HINC IN TANTA. 912 SUO.

Non mihi si centum deus ora sonantia linguis,
Ingeniumque capax, *totumque Helicona dedisset*

Ubi perperam praestantissimus Heinsius ex paucis scriptis reponit *linguae*

V 903 HIC ARTUS QUICUMQUE REGIT, SECESSIT IN ORBEM *Artus* a Scaligero est. *Hic*, subauditur spiritus, *quicumque artus regit*; ex Virgiliano illo scilicet, Aen iv, 336,

dum spiritus hos reget artus

Atqui *spiritus*, si hic intelligitur, non subaudiri, sed exprimi debuit: et quid erit, *spiritus secessit in orbem?* an in orbem capitis? Libri omnes *partus*; pro *quicumque*, recentiores duo et editiones primae *qui cuncta* Denique pro *orbem*, Gemblacensis *orbe*; Lipsiensis et Vossianus *orbes* Repone,

Hic PARTUS, QUI CUNCTA *regit, secessit in* URBES

Hic partus, caeli scilicet, ut supra 880

Et partum caeli *sua per nutricia ferre*.

Homo, inquit, cunctorum dominus, *secessit in urbes*, civilem et socialem vitam excoluit; non in silvis et desertis ferinam egit. Iam nihil opus est, ut cum Huetio hunc versum prioribus duobus anteponamus.

V 904 ET DOMUIT TERRAM AD FRUGES Repone ex Gemblacensi et Vossiano,

EDOMUIT *terram ad fruges, animalia cepit*.

Si *et domuit* dixisset, addidisset utique *et animalia cepit*. Statius Theb. iii, 562.

silvas amor unus humumque
Edomuisse *manu*.

V 909 ET CAELUM SCRUTATUR IN ALTO. Repone,

nec sola fronte deorum
Contentus manet, AT CAECA *scrutatur in* ALVO

At lege, non *et*; *alvo* autem libri universi; *alto* a Scaligero venit Opponuntur hic *frons* exterior, *alvus* interior. Sic i, 17.

Scire iuvat magni penitus praecordia mundi.

et iii, 61.

Quae quasi per mediam mundi praecordia *partem*
Caeca scrutari in alvo ut iv, 246

scrutari caeca metalla.

Virgilius Aen ix, 152

Ne timeant: nec equi caeca *condemur* in alvo.

V 911. HINC IN TANTA FIDEM PETIMUS.

Quam pecudum mortes, aviumque attendere cantus?
Atque ideo faciem caeli non invidet orbi
Ipſe deus; vultuſque ſuos corpuſque recludit
Semper volvendo, ſeque ipſe inculcat et offert;
Ut bene cognoſci poſſit, pateatque videndus,
Qualis eat, doceatque ſuas attendere leges.
Ipſe vocat noſtros animos ad ſidera mundus:
Nec patitur, quia non condit, ſua iura latere.
Quis putet eſſe nefas noſci, quod cernere fas eſt?
Nec contemne tuas quaſi parvo in corpore vires:
Quod valet, immenſum eſt. ſic auri pondera parva
Exſuperant pretio numeroſos aeris acervos.

Vulg. v. 915. ATQUI ADEO. 917. IPSUM. 918 DOCEATQUE VIDENDO. 922 PUTAT. 923. NE. 924. QUO——PARVI.

MUS Gemblacenſis cum recentioribus aliquot *huic* Repone,

HUIC *in* FATA *fidem petimus*

Huic, homini, partui caeli, petimus fidem in fata, ut ei fata praedicenti fides habeatur

V 912. TREPIDAEQUE SUO SUB PECTORE FIBRAE *Suo* pectore eſſet *volucrum*, at in redditione verſu 914, fibrae pecudum, volucrum vero cantus. Repone,

trepidaeque BOUM *ſub pectore fibrae.*

Ovid. Met. xv, 136, de bove victima,

Protinus ereptas viventi pectore fibras
Inſpiciunt; menteſque deum ſcrutantur in illis.

V. 915. ATQUI ADEO FACIEM. Recte libri univerſi ATQUE IDEO. Ordo et ſeries, *Atque* ideo *non invidet faciem*, ut *poſſit bene cognoſci*.

V 917. SEQUE IPSUM INCULCAT ET OFFERT Immo *ſeque* IPSE.

V 918 UT BENE COGNOSCI POSSIT, DOCEATQUE VIDENDO QUALIS EAT. Vetuſti quattuor *videndis*. Unde repono,

PATEATQUE VIDENDUS

Qualis eat. ſic i, 50.

Inque deum deus ipſe tulit, patuitque *miniſtris.*

Certe *doceat* haud dubie mendoſum eſt; ſi modo ſequente verſu iteratur *doceat* · ſed ibi Voſſianus habet *cogat*

V 922. QUIS PUTAT ESSE NEFAS. Immo *Quis* PUTET *eſſe nefas.*

V. 923. NE CONTEMNE TUAS, QUASI PARVO IN CORPORE VIRES QUO VALET IMMENSUM EST. *Corpus* valet immenſum? immo imbecillum, mortale, nec magni aeſtimandum Repone,

NEC *contemne tuas quaſi parvo in corpore vires:*
QUOD *valet, immenſum eſt*

Nec et *quod* Gemblacenſis et Lipſienſis. Ceterum *quo valet* dedit Scaliger; cum vetuſti habeant *quod valet*. *Sic*, inquit, *Plinius*; *Valet aureo nummo.* At Varro de Ling. Lat. iv, ex Scaligeri quoque editione, *Denaris quod* denos *aeris* valebant; *quinarii*, *quod* quinos. Verum hoc loco *quod valet*, caſus eſt nominativi. Id quod valet, animus ſcilicet, immenſum eſt

V. 924 SIC AURI PONDERA PARVE Immo PARVA.

†

Sic adamas, punctum lapidis, pretiosior auro est.
Parvula sic totum pervisit pupula caelum.
Quoque vident oculi, minimum est, cum maxima cernant.
Sic animi sedes tenui sub corde locata
Per toum angusto regnat de limite corpus.
Mateaae ne quaere modum; sed perspice vires,
Quas ratio, non pondus habet. ratio omnia vincit.
Ne dubites homini divinos credere visus:
Jam facit ipse deos, mittitque ad sidera numen,
Maius et Augusto crescit sub principe caelum.

M. MANILII

ASTRONOMICÔN

LIBER QUINTUS.

HIC alius finiſſet iter ; ſigniſque relatis ,
Quîs adverſa meant ſtellarum numina quinque ,
Quadriiugis et Phoebus equis , et Delia bigis ,
Non ultra ſtruxiſſet opus , caeloque rediret .
Ac per deſcenſum medios decurreret ignes
Saturni , iovis , et martis , soliſque ſub illis :
Poſt venerem et Maia natum , te , luna , vagantem .
Me ſuperare viam mundus iubet omnia circum
Sidera vectatum , et toto decurrere caelo ;

Cum

Vulg v. 1. RELICTIS. 2 LUMINA. 8 PROPERARE——MUNDI LUBET. 9 vectatum toto

V 1. SIGNISQUE RELICTIS Gemblacenſis *relictis* ; ceteri omnes RELATIS. Hoc placet Signis zodiaci *relatis*, et enarratis. Sic 1, 602.

Inter ſe adverſi, qui cunctos ante relatos
Seque ſecant.

V 2. STELLARUM LUMINA QUINQUE. Vetuſti omnes NUMINA. Recte : Saturnus, Iuppiter, Mars, Venus, Mercurius. Melius hic *numina*, cum mox sol et luna quadrigis et bigis, non ut lumina, ſed ut numina vehantur

V 5. AC PER DESCENSUM. Hi tres adulterini ſunt et barbari. Ab eodem tenebrione venerunt, a quo quattuor his ſimillimi, libro . verſu 803.

V. 8. ME PROPERARE VIAM MUNDI LIBET. *Libet me*, aut barbarum, aut obſoletum. Veteres omnes *mundus libet*. unde recte recentiores *mundus iubet*. *Properare* vero non convenit . cum enim culpet quod *alius iter finiſſet* , ſequitur, ut ipſe *ultra* iret, non ut *propere*. Repono,

Me SUPERARE *viam* MUNDUS IUBET.

Virgilius Georg. iii, 141.

Non ſaltu ſuperare viam *ſit paſſus*.

V. 9. SIDERA VECTATUM TOTO DECURRERE CAELO. Coniunctio deeſt, quae hiantia cola connectat.

Me ſuperare viam mundus iubet, omnia circum
Sidera vectatum ; ET *toto decurrere caelo.*

Cum ſemel aethereos iuſſus conſcendere currus
Summum contigerim ſua per faſtigia culmen.
Hinc vocat orion magni pars maxima caeli,
Et ratis heroum quae nunc quoque navigat aſtris,
Fluminaque errantes late ſinuantia flexus,
Et biferum cetum ſquamis, atque ore tremendo,
Heſperidumque vigil cuſtos et divitis horti,
Et canis in totum portans incendia mundum,
Araque divorum cui votum ſolvit olympus.
Illinc per geminas anguis qui labitur arctos,
Heniochuſque memor currus, plauſtrique bootes,
Atque Ariadneae caeleſtia dona coronae,
Victor et inviſae Perſeus cum falce Meduſae,
Andromedamque negans genitor cum coniuge Cepheus,
Inque alas ſtellatus equus, celerique ſagittae
Delphinus certans, et Iuppiter alite tectus,
Ceteraque in toto paſſim labentia caelo.
Quae mihi per proprias vires ſunt cuncta canenda;

Quid

Vulg v. 16. AURI 24. QUAQUE VOLAT.

V 15 ET BIFERUM CETUM SQUAMIS ATQUE ORE TREMENDO Verſus barbarus et ſpurius *Biferum cetum* *Cetum* pro *cetus* *Biferum* pro *ſemiferum*; cum cetus quoque non ſit *ſemifer*. Vide iv, 230.

V. 16 HESPERIDUMQUE VIGIL CUSTOS ET DIVITIS AURI *Divitis auri*; ut Tibullus i, 10 *nullo te* divitis auri *Pondere* Sed hic repone,

Heſperidumque vigil cuſtos et divitis HORTI.

Seneca Herc Fur ii, 238.

Poſt haec adortus nemoris opulenti *domos*
Aurifera vigilis ſpolia ſerpentis tulit

Sed nota, Noſtrum de auſtrali ſerpente hoc dicere, quod reliqui mythologi de boreali dicunt

V 24. QUAQUE VOLAT STELLATUS EQUUS Quid inter tot nominativos, qui ab uno vocabulo *vocat* verſu 12 reguntur, inſulſe venit *Qua volat*? Quid? quod *ſtellatus*, abſolute poſitum, ignavum eſt epitheton. Repone,

INQUE ALAS *ſtellatus equus.*

ut i, 348, de cygno;

Nunc quoque diductas volitat ſtellatus in alas.

V. 29. ET QUO DE BIS SEX ASTRIS PARS QUEMQUE REDUCAT Haec corrupta ſunt Venetus, *Et quota e bis ſex*; Voſſianus, *Et quod adde bis ſex* Repone,

Et QUOTA *de bis ſex aſtris pars* QUODQUE *reducat.*

Quota pars de xii ſignis zodiaci reducat quodque aſtrum ex illis quae extra zodiacum ſunt

Hoc

Quid valeant ortu, quid cum merguntur in undas,
Et quota de bis ſex aſtris pars quodque reducat.
Has ſtellis proprias vires et tempora rerum
Conſtituit magni quondam fabricator olympi.
  Vir gregis et ponti victor, cui parte relicta
Nomen onuſque dedit, nec pelle immunis ab ipſa;
Colchidos et magicas artes qui viſere Iolcon
Medeae iuſſit, movitque venena per orbem;
Nunc quoque vicinam puppim, ceu naviget, argo
A dextri lateris ducit regione per aſtra.
Sed tum prima ſuos puppis conſurgit in ignes,
Quattuor in partes cum corniger extulit ora:
Illâ quiſquis erit terris oriente creatus,
Rector erit puppis, clavoque immobilis haerens
Mutabit pelago terras, ventiſque ſequetur
Fortunam, totumque volet tranare profundum
Claſſibus, atque alios Minyas, aliumque videre
Phaſin, et in cautes Tiphyn ſuperare trementem.

Tolle

Vulg v. 29. QUO—QUEMQUE. 34. VERTERE IOLCO. 35 MEDEAM. 38 CUM 40 ILLO 44 MENSES.

Hoc agit toto hoc quinto libro. Sic mox quartus gradus arietis reducit navem Argo

V 30. HAS STELLIS PROPRIAS VIRES. Verſus ſpurii, qui orationem turbant, et nullum hic locum habent

V. 34 COLCHIDIS ET MAGICAS ARTES QUI VERTERE IOLCO MEDEAM IUSSIT. *Iolco* a Scaligero eſt libri omnes inepte *Colchon* Sed vertere artes *Iolco* quis ferat, aut vel intelligat? Etiam ipſe Scaliger pro ſpuriis hos duos habet. Iuvat Voſſianus, qui pro *vertere* habet *viſere*. Repone,

Colchidos et magicas artes qui VISERE IOLCON
MEDEAE *iuſſit, movitque venena per orbem.*

Qui iuſſit artes magicas Colchidos Medeae viſere Iolcon; atque inde per totum orbem, Corinthum, Athenas, &c. movit venena.

V. 38 SED CUM PRIMA SUOS Immo TUM. *Tum* conſurgit, *cum* corniger ora extulit.

V. 40. ILLO QUISQUIS ERIT. Immo ILLA. Argo ſcilicet oriente, non ariete.

V 44. ATQUE ALIOS MENSES, ALIUMQUE VIDERE PHASIN, ET IN CAUTES TIPHYN SUPERARE TREMENTEM Gemblacenſis mendoſe *triremem*; Venetus *tumentem*; Lipſienſis et Voſſianus *trementem* Recte. Sed quid illud eſt, *alios menſes videre?* Cur hoc diſſimulant? Tolerabilius eſſet *alios soles,*

 alium

Tolle iſtos ortus hominum ſub ſidere tali;
Suſtuleris bellum Troiae, claſſemque ſolutam
Sanguine et appulſam terris: non invehet undis
Perſida, nec pelagus Xerxes facietque tegetque:
Vera Syracuſis Salamis non merget Athenas:
Punica nec toto fluitabunt aequore tranſtra:
Actiacoſve ſinus inter ſuſpenſus utrimque
Orbis, et in ponto caeli fortuna natabit.
His ducibus caeco diſcurrunt aequore claſſes,
Et coit ipſa ſibi tellus, totuſque per uſus
Diverſos

Vulg v 46 PARTUS 49 SIPARA——FERIETQUE 50 MERGIT 51 ROSTRA. 52 ActiacoſQUE 54 DUCUNTUR IN.

alium annum; ut Valer Flac iv, 324, ubi Scytha ſic alloquitur Graecum

tu qui faciles hominumque putaſti
Has, Argive, domos, alium *miſer aſpicis* annum

Sed repone,

atque alios MINYAS, *aliumque videre Phaſin*

Minyas, Μινύας Argonautas dictos, et pueri norunt.

V 46 TOLLE ISTOS PARTUS Lege cum Gemblacenſi ORTUS. ceteri *portus*

V 49 NON INVEHET UNDIS SIPARA. Cum libri, quos norat, omnes haberent *ſidera*, felic, ut ait, emendatione Scaliger reponit *Siφar* Sed ſine exemplo erat, *Sipara* vel *Suppara* velorum pro totis claſſibus poni Litem ſuſtulit codex Voſſianus, qui hic habet *per ſidera*, unde facili et certa coniectura Voſſius ad Catullum,

non invehet undis
PERSIDA

Perſida, et compendioſe *Per ſidā* apice tantum differunt Ceterum argute auctor *Perſida invehet*, quaſi totam gentem ut iv, 662, de Hannibale,

et Libyen *Italas infudit in urbes*

et Silius iii, 563

Alpibus impoſuit Libyen, *finemque minatur Imperio*

Ibidem. NEC PELAGUS XERXES FERIETQUE TEGETQUE Libri univerſi FACIETque, quod recte ibidem defendit Voſſius Catullus de coma Berenices,

Cum Medi peperere novum mare; *cumque iuventus*
Per medium claſſi barbara navit Athon.

V 50 VERA SYRACUSIS SALAMIS NON MERGIT ATHENAS Pro *merget* Voſſianus *mergat*; ceteri vetuſti MERGET Recte; ut *invehet, faciet, fluitabunt*, &c. Quod autem loco dicto citat ex ſuo codice Voſſius, *certa Syracuſis*, id non ita eſt. Codex enim habet *utra*, mendoſe pro *vera*. Sic Lucanus iii, 183

Treſque petunt veram *credi* Salamina *carinae*

Seneca Troad 844

Numquid Aiacis Salamina veram.

et Horat Carm i, vii, 29

Ambiguam *tellure nova* Salamina *futuram*

Haec iam nota ſunt *Salamis vera* eſt inſula prope Athenas, Aiacis, altera, urbs in Cypro, Teucri. Sententia haec eſt: Gloria et ſuperbia ob Salaminiam de Perſis victoriam, non merget Athenas Syracuſis; dum ultra vires Siciliam aggrediuntur Silius xiv, 285, de re eadem,

tercentum ante ora triremes
Unum naufragium, merſaſque *impune profundo*
Clade pharetrigeri ſubnixas regis Athenas.

V.

Diverſos rerum ventis arceſſitur orbis.
Sed decima lateris ſurgens de parte ſiniſtri
Maximus orion, magnumque amplexus olympum;
(Quo fulgente ſuper terras caelumque trahente,
Ementita diem nigras nox contrahit alas)
Solertes animos, velocia corpora finget,
Atque agilem officio mentem, curaſque per omnes
Indelaſſato properantia corda vigore.
Inſtar erit populi, totaque habitabit in urbe
Limina pervolitans, unumque per omnia verbum
Mane

Vulg v 57 SUMMA. 58. magnum COMPLEXUS.

V 51 PUNICA NEC TOTO FLUITABUNT AEQUORE ROSTRA Cladem Poenorum navalem notat Quomodo ergo *fluitantia roſtra* Certe *roſtra*, aerata, aqua graviora, non fluitarent mari, ſed ſiderent Poteris ex Lucretio, cum naufragium deſcribit, ita reponere;

Punica nec toto fluitabunt aequore apluſtra:

ſic enim ille ii, 552.

Sed quaſi naufragiis multis magniſque coortis,
Diſiectare ſolet magnum mare tranſtra, guberna,
Antennas, proram, malos, tonſaſque natantes,
Per terrarum omnes oras fluitantia apluſtra
Ut videantur et Cicero in Arateis.
Navibus amiſſis, fluitantia *quaerere* apluſtra.

Sed nota, inter partes navium fluitantes *tranſtra* poni et ſic Virgilius in Tarchontis nave naufraga, Aen x, 306

Solvitur atque viros mediis exponit in undis;
Fragmina remorum quos et fluitantia tranſtra
Impediunt; retrahitque pedes ſimul unda relabens

Repone igitur,

Punica nec toto fluitabunt aequore TRANSTRA

Nam Virgilium paſſim et fere ſolum imitari ſolet Noſter [illegible] illius utrumque ſimul memorat, x, 325 *iamque per undas*

Et tranſtra *et mali laceroque* apluſtria *velo,*
Ac miſeri fluitant *revomentes aequora nautae.*

V 52. ACTIACOSQUE SINUS INTER SUSPENSUS UTRIMQUE ORBIS. Immo *Actiaco*SVE *ſinus.*

V 54 HIS DUCIBUS CAECO DUCUNTUR IN AEQUORE CLASSES. *His ducibus ducuntur?* Hoccine placet? Immo repone,

His ducibus caeco DISCURRUNT *aequore claſſes.*

Virgilius, Aen v, 862.

Currit *iter tutum non ſecius* aequore claſſis.

V 57 SED SUMMA LATERIS SURGENS DE PARTE SINISTRI Pro *ſumma lateris* in Veneto lacuna eſt; ſignum mendi conclamati: in Voſſiano *deus mala terris.* Unde repone,

Sed DECIMA *lateris ſurgens de parte ſiniſtri.*

Sequitur enim poſt iv partes in verſu 39, mox verſu 67 pars xv, et verſu 102 xx, et verſu 118 xxvii, et verſu 128 ultima. Atqui *ſumma* pars id ipſum eſt quod *ultima* Firmicus etiam *decima*, notante Scaligero. Inter iv et xv recte venit *decima.*

V. 58. MAXIMUS ORION, MAGNUM COMPLEXUS OLYMPUM. Vetuſti quattuor recte,

*Maximus orion, magnum*QUE AMPLEXUS *olympum.*

V.

Mane ſalutandi portans communis amicus.
Sed cum ſe terris aries ter quinque peractis
Partibus extollit, primum iuga tollit ab undis
Heniochus, clivoque rotas convellit ab imo,
Qua gelidus boreas aquilonibus inſtat acutis.
Ille dabit proprium ſtudium, caeloque retentans,
Quas prius in terris agitator amaverat, artes:
Stare levi curru, moderantem quattuor ora
Spumigeris frenata lupis, et flectere equorum
Praevalidas vires, ac torto ſtringere gyro:
Aut, cum laxato fregerunt cardine clauſtra,
Exagitare feros, pronumque anteire volantes,
Vixque rotis levibus ſummum contingere campum,

Vincentem

Vulg. v 71. RETENTAS 76. FUGERUNT.

V 71 CAELOQUE RETENTAS. Vetuſti et alii plerique,

Ille dabit proprium ſtudium, caeloque RETENTANS,
Quas prius in terris agitator amaverat, artes

Naſo Triſt v, 2.

At puto ſi demens ſtudium *fatale* retentem.

Mirum mihi eſt, virum magnum *retentas* de ſuo dediſſe; cum in prius editis reperiſſet *retentans Heniochus et in caelo retentans artes.* ut de Argo, v, 13.

quae nunc quoque navigat aſtris

V 76. AUT CUM LAXATO FUGERUNT CARDINE CLAUSTRA. *Fugerunt clauſtra*, Inepte. Repone,

Aut, cum laxato FREGERUNT *cardine clauſtra*

ut Virgilius Aen. vii, 621.

et cardine *verſo*
Belli ferratos rupit *Saturnia* poſtes,

Lucretius i, 71.

confringere *ut arta*
Naturae primus portarum clauſtra *cupiret*

V. 81. OBSTANTEMQUE MORA TOTUM PERLUDERE CAMPUM. *Praecludere* libri omnes: quo ſpreto, tantum virum *perludere* ſubſtituiſſe, quis non miretur? Omnia, quae praecedunt, plane poſtulant *praecludere*. Cum auriga *prima agmina teneret*; artis erat, *currus in obliquum agere*, et obſtantem ſequentibus, ita praecludere circum, ut currus vel ſuis velociores praeterire non poſſent. Silius xvi, 406 de auriga loquens;

Donec confiſus primaevae flore iuventae,
Obliquum *Durius converſis pronus habenis*
Oppoſuit currum, *atque everſum propulit axem*
Atlantis ſenio invalidi

V 84 SPEMQUE SUB EXTREMO DUBIAM SUSPENDERE CASU. Non ſatis commode *caſu*, cum de *arte* agatur. Repone,

Spemque ſub extremo dubiam ſuſpendere CALCE.

Calx eſt *meta*, finis curriculi. Lucretius vi, 91

Tu mihi ſupremae *praeſcripta ad candida* calcis
Currenti ſpatium praemonſtra, callida muſa.

Alii, ut Varro, maſculino genere, *candidum ad calcem*

V.

Vincentem pedibus ventos: vel prima tenentem
Agmina in obliquum currus agitare malignos,
Obſtantemque mora totum praecludere circum:
Vel medium turbae, nunc dextros ire per orbes
Fidentem campo; nunc meta currere acuta,
Spemque ſub extremo dubiam ſuſpendere calce.
Necnon alterno deſultor ſidere dorſo
Quadrupedum, et ſtabiles poterit defigere plantas;
Perque volabit equos, ludens per terga volantum:
Aut ſolo vectatus equo, nunc arma movebit;
Nunc ciet in longo per curſus praelia circo:
Quicquid de tali ſtudio formatur, habebit.
Hinc mihi Salmoneus (qui caelum imitatus in urbe
Pontibus

Vulg v. 81. PERLUDERE 84 CASU. 87 PER QUOS VADIT equos, LUDET. 89 LICET—PRAEMIA. 91. IMITATUR in ORBE.

V 86 ET STABILES POTERIT DEFIGERE PLANTAS PER QUOS VADIT EQUOS, LUDET PER TERGA VOLANTUM. Haec et corrupta ſunt et prave interpuncta. Vetuſti tres, *Per quos labit equos* Repone,

et ſtabiles poterit defigere plantas;
PERQUE VOLABIT *equos*, LUDENS *per terga volantum*

Per quos labit et *perq; volabit*, una tantum litera differunt Voſſianus vero *Per quo labit*; quod ne una quidem.

V 88 AUT SOLO VECTATUS EQUO, NUNC ARMA MOVEBIT, NUNC LICET IN LONGO PER CURSUS PRAEMIA CIRCO, QUICQUID DE TALI STUDIO FORMATUR, HABEBIT. Sic evolvunt orationem; *Nunc* (deſultor) *habebit praemia per curſus, licet in longo circo* Me vero iudice, *nulla praemia habebit*, qui primus tam inſulſam lectionem commentus eſt. Repone,

Aut ſolo vectatus equo, nunc arma movebit;
Nunc CIET *in longo per curſus* PRAELIA *circo*:
Quicquid de tali ſtudio formatur, habebit.

Hoc eſt, *Heniochus* aſtrum ſurgens, *habebit*, dabit, creabit, quicquid ad aurigandi ſtudium pertinet Illa vero, *Nunc arma movebit, nunc ciet praelia*, de ludis Circenſibus accipe; qualis Troiae ludus, Virgil. Aen v, 580

Olli diſcurrere pares, atque agmina terni
Diductis ſolvere choris; rurſuſque vocati
Convertere vias, infeſtaque tela tulere.
Inde alios ineunt curſus alioſque recurſus
Adverſis ſpatiis, alternoſque orbibus orbes
Impediunt, pugnaeque cient ſimulacra ſub armis

Omnia hic fuſe habes, quae apud Noſtrum breviter.

V 91 *Hinc mihi Salmoneus, qui caelum imitatur in orbe*
Pontibus impoſitis, miſſiſque per aera quadrigis
Expreſſiſſe ſonum mundi ſibi viſus, et ipſum
Admoviſſe Iovem terris de fulmine fingit,
Senſit et immenſos ignes, ſuper ipſe ſecutus
Morte Iovem didicit, generatus poſſit haberi.

Haec ſimul exſcribenda erant; ut ex ſerie orationis de emendatione iudicetur. Voſſianus verſu primo *imitatus in urbe*: in ceteris ſcripti conſentiunt. Repone,

Hinc

Pontibus impositis, missisque per aera quadrigis
Expressisse sonum mundi sibi visus, et ipsum
Admovisse Iovem terris; male fulmina fingi
Sensit, et immissos ignes super ipse secutus
Morte Iovem didicit) generatus possit haberi.
Hoc genitum credas de sidere Bellerophonten
Imposuisse viam mundo per signa volantem:
Cui caelum campus fuerat; terraeque fretumque
Sub pedibus: non ulla tulit vestigia cursor.
His erit heniochi surgens tibi forma notanda.
Cumque decem partes aries duplicaverit ortu,
Incipient hoedi tremulum producere mentum,
Hirtaque tum demum terris promittere terga,

Qua

Vulg. v 94 DE FULMINE FINGIT 95 ——CAVENDA IMMENSOS. 100. CAMPUS. 101. HAEC 102 ORTUS

Hinc mihi Salmoneus (qui caelum IMITATATUS IN URBE
Pontibus impositis, missisque per aera quadrigis
Expressisse sonum mundi sibi visus, et ipsum
Admovisse Iovem terris, MALE FULMINA FINGI
Sensit, et IMMISSOS *ignes super ipse secutus,*
Morte Iovem didicit) generatus possit haberi

Immissos ignes, ut et Gronovius observ. III, 15; ubi et totum hunc de Salmoneo locum expendit Sic infra versu 501 de aquila,

Immissosque *refert* ignes, *et fulmina reddit.*

Ovid Fast. II, 495

Hinc tonat · hinc missis *abrumpitur* ignibus *aether* et III, 287

Non alias missi *cecidere frequentius* ignes.

V 100 NON ULLA TULIT VESTIGIA CAMPUS. *Campus* male hic repetitur, cum in praecedente versu fuerit. Vossianus *cursus*, ceteri tres *cursu* Repone,

non ulla tulit vestigia CURSOR

Cursor nulla vestigia campo sive stadio impressit Cicero Tuscul II, 22 *In stadio cursores exclamant quam maxime possunt.*

V 101 HAEC ERIT HENIOCHI SURGENS TIBI FORMA CAVENDA *His erit* codices vetusti Pro *cavenda* Gemblacensis *cavanda*, Lipsiensis *conanda*, Vossianus *covanda* Repone,

HIS *erit Heniochi surgens tibi forma* NOTANDA

V. 102 CUMQUE DECEM PARTES ARIES DUPLICAVERIT ORTUS Immo ORTU.

V. 105 NEC CREDE Vossianus cum recentioribus, NE *crede*; quod melius

V. 106. STRICTOS NE CREDE CATONES AUT BRUTUM ATQUE PAREM TORQUATUM ET HORATIA FACTA. Haec a libris veteribus nimium quantum abscedunt. Illi sic habent,

signi, strictos in coda Catonis,
Abruptamque patri Torquatum et Horatia facta

Vossianus tamen, *strictosque in ceda*, et *abruptumque*. Repone,

ne crede severae
Frontis opus signo, STRICTAS IN COLLA SECURES,

ABREPTUMQUE

Qua dexter boreas ſpirat. ne crede ſeverae
Frontis opus ſigno, ſtrictas in colla ſecures,
Abreptumque patri Torquatum, et Horatia facta.
Maius onus ſigno eſt; hoedis nec tanta petulcis
Conveniunt. levibus gaudent, laſcivaque ſignant
Pectora: et in curſus alacres, agilemque vigorem
Deſudant. vario ducunt in amore iuventam.
In vulnus numquam virtus, ſed ſaepe libido
Impellit; turpiſque emitur vel morte voluptas.
Et minimum cecidiſſe malum eſt, ſed crimine victum.
Necnon et cultus pecorum naſcentibus addunt,
Paſtoremque ſuum generant, cui fiſtula collo
Haereat, et voces alterna per oſcula ducat.

Sed

Vulg v 105. NEC. 106 STRICTOS NEC CREDE CATONES 107 AUT BRUTUM ATQUE PAREM. 110. LUSUS AGILES.

ABREPTUMQUE PATRI *Torquatum et Horatia facta.*
Securis, ſemper libri pro *ſecures*: at non *Catonis* pro *Catones* *Strictas ſecures* proprie; ut *ſtrictos enſes, gladios, mucrones, cultros* Noſter infra verſu 626.

Accenſoſque rogos, et tinctas *caede* ſecures.

Claudianus in Prob. et Olyb. Cons. verſu 232.

ſtrictaſque *procul radiare* ſecures.

et in Rufinum i, 249.

iuvenum rorantia colla
Ante patrum vultus ſtricta *cecidere* ſecuri.

Silius ii, 622.

Hic raptam librans dilectae in colla ſecurim
Coniugis.

Abruptum autem pro *abreptum* Sic iii, 355. libri omnes dederunt, *Menſibus eruptis* pro *ereptis*. *Abreptum patri* ad caedem: ut Terent. And. iv, 47.

Hanc iam oportet in cruciatum *hinc* abripi.

Virgilius Aen. vi, 825.

Quin Decios, Druſoſque procul, ſaevumque ſecuri
Aſpice Torquatum.

Nota hic non *ſeveram frontem*, ſed *ſeverae frontis opus* *Opus* igitur patris Torquati, filius cervice abciſa; opus Horatii, ſoror pectore perfoſſo. At ſi *Catones* legas, non opus frontis habebis, ſed ipſam tantum frontem. *Horatia facta*; ut Propertius iii, 2, de Ennio,

Et cecinit Curios fratres et Horatia pila.

V. 110 ET IN LUSUS AGILES AGILEMQUE VIGOREM DESUDANT *Agiles* et mox *agilem* non ſicci ſolum et ieiuni poetae eſt, ſed inepti et ignavi. Repone,

et in CURSUS ALACRES *agilemque* [*vigorem*.
Deſudant.

Sic infra verſu 442, ſub Delfino,

dabit natura vigorem
Atque alacres curſus, *campoque volantia membra.*

Luſus etiam ſedendo aguntur, nec in eos *deſudare* opus eſt.

V 114. ET MINIMUM CECIDISSE MALUM, SED CRIMINE VICTUM. Verſus irreptitius et inſulſus. Pro *ſed* vetuſti omnes *quia*.

Sed cum bis denas augebit ſeptima partes
Lanigeri, ſurgent hyades: quo tempore natis
Nulla quies placet; in nullo ſunt otia fructu:
Sed populum turbamque petunt, rerumque tumultus.
Seditio clamorque iuvat; Gracchoſque tenentes
Roſtra volunt, montemque ſacrum, raroſque Quirites:
Pacis bella probant; furtimque alimenta miniſtrant.
Immundoſve greges agitant per ſordida rura:
Et fidum Laertiadae genuere syboten.
Hos generant hyades mores ſurgentibus aſtris.
Ultima lanigeri cum pars excluditur orbi,
Quae totum oſtendit terris, atque eruit undis;
Olenie ſervans praegreſſos tollitur hoedos,

E

Vulg v 119 SURGUNT. 124 CURAEQUE. 125 IMMUNDOSQUE

V 119 SURGUNT HYADES Immo SURGENT legendum eſt cum Gemblacenſi et Lipſienſi.

V 124. PACIS BELLA PROBANT, CURAEQUE ALIMENTA MINISTRANT Corrupit ſententiam Scaliger diſtinctione prava, *raros pacis Quirites* Immo *raros* abſolute, quia in montem ſacrum ex urbe ſeceſſerant *Pacis bella*, ut i, 883, *Pacis funera* illic ſeditiones, hic peſtilentia Sed non placet illud *curae* Repone,

Pacis bella probant, FURTIMQUE *alimenta miniſtrant*

Amant ſeditiones, et clam, furtim, eas alunt

V 125 IMMUNDOSQUE GREGES Immo potius IMMUNDOSVE

V. 126 ET FIDUM LAERTIADAE GENUERE SYBOTEN Emendatio haec Scaligeri eſt, tam certa, quam facilis. iactantiam ſuam hic ei condonamus Libri veteres,

Et fidum nerciadu genuere syboeten

Voſſianus adhuc deterius, *uernadu*

V. 131. E GELIDO STELLATA POLO, QUAE DEXTERA PARS EST Libri *Et gelido*, unde Scaliger *E gelido*. Sed verſus ineptus eſt et irreptitius.

V 133. ILLA TONANTI FUNDAMENTA DEDIT. Quis hic ferat *fundamenta*, quaſi de arce, non de puero loqueretur Repone,

illa Tonanti
NUTRIMENTA *dedit*

Sic i, 373.

Nobilis et mundi nutrito *rege capella.*

Unde et *nutrix Iovis* mythologis dicitur Virgilius Aen i, 179

Suſcepitque ignem foliis, atque arida circum
Nutrimenta dedit.

V 136 SUSPENSA TREPIDIS, LEVIBUSQUE OBNOXIA CAUSIS *Trepidis* et *levibus* ſecum pugnant *Trepidae* enim res ſunt *periculoſae* Horat Carm iii, ii, 3

et Parthos feroces
Vexet eques metuendus haſta;
Vitamque ſub divo et trepidis *agat*
In rebus

Vetuſti tres, *ſuſpenſas trepidus;* Voſſianus *ſuſpenſas trepitus* Unde liquido corrigendum,

Suſpenſa IN STREPITUS, *levibuſque obnoxia cauſis*

Id

E gelido stellata polo quae dextera pars est,
Officio magni mater Iovis. illa Tonanti
Nutrimenta dedit, pectusque implevit hiantis
Lacte suo, dedit et dignas ad fulmina vires.
Hinc timidae mentes, tremebundaque corda creantur,
Suspensa in strepitus, levibusque obnoxia causis.
His tamen ingenita est visendi ignota cupido,
Ut nova per montes quaerunt arbusta capellae,
Semper et ulterius pascentes tendere gaudent.
Taurus, in aversos praeceps cum tollitur artus,
Sexta parte sui certantes luce sorores
Pleiadas ducit: quibus aspirantibus, almam
In lucem eduntur Bacchi Venerisque sequaces:

Perque

Vulg v 133 FUNDAMENTA 136. TREPIDIS 137 ETIAM INGENITUR 138 montesQUE RUUNT 140 UT——ORTUS 141 LUCIS AD ORAS.

Id timido peculiare est, strepitu terreri: unde Virgilius Georg III, 79

Nec vanos horret strepitus.

Claudianus in IV Honorii, versu 280.

qui talia curat, inanes
Horrebit strepitus, *nulla non anxius hora*

V 137. HIS ETIAM INGENITUR. *Ingenitur* a Scaligero est, nimis antiquum et cassum Gemblacensis *ingenium*, Lipsiensis *ingeniem*, Vossianus *ingenies*, Venetus *His tamen ingentem* Repone,

His TAMEN INGENITA EST *visendi ignota cupido.*

Recte *tamen*, non *etiam*. *Quamquam* timidi et meticulosi sunt, *tamen* (quod mirum) visere cupiunt regiones ignotas.

V. 138. UT NOVA PER, MONTESQUE, RUUNT ARBUSTA CAPELLAE. Abeat hinc odiosa et absurda collocatio, quam sic evolvunt, *Ut capellae ruunt per nova arbusta montesque*. Recte coniecerat Scaliger,

Ut nova per montes QUAERUNT *arbusta capellae.*

Sed nihil, inquit, *mutandum* Quae haec inconstantia? Quam timidus hic et superstitiosus, qui alias quid inausum relinquit?

V 140 TAURUS IN AVERSOS PRAECEPS UT TOLLITUR ORTUS Libri ceteri, *praecepsque attollitur*, Vossianus *praeceps compellitur*. Quid vero est *aversos ortus*? Repone,

Taurus in aversos praeceps CUM *tollitur* ARTUS

Aversos artus, clunes scilicet; ut II, 199.

aspice taurum
Clunibus, *et geminos pedibus*, *testudine cancrum*
Surgere. Vide ad II, 153.

V. 141 SEXTA PARTE SUI CERTANTES LUCIS AD ORAS PLEIADES DUCIT Quid est *certantes ad oras lucis?* Venetus *lucis odoras*, Gemblacensis et Lipsiensis *lucis odores*. Repone cum Vossiano,

Sexta parte sui certantes LUCE SORORES
Pleiadas ducit.

Pleiadas sorores, certantes luce et forma. Sic I, 304.

Septem illam stellae certantes lumine *signant.*

Perque dapes, menſamque ſuper petulantia corda;
Et ſale mordaci dulces quaerentia riſus.
Illis cura ſui cultus, frontiſque decorae
Semper erit: tortos in fluctum ponere crines,
Aut vinclis revocare comas, et vertice denſo
Fingere, et appoſitis caput emutare capillis,
Pumicibuſque cavis horrentia membra polire,
Atque odiſſe virum, ſterileſque optare lacertos.
Femineae veſtes; nec in uſum tegmina plantis,
Sed ſpeciem; fractique placent ad mollia greſſus.
Naturae pudet, atque habitat ſub pectore caeca
Ambitio, et morbum virtutis nomine iactant.
Semper amare parum eſt: cupient et amare videri.
Iam vero geminis fraterna ferentibus aſtra
In caelum, ſummoque natantibus aequore ponti,

Septima

Vulg v 144. MENSAQUE 152 INSUNT. 153 SPECIES FICTIQUE. 154 CAECO.

V 144. MENSAQUE SUPER. Libri omnes *menſaſque ſuper* ſi ſingularis numerus placeat MENSAM repone, non *menſa*.

V 152 FEMINEAE VESTES. NEC INSUNT TEGMINA PLANTIS, SED SPECIES, FICTIQUE PLACENT AD MOLLIA GRESSUS Locus mendoſus Scaliger coniiciebat, *necnon ſunt*; Huetius *nec deſunt* Utraque coniectura eodem recidit, utraque a ſententia aberrat. Quid enim? an vitio vertendum, *tegmina plantis eſſe?* an tum nudis pedibus erant viri; ſoli cinaedi calceis utebantur? Repone, et diſtingue,

Femineae veſtes, *nec* IN USUM *tegmina plantis*,
Sed SPECIEM; FRACTIQUE *placent in mollia greſſus*

Pro *ſpecies*, vetuſti quattuor *ſpecie* *Tegmina ſunt plantis non in uſum*, *ſed ſpeciem*. Ita II, 822

Effectu minor in ſpeciem, *ſed maior* in uſum.

Porro *ſi acti* lege, non *ficti* Petronius.

Scorta placent, fractique *enervi corpore* greſſus.

D Hieronymus *Qui* gradum *mollius incedendo* frangunt Vide Heinſium ad Claud in Eutrop I, 262; et nos ad Horat Carm III, VI, 22

V. 154 HABITAT SUB PECTORE CAECO AMBITIO. Immo CAECA.

V 160 VIX ALAS NATURA NEGAT VOLUCRESQUE MEATUS Libri omnes *volucriſque* Repone,

Vix alas natura negat VOLUCRUMQUE *meatus*.

Meatus proprie ſunt ſiderum, piſcium, avium Plin Hiſt XI, 140. *Piſcium* meatus *gubernaculi modo regunt caudae* Idem, X, 54 *Aves ſolae vario* meatu *feruntur*.

V 163 ILLE CITO MONITU RIGIDOS Vetuſti tres *cito moritur*, Voſſianus *cito motu* ut et Scaliger coniecerat Recte. Virgilius de Darete et Entello, Aen. V, 430.

Ille

Septima pars leporem tollit: quo ſidere natis
Vix alas natura negat volucrumque meatus;
Tantus erit per membra vigor referentia ventos.
Ille prius victor ſtadio, quam miſſus, abibit:
Ille cito motu rigidos eludere caeſtus;
Nunc exire levis miſſas, nunc mittere palmas:
Ille pilam celeri fugientem reddere planta,
Et pedibus penſare manus, et ludere folle,
Mobilibuſque citos ictus glomerare lacertis:
Ille potens turba perfundere membra pilarum,
Per totumque vagas corpus diſponere palmas,
Ut teneat tantos orbes, ſibique ipſe reludat,
Et velut edoctos iubeat volitare per ipſum.
Invigilant curis: ſomnos induſtria vincit:
Otia per varios exercent dulcia luſus.

Nunc

Vulg. v 160 VOLUCRESQUE 163 MONITU. 166. SALTU. 168. TURBAM. 172. INVIGILAT SOMNIS CURAS 173 EXERCET.

Ille pedum melior motu, *fretuſque iuventa;*
Hic membris et mole valens.

Statius Theb. VI, 791 in re ſimili,

motu *Spartanus acuto*
Mille cavet lapſas circum cava tempora mortes.

V. 166. ET LUDERE SALTU, MOBILIBUSQUE CITOS ICTUS GLOMERARE LACERTIS In priore editione Scaliger verſum 167 ſubiunxerat verſui 164 · idem poſtea praecepit Huetius. In ſecunda Scaliger tacuit. Recte *Cito* enim *motu*, et uno tantum verſu interveniente *citos ictus*, non ſatis venuſte. Moverat viros egregios illud *ſaltu*; quod ad alium prorſus luſum pertinet. Sed veteres libri *ludere ſulto*, non *ſaltu*. Voſſianus vero *ſulco*. Repone,

et ludere FOLLE,
Mobilibuſque citos ictus glomerare lacertis.

Follis ſaepe Martiali memoratus, ut XIV, 45.

Ite procul, iuvenes, mitis mihi convenit aetas.
Folle *decet pueros* ludere, *folle ſenes.*

V. 168. ILLE POTENS TURBAM PERFUNDERE MEMBRA PILARUM Quid eſt *turbam perfundere membra?* Sic ſcilicet reſolvunt, *Fundere turbam per membra* Puderet auctorem talis auxilii. Repone ex vetuſtis omnibus,

Ille potens TURBA *perfundere membra pilarum*
Perfundere membra turba pilarum.

V. 172. INVIGILAT SOMNIS: CURAS INDUSTRIA VINCIT. *Invigilat ſomnis*, inquit Huetius, *quia lepores apertis oculis dormire ſolent*. Ergone *invigilat ſomnis* idem erit quod *vigilat in ſomnis?* Quis hoc ferat? Quid porro eſt *induſtria vincit curas?* Auget certe, non vincit. Repone, mutato verborum ordine;

INVIGILANT CURIS: SOMNOS *induſtria vincit:*
Otia per varios EXERCENT *dulcia luſus.*

Invigilant, exercent, nati ſcilicet hoc ſidere, verſu 159 *Invigilant curis*, ut Silius x, 330.

Sed

Nunc cancro vicina canam, cui parte finiſtra
Confurgunt iugulae: quibus aſpirantibus orti
Te, Meleagre, colunt flammis abſentibus uſtum,
Reddentemque tuae poſt mortem mutua matri;
Cuius et ante necem paulatim vita ſepulta eſt:
Atque Atlanteos conatum ferre labores:

Et

Vulg v 176 HABITANTIBUS 177 PER——MUNERA 179 ATLANTEOS.

Sed mens invigilat curis, *noctesque quietem Ferre nequit Stimulat dona inter tanta deorum*
* *Hortatur nondum portas intraſſe Quirini* ubi obiter in doctiſſimi Drakenborchii gratiam locum conclamatum ſic emendo,
ſtimulat dona inter tanta deorum
Corda pudor, *nondum portas intraſſe Quirini* *Vincit* autem *ſomnos*, hoc eſt, pellit, ut Ovid Metam 1, 685
Ille tamen pugnat molles evincere ſomnos
Et ea ratio eſt, cur otia ſua non ſomno et ignavia tranſigunt, ſed per dulces luſus exercent Quia lepus patentibus oculis dormire creditur, ideo vigilantes, induſtrios, et in otio etiam exercitos creat

V 176 TE, MELEAGRE, COLUNT FLAMMIS HABITANTIBUS USTUM Quomodo *habitantibus flammis?* an ut 1, 132
flammaeque *micantes*
Quae mundi fecere oculos, habitantque *per omne*
Corpus, et in caelo vibrantia fulmina fingunt
hoc ſenſu Meleager flammas ſibi ingenitas, inſtar Caci, haberet nec ab iis *uſtus*, ſed tutus eſſet? Probat tamen Huetius *habitantibus*, Reineſius ſubſtituit *latitantibus* Uterque fruſtra Codex Voſſianus, *flammis habentibus* Unde certa fit Gronovii coniectura Obſerv II, II
Te, Meleagre, colunt flammis ABSENTIBUS *uſtum*
quam ille ex Ovidii Metam VIII, 515, deducit,
Inſcius atque abſens *flamma Meleagros in illa*
Uritur
Clarius petiiſſe potuit ex eiuſdem Ibide, verſu 603
Natus ut Althaeae flammis abſentibus *arſit*
aut Faſt v, 305
Reſpice Theſtiaden · flammis abſentibus *arſit* Remed verſu 721
Theſtias abſentem *ſuccendit ſtipite natum*
vel ex Propertii III, XXI, 31
Nec cuiquam abſentes *arſerunt in caput* ignes,
Exitium nato matre movente ſuo.

V 177 REDDENTEMQUE TUAE PER MORTEM MUNERA MATRI *Reddentem munera*, hoc eſt, aiunt, *vitam, animam*. ſcilicet ex illis Ovidii Met VIII, 502, ubi mater deliberans ſic ſecum loquitur,
vixiſti munere *noſtro*
Nunc merito moriere tuo cape praemia facti:
Biſque datam, primum partu, mox ſtipite rapto,
Redde animam.
Quaerannis aliud melius Ingenioſe Reineſius *mutua* pro *munera* tu adde *poſt* pro *per*, et repone,
Reddentemque tuae POST *mortem* MUTUA *matri*
Reddentem mutua, reddentem vices, tuae matri poſt tuam mortem Quippe illa, ſera poenitentia, vel ut quidam narrant, macrore contabuit, vel ut alii et Naſo ibidem, gladio ſe tranſegit; Met. VIII, 530
Nam de matre manus, diri ſibi conſcia facti,
Exegit poenas, acto per viſcera ferro.

V 178 CUIUS ET ANTE NECEM PAULATIM VITA SEPULTA EST. Etiam hunc verſum miris modis ſollicitant Gronovius de matre accipit, et ſic interpolat,

Cuius

Et Calydonea bellantem rupe puellam,
Vincentemque viros; et, quam potuisse videre
Virgine maius erat, stringentem vulnere primo:
Quaque erat Actaeon silvis imitandus, et ante
Quam canibus nova praeda fuit. ducuntur et ipsi
Retibus, et claudunt vastos formidine montes,

Mendacesque

Vulg. v 181. VIDERI 182 STERNENTEM 183 QUAMQUE. 185. CAMPOS——MORTIS

Cuius et ante necem cum gnato *vita sepulta est*

Reinesius iudem de matre, et substituit,

Illius *ante necem paulatim vita* secuta *est*

Nos de Meleagro ipso interpretamur, nec ex verbis quicquam movemus Vita paulatim extincta est, etiam ante mortem cum ceteri heroes semel simulque morerentur Ovidius ibidem de fatali torre, et Meleagro, Met. viii, 524

simul est extinctus uterque,
Inque leves abiit paulatim *spiritus auras*

Vita sepulta est, ut Lucretius iii, 1060

Tu vero dubitabis et indignabere obire,
Mortua cui vita est *prope iam vivo atque denti*

V 179 ATQUE ATALANTEOS CONATUM FERRE LABORES Versiculum hunc, qui in omnibus membranis hunc locum fortitus est, removit Scaliger supra versum 177 idque iure, si *Atalanteos* hic admittatur. nusquam enim alias collocari potest Sed videamus, quo tibicine fulciatur ea lectio Quinam, quaeso, sunt isti *Atalantei labores?* Venatus, et nihil aliud Anne hi tanti sunt, ut eos *conatus ferre* dicatur heroum post Herculem princeps? Gemblacensis *Athlanteos*, Lipsiensis *Adlanteos*. Repone,

Atque ATLANTEOS *conatum ferre labores*

De Hercule accipe, qui Atlante fesso caelum humeris sustinuit, dum ille paulum respiraret Nam et Hercules venator; nec monstra solum, sed feras in mensam domuit Claudianus iv Honorii, versu 530

Scis quo more Cydon, qua dirigat arte sagittas
Armenius, refugo quae sit fiducia Partho.
Sic Amphioniae pulcher sudore palestrae
Alcides pharetras Dircaeaque tela solebat
Praetentare feris, *olim domitura gigantas,*
Et pacem latura polo semperque cruentus
Ibat, et Alcmenae praedam referebat *ovanti*

V. 181 ET QUAM POTUISSE VIDERI VIRGINE MAIUS ERAT, STERNENTEM VULNERE PRIMO Haec mendosa sunt, in quibus haesit aqua viro magno Vossianus *videre*; quod et vidit Gronovii perspicacia. Repone,

et, quam potuisse VIDERE
Virgine maius erat, STRINGENTEM *vulnere primo*

Quam feram, belluam (vel si mavis *quem* aprum, vel *quod* monstrum) etiam videre et contueri, supra virginis animos erat Sic infra, versu 611, de ceto bellui;

Tunc quoque terribilis, nec virginis ore videnda.

Ceterum ex historia *stringentem* lege non *sternentem* Ovidius Met viii, 380

celerem Tegeaea sagittam
Imposuit nervo, sinuatoque expulit arcu.
Fixa sub aure feri summum destringit *arundo*
Corpus, et exiguo rubefecit sanguine setas.

V. 183 QUAMQUE ERAT ACTAEON Gronovius *Quaque erit*; et distinctiones mutat. Repone,

QUAQUE *erat Actaeon silvis imitandus.*

Sententia totius loci est, Colunt Meleagrum, Herculem, Atalantam; quin et Actaeonem, quatenus erat imitandus; antequam scilicet in cervum transformatus suis ipse canibus praeda fuit

V 185. ET CLAUDUNT CAMPOS FORMIDINE MORTIS Merito illud *mortis* displicuit

Mendaceſque parant foveas, laqueoſque tenaces,
Currenteſque feras pedicarum compede nectunt,
Aut canibus ferrove necant, praedaſque reportant.
Sunt quibus in pontum ſtudium eſt, cepiſſe natantum
Diverſas facies, et caeco merſa profundo
Sternere littoreis monſtrorum corpora arenis,
Horrendaſque fretis in bella laceſſere phocas,
Et colare vagos inductis retibus amnes,
Ac per nulla ſequi dubias veſtigia praedas.
Luxuriae quia terra parum, faſtidiet orbem
Venter, et ipſe gulam Nereus ex aequore paſcet.
At Procyon oriens, cum iam viceſima cancri
Septimaque ex undis pars ſeſe emergit in aſtra,
Venatus non ille quidem, verum arma creatis
Venandi tribuit: catulos nutrire ſagaces,
Et genus a proavis, mores numerare per urbes;
Retiaque,

Vulg v 189 PONTO——FERARUM. 192. HORRENDUM——PONTUM. 194 DUBITANT. 201. ARTES.

plicuit Huetio, qui *pennae* vel ſimile quid malebat Sed Venetus habet *mentes*, Lipſienſis et Voſſianus *montes* Repone,

et claudunt vaſtos *formidine* MONTES.

Formidine, *metu*, *terrore* abſolute pro linea et rubra penna.

V. 189. SUNT QUIBUS IN PONTO STUDIUM EST Immo repone,

Sunt quibus in PONTUM *ſtudium eſt*.

ut IV, 252.

Addis et in veſtes ſtudium *mercemque fugacem*.

et IV, 274.

His erit in pontum ſtudium.

Ibidem CEPISSE FERARUM DIVERSAS FACIES Quis credat, aut ſaltem quis ferat, *ferarum* de piſcibus dici? Repone,

cepiſſe NATANTUM
Diverſas facies

Virgilius Georg III, 541.

Iam maris immenſi prolem et genus omne natantum
Litore in extremo, ceu naufraga corpora, pontus
Proluit.

V. 192. HORRENDUMQUE FRETIS IN BELLA LACESSERE PONTUM. *Pontum*, mundum, caelum, ſidera ubique ingerunt hi librarii Quid vero eſt *pontum horrendum fretis*? Quale illud, *ſtudium eſt in pontum, laceſſere pontum*? Mirificae elegantiae. Repono,

HORRENDASQUE *fretis in bella laceſſere* PHOCAS.

Phocas ipſis fretis horrendas. Virgilius de Proteo, Georg IV, 394.

Quippe ita Neptuno viſum eſt, immania cuius
Armenta et turpes paſcit ſub gurgite phocas.

Noſter infra, verſu 661.

Et

Retiaque, et valida venabula cuſpide fixa,
Lentaque contextis formare haſtilia nodis;
Et quodcumque ſolet venandi poſcere cura
In proprios fabricare dabit venalia quaeſtus.
Cum vero in vaſtos ſurget Nemeaeus hiatus;
Exoriturque canis, latratque canicula flammas,
Et rabit igne ſuo, geminatque incendia solis:
Qua ſubdente facem terris, radioſque movente,
Dimicat in cineres orbis, fatumque ſupremum
Sortitur, languetque ſuis Neptunus in undis,
Et viridis nemori ſanguis decedit, et herbis.
Cuncta peregrinos orbes animalia quaerunt:
Atque eget alterius mundus. natura ſuiſmet
Aegrotat morbis, nimios obſeſſa per aeſtus,
Inque rogo vivit. tantus per ſidera fervor
Funditur, aque uno ſe accendunt lumine cuncta.

Haec

Vulg. v 206. SURGIT. 207. FLAMMANS. 217. ATQUE UNO CEU SINT IN

Et velut in laxo ſecuras aequore phocas
Carceribus claudunt raris.

V. 194. AC PER NULLA SEQUI DUBITANT VESTIGIA PRAEDAS. *Ac dubitant ſequi?* Ergo non ſequuntur, quod falſum. Acute igitur Gronovius, *nec dubitant*. Sed aliter ipſe auctor. Repone,

Ac per nulla ſequi DUBIAS *veſtigia praedas.*

Dubia praeda, cui opponitur *certa, facilis, parata*, &c. Moſchus Idyll. v, 10.

κὴ ἰχθῦς αἱ πλάνος ἄγρα.

V. 201. MORES NUMERARE PER ARTES. *Artes* et *mores* idem ſignificant. Vetuſti quattuor,

Et genus a proavis, mores numerare per URBES.

Quod recte aſſerit atque explicat Gronovius Obſerv. ii, 11. *Per urbes*, per patrias; ſitne Lacon, Moloſſus, Umber, &c.

V. 203. LENTAQUE CONTEXTIS FORMARE HASTILIA NODIS? Pro *contextis*, quod libri omnes habent, Huetius *confectis*: Ianus quoque Ulitius ad Gratium vel *confectis* vel *correctis*. Silius xiv, 320.

Trabs fabre teres atque eraſis *undique* nodis,
Navali ſimilis malo.

V. 206. CUM VERO IN VASTOS SURGIT NEMEAEUS HIATUS. Immo SURGET, ut vetuſti omnes.

V. 207. EXORITURQUE CANIS LATRATQUE CANICULA FLAMMANS. Lege FLAMMAS. Illud *que canis* etiam mendoſe fertur. Solam hic caniculam memorat, ut patet ex verſu 218.

Haec ubi ſe ponto. Sic i, 405.
Subſequitur rapido contenta canicula curſu.

Canis et *canicula* idem ſunt

V. 217 TANTUS PER SIDERA FERVOR FUNDITUR, ATQUE UNO CEU SINT IN

LUMINE

Haec ubi ſe ponto per pronas extulit oras,
Naſcentem ſi quem pelagi perſtrinxerit unda,
Effrenos animos, violentaque pectora finget,
Irarumque dabit fluctus, odiumque, metumque
Totius vulgi. praecurrunt verba loquentes:
Ante os eſt animus: nec magnis concita cauſis
Corda micant, et lingua rabit, latratque loquendo
Morſibus et crebris dentes in voce relinquit.
Ardeſcit vino vitium, vireſque miniſtrat
Bacchus, et in flammam ſaevas exſuſcitat iras.
Nec ſilvas rupeſve timent, ungueſve leonis,
Aut ſpumantis apri dentes, aut cornua tauri:
Effunduntque ſuas conceſſo in robore flammas.

Vulg V. 220 FINGIT. 222 LOQUENTIS. 226. VITIO. 227. FLAMMA 228 TIMET VASTOSQUE LEONES. 229 ATQUE ARMA FERARUM 230. EFFUND

LUMINE CUNCTA *Atque ceu ſint* inepte et putide Libri veteres,

atque uno ceu ſunt in flumine cuncta

Repono,

AQUE *uno* SE ACCENDUNT *lumine cuncta*.

Omnia ſidera ab unius caniculae aeſtu accenduntur Ennius,

Quaſi lumen de ſuo lumine accendat *facit*

V 219 NASCENTEM SI QUEM PELAGI PERSTRINXERIT UNDA. Gemblacenſis *reſtinxerit*, ceteri *reſtrinxerit*. Voſſianus pro *ſi quem*, habet *quam nec* An legendum,

Toſta ſiti, quam nec *pelagi* reſtinxerit *unda*

Ovid Faſt IV, 940.

Eſt canis (Icarium dicunt) quo ſidere moto
Toſta ſitit *tellus, praecipiturque ſeges.*

Tibullus i, IV, 36.

Et canis arenti torreat *arva* ſiti.

V. 220 VIOLENTAQUE PECTORA FINGIT Gemblacenſis FINGET, ut mox *dabit*

V. 222 PRAECURRUNT VERBA · LOQUENTIS ANTE OS EST ANIMUS. Lege et diſtingue,

praecurrunt verba LOQUENTES.
Ante os eſt animus.

Loquentes (caſu recto) praecurrunt animus eſt ante os Adeo properan[t] culate diſtincteque loqui nequeant.

V 226 ARDESCIT VITIO VIT[...] mo *ardeſcit* VINO *vitium*. quod ſeq[...] tendunt, *vireſque miniſtrat Bacch*[...] Heroid XVI, 229.

Saepe mero *volui flammam comp*[...]
illa
Crevit. et ebrietas ignis in ig[...]

et Metam XII, 220.

Nam tibi, ſaevorum ſaeviſſime cen[...]
Euryte, quam vino *pectus, tam vi*[...]
Ardet; *et ebrietas geminata libid*[...]

Contra, Horatius Carm. III, XXI, 11.

Narratur et priſci Catonis,
Saepe mero incaluiſſe virtus.

V 227. ET IN FLAMMA SAEVA[...] CITAT IRAS. Lege cum Voſſiano, *i*[...] MAM Sic Virgilius, *ſuſcitat in praelia*.

V. 228. NEC SILVAS RUPESC[...] MET VASTOSQUE LEONES. Lib[...] *timent*; ſub canicula nati ſcilicet.

Nec tales mirere artes ſub ſidere tali:
Cernis, ut ipſum etiam ſidus venetur in aſtris?
Praegreſſum quaerit leporem comprendere curſu.
Ultima pars magni cum tollitur orbe leonis,
Crater auratis ſurgit caelatus ab aſtris.
Inde trahit quicumque genus moreſque, ſequetur
Irriguos rivis campos, amneſque, lacuſque:
Et te, Bacche, tuas nubentem iunget ad ulmos,
Diſponetve iugis, imitatus fronde choreas;
Robore vel proprio fidentem in brachia ducet,
Teque tibi credet: Semeleve a matre reſectum
Adiunget palis, ſegetemque interſeret uvis:
Quaeque alia innumeri cultus eſt forma per orbem,

Pro

Vulg. v. 237 RURIS. 239 DISPONETQUE—IMITATAS 241 SEMPER QUIN 242. CALAMIS

erit, *Bacchus non timet* Lege igitur,
*Nec ſilvas rupeſ*VE TIMENT.

Ibidem. VASTOSQUE LEONES AUT SPUMANTIS APRI DENTES ATQUE ARMA FERARUM Poſt leones et apri dentes, quam putidum eſt addere, *arma ferarum*. Non leo et aper *ferae* ſunt? Non dentes ſunt *arma?* Si auctori magis quam librariis faves, crede illum ſic dediſſe;
Nec ſilvas rupeſve timent, UNGUESVE LEONIS, [TAURI.
Aut ſpumantis apri dentes, AUT CORNUA
Non magis haec a literarum ductibus abſcedunt, quam infinita hic alia.

V. 230. EFFUNDITQUE. Etiam hic vetuſti omnes EFFUNDUNTQUE, ut ſupra *timent* Et Voſſianus *conceſſo in corpore*.

V 233. PRAEGRESSUM Poſt hunc fortaſſe inſerendus eſt, qui libro primo verſu 442, alienum locum occuparat, [nenti.
Intentans morſum ſimilis iam iamque te-
Sic enim Avienus ex Arato de lepore;
Urgetur curſu rutili canis: ille per aethram
Effugit inſtantem · premit autem Sirius ore.

V. 237. IRRIGUOS RURIS CAMPOS. Immo,
Irriguos RIVIS *campos, amneſque, lacuſque.*
Horatius Carm 1, vii, 13.
Tiburni lucus, et uda
Mobilibus pomaria rivis.

V. 239. DISPONETQUE IUGIS IMITATAS FRONDE CHOREAS. Gemblacenſis et Voſſianus *imitatus*; hic etiam *diſponetve* Repone,
*Diſponet*VE *iugis*, IMITATUS *fronde choreas.*
Diſponet Bacchum, vitem, iugis; non diſponet choreas.

V 241 TEQUE TIBI CREDET SEMPER: QUIN MATRE RESECTUM Pro *quin* libri omnes *qui*. Illud vero *ſemper* putide et ignave, quin et falſo dicitur. Repono,
Teque tibi credet: SEMELEVE A *matre reſectum* *Adiunget* PALIS,
Reſectum a matre Semele, ut olim e Semeles utero. Ovid. Metam. iii, 310.
Imperfectus adhuc infans genetricis ab alvo
Eripitur. *Palis*, ut Tibullus i, viii, 33.
Hic docuit teneram palis adiungere *vitem*.

Mm 2 V

Pro regione colet. nec parce vina recepta
Hauriet e cratere, et fructibus ipſe fruetur,
Gaudebitque mero, mergetque in pocula mentem.
Nec ſolum terrae ſpem credet in annua vota:
Annonae quoque vectigal, merceſque ſequetur,
Praecipue quas humor alit; nec deſerit unda.
Tales effinget crater humoris amator.
  Iam ſubit Erigone: quae cum tibi quinque feretur
Partibus ereptis ponto, tollentur ab undis
Clara Ariadneae quondam monumenta coronae,
Et molles tribuent artes. hinc dona puellae

Namque

Vulg. v 245 EMISCENS. 251. TER.

V. 245 NEC PARCE VINA RECEPTA HAURIET EMISCENS. Libri omnes mendoſe, *Hauriet e miſeris*. Unde olim Turnebus coniectavit, *Hauriet e myſtris*. Quippe μύςρον, Latinis inauditum, Graecis eſt cochleare Ergo cochlearibus bibebant vinum? indigna tanto viro ſententia. Qua repudiata, Scaliger ſuam protulit, *Hauriet emiſcens*. Sed neque uſquam lectum eſt *emiſcere*; neque *emiſcet* vinum, qui *mero gaudet*, hoc eſt, non mixto. Repono,

nec parce vina recepta
Hauriet E CRATERE, *et fructibus ipſe fruetur.*

Ex *cratere* dederunt *miſeris*, et primo *miſere*, librarii omnium ignariſſimi Sic verſu 235 pro *crater auratis* dederant *ceteraque auratis*; et verſu 250, pro *crater humoris*, *craterum mortis* vel *moris*. Recte vero *Hauriet e cratere*, cum ſub cratere natus ſit. Ex crateribus vinum bibebant Virgilius paſſim Aen. iii, 525.

Tum pater Anchiſes magnum cratera *corona*
Induit, implevitque mero.

et Aen ix, 165.

Indulgent vino, et vertunt crateras *ahenos.*

Ovid Met viii, 679

Interea quoties hauſtum cratera *repleri*
Sponte ſua, per ſeque vident ſuccreſcere vina.

Nec te moveat *crátere* cum ictu in prima ſyllaba; ſic enim et Virgilius, Aen. v, 536.

Cratera impreſſum ſignis.

V. 251. QUAE CUM TER QUINQUE FERETUR PARTIBUS. Quomodo hic *ter quinque*, cum mox verſu 270 *decimam* partem ſignet, et ſemper recto partium ordine procedat? Repone,

quae cum TIBI *quinque feretur.*

Firmicus viii, 11. hic *quintam* partem agnoſcit, ut illic *decimam*. Senſit hoc et Scaliger; qui coniiciebat, *quae quando quinque*: ſatis invenuſte ob literam *q* toties verba inchoantem.

V. 258. ET TYRIAS IMITATA PAPAVERA LUCES. *Tyrias luces* ineptum et κακόζηλον. Repone,

et TYRIOS *imitata papavera* FUCOS.

Sic paſſim poetae: ſed alias ſaepe librarii dederunt *ſuccos*, hic *luces*. Ovid. Metam. vi, 222.

Tyrioque *rubentia* fuco
Terga premunt

Claud. in Rufin i, 208

rapiunt Tyrios *ibi vellera* fucos;

ubi vide accuratiſſimum Nic Heinſium. Iterum Met. ix, 340

Tyrios imitata colores.
In ſpem baccarum florebat aquatica lotos.

V.

Namque nitent; illinc oriens est ipsa puella.
Ille colet nitidis gemmantem floribus hortum,
Pallentes violas, et purpureos hyacinthos,
Liliaque, et Tyrios imitata papavera fucos,
Vernantisque rosae rubicundo sanguine florem.
Caeruleumque oleis. viridemve in palmite collem
Conseret, et veris depinget prata figuris:
Aut varios nectet flores, sertisque locabit;
Effingetque suum sidus: quin mutua pressos
Incoquet, eque Arabum silvis miscebit odores;
Et Medos unguenta dabit referentia flatus,

Ut

Vulg. v. 258 TYRIAS——LUCES 260. Caeruleum FOLIIS VIRIDI QUIN GRAMINE. 263. SIMILES IN. 264. ATQUE——MULCEBIT. 265. MEDICOS

V. 260. CAERULEUM FOLIIS VIRIDI QUIN GRAMINE COLLEM CONSERET. *Quin* a Scaligero est, vetusti omnes *viridemve in gramine:* Vossianus etiam *Caeruleumque foliis* Repone,

*Caeruleum*QUE OLEIS VIRIDEMVE IN PALMITE *collem*
Conseret

Ut vitis viridis, ita olea caerulea et glauca. Ovidius Art. Am ii, 518.

Caerula *quot baccas Pallados arbor habet.*

Lucret. v, 1371

Prata, lacus, rivos, segetes vinetaque *laeta*
Collibus et campis ut haberent: atque olearum
Caerula *distinguens inter plaga currere posset*
Per tumulos et convalles camposque profusa.

Palmite collem, ut Statius Silv. iv, ii, 36

sic vitifero sub palmite *nudos*
Umbravit colles *et sobria rura Lyaeus.*

V. 263 EFFINGETQUE SUUM SIMILES IN MUTUA PRESSOS INCOQUET. Variant hic codices vetusti Gemblacensis ut editum. Venetus et Lipsiensis,

Effingetque suos similesque in mutua pressos.

Vossianus,

Effingetque suum sidus similesque in mutua pressos

Unde certa nascitur emendatio. Repono enim,

Aut varios nectet flores, sertisque locabit,
Effingetque suum SIDUS: QUIN *mutua pressos* *Incoquet*

Effinget ex floribus coronam, sub quo sidere natus est: erit Σ]εφανοπλόκος. Apparet, *sidus* in *similes* mutatum esse; et in Vossiano utramque lectionem retentam. *Quin mutua pressos,* flores scilicet. *Mutua* autem pro *mutuo*, ut Virgilius Aen ix, 124

cunctatur et amnis Rauca *sonans;*

hoc est, rauce. et vetus proverbium *mutua muli.* Ceterum, si magnorum virorum erratis indulgebis, vide Gronovium Observ. i, 11. et Salmasium Epist. cxi.

V. 264 ATQUE ARABUM SILVIS MULCEBIT ODORES Reinesius sic refingit,

EQUE *Arabum silvis* MISCEBIT *odores*

Seneca Herc Fur 910.

Arabesque odoris quicquid arboribus legunt.

V. 265. ET MEDICOS UNGUENTA DABIT REFERENTIA FLATUS Quinam sunt illi *medici flatus?* In materia medica sunt omne genus odorum: ergo nulli certi flatus dici possunt medici. Quod si ulli essent, vix credo unguentorum compositionem ingrediebantur, quae non medicinae, sed voluptatis gratia veniebant Vetusti quattuor, non *medicos* sed *Medios.* Repone,

Et

Ut ſit adulterio ſuccorum gratia maior :
Munditiae cultuſque placent, arteſque decorae,
Et lenocinium vitae, praeſenſque voluptas.
Virginis hoc anni poſcunt, floreſque coronae.
At cum, per decimam conſurgens horrida partem,
Spica feret prae ſe vallantes corpus ariſtas,
Arvorum ingenerat ſtudium ruriſque colendi;
Seminaque in foenus ſulcatis credere terris;
Uſuramque ſequi maiorem ſorte, receptis
Frugibus innumeris; atque horrea quaerere meſſi:
(Quod ſolum decuit mortales noſſe metallum:
Nulla fames, non ulla forent ieiunia terris.)

Dives

Vulg v 267 ADSUNT 271. SQUALLENTIS——ARISTAE.

Et MEDOS *unguenta dabunt referentia flatus.*
Medicum malum intelligit, odoris gratiſſimi *Medos* adiective, ut Horatius Carm 1, XXVII, 5.

Vino et lucernis Medus acinaces
Immane quantum diſcrepat

Ceterum ut Noſter *eque Arabum ſilvis*; ita Virgilius, poſtquam *felix* illud Mediae malum deſcripſerat, Georg II, 136.

Sed neque Medorum ſilvae, *ditiſſima terra*

V 267 MUNDITIAE CULTUSQUE ADSUNT Illud *adſunt* ab omnibus vetuſtis abeſt Suppleverunt verſum recentiores. ſed non ſatis commode *adeſt praeſens voluptas.* Quare ſic potius ſupplebis,

Munditiae cultuſque PLACENT *arteſque decorae.*

ut ſupra, v, 153

ſi actique placent *ad mollia greſſus*

V 271 AT CUM PER DECIMAM CONSURGENS HORRIDA PARTEM SPICA, FERET PRAE SE SQUALLENTIS CORPUS ARISTAE. Haec lectio Scaligeri eſt, qui et ſic quoque coniectat, *ſquallentes corpus ariſtas ſquallentis corpus* appoſitive Salmaſius vero ad Solinum ita refingit;

At cum per decimam conſurgens torrida *partem*
Spica feret prae ſe ſquallentes corbis *ariſtas.*

Videamus iam, quid libri veteres ferant Gemblacenſis, Lipſienſis, et Venetus,

Spica feret praeſens valentis corpus ariſtae.

Voſſianus,

praeſens vallantis corpus ariſtas.

Repone,

At cum per decimam conſurgens horrida partem
Spica feret prae ſe VALLANTES *corpus* ARISTAS.

Spica *horrida*, hiſpida, hirſuta; ut Virgilius, *horrida barba*; *horridior ruſco*, *horrentes rubi.* *Ariſtas vallantes corpus* ſpicae; cingentes, munientes Cicero de Nat. Deorum, *Munitaeque ſunt palpebrae tamquam* vallo *pilorum.* Idem de Senectute, c XV. *Fundit frugem ſpici ordine ſtructam, et contra avium minorum morſus munitur* vallo ariſtarum. Ubi *ſpici* a ſpicum idem quod *ſpicae.*

V 278 DIVES ERAT CENSUS SATURATIS GENTIBUS ORBIS *Orbi* libri veteres. ut ordo ſit, *Dives erat cenſus orbi, gentibus ſaturatis* Sed verſus irreptitius eſt; et a ſententia loci alienus. *Dives erat*, inquiunt, pro *eſſet.*

Dives erat censu∫ ∫aturatis gentibus orbis ,
Et ſi forte labor ruris tardaverit artes ,
Quîs ſine nulla Ceres , non ullus ſeminis uſus ,
Subdere fracturo ſilici frumenta , ſuperque
Ducere pendentes orbes , et mergere farra ,
Ac torrere focis , hominumque alimenta parare ,
Atque unum genus in multas variare figuras .
Et quia diſpoſitis habitatur ſpica per artem
Frugibus , et ſtructo ſimilis componitur ordo ,
Seminibuſque ſuis cellas atque horrea praebet ;
Sculpentem faciet ſanctis laquearia templis ,
Condentemque novum caelum per tecta Tonanti .

Haec

Vulg v. 281. FRACTUROS SILICIS. 285 APTATUR 286 EXSTRUCTU SIMILI 289 TONANTIS

eſſet Ut Virgilius de malo Medica, Georg ii, 132.

Et, ſi non altum late iactaret odorem,
Laurus erat.

Recte quidem Maro ; ſed Noſter, cum ſemel dixiſſet *forent*, non recte ſubiunxiſſet *erat*

V 281. SUBDERE FRACTUROS SILICIS FRUMENTA. Gemblacenſis et Lipſienſis, *facturos luci* ; Voſſianus, *facturos liti* Repone,

Subdere FRACTURO SILICI *frumenta.*

Fracturo ſilici, ut Virgilius Georg i, 267.

Nunc torrete igni fruges, nunc frangite ſaxo.

et Aen. i, 182.

frugeſque receptas
Et torrere parant flammis, et frangere ſaxo.

V. 285. ET QUIA DISPOSITIS APTATUR SPICA PER ARTEM FRUGIBUS, EXSTRUCTU SIMILI COMPONITUR ORDO, SEMINIBUSQUE SUIS CELLAS ATQUE HORREA PRAEBET. Pro *aptatur*, quod recentiorum codicum eſt, Venetus *habetur* ; Gemblacenſis et Lipſienſis *habeatur* ; Voſſianus et pro varia lectione Lipſienſis *habitatur*. Porro pro *exſtructu ſimili* Gemblacenſis *exſtructos ſimilis*, Lipſienſis et Voſſianus *deſtructos ſimilis*. Repone,

Et quia diſpoſitis HABITATUR *ſpica per artem*
Frugibus, ET STRUCTO SIMILIS *componitur ordo,*
Seminibuſque ſuis cellas atque horrea praebet.

Quia ſpica, inquit, *habitatur frugibus*, ſive granis, quas in glumis aut folliculis, tamquam *in cellis atque horreis* conditas tenet ; eaeque fruges in ſpica *artificioſe diſpoſitae ſunt*, et *componunt ordinem ſimilem ordini* humana arte atque opera *structo* · quia haec, inquam, in ſpica fiunt, quaſi arte et ordine et rationibus architectonicis, idcirco

Sculpentem faciet ſanctis laquearia templis.

Hic locus ex omnium difficillimo nunc facilis eſt et planus . et apparet inſignis viri magni error, qui quinque ſequentes verſus ultra verſum 508 relegavit . ubi tam inviti habitant, quam hinc abſunt Si hinc tollis ; poſt illud *quia ſpica*, &c. nulla redditio eſt, et ſententia membro ſuo mutilatur : ſi illic ponis ; tum in eodem colo habes *artifices auri faciet*, et mox *ſculpentem faciet*, putide et invenuſte

V. 289 CONDENTEMQUE NOVUM CAELUM PER TECTA TONANTIS Vetuſti quattuor *per tecta tenacis*. Lege TONANTI

V.

Haec fuerat quondam divis concessa figura :
At iam luxuriae paret . triclinia templis
Concertant ; tectique auro iam vescimur auro .
Sed parte octava surgentem cerne sagittam
Chelarum . dabit haec iaculum torquere lacertis ,
Et calamum nervis , glebas et mittere virgis ;
Pendentemque suo volucrem deprendere caelo ,
Cuspide vel triplici securum figere piscem .
Quod potius dederim Teucro sidusve genusve ?
Teve , Philoctete , cui malim credere parti ?
Hectoris ille faces arcu de classe fugavit ,
Mittebat qui vos , ignes , in mille carinas :
Hic sortem pharetra Troiae bellique gerebat ,
Maior et armatis hostis subsederat exul .

Quin

Vulg V 291 NUNC——PARS EST. 294 ET 300. TELOQUE. 302 HINC ORTAM PHARETRAM——BELLUMQUE.

V. 291 NUNC IAM LUXURIAE PARS EST Gemblacensis et Lipsiensis *pars et*. A Vossiano abest *et* Repone,

AT *iam luxuriae* PARET

nc et *at* facile permutantur *Nunc iam* hoc loco ridicule.

V. 294 DABIT ET IACULUM TORQUERE LACERTIS. Immo *dabit* HAEC.

V 300 HECTORIS ILLE FACES ARCU TELOQUE FUGAVIT. Ridiculum est *arcu teloque* Vossianus *telumque*, Lipsiensis *telaque*. Unde repone,

Hectoris ille faces arcu DE CLASSE *fugavit*.

Apud Ovidium Met XIII, 7 Aiax, qui tum una cum fratre Teucro ἠρίστευσε, sic loquitur ;

At non Hectoreis *dubitavit cedere* flammis,
Quas ego sustinui, quas hac a classe fugavi.

V 301 MITTEBAT QUI VOS, IGNES, IN MILLE CARINAS Ita Scaliger, indigna tanto viro coniectura. Vetusti omnes,

Mittebatque suos ignes et mille carinis.

Volebat interpolator, *e mille carinis*. Sed *suos ignes* quam barbare ? *Mittebat*, pro pellebat, quam languide ? Nempe, cum *de classe* depravatum semel esset in *telaque*, *teloque* ; cuculus aliquis sensit deesse sententiae *classem* vel *carinas*, unde faces Hectoris fugatae sint.

V 302. HINC ORTAM PHARETRAM, TROIAE BELLUMQUE GEREBAT. Vetusti omnes *hic* ; sine dubio recte : *ille* Teucer, *hic* Philoctetes. Cetera ineptissima sunt, quae ventilare piget. Repone,

HIC SORTEM PHARETRA *Troiae* BELLIQUE *gerebat*.

Philoctetes fatum Troiae et tam longi belli in pharetra sua gerebat ; Troia enim sine sagittis Herculeis capi non potuit. Res pueris nota. Ulixes ad Pyrrhum de Philoctete ;

Εἰ γὰρ τὰ τοῦδε τόξα μὴ ληφθήσεται,
Οὐκ ἔστι πέρσαι σοι τὸ Δαρδάνου πέδον.
Αἱρεῖ τὰ τόξα ταῦτα τὴν Τροίην μόνα.

V.

Quinetiam ille pater tali de sidere cretus
Esse potest, qui serpentem super ora cubantem,
Infelix, nati, somnumque animamque bibentem,
Sustinuit misso petere ac prosternere telo.
Ars erat esse patrem: vicit natura periclum,
Et pariter iuvenem somnoque ac morte levavit,
Tunc iterum natum, et fato per somnia raptum.
At cum secretis improvidus hoedus in arvis
Erranti similis fratrum vestigia quaerit,
Postque gregem longo producitur intervallo;
Solertes animos, agitataque pectora in usus
Effingit varios, nec deficientia curis,
Nec contenta domo. populi sunt illa ministra,
Perque magistratus, et publica iura feruntur.

Vulg. v. 307. ET. 311. ASTRIS 315. VARIIS.

V. 303. MAIOR ET ARMATIS HOSTIS SUBSEDERAT EXUL. Nimia hic eruditione peccat Scaliger, et sententiae per se facili tenebras offundit. Philoctetes *maior armatis*; quia τοξόται, qui arcum gestabant, cetera inermes erant. Teucer et Menelaus apud Sophoclem.

ΜΕΝ. Ὁ τοξότης ἔοικε μὴ σμικρὰ φρονεῖν.
ΤΕΥ. Οὐ γὰρ βάναυσον τὴν τέχνην ἐκτησάμην.
ΜΕΝ. Μέγ᾽ ἄν τι κομπάσειας, ἀσπίδ᾽ εἰ λάβοις.
ΤΕΥ. Κἂν ψιλὸς ἀρκέσαιμι σοί γ᾽ ὡπλισμένῳ.

Subsederat exul; haeserat, cessaverat, substiterat in Lemno.

V. 307. PETERE ET PROSTERNERE. Libri omnes, AC *prosternere*.

V. 311. AT CUM SECRETIS IMPROVIDUS HOEDUS IN ASTRIS. Quaenam ista quae hic memorat, *secreta astra*? Repone,

At cum secretis improvidus hoedus in ARVIS
Erranti similis, fratrum vestigia quaerit.

Similis erranti in secretis arvis. Auctor nucis;

Felix secreto *quae nascitur arbor in arvo.*

V. 315. AGITATAQUE PECTORA IN USUS EFFINGIT VARIIS NEC DEFICIENTIA CURIS. Repone ex vetustis omnibus,

agitataque pectora in usus
Effingit VARIOS.

Ovid. Fast. ii, 291.

Vita ferae similis, nullos agitata per usus.

Non illo coram digitos quaesiverit hasta ;
Defueritve bonis sector, poenamve lucretur
Noxius, aut patriam fraudarit debitor aeris.
Cognitor est urbis. necnon lascivit amores
In varios, ponitque forum, suadente Lyaeo ;
Mobilis in saltus, et scenae mollior arte.
Nunc surgente nepa, testudinis enatat undis
Forma,

Vulg. v. 318. ULLO CAREAT DIGITO, QUAQUE IVERIT. 319 DEFUERITQUE——POENAMQUE. 320 ET. 322. SE DATQUE. 324. LYRA.

V 318. NON ULLO CAREAT DIGITO, QUAQUE IVERIT, HASTA Rem egregie explicavit Scaliger, in verbis lapsus est. Gemblacensis,

Non ullo curam digito qui viverit hastae

Sic et ceteri tres ; nisi quod Lipsiensis *qui iuverit*, Venetus *qui irruerit*, Vossianus *que iuverit*. Hic autem et Venetus *illo*, non *ullo* : omnes tres *hasta*. Repone,

Non ILLO CORAM DIGITOS QUAESIVERIT *hasta*.

Coram illo, numquam hasta caruerit digitis : hasta enim in auctionibus erigebatur ; et licitatores digitum tollebant. Mos notissimus Cicero 1 Verr c 54 *Accurrunt ad tempus tutores · digitum tollit Iunius patruus* : et alibi non semel. Acutissimus Gronovius ad Statii silvas, p 408, sic refingit,

Non illo coram *digito*, qui iuverit, hastae
Defueritque bonis sector.

Illo coram feliciter · cetera, quae dedit, perplexa sunt et ἰλιχ]ά.

V 319 DEFUERITQUE BONIS SECTOR, POENAMQUE LUCRETUR NOXIUS, ET PATRIAM FRAUDARIT DEBITOR AERIS Immo repone,

*Defuerit*VE *bonis sector, poenam*VE *lucretur*
Noxius, AUT *patriam fraudarit debitor aeris*.

V. 322. PONITQUE FORUM, SE DATQUE LYAEO. Sic Scaliger ; cum Gemblacensis habeat *sua detque*, tres reliqui, *suadetque*. Repone,

ponitque forum, SUADENTE *Lyaeo*.

Deserit forum, suadente et invitante Baccho.

V 324 NUNC SURGENTE LYRA TESTUDINIS ENATAT UNDIS FORMA. Quid hoc est, Surgente lyra, testudo sive lyra oritur ? Ubi vero est *scorpios*, qui post chelas sive libram ordine suo sequi hic debebat. Repone,

Nunc surgente NEPA, *testudinis enatat undis*
Forma.

Cum prima, inquit, parte Nepae, surgit lyra : ut infra versu 339, cum octava parte *Nepae*, surgit ara : ubi tamen librarii, ut hic *lyra*, ita *pars* dederunt pro *nepae* : quam emendationem Scaligero debemus.

V 325. TESTUDINIS ENATAT UNDIS FORMA PER HEREDEM TANTUM PRAEFATA SONANTIS. Sic quidem Gemblacensis et Lipsiensis. quae mirifice interpretantur Scaliger et Huetius ; *praefata* scilicet substantive praeludia, προοίμια ; sic ut testudo praeludia sonuerit, per heredem solum Orphei ; alio tangente non sonuerit. Nec verba attigerunt, nec sententiam Codex Venetus *profata* ; Vossianus *post fata* Repone,

Forma, per heredem tantum POST FATA *sonantis*.

Heredem tantum, hoc est, tam magnum, Mercurium intellige, qui ex mortua testudine primus lyram effecit. Historia vulgatissima.

V. 326. QUA QUONDAM SONITUMQUE FERENS OEAGRIUS ORPHEUS. *Serens* a Scaligero est : nam libri omnes *ferens* ; et Vossianus praeterea *somnumque*. Haud dubie mendosa sunt, *sonitumque ferens*, seu *serens*. Coniunctio *que* prorsus supervacua est ; et continuo post *sonantis* addere *sonitum*, non poetae est vigilantis. Repono,

Qua

Forma, per heredem tantum poſt fata ſonantis,
Qua quondam mentemque feris Oeagrius Orpheus,
Et ſenſus ſcopulis, et ſilvis addidit aures,
Et Diti lacrimas, et Parcis denique filum.
Hinc venient vocis dotes citharaeque ſonantis,
Garrulaque in modulos diverſa tibia forma,
Et quodcumque manu loquitur, flatuve movetur.

Ille

Vulg. v 325. PRAEFATA 326 SONITUMQUE SERENS. 328. MORTI——FINEM. 329. BOREAEQUE 330. QUAE MODULIS DIVERSE——FORMAT 331. FLATUQUE.

Qua quondam MENTEMQUE FERIS *Oeagrius Orpheus,*
Et ſenſus ſcopulis, et ſilvis addidit aures,
Et Diti lacrimas, et PARCIS *denique* FILUM.

Verſus ſane egregii: Ovid Metam xi, 1.

Carmine dum tali ſilvas animoſque ferarum
Threicius vates et ſaxa *ſequentia ducit.*

et mox verſu 41

perque os (pro Iuppiter) illud
Auditum ſaxis, *intellectumque* ferarum
Senſibus, *in ventos anima exhalata receſſit*
Te maeſtae volucres, Orpheu, te turba ferarum,
Te rigidi ſilices, *tua carmina ſaepe ſecutae*
Fleverunt ſilvae.

Ceterum addidit *filum Parcis*, non *morti finem* Fine enim morti data, nemo poſtea moreretur. Filum addidit *Parcis*, cum Eurydicen uxorem mortuam, iterum victuram recepit. Parcarum *fila, ſtamina, colus, penſa,* cui non cognita? Orpheus apud Ovid. Met. x, 31.

Eurydices, oro, properata retexite fila.

Statius Silv. iii, i, 172.

Parcarum fila *tenebo,*
Extendamque colos; duram ſcio vincere mortem.

et Theb. viii, 57. Pluto de Orpheo narrat,

Odryſius etiam (pudet heu) pateuiſſe querelis
Tartara- vidi egomet blanda inter carmina turpes
Eumenidum lacrimas, iterataque penſa ſororum

Martial. iv, 54. *Nil adicit* penſo. Lacheſis. et vii, 46.

Et raptas fatis *reddidit ipſe* colos.

V. 329. HINC VENIENT VOCIS DOTES BOREAEQUE SONANTIS, Quid boreae cum muſicis? abeat hinc in Scythiam ſuam. Voſſianus *boreae*. unde Voſſius ad Catullum ſubſtituit, *auraeque*. Tu repone,

Hinc venient vocis dotes CITHARAEQUE *ſonantis.*

Ita iv, 529.

ſed dulci tincta lepore
Corda creat, vociſque *bonis* citharaeque ſonantis
Inſtruit, et dotes *cantus cum pectine iungit.*

Ovid. Metam v, 112.

Sed qui pacis opus citharam cum voce *moveres.*

Statius Achilleïd i, 573.

digitoſque ſonanti
Infringit citharae.

V. 330. GARRULA QUAE MODULIS DIVERSE TIBIA FORMAT. Ita Scaliger: ſed vetuſti codices,

Garrula quae modulos diverſa tibia forma

Niſi quod Voſſianus, *Garrulaque modulos* et Venetus, *Garrulaque in modulos* Recte: et ſic repone, ut et Voſſius ad Catullum,

*Garrula*QUE IN MODULOS DIVERSA *tibia* FORMA.

Garrula in modulos: modus loquendi multum noſtro dilectus Ita ii, 39.

et Pana ſonantem In calamos.

et 246 *arteſque in cornua torvus*

ubi vide plura.

V. 331. ET QUODCUMQUE MANU LOQUITUR, FLATUQUE MOVETUR. Scribe *manus,* inquit doctiſſimus Huetius. Non obtempero

tempero

Ille dabit cantus inter convivia dulces,
Mulcebitque ſono Bacchum, noctesque tenebit.
Quinetiam curas inter, ſecreta movebit
Carmina, furtivo modulatus murmure vocem:
Solus et ipſe ſuas ſemper cantabit ad aures.
Chelarum ſurget cum pars viceſima ſexta
Hinc diſtante lyra, , quae cornua ducit in aſtra,
Sed regione nepae vix partes octo trahentis,
Ara ferens turis, ſtellis imitantibus, ignem,
(In qua devoti quondam cecidere gigantes,
Nec prius armavit violento fulmine dextram
Iuppiter,

Vulg v 333. NOCTISQUE TENEBRIS.

tempero Non enim *manus*, ſed cithara vel tibia *manu* loquitur Noſter iv, 154.

Et graciles calamos, et nervis inſita verba

Lucret iv, 978

Et citharae liquidum carmen, chordaſque loquentes

Ceterum pro *flatuque* lege FLATUVE.

V. 333. MULCEBITQUE SONO BACCHUM, NOCTISQUE TENEBRIS Libri veteres, *noctesque tenebit* Voſſianus ſolus *noctemque* Repone,

Mulcebitque ſono Bacchum, NOCTESQUE TENEBIT

hoc eſt, *producet noctes*, morabitur, longiores faciet; ne mane appetente convivae diſcedant. Martial ii, 89

Quod nimio gaudet noctem producere *vino*

Ovid Met i, 682

Sedit Atlantiades, et euntem multa loquendo
Detinuit *ſermone* diem

V. 337 HINC DISTANTE LYRA, CUM PARS VICESIMA SEXTA CHELARUM SURGET, QUAE CORNUA DUCIT IN ASTRA Verſus ſpurii et inſulſi Quid eſt *diſtante lyra*, cum de lyra iam tranſactum ſit? Quid *pars* xxvi *chelarum*; cum iam de ſcorpio agatur? Hos tamen verſus ſic diſſolvit Scaliger

Chelarum ſurget, cum pars viceſima ſexta.
Hinc diſtante lyra, quae cornua ducit in aſtra

Et priorem ex his ponit poſt verſum 325, loco alieniſſimo,

Forma per heredem tantum poſt fata ſonantis,
Chelarum ſurget cum pars viceſima ſexta.
Qua quondam mentemque feris, &c.

Ergo teſtudo non ſonat, niſi parte librae xxvi ſurgente? Aut ea librae pars ſurgit poſt primam ſcorpii? *Qua* autem hoc pacto non cum *teſtudine* iungetur, ſed cum *parte*. Ergo Orpheus ſilvas et feras domuit xxvi parte librae? Vides quot incommoda · nec minora fere in altero verſu, quem ſuo hic loco relinquit. Audi tamen τὸν πάνυ de hoc ſuo facinore gloriantem *Reſtitutio*, inquit, *primum verſuum inter ſe implicatorum, deinde loco ſuo laxatorum, poſtremo mendi quod eſt in ſequenti verſu, (Pari* pro *Nepae) eſt omnium emendationum maxime notanda, quae in hoc poeta praeſtitae ſunt.* Non credemus · centies centieſque felicius tibi coniectura ceſſit *Nepae* quidem egregie, reliquum vero ἄῤῥητον ἄμεινον.

V 343. ANTE DEOS QUAM CONSTITIT IPSE SACERDOS. Cur *ante deos*? Immo *ante aram*. Hoc enim ſacerdotis eſt. Seneca Thyeſte 691. de Atreo;

Ipſe eſt ſacerdos. *ipſe funeſta prece*

Letale

Iuppiter, ante focos quam conſtitit ipſe ſacerdos;)
Quos potius finget partus, quam templa colentes,
Atque auctoratos in tertia iura miniſtros,
Divorumque ſacra venerantes numina voce,
Pene deos, et qui poſſunt ventura videre?
Quattuor appoſitis centaurus partibus effert
Sidera, et ex ipſo mores naſcentibus addit.
Hic mulos aget aut mannos, mixtoque iugabit
Semine quadrupedes, aut curru celſior ibit;
Aut ornabit equos phaleris, aut ducet in arma.
Ille tenet medicas herbas ad membra ferorum:

Hoc

Vulg v. 343 DEOS. 344. ORTUS. 350. AUT——MIXTOSQUE. 352 ONERABIT——ARMIS. 353 ARTES——FERARUM.

Letale carmen ore violento canit,
Stat ipſe ad aras

Repone igitur,

ante FOCOS *quam conſtitit ipſe ſacerdos.*

Ante focos id quod *ante aram* Virgilius Aen XII, 118

In medioque focos *et diis communibus* aras.

Tibullus IV, 6.

Staret ut ante *tuos conſpicienda* focos.

Ovidius Faſt. VI, 307

Nunc quoque, cum fiunt antiquae ſacra *Vacunae,*
Ante *Vacunales* ſtantque *ſedentque* focos.

V. 344. QUOS POTIUS FINGET ORTUS. Libri *fingent* Lege *finget* PARTUS.

V. 350 AUT MULOS AGET AUT MANNOS, MIXTOSQUE IUGABIT SEMINE QUADRUPEDES. *Mulos* aut *mannos*, palmaria Scaligeri emendatio. nam veteres tres, *Aut ſtimulis agit aut omnis*; Voſſianus, *Aut ſtimuls ſagitavit onus* Repone, parva mutatione,

HIC *mulos aget aut mannos*, MIXTOVE *iugabit*
Semine quadrupedes.

Hic aget, ut mox *ille tenet.* *Mixto ſemine*, ut Claud. in Mallii Conſ verſu 302.

Obvia fulmine properent ad vulnera pardi
Semine permixto *geniti, cum forte leaenae*
Nobiliorem uterum viridis corrupit adulter.

V. 352. AUT ONERABIT EQUOS ARMIS, AUT DUCET IN ARMA Haec inepta et putida ſunt. Quorſum enim *onerare* equos armis? aut ſi onerentur, quo ducentur niſi in arma? Repone,

Aut ORNABIT *equos* PHALERIS, *aut ducet in arma.*

Virgilius Aen V, 310.

Primus equum phaleris inſignem *victor habeto.*

V. 353 ILLE TENET MEDICAS ARTES AD MEMBRA FERARUM. Sic codices omnes: ſed repono,

Ille tenet medicas HERBAS *ad membra* FERORUM.

Et *ferorum* quidem, hoc eſt, *equorum*. nam ad *ferarum* membra venatores potius accedunt, quam medici. Noſter ſupra verſu 77.

Aut cum laxato fregerunt cardine clauſtra,
Exagitare feros, *pronumque anteire volantes.*

Virgilius de equo Troiano, Aen. II, 51.

inque feri *curvam compagibus alvum*
Contorſit.

Et *ferorum* recte, ut iam video, emendarat in priore editione Scaliger; cur vero in ſecunda omiſerit, nequeo divinare. Scio autem *medicas artes*

Hoc eſt artis opus non expectare gementes,
Sed non auditos mutorum tollere morbos,
Et ſibi non aegros iamdudum credere tales.
Nunc ſubit arcitenens, cuius pars quinta nitentem
Arcturum oſtendit caelo; quo tempore natis
Fortuna ipſa ſuos audet committere cenſus,
Regales ut opes et ſancta aeraria ſervent,
Regnantes ſub rege ſuo, rerumque miniſtri:
Tutelamve gerant populi, domibuſve regendis
Praepoſiti, curas alieno limine claudant.
Arcitenens cum ſe totum produxerit undis

Ter

Vulg v 355 ET——MUTARUM 356 CORPUS. 358. PONTO. 362 tutelamQUE GERENT. 363. CLAUDENT

artes ſaepe alibi dici; ſed hic *herbas* verum exiſtimo, quia verſu ſequente rurſus habemus, *artis opus*. Idem error infra verſu 643

Vilibus ille etiam ſanabit vulnera ſuccis
Quadrupedum, et medicas artes *in membra* ferarum
Noverit, humanos et quae naſcentur ad uſus.

Nam et ibi lego,

et medicas herbas *in membra* ferorum.

Herbas, quia ſequitur, *et quae naſcuntur*. herbae enim naſcuntur, non artes. Claudianus iii Honorii verſu 62

non ocius hauſit Achilles
Semiferi praecepta ſenis; ſeu cuſpidis artes,
Sive lyrae cantus, medicas *ſeu diſceret* herbas

Plin Hiſt ii, 63 *Terra* medicas *fundit* herbas, *et ſemper homini parturit*.

V. 354. HOC EST ARTIS OPUS NON EXPECTARE GEMENTES, ET NON AUDITOS MUTARUM TOLLERE MORBOS. In omnibus ſcriptis prior horum verſuum poſterior venit. perperam haud dubie Qualis enim locatio eſt, *Tenet* medicas artes ſive herbas, et *tollere* morbos? Etiam hoc in priore editione recte Scaliger. in poſteriore neſcio quare deſerit Repone tantum,

SED *non auditos* MUTORUM *tollere morbos*.

V 356. ET SIBI NON AEGROS IAMDUDUM CREDERE CORPUS. *Aegros* vetuſti quattuor. Quae verba ſic Scaliger evolvit, *Et* equos *non aegros iamdudum credere* ſive committere *corpus* ſuum *ſibi* medico. Mirifica ſententia. Quid enim hic facit *iamdudum*? vel quomodo beſtiae credant ſe medico? hoc rationis opus eſt. Cato apud Gellium i, 15. *Itaque auditis, non auſcultatis, tamquam pharmacopolam: nam eius verba audiuntur: verum* ei ſe nemo committit, ſi aeger eſt. Gronovius Obſerv. ii, 11, ſic legit explicatque,

Et ſibi non aegrum *iamdudum credere corpus*

Aegrum autem accipiendum, quaſi bis poſitum eſſet, et iamdudum credere corpus aegrum, quod ſibi non eſt aegrum. Sententiam percepit vir acutiſſimus ſed *aegrum* eo modo bis poni quis patienter ferat? Repone,

Et ſibi non aegros, iamdudum credere TALES.

Iamdudum credere et praeſentire equos eſſe aegros, priuſquam ipſi ſe aegros eſſe ſentiant. At, inquies, quid tam diſſimile, quam *corpus* et *tales*? Scribe, ut in membranis ſolent, *cpus*, *talis*; et ſingulis fere paginis paria portenta reperies *Credere tales eſſe*, hoc eſt, aegros. Terent Phorm. iii, ii, 44.

Hic me huiuſmodi ſcibat eſſe, ego hunc eſſe aliter credidi.

V.

Ter decima ſub parte feri; formantibus aſtris,
Plumeus in caelum nitidis olor evolat alis:
Quo ſurgente trahens lucem, matremque relinquens,
Ipſe quoque aërios populos, caeloque dicatum
Alituum genus in ſtudium cenſuſque vocabit.
Mille fluent artes, aut bellum indicere mundo,
Et medios inter volucrem prenſare meatus:
Aut nido captare ſuo, ramove ſedentem,
Paſcentemve ſuper ſurgentia ducere lina.
Atque haec in luxum: iam ventri longius itur,
Quam modo militiae. Numidarum paſcimur oris,

Phaſidos

Vulg v. 369. alituumQUE genus ſtudium. 372 NIDIS DAMNARE SUIS. 374 AT QUAE.

V. 358. ARCTURUM OSTENDIT PONTO *Pontus*, *pelagus*, *undae* loca infra horizontem ubique hic ſignificant Ergo non *oſtendit* arcturum ponto, ſed *eruit*, *effert*, *eripit*, *erigit*, ut alibi loquitur. Repone,

Arcturum oſtendit CAELO

Sic *in caelum ferens*, verſibus 157 et 395. Vel lege, *oſtendit* TERRIS, ut verſu 129.

Quae totum oſtendit terris *atque eruit undis*.

Vel MUNDO, ut 409.

Cumque ſidis magno ſuccedunt ſidera mundo.

V. 362. TUTELAMQUE GERENT POPULI Hic et ſequens in libris univerſis infra verſum 373 poſiti ſunt; ſed recte a Scaligero huc reducti. Ceterum pro *gerent*, Gemblacenſis *gerunt*; Lipſienſis et Voſſianus *gerant*. Repone,

*Tutelam*VE GERANT *populi*.

Gerant, ut prius *ſervent*.

V. 363. CURAS ALIENO LIMINE CLAUDENT. Lege cum Voſſiano CLAUDANT. ceteri tres *claudunt*.

V. 369. ALITUUMQUE GENUS STUDIUM. *Que* ſupervacuum eſt. Repone,

Alituum genus IN *ſtudium cenſuſque vocabit*.

Quod et Huetio placebat.

V. 372 AUT NIDIS DAMNARE SUIS, RAMOVE SEDENTEM. Quid eſt *damnare aves ſuis nidis*? *Exuere*, inquit Scaliger, *ſpoliare* *Antique dictum* Tanto peius, quod antique. cum auctor talia non ſectetur. Sed ſi *nidis* tantum ſuis aves *ſpoliant*; ipſas avolare liberas ſinunt. Gemblacenſis, Lipſienſis, Voſſianus,

Aut nitidos clamare ſuis.

Sed Venetus *ſuos*. Porro Gemblacenſis pro lectione varia, *Aut nidis damnare*. Repono,

Aut NIDO CAPTARE SUO *ramove ſedentem*.

Captare, ut Virgilius Georg i, 139.

Tum laqueis captare *feras, et fallere viſco*.

Noſter infra verſu 398.

Pendentem et caeco captabit *in aequore piſcem*.

V 374. AT QUAE HAEC? IN LUXUM IAM VENTRI LONGIUS ITUR Sic Scaliger diſtinguit; *quae haec*, quam minuta ſunt haec, prae luxuria hodierna Immo haec, phaſianos et aves Numidicas captare, ipſam hodiernam luxuriam conſtituunt. Repone ergo cum libris omnibus,

ATQUE *haec in luxum. iam ventri longius itur,* *Quam modo militiae*.

Captabit, inquit, aves; non quas comedat, ſed quas vendat; non in *victum* ſuum, ſed in *luxum* alienum.

V.

Phaſidos et lucis : arceſſitur inde macellum,
Unde aurata novo convecta eſt remige pellis.
Quinetiam linguas hominum ſenſuſque docebit
Aërias volucres, novaque in commercia ducet,
Verbaque praecipiet naturae lege negata.
Ipſe deum cycnus condit vocemque ſub illo;
Non totus volucer, ſecumque immurmurat intus.
Nec te praetereant, clauſas qui culmine ſummo
Paſcere aves Veneris gaudent, et credere campo,
Ac certis revocare notis; totamve per urbem
Qui geſtant caveis volucres ad iuſſa paratas,
Quorum omnis parvo conſiſtit paſſere cenſus.
Has erit et ſimiles tribuens olor aureus artes.
  Anguitenens magno circumdatus orbe draconis
Cum ver, in regione tuae, capricorne, figurae,
Non

Vulg v. 376 DAMNIS 377 AEQUORE 384 REDDERE CAECAS. 385. AUT—TOTAMQUE 390 IN.

V. 376 NUMIDARUM PASCIMUR ORIS, PHASIDOS ET DAMNIS. Pro *damnis* Gemblacenſis *dulcis*, ceteri tres *ducis*; legendum, quod et Scaliger vidit,

Phaſidos et LUCIS.

Phaſiani enim in ſilvis veſcuntur

V. 377 UNDE AURATA NOVO CONVECTA EST AEQUORE PELLIS. *Novo aequore* erit tum primum tentato Dedit tamen auctor,

Unde aurata novo convecta eſt REMIGE *pellis*

Ovid. Pont iii, 1.

Aequor Iaſonio pulſatum remige *primum*.

et Heroid. xvi, 345.

Phaſida puppe nova *vexit Pagaſaeus Iaſon*

V 384. PASCERE AVES GAUDENT VENERIS, ET REDDERE CAECAS, AUT CERTIS REVOCARE NOTIS *Reddere caecas* erit παλευτρίας ſive illices facere. Aucupes enim excaecatam columbam domi nutriebant; quae reti alligata, et voce et ſubſultatione feras aves alliceret Sed hoc auctorem voluiſſe vix crediderim. De Aucupio enim iam actum erat verſu 373. Quin et *reddere caecas*, ignave dictum; et ſaltem tribus verbis cauſam addidiſſet, cur excaecaverint. ſequentia etiam minime conſentiunt; quomodo enim caecae *revocari certis notis* potuiſſent? Referri in ſinu, non revocari, debebant. Vetuſti quattuor, *redere caecos:* Voſſianus alio ordine *Veneris gaudent* Repono,

Nec te praetereant, clauſas qui culmine ſummo
Paſcere aves Veneris gaudent, *et* CREDERE CAMPO,
AC *certis revocare notis*.

Qui nutriunt columbas ſummo domus culmine clauſas; quas tamen ſinunt liberas in campo paſtum quaerere; et ſciunt, cum volunt, certis eas notis et ſonis domum revocare. *Culmine ſummo*. Juvenalis iii, 222.

quem

Non inimica facit serpentum membra creatis.
Accipient finibusque suis, peploque fluenti;
Osculaque horrendis iungent impune venenis.
At cum se patrio producet ab aequore piscis,
In caelumque ferens alienis finibus ibit;
Quisquis erit tali capiens sub tempore vitam,
Litoribus ripisque suos circumferet annos,
Pendentem et caeco captabit in aequore piscem,
Cumque suis domibus concha valloque latentes
Protrahet immersus. nihil est audere relictum.
Quaestus naufragio petitur, corpusque profundo
Immissum pariter cum praeda exquiritur ipsa.
Nec semper tanti merces est parva laboris:
Censibus aequantur conchae, rapidumque notari. *
Vix quisquam est locuples. oneratur terra profundo.

Tali

Vulg. v 392. ACCIPIUNT 393. IUNGUNT. 394 PRODUCIT 400 PROTRAHIT. 402. QUAM 403 NAM

quem tegula sola tuetur
A pluvia, molles ubi ponunt ova columbae.

Nemesianus Eclog. ii, de Luscinia;

Quae licet interdum contexto vimine clausa,
Cum parvas patuere fores, ceu libera ferri
Novit et agrestes inter volitare volucres;
Scit rursus remeare domum, *tectumque subire*
Viminis, et caveam totis praeponere silvis.

V. 385. TOTAMQUE PER URBEM. *Lege* cum tribus vetustis TOTAMVE.

V. 392. ACCIPIUNT. Lege cum Gemblacensi ACCIPIENT; et versu proximo pro *iungunt*, cum libris omnibus IUNGENT.

V. 394. PRODUCIT. Veteres omnes PRODUCET.

V. 395. IN CAELUMQUE FERENS. *Ferens* non est, ut vult Scaliger, *ἀναφερόμενος*, sed *se* repetitur. *Ferens se in caelum*: ut supra versu 157.

Iam vero geminis fraterna ferentibus *astra*
In caelum.

V. 400. PROTRAHIT IMMERSUS. Lege cum Vossiano PROTRAHET, ut *captabit*.

V 402 PARITER QUAM PRAEDA EXQUIRITUR IPSA *Pariter quam* pro eo quod est *pariter ac*. Sic, aiunt, Sueton Claud. xxxv *Sed nihil aeque quam timidus fuit*: cum dici soleat, *aeque ea*. Sed nihil excusatione est opus. Dedit enim auctor,

corpusque profundo
Immissum pariter CUM *praeda exquiritur ipsa.*

V. 403. NAM SEMPER TANTI MERCES EST PARVA LABORIS. Haec absurda sunt. Nam si conchas fundo extractas *censibus* et totis patrimoniis vendunt, quomodo parva est laboris merces? Lege cum vetustis omnibus;

NEC *semper tanti merces est parva laboris.*

V. 404. CENSIBUS AEQUANTUR CONCHAE, RAPIDUMQUE NOTARI. * VIX

O o QUISQUAM

Tali ſorte ſuas artes per litora tractat,
Aut emit externas pretio : mutatque labores,
Inſtitor aequoreae varia ſub imagine mercis.
Cumque fidis magno ſuccedunt ſidera mundo,
Quaeſitor ſcelerum veniet, vindexque reorum,
Qui commiſſa ſuis rimabitur argumentis,
In lucemque trahet tacita laetantia fraude.
Hinc etiam immitis tortor, poenaeque miniſter;
Et quiſquis vero favit, culpamve perodit
Proditor; atque alto qui iurgia pectore tollat.
Caeruleus ponto cum ſe delphinus in aſtra
Erigit, et ſquamam ſtellis imitantibus exit,

Ambiguus

Vulg v 407 EXTERNOS 412 LATITANTIA 415. PRODITUR.

QUISQUAM EST LOCUPLES ONERATUR TERRA PROFUNDO Tranſilut hunc locum Scaliger ut deſperatum Pro *quiſquam* Gemblacenſis *umquam* Pro *notari* Lipſienſis et Voſſianus *motori*

V. 407 AUT EMIT EXTERNOS PRETIO, MUTATQUE LABORES *Externi labores* non placent. Repone,

Tali ſorte ſuas artes per litora tractat,
Aut emit EXTERNAS *pretio mutatque labores*

Suas artes et *externas* oppoſita eſſe vides.

V 412 IN LUCEMQUE TRAHET TACITA LATITANTIA FRAUDE Vetuſti quattuor LATENTIA Lege,

In lucemque trahet tacita LAETANTIA *fraude.*

ut Virgilius Aen vi, 567

ſubigitque fateri
Quae quis apud ſuperos, furto laetatus *inani*

V 415 ET QUISQUIS VERO FAVIT, CULPAMVE PERODIT, PRODITUR. *Hinc*, aiunt, *proditur*, id eſt, hinc *producitur* Sed nuſquam alias auctor ſic loquitur Ex ſuperioribus repete, *Hinc veniet*. Et repone,

Et quiſquis vero favit, culpamve perodit
PRODITOR.

Proditor, index, qui culpam odit et defert Ovid Amor ii, 8

Quod ſi ſtulta negas, index anteacta fatebor,
Et veniam culpae proditor *ipſe meae.*

et Art Am iii, 368

indicio prodor *ab ipſe meo.*

V 418 AMBIGUUS TERRAE Poſt hunc duos iſtos conſtituit Scaliger, *Par ex diverſo*, &c qui in libris univerſis ſequuntur verſum 435 Ibi vide

V 421. ET SINIBUS VIRES SUMIT, FLUCTUMQUE FIGURAT. Quomodo *ſinibus vires ſumat* delphinus, non poſſum concipere, neque quid commune ſit video, inter *vires ſumere*, et *fluctum figurare*. Semper fere Noſter eandem rem variat : ergo et hic tale quid inveſtigandum Repono,

Et ſinibus GYROS GLOMERAT, *fluctumque figurat.*

Vires ſumit, giros glomat. Noſter infra verſu 536.

Hic glomerabit *equo* gyros, *dorſoque ſuperbus*
Ardua bella geret.

Ovid. Met. iii, 683.

Undique dant ſaltus ; multaque aſpergine rorant :
Emerguntque iterum, redeuntque ſub aequora rurſus :

Inque

Ambiguus terrae partus, pelagoque creatur.
Nam velut ipse citis perlabitur aequora pinnis,
Nunc summum scindens pelagus, nunc alta profundi,
Et sinibus gyros glomerat, fluctumque figurat;
Sic, venit ex illo quisquis, volitabit in undis:
Hic alterna ferens in lentos brachia tractus,
Nunc plausa resonabit aqua; nunc aequore mersas
Diducet palmas, furtivus remus in ipso:
Nunc in aquas rectus veniet, passuque natabit;
Et vada mentitus reddet super aequore campum:
Aut immota ferens in tergus membra latusve,
Non onerabit aquas, summisque accumbet in undis,
Pendebitque

Vulg v 421 VIRES SUMIT 423. NUNC. 424 ET—MERSUS 425 DEDUCET—FURTIVO. 426. PASSIMQUE. 427 AEQUORA. 428 LATUSQUE

Inque oliori ludunt speciem, lascivaque iactant
Corpora, et acceptum patulis mare naribus efflant

Seneca Agamem 452. de Delphine;

Tyrrhenus omni piscis exsultat freto,
Agitatque gyros, *et comes lateri adnatat*

Sic codex Mediceus, ceteri *Agitque gyros*

V 423. NUNC ALTERNA FERENS IN LENTOS BRACHIA TRACTUS ET PLAUSA RESONABIT AQUA. Aut *foret* legendum erat, aut *et* supervacuum est. Sed vetusti omnes pro *nunc* habet *hinc*. Repone,

HIC *alterna ferens in lentos brachia tractus*
NUNC *plausa resonabit aqua; nunc*, &c.

Statius Silv. i. 3.

vitreasque natatu
Plaudit aquas.

V. 424. NUNC AEQUORE MERSUS, DEDUCET PALMAS, FURTIVO REMUS IN IPSO. Posteriorem pro spurio habet Scaliger: sed perperam. Libri veteres *mersas*; pro *deducet*, Vossianus *dicutet*. Repone,

nunc aequore MERSAS
DIDUCET *palmas*, FURTIVUS *remus in ipso.*

Diducere palmas est natantis, ut alas volantis; non *deducere furtivus in seipso remus*, ut apud Musaeum Leander,

Αὐτὸς ἐὼν ἐρέτης, αὐτόστολος, αὐτόματος νηῦς.

Et Ovidium, Heroid. xviii, 148.

Idem navigium, navita, vector ero

et ibidem, 215

Cum patietur hiems, remis *ego* corporis *utar*

Vossius ad Catullum, *portuno remus in ipso;* non potuit infelicius

V. 426. NUNC IN AQUAS RECTUS VENIET, PASSIMQUE NATABIT Quorsum illud *passim*? quid hoc ad erectam natationem? Vetusti quattuor, *passumque* Repone,

Nunc in aquas rectus veniet, PASSUQUE *natabit;*
Et vada mentitus, reddet super AEQUORE *campum*.

Ita aequore natabit, ac si passu super terram incederet. *Mentitus vada*, quasi fundum pedibus tangeret. *Aequore* pro *aequora* etiam Reinesius

V 428. AUT IMMOTA FERENS IN TERGUS MEMBRA LATUSQUE. Immo LATUSVE.

Pendebitque ſuper ; totus ſine remige velum eſt .
Illis in ponto iucundum eſt quaerere pontum ,
Corporaque immergunt undis , ipſumque ſub antris
Nerea , et aequoreas conantur viſere nymphas ;
Exportantque maris praedas , et rapta profundo
Naufragia , atque imas avidi ſcrutantur arenas .
Par ex diverſo ſtudium ſociatur utrumque
In genus , aque uno digeſtum ſemine ſurgit .
Adnumeres etiam illa licet cognata per artem
Corpora , quae valido ſaliunt excuſſa petauro ,
Alternoſque cient motus : delatus et ille
Huc iacet , atque huius caſu ſuſpenditur ille .
Membrave , per flammas orbeſque emiſſa flagrantes ,
Molliter ut liquidis per humum ponuntur in undis .

Delphinumque

Vulg v 430 TUTUS—VOTUM. 432 QUI MERGUNT. 436 STUDET ET. 437 ATQUE 438 AD NUMEROS—ILLE CIET. 440 ELATUS. 441. NUNC 442 MEMBRAQUE.

V 430 PENDEBITQUE SUPER TUTUS SINE REMIGE. VOTUM EST ILLIS IN PONTO, IUCUNDUM EST QUAERERE PONTUM. *Votum eſt in ponto* ; et *iucundum eſt pontum quaerere*, poſt tot deſcriptiones, frigida et putida ſunt. Gemblacenſis *tutum* non *tutus* Lipſienſis et Voſſianus *totum*. Gronovius Obſerv. II, 11 ſic legit,

Pendebitque ſuper tutum *ſine remige* ; pontum

Voſſius ad Catullum,

Pendebitque ſuper totum *ſine remige* pontum

Sed vetuſti omnes habent *votum eſt* · et utrumque verſum in idem verbum deſinere, nullo modo ferendum eſt Repone et diſtingue,

Pendebitque ſuper ; TOTUS *ſine remige* VELUM *eſt*
Illis in ponto iucundum eſt quaerere pontum.

Pendebit ſuper aquas immotis membris ; ergo non *remigat*, ſed *velificat tantum* Ut ſupra verſu 425. erat remus furtivus ; ita nunc contra, diverſo natandi modo, velum eſt ſine remo Ovid. Triſt 1, 9

Sive opus eſt velis . *minimam bene currit ad auram*
Sive opus eſt remo . remige *carpit iter*.

et v, 14

Vela *damus*, *quamvis* remige *puppis eat*.

Seneca Thyeſte, 438.

Sic concitatam remige *et* velo *ratem*
Aeſtus, *reſiſtens* remigi *et* velo, *refert*.

Quaerere pontum in ponto, ſequentia ſatis explicant Non contenti ſummo aequore, in imum ſe immergunt. *Illis* opponitur *hic* verſu 423. *Hic* natator, *illis* urinatoribus.

V 432 CORPORA QUI MERGUNT UNDIS Repone cum Voſſiano,

*Corpora*QUE IMMERGUNT *undis*.

V 436. PAR EX DIVERSO STUDET, ET SOCIATUR UTRUMQUE IN GENUS, ATQUE UNO DIGESTUM SEMINE SURGIT. Pro *par* veteres omnes *pars* ; pro *ſtudet et* Venetus *ſtuduit*, Voſſianus *ſtudium*. Repone,

Par ex diverſo STUDIUM *ſociatur utrumque*
In genus, AQUE *uno digeſtum ſemine ſurgit*

Deſcripſerat primum *natatores*, deinde *urinatores* : de utriſque nunc dicit, *Par ex diverſo ſtudium*, hoc eſt, ſimile ſed non idem ſtudium, *ſociari in genus utrumque* tam horum, quam illorum,

Delphinumque ſuo per inane imitantia motu
Et viduata volant pennis, et in aëre ludunt.
At ſi deficient artes, remanebit in illis
Materies tamen apta. dabit natura vigorem,
Atque alacres curſus, campoque volantia membra.
Sed regione means Cepheus humentis aquari
Non dabit in luſum mores. facit ora ſevera:
Frontes ac vultus componit pondere mentis.
Paſcentur curis, veterumque exempla revolvent
Semper, et antiqui laudabunt verba Catonis,
Tutoriſve ſupercilium, patruive rigorem.
Componet teneros etiam qui nutriat annos,
Et dominum dominus pretextae lege ſequatur,
Quodque agit, id credat, ſtupefactus imagine iuris.

Quinetiam

Vulg v. 457 AGET——CREDES——VERI.

illorum, *et ab uno ſemine digeſtum ſurgere. Digeſtum* in duas partes, ut Ovidius Heroid ix, 91.

Prodigiumque triplex, armenti dives Iberi
Geryones; quamvis in tribus unus erat
Inque canes totidem trunco digeſtus ab uno
Cerberus, implicitis angue minante comis

et Met. ix, 773

et ſeptem digeſtum in cornua *Nilum*.

Hoc vult, ex urinatoribus facile natatores fieri, et ex natatoribus urinatores.

V. 438. AD NUMEROS ETIAM ILLE CIET COGNATA PER ARTEM CORPORA. *Ille ciet*, Delphinus ſcilicet, a Scaligero eſt. Sed quid eſt *Ad numeros ciere?* Hoc tacet. Lipſienſis et Voſſianus *ulla licet*. Gemblacenſis cum recentioribus *illa licet*. Egregia eſt Reineſii emendatio,

ADNUMERES *etiam* ILLA LICET *cognata per artem*
Corpora.

His natatoribus et urinatoribus *adnumeres licet*, adiungere poteris, ob artis cognationem petauriſtas et curſores.

V. 440. ELATUS ET ILLE NUNC IACET ATQUE HUIUS CASU SUSPENDITUR ILLE *Delatus* libri univerſi pro *nunc* Voſſianus *hunc*, Gemblacenſis *huc* Repone,

DELATUS *et ille*
HUC *iacet, atque huius caſu ſuſpenditur ille*
Huc delatus.

Aliud agebat vir magnus, cum *elatus* reponeret. Quomodo enim *elatus iacet?* Hoc ἀσύστατον.

V. 442. MEMBRAQUE. Immo MEMBRAVE cum vetuſtis. Diverſorum hoc artificum, non eorundem.

V. 457. QUODQUE AGET, ID CREDES, STUPEFACTUS IMAGINE VERI Hunc verſum ex ſuo loco, quem in membranis et nunc in hac editione ſervat, removerat Scaliger ultra verſum 485, et inſuper interpolaverat. Sic enim libri veteres;

Quodque agit, id credat, ſtupefactus imagine iuris.

Agit Gemblacenſis, ceteri *agat*. Repone,

Quodque AGIT *id* CREDAT, *ſtupefactus imagine* IURIS.

Recte

Quinetiam tragico praeſtabunt verba cothurno ,
Cuius erit quamquam in chartis ſtilus ipſe cruentus .
Nec minus et ſcelerum facie , rerumque tumultu
Gaudebunt : vivi buſtum memorare ſepulchri ,
Ructantemque patrem natos , ſolemque reverſum ,
Et caecum ſine luce diem : Thebana iuvabit
Dicere bella uteri , mixtumque in fratre parentem :
Quin et Medeae natos , fratremque , patremque :
Hinc veſtes , flammas illinc pro munere miſſas ,
Aeriamque fugam , iunctoſque in curribus angues .
Mille alias rerum ſpecies in carmina ducent .

Forſitan

Vulg v. 461 ATRI LUCTUM. 463 SOLE. 465. QUAERERE 467 VECTOSQUE EX IGNIBUS ANNOS. 468 CARMINE.

Recte hoc explicat Gronovius Obſerv ii, 11 Componet Cepheus paedagogum, *qui dominus*, iuſſu heri maioris dominus conſtitutus, *ſequatur dominum*, herilem filium, herum minorem , et interim credat ſe revera dominum ſui domini eſſe, ſuperbiens imagine iuris, ſibi tantum pro tempore commiſſi.

V 461 GAUDEBUNT, ATRI LUCTUM MEMORARE SEPULCHRI Quis iſte *luctus atri ſepulchri ?* Antigonae, inquiunt, apud Sophoclem O pauperis venae poetam ; ſi non aliis verbis Antigonen monſtrare potuit, quam quae alii cuicumque funeri aeque conveniant Pro *atri luctum* Gemblacenſis et Lipſienſis *atri luxum* , Voſſianus *aure luxum.* Repone,

Gaudebunt VIVI BUSTUM *memorare ſepulchri.*

Thyeſten intelligit ; ut et ſequentia probant. *Buſtum vivi ſepulchri*, ἔμψυχος τάφος. Lucretius v, 991.

Viva *videns* vivo ſepeliri *corpora* buſto.

Ovid. Met vi, 665. de Tereo :

Flet modo, ſeque vocat buſtum *miſerabile nati.*

Statius Theb vii, 20

offenſique ſedent ad buſta ſepulchri.

ubi MS Regius *iuſta*

V 462 SOLEMQUE REVERSUM, ET CAECUM SINE SOLE DIEM. Haec inepta ſunt Repone,

noctemque reverſam,
Et caecum ſine ſole diem

vel potius, *ſolemque reverſum,*
Et caecum ſine LUCE *diem.*

Luce et *ſole* ſaepe permutantur.

V 463. THEBANA IUVABIT DICERE BELLA UTERI. Statius Theb. xi, 408 de re eadem,

Stat conſanguineum campo ſcelus, unius ingens
Bellum uteri

V. 465. QUAERERE MEDEAE NATOS FRATREMQUE PATREMQUE. Quorſum illud *Quaerere? Ex perſona Iaſonis*, inquit Scaliger, *interfectos a Medea natos quaerentis et deſiderantis.* Eſto hoc Iaſonis : at cuius eſt quaerere Abſyrtum *fratrem*, et patrem *Aeaetam* An et hoc Iaſonis ? Lipſienſis et Voſſianus *Quere tunedee natos* Repone,

QUIN ET *Medeae natos fratremque patremque.*

Quin et iuvabit dicere Medeae natos.

V 467. AERIAMQUE FUGAM, VECTOSQUE EX IGNIBUS ANNOS. Reineſius mavult, *tractoſque* Huetius, *vectoſque ex ignibus angues. Nam conflagrante*, inquit, *Creontis*

Forſitan ipſe etiam Cepheus referetur in actus.
At ſi quis ſtudio ſcribendi mitior ibit,
Comica componet laetis ſpectacula ludis.
Ardentes iuvenes, raptaſque in amore puellas,
Eluſoſque ſenes, agileſque per omnia ſervos,
Quîs in cuncta ſuam produxit ſaecula vitam
Doctor in urbe ſua linguae ſub flore Menander,
Qui vitae oſtendit vitam, chartiſque ſacravit.
Et, ſi tanta operum vires commenta negarint,
Externis tamen aptus erit nunc voce poëtis,
Nunc tacito geſtu; referetque affectibus ora,

Et

Vulg. v. 469. GESTUS 479 SATURO.

ontis regia, Medea fugit Atqui ipſa non tum erat in domo Creontis Pro *vectos* Gemblacenſis et Lipſienſis *nectos*; Voſſianus *noctos*. Repono,

Aeriamque fugam, IUNCTOSQUE IN CURRIBUS ANGUES

Ovid Faſt iv, 497, de Cerere;

fraenatos curribus angues
Iungit

V 468. IN CARMINE DUCENT. Immò *in* CARMINA; ut et Hüetius.

V 469 FORSITAN IPSE ETIAM GESTUS REFERETUR IN ACTUS. Quid eſt *geſtus referetur in actus?* Verba ſenſu vacua. Pro *geſtus* Voſſianus *ceſens* Repone,

Forſitan ipſe etiam CEPHEUS *referetur in actus.*

Ipſe forſitan *Cepheus* erit dramatis argumentum. Cepheus perſona erat in fabula Andromeda Sophoclis, Euripidis, Ennii, Accii. *Referetur in actus*; ut Horatius, A. Poet. 129.

Rectius Iliacum carmen deducis in actus
Quam ſi proferres ignota indictaque primus.

V. 475. DOCTOR IN URBE SUA. Gemblacenſis *Doctor urbe ſua.* Lipſienſis et Voſſianus *Doctior orbe ſua.* Bene habet lectio recepta. *Doctor* eſt διδάσκαλος, poeta ipſe: unde *fabulam docere*, hoc eſt, componere.

V 476. QUI VITAE OSTENDIT VITAM Apollodorus Scaligero citatus,

ὦ Μένανδρε καὶ Βίε,
Πότερος ἄρ' ὑμῶν πότερον ἀπεμιμήσατο.

Martialis viii, 3.

At tu Romano lepidos ſale tinge libellos:
Agnoſcat mores vita legatque ſuos

Sententia igitur eſt, Menander, qui mores ſaeculi ſaeculo oſtendit.

V. 478. EXTERNIS TAMEN APTUS ERIT NUNC VOCE POETIS, NUNC SATURO GESTU. Quid ſit *ſaturo geſtu*, laborat Scaliger expedire; ſed fruſtra. Libri veteres *heſternis*; et *actus* non *aptus* Pro *ſaturo* autem Gemblacenſis et Lipſienſis *tanto*, Voſſianus *tacito* Repone,

Externis tamen aptus erit nunc voce poetis
Nunc TACITO *geſtu*

Voce, actor, quales Roſcius et Aeſopus; *tacito geſtu*, pantomimus, quales Pylades et Bathyllus

V

Et ſua dicendo faciet; ſoluſque per omnes
Ibit perſonas, et turbam reddet in uno:
Aut magnos Heroas aget, ſceniſque togatas.
Omnis fortunae vultum per membra reducet,
Aequabitque choros geſtu, cogetque videre
Praeſentem Troiam, Priamumque ante ora cadentem.
  Nunc aquilae ſidus referam, quae parte ſiniſtra
Rorantis iuvenis, quem terris ſuſtulit ipſa,
Fertur, et extentis praedam circumvolat alis.
Fulmina miſſa refert, et caelo militat ales,
Bis ſextamque notat partem fluvialis aquari.
Illius in terris orientis tempore natus
Ad ſpolia et partas ſurget vel caede rapinas.
Cumque hominum dederit ſtrages, dabit ille ferarum:
Nec pacem a bello, civem diſcernet ab hoſte.
Ipſe ſibi lex eſt; et, qua fert cumque voluntas,
Praecipitat vires: laus eſt contendere cuncta.
At ſi forte bonis acceſſerit impetus auſis,
Improbitas fiet virtus. et condere bella,
Et magnis patriam poterit decorare triumphis.

Et

Vulg. v. 497 ET ſi. 499. ORNARE.

V 482. AUT MAGNOS HEROAS AGET, SCENISQUE TOGATAS. Vetuſti quattuor *togatus* Verſus ſpurius et barbarus; qui et mediam ſententiam interrumpit

V. 493 CUMQUE HOMINUM DEDERIT. Verſus, opinor, ſpurius, ſententiam mediam interrumpens.

V 497. ET SI FORTE. Immo, AT *ſi forte*.

V 499 POTERIT ORNARE TRIUMPHIS Vetuſti codices *poterunt* Repone,

Et magnis patriam poterit DECORARE *triumphis.*

Cicero · *Scipiones patriam ſpoliis* triumphiſque *decorarunt.*

V. 510. AUREA PHOEBEIS CERTANTIA LUMINA FLAMMIS, GEMMARUMQUE IULI RADIANTES LUCIBUS IGNES. Pro *Iuli* Gemblacenſis *iub*; Voſſianus *Gemmarumque abradientes*. Repono,

Aurea Phoebeis certantia CULMINA *flammis,*
Gemmarum IUBAR, *radiantes lucibus ignes.*

Seneca

Et quia non tractat volucris, sed suggerit, arma;
Immissosque refert ignes, et fulmina reddit;
Regis erit magnive ducis per bella minister,
Ingentesque suis praestabit viribus usus.
At cum Cassiope, bis denis partibus actis,
Aequorei iuvenis dextra de parte resurgit,
Artifices auri faciet; qui mille figuris
Vertere opus possint, caraeque acquirere dotem
Materiae, et lapidum vivos miscere colores.
Hinc augusta nitent sacratis munera templis,
Aurea Phoebeis certantia culmina flammis,
Gemmarumque iubar, radiantes lucibus ignes.
Hinc Pompeia manent veteris monimenta triumphi,
Et Mithridateos vultus induta tropaea.
Et quod erat regnum, pelagus fuit: una malorum
Non extincta lues, semperque recentia flammis.
Hinc lenocinium formae, cultusque repertus
Corporis, atque auro quaesita est gratia frontis,
Perque caput ducti lapides, per colla, manusque,
Et pedibus niveis fulserunt aurea vincla.

Quid

Vulg v. 510 LUMINA. 511 IULI.

Seneca ad Helviam, c x. *Maiores nostri, quorum tecta nondum auro fulgebant, quorum templa nondum gemmis nitebant.*

V 513 ET MITHRIDATEOS VULTUS INDUTA TROPAEA. Hunc versum, qui in scriptis post versum 509 venit, huc reduxi; sententia praecipiente nam tropaea vultu Mithridatis in Pompeii triumpho ferebantur.

V. 514. ET QUOD ERAT REGNUM PELAGUS FUIT, UNA MALORUM NON EXTINCTA LUES SEMPERQUE RECENTIA FLAMMIS. Hos versus monstrosos vocat Scaliger, nec voluit attingere Interpolatoris esse credo, et de Mithridate accipiendos

Cui quod erat regnum pelagus fuit: una malorum
Non extincta lues, semperque recentior annis.

Pelagus, quia Mithridates rex Ponti. Cetera explicabit Justinus XXXVII, I *Cum eum* (Mithridaten) *Sylla, Lucullus, ceterique, in summa Cn. Pompeius, ita vicerint; ut maior clariorque in restaurando bello resurgeret, damnisque suis terribilior redderetur.*

Quid potius matrona velit tractare creatos,
Quam factum revocare suos quod possit ad usus?
Ac ne materies tali sub munere desit,
Quaerere sub terris aurum, furtoque latentem
Naturam eruere omnem, orbemque invertere praedae
Imperat, et glebas inter deprendere gazam,
Invitamque novo tandem producere caelo.
Ille etiam fulvas avidus numerabit arenas,
Perfundetque novo stillantia litora ponto,
Magnaque ramentis faciet momenta minutis.
Protulit, ut legeret census spumantis in aurum,
Et perlucentes cuperet prensare lapillos.
Vorticibus mediis oculos immittet avaros.
Et coquet argenti glebas, venamque latentem
Eruet,

Vulg v. 528. STELLANTIA. 529 PARVAQUE.

V 520 QUID POTIUS MATRONA VELIT TRACTARE CREATOS, QUAM FACTUM REVOCARE SUOS QUOD POSSIT AD USUS? Et hos pro spuriis habet Scaliger; *ex quibus nemo bonam sententiam eruerit* Est ἀλ]ιολογία, cur Cassiope aurifices creet *Quid potius* Cassiope, ipsa *matrona*, *tractare velit* suo sidere *creatos*, *quam quod suos ad usus*, ad lenocinia formae *revocare possit*.

V 528 PERFUNDETQUE NOVO STELLANTIA LITORA PONTO. Vetusti omnes STILLANTIA; quod verum esse antithesis probat Novo ponto perfundet litora, adhuc vetere stillantia.

V 529 PARVAQUE RAMENTIS FACIET MOMENTA MINUTIS. An *parva* momenta ex ramentis auri? Immo MAGNA quod et antithesis postulat magna emolumenta ex minutis ramentis Noster ii, 448

Hinc quoque magna *tibi venient* momenta *futuri*

V 530 PROTULIT UT LEGERET CENSUS SPUMANTIS IN AURUM, ET PERLUCENTES CUPERET PRENSARE LAPILLOS. Et hi spurii videntur.

V. 535 ET FACTI. Gemblacensis *at*. Recte Vossianus AUT

V. 536 MUTABIT IN USUS. Vetusti quattuor AD *usus*.

V 537 FINGIT. Gemblacensis et Lipsiensis FINGET.

V. 542 TIMUIT CUM NAUFRAGA TELLUS. Hoc a Scaligero est: Libri universi *timuit naufragia tellus* Atqui *naufragia* secundam corripit. Nec tamen viri magni coniecturae accedimus nimis enim sero *timet* tellus, cum iam *naufraga* est. neque naufraga esse potuit, nisi prius, ut Delos, erratica fuerit, et mari innaverit. Quae autem tellus? nisi hanc nomine suo dixeris, *tellus*, quod hic absurdum, erit totus terrarum orbis Poteris reponere,

Incubuit pontus · timuit Cepheia *tellus*.

ut

Eruet, et ſilicem rivo ſaliente liquabit.
Aut facti mercator erit per utrumque metalli,
Alterum et alterius ſemper mutabit ad uſus.
Talia Caſſiope naſcentum pectora finget.
  Andromedae ſequitur ſidus, quae, piſcibus ortis
Bis ſex in partes, caelo venit aurea dextro.
Hanc quondam poenae dirorum culpa parentum
Prodidit, infeſtus totis cum finibus omnis
Incubuit pontus, timuit Mauruſia tellus.
Propoſita eſt merces, veſano dedere ponto
Andromedan, teneros ut bellua manderet artus.
Hic Hymenaeus erat: ſolataque publica damna
Privatis lacrimis ornatur victima poenae,
Induiturque ſinus non haec ad vota paratos,

Virginis

Vulg. v. 535 ET. 536 IN 537 FINGIT 542. CUM NAUFRAGA 545 SOLAQUE IN 546 PRO NATIS LACRIMANS—POENA. 547. IN.

ut Ovid Met iv, 668, de Perſeo;

Gentibus innumeris circumque infraque relictis,
Aethiopum populos Cepheïa *conſpicit* arva

Sed placet magis, quod a codicum lectione *naufragia* propius abeſt,

Incubuit pontus: timuit MAURUSIA *tellus.*

Sic infra 585.

ſonat undique Syrtis,
Atque ipſi metuunt *montes ſcopulique ruentem*

Mauri autem Syrtis accolae Horat Carm ii, vi, 3

Barbaras Syrtes, *ubi* Maura *ſemper*
Aeſtuat unda.

Claud ii, Stil 278.

Namque feras aliis tellus Mauruſia *donum*
Praebuit. huic ſoli debet, ceu victa, tributum

V 545. HIC HYMENAEUS ERAT SOLAQUE IN PUBLICA DAMNA PRO NATIS LACRIMANS ORNATUR VICTIMA POENA. *Si non eſt mendum,* inquit vir magnus, dum haec explicare conatur Huetius legit, *Pro* cunctis *lacrimans.* Sed uterque illud praeteriit, *ſolâ poenâ ornatur* quod quid ſibi velit, ne Oedipus quidem coniectaverit Gemblacenſis *ſolaque publica*; non habet *in Primatis* habet Venetus, non *pro natis* Voſſianus vero *privatis* Ex his veſtigiis repono,

Hic hymenaeus erat. SOLATAQUE *publica damna*
PRIVATIS LACRIMIS *ornatur victima* POENAE

Solabatur Andromede damna publica privatis ſuis lacrimis · quippe ob ſalutem patriae expoſita. *Poena* eſt ipſa bellua, ut mox verſu 591

Adnantemque tibi poenam *pelaguſque ferentem.*

V. 547 NON HAEC IN VOTA PARATOS Vetuſti quattuor AD *vota.*

Virginis et vivae rapitur ſine funere funus.
Ac ſimul infeſti ventum eſt ad litora ponti,
Mollia per duras panduntur brachia cautes:
Aſtrinxere pedes ſcopulis, iniectaque vincla,
Et cruce virginea moritura puella pependit.
Servatur tamen in poena cultuſque pudorque.
Supplicia ipſa decent. nivea cervice reclinis
Molliter ipſa, ſuae cuſtos eſt ipſa figurae.
Defluxere ſinus humeris, fugitque lacertos
Veſtis, et effuſi ſcapulis luſere capilli.
Te circum Alcyones pennis planxere volantes,
Fleveruntque tuos miſerando carmine caſus,
Et tibi contextas umbram fecere per alas.
Ad tua ſuſtinuit fluctus ſpectacula pontus,
Aſſuetaſque ſibi deſiit perfundere ripas.
Extulit et liquido Nereis ab aequore vultus;
Et caſus miſerata tuos roravit et undas.
Ipſa levi flatu refovens pendentia membra

Aura

Vulg. V 549 AT. 553. VULTUSQUE. 555 SOLA. 557. SCOPULIS HAESERE. 563. VULTUM

V 549 AT SIMUL INFESTI. Libri veteres AC *ſimul.*

V 551 ASTRINXERE PEDES SCOPULIS, INIECTAQUE VINCLA. Verſus ſpurius et inſulſus, *cautes* et mox *ſcopuli*, *adſtrinxere* et poſtea *vincla* Hoc ſublato nitidiora ſunt reliqua.

V 553 SERVATUR TAMEN IN POENA VULTUSQUE PUDORQUE. Quomodo *vultus* ſervatur, qui *lacrimis* opplebatur. Repone,

Servatur tamen in poena CULTUSQUE *pudorque.*

Curatum eſt, ne a partibus, quas viris videre non fas eſt, veſtis diffiueret Ovid Met. XIII, 480 de Polyxena;

Tum quoque cura fuit partes velare tegendas,
Cum caderet, caſtique decus ſervare pudoris

V. 554 NIVEA CERVICE RECLINIS, MOLLITER IPSA SUAE CUSTOS EST SOLA FIGURAE. Vetuſti quattuor, pro *ſola* habent *ipſa* Recte,

ipſa ſuae cuſtos eſt IPSA *figurae.*

Ipſa multo mollius ſuaviuſque quam *ſola*.

V 556 FUGITQUE LACERTOS VESTIS, ET EFFUSI SCOPULIS HAESERE CAPILLI Cur *ſcopulis capilli haeſerint*, cauſa nulla eſt, niſi cum inluvie ipſius virginis iuncta. Quomodo vero *haeſerunt*, et tamen *effuſi?*

Scopulis

Aura per extremas reſonavit flebile rupes.
Tandem Gorgonei victorem Perſea monſtri
Felix illa dies redeuntem ad litora duxit.
Iſque, ubi pendentem vidit de rupe puellam,
Diriguit, facies quem non ſtupefecerat hoſtis:
Vixque manu ſpolium tenuit: victorque Meduſae
Victus in Andromeda eſt. iam cautibus invidet ipſis,
Feliceſque vocat, teneant quae membra, catenas.
At poſtquam poenae cauſam cognovit ab ipſa,
Deſtinat in thalamos per bellum vadere ponti,
Altera ſi Gorgo veniat, non territus ire.
Concitat aërios curſus, flenteſque parentes
Promiſſu vitae recreat, pactuſque maritum
Ad litus remeat. gravidus iam ſurgere pontus
Coeperat, et longo fugiebant agmine fluctus
Impellentis onus monſtri. caput eminet undas
Scandentis, pelaguſque vomit. circumſonat aequor
Dentibus, inque ipſo rapidum mare navigat ore.

Hinc

Vulg. v. 570. FACIE. 582. SCINDENTIS—MOVET

Scopulis a Scaligero eſt; libri univerſi *ſcapulis* Repone,

fugitque lacertos
Veſtis, et effuſi SCAPULIS LUSERE *capilli*

Effuſi ſcapulis ſive *humeris, cervice.* Seneca Apocolocyntoſi de Nerone;

flagrat nitidus fulgore remiſſo
Vultus, et effuſo cervix *formoſa capillo.*

Ovid Met vi, 167.

movenſque decoro
Cum capite immiſſos humerum per utrumque *capillos*

et iv, 672. de hac ipſa re;

niſi quod levis aura capillos
Moverat, *et trepido manabant lumina fletu,*
Marmoreum ratus eſſet opus.

Capilli *luſere*, ut Virgilius Aen. xi, 497.

luduntque *iubae per colla, per armos.*

V 563 AB AEQUORE VULTUM Voſſianus *vultu* Gemblacenſis recte VULTUS.

V 571 DIRIGUIT FACIE, QUEM NON STUPEFECERAT HOSTIS *Diriguit* facie, cuius? Suane facie an Andromedae? *Diriguit* ſemper abſolute venit Repone,

Diriguit, FACIES *quem non ſtupefecerat hoſtis*

Quem *facies Meduſae*, quae in ſaxa verteba omnia, non ſtupefecerat.

V 576 ALTERA SI GORGO VENIAT Sic codices ut Graeci Γοργώ, γοργοῦς.

V 582. SCANDENTIS PELAGUSQUE MOVET. At *movere pelagus* leve eſt; cum iam *fluctus* onus impellentis longo agmine fugiſſent. Voſſianus *movit* Repone,

caput

Hinc vaſti ſurgunt immenſis torquibus orbes ,
Tergaque conſumunt pelagus . ſonat undique Syrtis,
Atque ipſi metuunt montes , ſcopulique ruentem .
Infelix virgo , quamvis ſub vindice tanto ,
Quae tua tunc fuerat facies ? quam fugit in auras
Spiritus ? ut toto caruerunt ſanguine membra ?
Cum tua fata cavis e rupibus ipſa videres ,
Adnantemque tibi poenam , pelaguſque ferentem ,
Quantula praeda maris ? plauſis hic ſubvolat alis
Perſeus , et caelo pendens ſic fertur in hoſtem ,
Gorgoneo tinctum defigens ſanguine ferrum .
Illa ſubit contra , verſamque a gurgite frontem
Erigit , et tortis innitens orbibus alte

Emicat ,

Vulg v 584 VASTIS URGENT IMMENSI. 592 SED PENNIS—ALTE 593. IACULATUR. 595 ASSURGENS CONVERSAQUE.

caput eminet undas
SCANDENTIS, *pelaguſque* VOMIT
Scandentis, non *ſcindentis* Si enim *eminet*, quomodo aquas *ſcindit?* Ovid Met. xv, 513 de tauro marino Hippolyti ,
Pectoribuſque tenus molles erectus *in auras*
Naribus et patulo partem maris evomit *ore.*

V 584 HINC VASTIS URGENT IMMENSI TORQUIBUS ORBES Libri omnes *immenſis* Voſſianus inſuper, *Hinc naſci ſurgent.* Repone,
Hinc VASTI SURGUNT IMMENSIS *torquibus orbes*

V. 585 SONAT UNDIQUE SYRTIS Sic libri recentiores ſed veteres *fortis.* Voſſianus *fortus* Unde Voſſius ad Catullum legit,
ſonat undique Phorcys
Phorcys, ait, *poetice pro mari* Syrtis *nihil ad oceanum* Atqui recte *Syrtis :* res enim agitur in Mauritania.

V 592. SED PENNIS SUBVOLAT ALTE PERSEUS Sic recentiores codices , ſed vetuſti aliter Gemblacenſis, *quantis hic ſubvolat undis* Ceteri tres, *quantis hic ſubvolat alis* Repone,

Quantula praeda maris? PLAUSIS HIC *ſubvolat* ALIS.
Propius ad receptam lectionem, *quaſſis*; ut Gratius Halieut verſu 8
Concuſſiſque *levis* pennis *ſic evolat ales.*
Sed *plauſis* ab auctore eſt. Virgilius Aen v, 515
Iam vacuo laetam caelo ſpeculatus, et alis
Plaudentem *nigra figit ſub nube columbam.*
Ovid. Met xiv, 507
numeruſque ex agmine maior
Subvolat, *et* plauſis *remos circumvolat* alis.

V 593. ET CAELO PENDENS IACULATUR IN HOSTEM. Mendoſum eſt τὸ *iaculatur* ſola enim harpe, ſive enſe falcato, utebatur in pugna ; quam e manu dextra non dimittebat. Quid quod *iaculatus* quinto abhinc verſu iterum habemus Repono,
et caelo pendens SIC FERTUR *in hoſtem.*
Virgilius Georg iii, 236
Signa movet, praecepſque oblitum ſertur in hoſtem. et, Aen. ii, 511
denſos fertur *moriturus* in hoſtes.

V.

†

Emicat, ac toto ſublimis corpore fertur.
Sed quantum illa ſubit, ſeque eiaculata profundo eſt,
Is tantum revolat, laxumque per aethera ludit.
Perſeus, et Ceti ſubeuntis verberat ora.
Nec cedit tamen illa viro, ſed ſaevit in auras
Morſibus, et vani crepitant ſine vulnere dentes.
Efflat et in caelum pelagus, mergitque volantem
Sanguineis undis, pontumque extollit in aſtra.
Spectabat pugnam pugnandi cauſa puella;
Iamque oblita ſui, metuit pro vindice tali
Suſpirans, animoque magis quam corpore pendet.
Tandem confoſſis ſubſedit bellua membris,
Plena maris, ſummaſque iterum remeavit ad undas,

Et

Vulg v 598. SEMPER IACULATA profundo. 599. IN. 609 ſummas ITERUMQUE RENAVIT.

V. 595. ILLA SUBIT CONTRA ASSURGENS, CONVERSAQUE FRONTEM ERIGIT. Mirum quantum ab hac recentiorum codicum lectione variant vetuſti. Gemblacenſis et Lipſienſis,

Illa ſubit contra verſaque aſſurgit a fonte.

Voſſianus,

Illa ſubit contra verſaque a gurgite fonte.

Unde liquida eſt emendatio,

Illa ſubit contra, VERSAMQUE A GURGITE *frontem*
Erigit

V. 598. SED QUANTUM ILLA SUBIT SEMPER IACULATA PROFUNDO, IN TANTUM REVOLAT LAXUMQUE PER AERA LUDIT. Illud *ſemper* ignave et inſulſe: et *iaculata* abſolute quid hic facit? quibus iaculis uſa eſt bellua. Rectius Gronovius Obſerv. II, 11. *ſemet iaculata* Repone,

Sed quantum illa ſubit, SEQUE EIACULATA *profundo* EST,
Is tantum revolat, laxumque per aethera ludit.

Plin Hiſt. x, 54 *Aliquae avium* eiaculantur ſeſe *in ſublime.* Ovid Met VI, 259

Expulit hanc ſanguis, ſeque eiaculatus *in altum*
Emicat.

V. 600. PERSEUS, ET CETI SUBEUNTIS VERBERAT ORA. Verſus irreptitius. *Sed quantum* illa *ſubit;* et mox, *Nec cedit tamen* illa *viro*· inter haec feminina maſculinum *ceti* intervenire non debet. Addidit hunc verſum interpolator, poſtquam *is tantum* mutatum erat in *in tantum.* Tum enim *revolat* opus habebat nominativo *Perſeus.*

V 609 SUMMAS ITERUMQUE RENAVIT AD UNDAS. Illud *que* vitioſe hic locatur. Gemblacenſis *ſummaſque iterum renavit.* Lipſienſis et Voſſianus, *ſummaſque iterum regnavit.* Repone cum Veneto,

ſummaſque iterum REMEAVIT *ad undas*

ut ſupra verſu 579,

pactuſque maritum
Ad litus remeat.

V.

Et magnum vaſto contexit corpore pontum ,
Tunc quoque terribilis , nec virginis ore videnda .
Perfundit liquido Perſeus in marmore corpus ,
Maior et ex undis ad cautes provolat altas ,
Solvitque haerentem vinclis de rupe puellam ,
Deſponſam pugna , nupturam dote mariti .
Hic dedit Andromedae caelum , ſtelliſque ſacravit ,
Mercedem tanti belli , quo concidit ipſa
Gorgone non levius monſtrum , pelaguſque levavit .
Quiſquis in Andromedae ſurgentis tempora ponto
Naſcitur , immitis veniet , poenaeque miniſter ,
Carceris et duri cuſtos , quo ſtante ſuperbo
Proſtratae iaceant miſerorum in limine matres ,

Pernoctesque

Vulg v 612 PERFUDIT 613 PERVOLAT 617 CONDIDIT. 619 TEMPORE. 621 SUPERBAE.

V 612 PERFUDIT LIQUIDO Immo PERFUNDIT cum Voſſiano ut mox *Provolat*.

V 613 PERVOLAT Inepte Repone, PROVOLAT

V 617 QUO CONDIDIT IPSA GORGONE NON LEVIUS MONSTRUM *Condere monſtrum*, ait Scaliger, *ut condere bellum, luſtrum, diem, eſt finire* Immo repone,

quo CONCIDIT *ipſa*
Gorgone non levius monſtrum

Virgilius Aen xi, 245.

Contigimuſque manum, qua concidit *Ilia tellus*

Ovidius Faſt iii, 550

Ipſa ſua Dido concidit *uſa manu*

V 619 QUISQUIS IN ANDROMEDAE SURGENTIS TEMPORE PONTO NASCITUR Repone ex Gemblacenſi, Lipſienſi et Veneto, *ſurgentis* TEMPORA *ponto*. Naſcitur in tempora Andromedae ponto ſurgentis.

V 621 QUO STANTE SUPERBAE PROSTRATAE IACEANT. Immo SUPERBO

V 625 CARNIFICISQUE VENIT MORTEM DUCENTIS IMAGO. *Mortem ducentis*, *Argute* inquit Scaliger. Nihil minus Gemblacenſis *vincentis*. Lipſienſis et Voſſianus *vindicis*. Repone,

Carnificiſque venit mortem VENDENTIS *imago*

Probat quod mox ſequitur,

Supplicium vectigal *erit*

V 626 ACCENSISQUE ROGIS ET STRICTA SAEVE SECURI Unde ablativus hic caſus regatur, fruſtra quaeras Libri omnes, *Accenſiſque rogos*. Illud vero *ſaepe* quid hic facit? Repone,

ACCENSOSQUE ROGOS, *et* TINCTAS CAEDE SECURES.

Horatius Carm iii, xxiii, 12.

Victima pontificum ſecurim
Cervice tinguet

Tinctas *caede*, idem quod ſanguine, cruore. Ovid Pont. ii, ix, 56.

Sumere, et hoſtili tingere caede *manum*.

V.

Pernoctesque patres cupiant extrema suorum
Oscula, et in proprias animam transferre medullas:
Carnificisque venit mortem vendentis imago,
Accensosque rogos, et tinctas caede secures.
Supplicium vectigal erit. qui denique posset
Pendentem e scopulis ipsam spectare puellam:
Interdum poenis innoxia corpora servat,
Vinctorum dominus, sociusque in parte catenae.
Piscibus exortis, cum pars vicesima prima
Signabit terrae limen, fulgebit et orbi;
Aërius nascetur equus caeloque volabit,
Velocesque dabit sub tali tempore partus,
Omne per officium vigilantia corda ferentes.

Hic

Vulg v 625. DUCENTIS 626 ACCENSISQUE ROGIS et STRICTA SAEPE SECURI. 627 POSSIT 632. SIGNATOR TERRAE LUMEN 635 COME—MEMBRA.

V. 627 QUI DENIQUE POSSIT. Immo POSSET cum Gemblacensi et Vossiano

V 629. INTERDUM POENIS INNOXIA CORPORA SERVAT, VINCTORUM DOMINUS, SOCIUSQUE IN PARTE CATENAE. Hi duo versus in libris scriptis ordinem inter se mutaverant. Nos sic, ut vides, posuimus, manifesto sententiae commodo.

V. 631. PISCIBUS EXORTIS CUM PARS VICESIMA PRIMA SIGNATOR TERRAE LUMEN FULGEBIT, ET ORBI AERIUS NASCETUR EQUUS. *Pars* xxi. *piscium*, *lumen signator terrae*, (appositive) *fulgebit*, *et*, statim, *equus nascetur*. Apage illud *Signator lumen*. Gemblacensis et Lipsiensis *Signato terrae lumen*; Vossianus *Signavit terra limen* Repone et distingue,

Piscibus exortis, cum pars vicesima prima
SIGNABIT TERRAE LIMEN, *fulgebit et orbi*;
Aërius nascetur equus.

Signabit limen terrae, hoc est, stringet lineam horizontalem. Sic i, 581.

Proximus hunc ultra, brumalis nomine gaudens,
Ultima designat *fugientis* limina *solis*

V 635. COME PER OFFICIUM VIGILANTIA MEMBRA FERENTES. Gemblacensis, Lipsiensis, et Vossianus *Come*. Venetus *Roma*; recentiores, *Omne*. Repone,

OMNE *per officium vigilantia* CORDA *ferentes.*

Omne officium; ut Claudian. Eutrop. i, 367.

communiter omni
Fungitur officio, *gaudetque potentia flecti.*

Vigilantia corda: nam certe *vigilantia membra* nimis dure et audacter. Sic noster alibi, *vigilanti mente*, *vigilanti sensu*. Supra v, 63.

Indelassato properantia corda *vigere*.

Sic, *martia corda*, *tremebunda corda*, *lepôre tincta corda*.

Silius viii, 210, de Annibale,

Anxia ducebat vigili *suspiria* corde.

Sic lego pro vulgata *voce:* non ut Heinsius *nocte*. res enim interdiu est acta.

Hic glomerabit equo gyros, dorſoque ſuperbus
Ardua bella geret rector cum milite mixtus.
Hic ſtadium fraudare fide, poteritque videri
Mentitus paſſus, et campum tollere curſu.
Quamvis extremo citius revolaverit orbe
Nuntius extremum velox penetraverit orbem.
Vilibus ille etiam ſanabit vulnera ſuccis
Quadrupedum: et medicas herbas in membra ferorum
Noverit, humanos et quae naſcentur ad uſus.
Nixa genu ſpecies, et Graio nomine dicta
Engonaſi,

Vulg v 638. NUNC STADIO—FIDEM 639 MENTIRI—CAMPO—CURSUM. 641 VEL BIS 643 ARTES—FERARUM.

V 638 NUNC STADIO FRAUDARE FIDEM, POTERITQUE VIDERI MENTIRI PASSUS, ET CAMPO TOLLERE CURSUM Haec mendoſa ſunt, *fraudare fidem* et *tollere curſum campo*, utrumque vitioſe Libri veteres, *Hic ſtadium*, et *mentitus*, et *campum curſu* Repone,

HIC STADIUM *fraudare* FIDE, *poteritque videri*
MENTITUS *paſſus, et* CAMPUM *tollere* CURSU

Fraudare ſtadium fide; tam celeriter curret, ut ſtadium juſto brevius eſſe, et campus ipſe tolli, videatur Nemeſianus Cyneget verſu 289.

ire viarum
Longa volunt, latumque fuga conſumere campum

Sic *corripere campum*; Virgilius, Aen v, 145.

V 640 QUAMVIS EXTREMO CITIUS REVOLAVERIT ORBE NUNTIUS, EXTREMUM VEL BIS PENETRAVERIT ORBEM Haec portentoſa ſunt, callide tamen ab interpretibus diſſimulata Aut uterque ſpurius eſt, aut poſterior ſic refingendus Pro *vel bis* Venetus *ve toris*, Voſſianus, *velle bis* Repono,

Nuntius extremum VELOX *penetraverit orbem*

Claudianus, Prob et Olyb 174. [*bem*
Dixerat, et velox *jam* nuntius *advolat ur-*

Prior verſus videri poteſt ex poſteriore per variantes lectiones conflatus

V. 643 QUADRUPEDUM: MEDICAS ARTES IN MEMBRA FERARUM NOVERIT. Cum dicit *naſcentur*, herbas vult, non artes. Libri veteres, *et medicas*. Repone,

ET *medicas* HERBAS *in membra* FERORUM

Statius Achill. 1, 116, de Chirone;

nam tum labor unus inermi,
Noſſe *ſalutiferas dubiis animantibus* herbas.

Vide ſupra v, 353.

Ille tenet medicas herbas *ad membra* ferorum etiam Scaliger hic *ferorum*.

V 646 ET GRAIO NOMINE DICTA ENGONASI INGENICLA NITENS SUB ORIGINE CONSTAT Gemblacenſis,

Et comes inguicola vides *ſub origine conſtat*.

Lipſienſis,

Et comas inguicula vides *ſub origine conſtat*.

Voſſianus,

Et gonas ingui onlandos *ſub origine conſtat*.

Ex his veteris et verae lectionis veſtigiis nata eſt hodierna lectio Scaliger tentabat,

Engonaſi, ingenicla cui pes ſuffragine *conſtat*.

ſed ſtatim conjecturae pertaeſus, deſperabat. Voſſius ad Catullum hoc modo,

Engonaſi, ingenicla claudens *ab origine conſtat*

Claudens, inquit, eſt *claudicans*. Nimirum infirmo eſt talo, claudicatque haec conjectura. Unde vero eſt, quod plerique quaſi certam lectionem ſumunt barbarum illud *ingenicla*? Nemo

Engonasi, (ignota facies sub origine constat)
Dextra per extremos attollit lumina pisces.
Hinc fuga nascentum, dolus, insidiaeque creantur,
Grassatorque venit media metuendus in urbe.
Et si forte aliquas animis exsurget in artes,
In praerupta dabit studium, vendetque periclo
Ingenium. ac tenues ausus sine limite gressus
Certa per extentos ponet vestigia funes;
At caeli meditatus iter vestigia perdet
Pene sua, et pendens populum suspendet ab ipso.

Laeva

Vulg v 646. INGENICLA NITENS 650 ANIMO CONSURGET 651 VINCETQUE. 652 AUT 653. PONIT. 654 ET 655 ET PENE UT—SUSPENDIT.

mo vel ante vel praeter Firmicum *ingeniculus* dixit VIII, 17, et vel ibi nescio an *in genibus* Firmicus scripserit, ut Graeci ἐν γόνασι. Certe apud Nostrum, qui priore versu dixerat *Nixa genu species*, ineptissimum fuerit *ingenicla* addere, quod idem est ac *genu nixa* Sic et I, 322;

Nixa venit species genibus, sibi conscia causae.

Restituo tibi, quod ab auctore venerat,

Nixa genu species, et Graio nomine dicta
Engonasi (IGNOTA FACIES *sub origine constat*)
Dextra per extremos attollit lumina pisces.

Ut in libro primo dixerat, *sibi conscia causae*; nimirum quia nemo alius erat conscius; ita hic *ignota sub origine* *Facies* tamen, inquit, *constat*. Omnes in asterismo consentiunt, iuvenem esse genibus nixum; licet, Arato duce, plerique causam se nescire fateantur *Facies constat sub ignota origine*. sic de origine mundi disserens I, 147

Sed facies *quacumque tamen* sub origine *rerum*
Convenit, *et certo digestum est ordine corpus.*

V 650 ET SI FORTE ALIQUAS ANIMO CONSURGET IN ARTES Vetusti quattuor *animus*, et tres *exsurget*. Repone,

Et si forte aliquas ANIMIS EXSURGET *in artes.*

Virgilius Georg IV, 132.

Regum aequabat opes animis. ita passim.

V. 651 VINCETQUE PERICLO INGENIUM. Venetus VENDETQUE. recte Sic IV, 139.

Seque sua semper cupientia vendere *laude.*

V. 652. AUT TENUES AUSUS SINE LIMITE GRESSUS. Pro *aut*, vetusti quattuor habent AC.

V. 653. PONIT VESTIGIA. Immo PONET.

V. 654. ET CAELI MEDITATUS ITER VESTIGIA PERDET ET PENE UT PENDENS POPULUM SUSPENDIT AB IPSO. Vetusti libri in mirifica lectione consentiunt,

Et peneua et pendens porulum suspendet ab ipsa.

Unde Scaliger *Et pene ut pendens*; Salmasius ad Vopiscum, *Per vacuum et pendens*; Vossius ad Catullum, *Et perna pendens.* Repono,

AT *caeli meditatus iter vestigia perdet*
PENE SUA, *et pendens populum* SUSPENDET *ab ipso*

Dum per extentum et directum funem incedit, *certa vestigia ponit*; at cum caeli iter meditatus, per laxum et erectum funem scandit, *vestigia sua pene perdit.*

Laeva ſub extremis conſurgunt ſidera ceti
Piſcibus, Andromedam ponto caeloque ſequentis.
• Hic trahit in pelagi caedes, et vulnera natos
Squamigeri gregis: extentis laqueare profundum
Retibus, et pontum vinclis arctare furentem;
Et velut in laxo ſecuras aequore phocas
Carceribus claudunt raris, et compede nectunt;
Incautoſque trahunt macularum lumine thynnos.
Nec cepiſſe ſat eſt: luctantur rumpere nodos,
Expectantque novas acies, ferroque necantur,
Inficiturque ſuo permixtus ſanguine pontus.
Tum quoque, cum toto iacuerunt litore praedae,
Altera fit caedis caedes: ſcinduntur in artus,
Corpore et ex uno varius deſcribitur uſus.
Illa datis melior ſuccis pars, illa retentis.

Hinc

Vulg v. 658 HOC. 660 ARMARE SEQUENTEM. 663. VIMINE 664. CORPORA NODIS. 667 TOTUS 669 CORPORA

V 658 HOC TRAHIT Immo HIC; nempe *cetus.*

V 660 ET PONTUM VINCLIS ARMARE SEQUENTEM. *Armare pontum ſequentem vinclis quid ſit neſcio,* inquit Scaliger. At ſcire ſe exiſtimabant Huetius, et ad Statii Silvas Gronovius nempe *ſequentem,* obſequentem, patientem pontum armare retibus contra piſces Quid aliud eſt, ſi hoc non eſt, intelligendo nihil intelligere? Vetuſti omnes non *ſequentem,* ſed *furentem.* Repone,

et pontum vinclis ARTARE FURENTEM.

Et Scaliger quidem *artare,* ſed *ſequentem* male retinebat. Pontum furentem et indignantem vinculis coercent. Ut *arta vincula* paſſim dicuntur; ita Lucanus v, 234.

Artatus *rapido fervet qua gurgite* pontus

V 663 INCAUTOSQUE TRAHUNT MACULARUM VIMINE THYNNOS. Quid eſt *vimen* macularum? *Textura,* inquit Scaliger Qui hoc credibile fiet? Dixiſſet auctor, *naſſarum vimine,* non *macularum.* ut Silius v, 48.

piſcator ad undas,
Ore levem patulo texens de vimine naſſam

Sed ſententia hoc non recipit Pro *vimine,* Gemblacenſis *numine;* Lipſienſis et Voſſianus *nomine.* Repone,

Incautoſque trahunt macularum LUMINE *thynnos.*

Maculae ſunt foramina et quaſi feneſtrae retis. Ad thynnorum igitur capturam, qui inter piſces praecipua magnitudine ſunt, retia adhibentur grandibus maculis. quo fit ut thynni non ſentiant aquas opacari vel ſe retibus includi.

V 664. LUCTANTUR CORPORA NODIS. Repone,

luctantur RUMPERE NODOS

Thynni luctantur rumpere retia. Sic Horatius Carm 1, i, 28

Seu rupit *teretes Marſus aper* plagas

V. 667. PERMIXTUS SANGUINE PONTUS TOTUS, CUM TOTO, &c. Ponenda

eſt

Hinc ſanies pretioſa fluit, floremque cruoris
Evomit, et mixto guſtum ſale temperat oris.
Illa putris turba eſt. ſtrages confunditur omnis,
Permiſcetque ſuas alterna in damna figuras,
Communemque cibis uſum, ſuccumque miniſtrat.
Aut cum caeruleo ſtetit ipſa ſimillima ponto
Squamigerûm nubes, turbaque immobilis haeret,
Excipitur vaſta circumvallata ſagena,
Ingenteſque lacus et Bacchi dolia complet,
Humoriſque vomit ſocias per mutua dotes;
Et fluit in liquidam tabem reſoluta medulla.
Quinetiam magnas poterunt celebrare ſalinas,
Et pontum coquere, et ponti ſecernere virus,
Cum ſolidum certo diſtendunt margine campum,
Adpelluntque ſuo deductum ex aequore fluctum,
Claudendoque

Vulg. v. 676 AT 677. TERRAEQUE. 680 HUMORESQUE VOMET SOCIA—DOTE 681 LIQUIDAS TABES—MEDULLAS

eſt hic, inquit Huetius, τελεία ϛιγμή. *Totus. cum toto.* Sane ponenda eſt, ſed non poſt *totus*; ne ſententiae commodum aucupantes verſus elegantiam prorſus amittamus. Quid quod ineptum et abſurdum eſt, *totum pontum* thynnorum, qui uno reti clauduntur, ſanguine infici Gemblacenſis et Lipſienſis, *Totum cum toto*; Voſſianus, *Totum quoque cum toto.* Repone et diſtingue,

Inficiturque ſuo permixtus ſanguine pontus.
TUM QUOQUE, *cum toto jacuerunt litore praedae,*
Altera fit caedis caedes.

V. 668 SCINDUNTUR IN ARTUS CORPORA, ET EX UNO VARIUS DESCRIBITUR USUS Sic quidem libri veteres: ſed recentiores hic recte;

ſcinduntur in artus;
CORPORE *et ex uno varius deſcribitur uſus.*

Si *corpora* legas; tumc onſtructio erit, *ex uno uſu varius uſus.* Prorſus abſurde.

V 676. AT CUM CAERULEO Immo cum vetuſtis AUT.

V. 677 TERRAEQUE IMMOBILIS HAERET. Ineptum illud *terrae cui* ſi haerent thynni, non poſſunt *circumvallari* ſagena. Vetuſti omnes *turbaeque* Repone,

Squamigerum nubes, TURBAQUE *immobilis haeret.*

Immobilis prae turba.

V 680. HUMORESQUE VOMET SOCIA PER MUTUA DOTE *Vomet humores ſocia dote* Non intelligo Gemblacenſis, *Ut moriſque volet.* Lipſienſis pro varia lectione, *Humoriſque volet.* Voſſianus, *Umoriſque volet* Repone,

HUMORISQUE VOMIT SOCIAS *per mutua* DOTES

V. 681. ET FLUIT IN LIQUIDAS TABES RESOLUTA MEDULLAS. Monſtrum hoc eſt, *tabes reſoluta fluit in medullas*: immo *medulla reſoluta fluit in tabem.* Repone,

Et

Claudendoque negant. tum demum ſuſcipit auras
Area, tum poſito per solem humore niteſcit.
Congeritur ſiccum pelagus, menſiſque profundi
Canities ſepoſta maris; ſpumaeque rigentis
Ingentes faciunt cumulos; pelagique venenum,
Quo perit uſus aquae ſucco corruptus amaro,
Vitali ſale permutant, redduntque ſalubre.
At revoluta polo cum pronis vultibus arctos
Ad ſua perpetuos revocat veſtigia paſſus,
Nunquam tincta vadis, ſed ſemper flexilis orbe:
Aut cynoſura minor cum prima luce reſurgit,
Et pariter vaſtuſve leo, vel ſcorpios acer
Nocte ſub extrema permittunt iura diei:

Non

Vulg v 686 UNDAS. 687 PONTUS. 688 MERSIQUE 689 EMOTA. 690 TUMULOS. 691. QUODQUE ERAT. 692 SALUBREM. 693 PRIMIS 696 AC 697 TUM

Et fluit in LIQUIDAM TABEM *reſoluta* MEDULLA

Ovid Met IX, 175

Ambuſtique ſonant nervi, caecaque medullis
Tabe liquefactis

et XIV, 431

Luctibus extremum tenues liquefacta medullas
Tabuit

V 686 TUM DEMUM SUSCIPIT UNDAS AREA, TUM PONTUS PER SOLEM HUMORE NITESCIT Haec abſurdiſſima ſunt Tum demum *undas* ſuſcipit, poſtquam undis repleta eſt et pontus niteſcit per ſolem *humore*; quod fit calore et aeſtu Vetuſti omnes *ponto* Repone,

tum demum ſuſcipit AURAS
Area, tum POSITO *per ſolem humore niteſcit*

Poſito per auras et ſolem humore niteſcit et concreſcit in ſalem

V 688 CONGERITUR SICCUM PELAGUS, MERSIQUE PROFUNDI CANITIES EMOTA MARIS *Siccum pelagus* eſt ſal in fundo areae ſiccus relictus Quid igitur hic facit *merſi* maris? Gemblacenſis *merſiſque*, Lipſienſis et Voſſianus, *menſiſque* Omnes quattuor *ſed nota* pro *emota* Repone,

Congeritur ſiccum pelagus, MENSISQUE *profundi*
Canities SEPOSTA *maris*.

Silius VIII, 378

At quos ipſius menſis ſepoſta *Lyaei*
Setia.

Sepoſita menſis, ſervata, ſeparata, recondita.

V 690 INGENTES FACIUNT TUMULOS, PELAGIQUE VENENUM, QUODQUE ERAT USUS AQUAE SUCCO CORRUPTUS AMARO, VITALI SALE PERMUTANT, REDDUNTQUE SALUBREM. Et haec ſenſu caſſa ſunt; quippe et mendis et prava diſtinctione laborantia Pro *Quodque erat*, vetuſti tres *Quodque erit*, Voſſianus, *Quod erit* Lege et diſtingue,

Ingentes faciunt CUMULOS *pelagique venenum*,
QUO PERIT *uſus aquae ſucco corruptus amaro*,
Vitali ſale permutant, redduntque SALUBRE

Etiam *venenum* pelagi *ſalubre* reddunt.

V.

Non inimica ferae tali ſub tempore natis
Ora ferent, placidaſque regent commercia gentes.
Ille manu vaſtos poterit frenare leones,
Et palpare lupos, pantheris ludere captis,
Nec fugiet validas cognati ſideris urſas.
Ille elephanta premet dorſo, ſtimuliſque monebit;
Inque artes hominum, perverſaque munia ducet,
Turpiter in tanto ſcandentem pondere funes.
Ille tigrim rabie ſolvet, pacique domabit;
Quaeque alia infeſtant ſilvis animalia terras,
Iunget amicitia ſecum, catuloſque ſagaces.

* * * *

MULTA DESUNT.

Tertia

Vulg v. 699. NATUS 700 FERET PLACIDAS REGET IN. 705 MOVEBIT. 706 MUNERA 707. CEDENTEM—CUNCTIS.

V 693 AT REVOLUTA POLO CUM PRIMIS VULTIBUS ARCTOS Repone,

cum PRONIS *vultibus arctos*

ut iii, 359. *boreamque rigentem*
Prona *Lycaoniae ſpectantem membra puellae*

V. 696 AC CYNOSURA MINOR Vetuſti quattuor AUT.

V 697 VASTUSVE LEO, TUM SCORPIOS ACER. Pro *tum* vetuſti VEL.

V 699 NON INIMICA FERAE TALI SUB TEMPORE NATUS ORA FERET, PLACIDAS REGET IN COMMERCIA GENTES Repone ex vetuſtis omnibus,

Non inimica ferae tali ſub tempore NATIS
Ora FERENT, PLACIDASQUE REGENT
commercia gentes

Omnino melius dictu et decentius, *ut ferae non inimica hominibus ora ferant*, *quam ut homines ora ferae* neſcio cui; quaſi homines morſu feras invadant Sic ſupra 391

Non inimica facit ſerpentum membra creatis

Val Flacc iv, 103 *non foedera legum*
Ulla colunt, placidas aut jura tenentia mentes.

V 704 ILLE ELEPHANTA PREMET DORSO, STIMULISQUE MOVEBIT Hic verſus in membranis locum cum priore mutaverat Nos in ſuum ordinem reduximus, duce ipſa ſententia. Non enim urſos, ſed elephantas in artes humanas ducunt. Ceterum pro *movebit*, repone,

Ille elephanta premet dorſo, ſtimuliſque MONEBIT

Ovid. Triſt iv, vi, 7

Quaeque ſui monitis *obtemperat Inda magiſtri Bellua*

V 705. PERVERSAQUE MUNERA DUCET Lege MUNIA; ut antea bis, ter.

V 706. TURPITER IN TANTO CEDENTEM PONDERE CUNCTIS Quomodo *cedentem cunctis?* Quinam illi cuncti, homines an beſtiae? Vidit abſurdum Huetius; et ſubſtituit *punctis*. Atqui jam dixerat auctor, *ſtimulis monebit* Neque *turpiter* cedit ſtimulis, ſed ſapienter Repone,

Turpiter in tanto SCANDENTEM *pondere* FUNES

In membranis ſcriptum *funis*, caſu accuſativo inde natum *cunctis*; De elephantis funambulis

Tertia pleïadas dotavit forma ſorores,
Caeruleum rubro vultum ſuffuſa pyropo,
Invenitque parem ſub te, cynoſura, colorem,
Et quos delphinus iaculatur quattuor ignes,
Deltotonque tribus facibus, ſimilique nitentem
Luce aquilam, et flexos per lubrica terga dracones.
Tum quartum quintumque genus diſcernitur omni
E numero, ſummamque gradus diſiungit utramque.
Maxima pars numero cenſu concluditur imo,

Quae

Vulg v 710. PLEIADES DOTABIT 711 FEMINEUM 715 ARTUS per lubrica terga 717 SUMMAQUE gradus QUI IUNGITUR ANGUE 718 PER MINIMOS.

is plenae Romanorum historiae Iam vero de ſpectaculis hic agi certum eſt ex IV, 236

Cumque elephante loqui, tantamque aptare docendo
Artibus humanis varia ad ſpectacula molem

V 710 TERTIA PLEIADES DOTABIT FORMA SORORES Repone ex libris vetuſtis, et ſententia ipſa,

Tertia PLEIADAS DOTAVIT *forma ſorores*

V 711 FEMINEUM RUBRO VULTUM SUFFUSA PYROPO Hic agit de ſtellis tertiae magnitudinis quam aſſignat pleiadibus, cynoſurae, delphino, deltoto, aquilae, et draconibus Quorſum igitur *Femineum vultum?* An omnia haec ſigna feminea ſunt? Repono,

CAERULEUM *rubro vultum ſuffuſa pyropo*

Caeruleus color nigro propior, pyropus flammeo Ergo ſtellae tertiae magnitudinis mediam inter maximas et minimas lucem fundentes, ſunt utriuſque coloris participes. Sic I, 416, de Canicula,

vix sole minor, niſi quod procul ardens
Frigida caeruleo *contorquet lumina* vultu

V. 715 ET FLEXOS ARTUS PER LUBRICA TERGA Hoc recentiorum codicum commentum eſt, et ſenſu caret Gemblacenſis vetus, *et lubrica flexos in terga leones* Lipſienſis, *et flexos in lubrica terga leones* Repone cum Voſſiano,

Luce aquilam, et flexos PER *lubrica terga* DRACONES.

Utrumque anguem intelligit, tam illum inter duas urſas, quam alterum ophiuchi; quem et ſupra verſu 389 *draconem* vocat,

Anguitenens magno circumdatus orbe draconis.

Et res de utroque vera eſt nam ille draco VIII ſtellas habet magnitudinis tertiae, hic V, Ptolemaeo definiente

V 717. TUM QUARTUM QUINTUMQUE GENUS DISCERNITUR OMNI E NUMERO, SUMMAQUE GRADUS QUI IUNGITUR ANGUE. Haec portentoſe corrupta ſunt; ita tamen conſtanter codices tam veteres quam novi. Quid eſt,

ſummaque gradus qui iungitur angue?

Quaevis totidem verba, caſu hinc inde petita, tam bonam ſententiam, quam haec, efficient. Fruſtra tentavit emendationem doctiſſimus Huetius. Repono,

Tum quartum quintumque genus diſcernitur omni
E numero, SUMMAMQUE *gradus* DISIUNGIT UTRAMQUE.

Summa ſtellarum IV et V magnitudinis gradu a ſe invicem diſiungitur. Has autem duas magnitudines nullis conſtellationibus aſſignat, quia in omnibus ſunt; contentus ipſos gradus indicaviſſe

V 718 MAXIMA PER MINIMOS CENSU CONCLUDITUR IMO Quo referes illud, *per minimos?* Quid facit ſine ſuo ſubſtantivo *maxima?* Repone,

Maxima PARS NUMERO *cenſu concluditur imo*

Pars

Quae neque per cunctas noctes, neque tempore in omni
Resplendet, vasto caeli submota profundo:
Sed cum clara suos avertit Delia currus,
Cumque vagae stellae terris sua lumina condunt,
Mersit et ardentes orion aureus ignes,
Signaque transgressus mutat per tempora Phoebus;
Effulget tenebris, et nocte accenditur atra.
Tunc conferta licet caeli fulgentia templa
Cernere luminibus densis, totumque micare

Vulg. v. 720. RESPLENDENT ALTO. 721 CURSUS 722 VAGA EST ILLA ET—CONDIT. 727. SEMINIBUS—TOTISQUE

Pars ea stellarum, quae numero maxima est, ut infinitae illae in via lactea, concluditur imo censu vi magnitudinis: infra quam astronomi non descendunt

Hoc dicit stellae minimae magnitudinis non per omnes noctes visuntur. sed cum luna, et planetae, et orion sub horizonte sunt; et hieme cum sol in brumalibus signis versatur, tum effulgent noctibus tenebrosis, et fiunt conspicuae, nec aliorum siderum splendore obruuntur.

V. 720. RESPLENDENT ALTO CAELI SUBMOTA PROFUNDO. Repone,

RESPLENDET VASTO *caeli submota profundo.*

Numero singulari, ut probat ipsa redditio versu 725.

Effulget *tenebris, et nocte* accenditur *atra.*

Atque hinc firmatur prior emendatio *maxima pars.* Quippe si hic *resplendent* legas, *maxima* id erit quod *maxima sidera,* plane contra loci sententiam.

V. 721 SED CUM CLARA SUOS AVERTIT DELIA CURSUS Immo CURRUS, ut saepe ante. Sic i, 667.

Subsequiturque suo solem vaga Delia curru.

V. 722. CUMQUE VAGA EST ILLA, ET TERRIS SUA LUMINA CONDIT Quid hoc? Cum luna vaga est? Atqui semper *vaga* est; perpetuum est hoc lunae epitheton. Horatius, Serm i, viii, 21.

simul ac vaga luna *decorum* *Protulit os.*

Et praeterea, nihil in hoc versiculo erit, quod non dictum sit in praecedente, nempe cum luna sub horizonte est Vetusti quatuor *condunt*; et Vossianus, *illa e terris.* Repone,

Cumque VAGAE STELLAE *terris sua lumina* CONDUNT.

V. 727. CERNERE SEMINIBUS DENSIS. Rectius codex Vossianus LUMINIBUS.

V. 727. TOTISQUE MICARE FLORIBUS, UT SICCAE CURVUM PER LITUS ARENAE: NEC SPATIUM STELLIS, MUNDO NEC CEDERE SUMMAM *Caelum micare floribus,* id est stellis, *elegantissime,* inquit Scaliger; ut Lucretius,

Bina lucernarum florentia *lumina flammis.*

Atqui aliud longe est, *lucernas florere flammis*; aut ut Ovid Fast v, 363 *collucere floribus agros*, et Stat. Theb. ii, 275. *arcano florentes igne smaragdos*· aliud *caelum lucere floribus.* Illa belle, hoc nequaquam. Sed ut hoc condonemus; an *totis* quoque *floribus* elegantissimum est? In manuscriptis omnibus hi versus alio veniunt ordine;

totisque micare,
Nec spatium stellis, mundo nec cedere summam,
Floribus, ut siccae curvum per litus arenae.

Scaliger pro imperio loca permutare jussit. Sed utrumvis ordinem admiseris, nullus sensus exorietur Quid enim est *spatium cedere stellis*? quid *summam mundo cedere*? veteres quattuor, *totumque micare,* non *totis*: tum versum sic

 inchoant,

Stipatum ſtellis mundum; nec cedere ſummâ
Floribus, aut ſiccae curvum per litus arenae:
Sed quot eant ſemper naſcentes aequore fluctus,
Quot delapſa cadant foliorum millia ſilvis,
Amplius hoc ignes numero volitare per orbem.
Utque per ingentes populus deſcribitur urbes,
Praecipuumque patres retinent, et proximum equeſter
Ordo locum; populumque equiti, populoque ſubire
Vulgus iners videas, et iam ſine nomine turbam:

Sic

Vulg v 728 NEC SPATIUM ſtellis MUNDO—SUMMAM. 733. INGENTEM—URBEM 736. ETIAM

inchoant, *Spatium ſtellis*, ſine illo *nec*: deinde pro *mundo ſummam* habent *mundum ſumma*; et poſtremo *aut ſiccae*, non *ut* Unde facilis et certa naſcitur emendatio;

TOTUMQUE *micare*
STIPATUM *ſtellis* MUNDUM; *nec cedere* SUMMA
Floribus, AUT *ſiccae curvum per litus arenae.*

V. 733 UTQUE PER INGENTEM POPULUS DESCRIBITUR URBEM Vetuſti omnes, *ingentes orbes.* Lege, INGENTES URBES Hoc maluit auctor ne, ſi unam urbem Romam denotaret, in eo offenderet, quod non ſupra patres principem nominaſſet.

V 736 VULGUS INERS VIDEAS ETIAM SINE NOMINE TURBAM Diſtingue,

Vulgus iners videas, ET IAM *ſine nomine turbam*

Quinque gradus in civitate facit, ſenatum, equites, populum, vulgus, et ſine nomine turbam.

V. 737. SIC ETIAM MAGNO QUAEDAM RESPONDERE MUNDO HAEC NATURA FACIT, QUAE CAELI CONDIDIT ORBEM. *Reſpondere* coniugationis tertiae omnem barbariem exſuperat Nec ſcias, numeri an ſententia ſit pejor Gemblacenſis *res pendere*

ceteri

Sic etiam in magno quaedam respublica mundo est;
Quam natura facit, quae caelo condidit urbem.
Sunt stellae procerum similes, sunt proxima primis
Sidera, suntque gradus, atque omnia iura priorum.
Maximus est populus, minimo qui lumine fertur,
Cui si pro numero vires natura dedisset,
Ipse suas aether flammas sufferre nequiret,
Totus et accenso mundus flagraret olympo.

Vulg. v. 737 RESPONDERE mundo. 738 HAEC—CAELI—ORBEM 740. IUNCTA PRIORI. 741. SUMMO qui CULMINE.

ceteri *respondere*. Vossianus *mundo est;* omnes *Quam natura,* et *quae caelo*. Repone,

Sic etiam IN *magno quaedam* RESPUBLICA *mundo* EST,

QUAM *natura facit, quae* CAELO *condidit* URBEM

Respublica compendiose scriptum erat, *Resp.* Inde librariorum hariolationes *pendere, pondere*.

V. 740 SUNTQUE GRADUS, ATQUE OMNIA IUNCTA PRIORI. Quid sibi velint *omnia iuncta priori,* frustra opinor quaesiveris. Pro *iuncta* vetusti omnes *victa*· pro *priori* Gemblacensis *priorem;* Lipsiensis *priore,* Vossianus *priorum;* ut et pro varia lectione Lipsiensis. Repone,

suntque gradus, atque omnia IURA PRIORUM.

Livius II, I *omnia* iura, *omnia insignia primi consules tenuere*.

V. 741 MAXIMUS EST POPULUS SUMMO QUI CULMINE FERTUR Libri quidem universi, *summo culmine*, mendosa tamen lectio est, et ipsi caelo repugnat *Maximus populus* sunt stellae sextae magnitudinis sive minimae, non in *summo* modo *culmine*, sed per omne caelum dispersae; quibus si pro numero vires adessent, totus mundus conflagraret. Repone igitur, iubente ipsa sententia,

Maximus est populus, MINIMO *qui* LUMINE *fertur*.

FINIS ΣΥΝ ΘΕΩ.

INDEX RERUM MEMORABILIUM.

A.

ABligurıtorum genitura. ıv, 536.
Actiacum bellum i, 912 v, 52
Acutorum et solertium genıtura ıv, 241.
Aegyptii inventores astronomiae i, 45
minus colorati Indis ıv, 727.
Aegyptus subiecta Arieti. ıv, 752
Aemilia gens. i, 794
Aeneas. ıv, 24.
Aerarii custodum genitura. v, 359.
Aerariorum et Ferrariorum genitura. ıv, 250.
Aethiopia Cancro subiecta. ıv, 758.
Aethiopes ıv, 723.
Africa ıv, 659
Scorpio subiecta. ıv, 779.
Agilium genitura ıv, 242 v, 61; 110.
Agricolarum genitura. ıv, 140; 525. v, 272.
Agrippa i, 796
Amatorum genitura. v, 156.
Ambitiosorum genitura v, 155.
Amicitiae rara exempla ii, 582.
Andromeda i, 357. v, 538
quales generat. v, 620.
Anguis i, 313
Annonae redemptorum genitura. v, 248.
Antichthones i, 239.
Antistitum genitura. ıv, 547 v, 344.
Aquario quae regiones subiectae. ıv, 797.
quales generat. ıv, 259; 572.
Aquila i, 350
quales generat. v, 491
Aquilices sub quo signo eduntur. ıv, 261
Ara sidus. i, 428
quales generat v, 344.
Arabia Tauro subiecta ıv, 754.
Arabicus sinus. ıv, 658
Arctophylax i, 323.
Arcturus i, 325
quales generat. v, 358.
Argentifabrorum genitura. ıv, 249.
Argo. i, 419.
quales generat. v, 40.
Arieti quae regiones subiectae. ıv, 744.
quales generat. ıv, 124; 506.
Arma venatoria parantium genitura. v, 199.
Armenia Leoni subiecta. ıv, 761.
Armorum studiosi sub quo signo. ıv, 227.
Artium origo. i, 85.
Asia ıv, 672.
Tauro subiecta. ıv, 753.
Astrologiae auctores primi. i, 30.
Astrologi et Mathematici sub quo signo. ıv, 158
Atalanta. v, 180.
Athla xii iii, 96.
Aucupum genitura. v, 368.
Augustus i, 798
Augusti genitura ii, 509. ıv, 553
Aurificum genitura ıv, 249. v, 505.
Aurifossorum genitura. v, 523.
Aurilegulorum genitura. v, 527.
Axis Mundi i, 286.

B

Babylonia piscibus subiecta ıv, 800.
Bellerophontis genitura v, 97
Bellicosorum genitura. ıv, 220.
Bestiariorum genitura ıv, 178; 224.
Bithynia leoni subiecta. ıv, 761.
Bootes i, 323.
Brutus. i, 783

C.

Caecorum genitura. ıv, 534.
Caesar divus. i, 797
Caesaris interitus. ıv, 57
Calculatorum genitura. ıv, 206.
Camillus i, 782.
Cancro regiones subiectae. ıv, 758.
quales generat ıv, 165; 531.
Canicula. i, 403 v, 207.
quales generat. v, 220.
Canum studiosi sub quo signo eduntur v, 200.
Cannensis clades. ıv, 37; 567; 661

Canopus.

INDEX.

Canopus. i, 216.
Cantorum genitura. v, 329.
Capella. i, 373.
quales generat. v, 135.
Cappadocia leoni subjecta. iv, 761.
Caprariorum genitura. v, 115.
Capricorno regiones subiectae iv, 795.
quales generat. iv, 243 ; 569.
Cardines geniturarum ii, 789.
Cardinum intervalla. ii, 842.
Cardinum vires. ii, 808.
Caria Virgini subiecta. iv, 768.
Carnificum genitura. v, 625.
Carrucariorum genitura. v, 350.
Carthago iv, 659.
Scorpioni subiecta iv, 778.
Caspium mare. iv, 650.
Cassiepia. i, 361
quales generat. v, 506.
Cato. i. 795.
Centaurus i, 425.
quales generat. v, 350
Cepheus. i, 361.
quales generat. v, 449.
Cetus. i, 440.
quales generat. v, 658.
Cetariorum genitura v, 658
Chaldaei inventores astronomiae i, 43.
Chronocratoriae XII signorum. iii, 567.
Chronocratoriae dodecatopi. iii, 581.
Cicero. i, 792
Cilicia aquario subiecta. iv, 799.
Cinaedorum genitura. v, 146.
Cinna. iv, 45.
Circulus aequinoctialis. i, 573.
Circulus antarcticus. i, 587.
Circulus arcticus. i, 564.
Claudia gens. i, 793.
Cloelia. i, 778. iv, 33.
Cocles. i, 779. iv, 32.
Cognitorum genitura. v, 321.
Coluri. i, 601.
Cometae. i, 811.
qualia significant i, 872.
Corona. i, 326.
quales generat. v, 256.
Corpulentorum genitura. iv, 150.
Corvinus. i, 780
Corvus. i, 424.
Cossus. i, 786.
Crater. i, 425.
quales generat. v, 236
Creta sagittario subiecta. iv, 789.
Croesus. iv, 64.
Curiatii et Horatii fratres. iv, 34.
Curii. i, 785. iv, 148.
Cursorum genitura. v, 638.
Cycnus. i, 344.
quales generat. v, 367.
Cynosura. i, 306.
quales generat. v, 699.

D.

Daemonium. ii, 938.
Daemonie in XII domibus. ii, 897.
Dea in XII domibus. v, 916.
Decania. iv, 298.
Decii. i, 787
Delatorum genitura. iv, 577
Delphinus. i, 353
quales generat. v, 418.
Deltoton. i, 360.
Deluvium Deucalionis. iv, 831.
Deorum tutelae in signis. ii, 433.
Desultorum genitura. v, 85.
Deus in XII domibus v, 909.
Deus mundum regit. i, 247.
Dicacium genitura. v, 145.
Dies noctesque sub aequatore aequales iii, 304.
Dies quo magis ab aequatore recedas magis variant. iii, 323.
sub polis sunt sex mensium iii, 356.
Ditis janua. ii. 951.
Dodecaeteris genethliaca iii, 547.
Dodecatemorion. ii, 693.
Dodecatemorion in Dodecatemoriis. ii, 740.
Doridos regio Virgini subiecta iv, 767.

E.

Ecliptica signa. iv, 818.
Eclipsibus probatur terrae rotunditas. i, 221.
Eclipsis Lunae quomodo et quando fit. iv, 843 ; 851.
Edacium genitura. iv, 538.
Elementorum dispositio. i, 149.
Eloquentium et Facundorum genitura. iv, 194.
Engonasis i, 322.
quales generat. v, 648.
Equariorum genitura iv, 232.
Equus sidus. i, 355.
quales generat. v, 635.
Erigone. ii, 32.
quales generat. iv, 189 ; 543.
Eumaei subulci genitura. v, 126.
Europa. iv, 682.
Euriporum deductores sub quo signo. iv, 281.
Euxinus Geminis subjectus. iv, 755.
Exlegum genitura. v, 495

F.

INDEX.

F.

Fabius cunctator. i, 788 iv, 39
Fabricius i, 785.
Fata regunt orbem. iv, 14
Fides sidus quales generat v, 410
Flaturariorum genitura iv, 250
Florum cultorum genitura v, 256
Foeneratorum genitura iv, 173
Fors Fortuna in xii domibus ii, 887
Fortuna in xii domibus ii, 927
Fortunae sedis indagandae methodus iii, 176
Fugacium genitura v, 648
Funambulorum genitura v, 653

G.

Galaxia, sive via lactea i, 682.
Gallia iv, 693, 716
    Capricorno subiecta iv, 793
Garrulorum genitura iv, 575
Garum v, 671
Gemellorum et Gemellipararum genitura iv, 585
Geminis quae regiones subiectae iv, 755.
    quales generant iv, 152; 527
Germania. iv, 692; 715
    Capricorno subiecta iv, 794
Glabratorum et Pumicatorum genitura. iv, 150.
Gladiatorum genitura iv, 225.
Gracchi v, 122
Graecia i, 519 iv, 720
Graeci palaestrae dediti iv, 721
Grassatorum genitura v, 649.

H

Hannibal iv, 568
Helice i, 303
Hellespontus Arieti subiectus iv, 746.
Heniochus. i, 368
    quales generat v, 71
Hesiodus ii, 12
Hesperos i, 178.
Hispania Capricorno subiecta iv, 793
Hoedus quales generat v, 314
Hoedi i, 372
    quales generant v, 109.
Homerus ii, 1
Horatii trigemini i, 776.
Horizon i, 646
Horoscopus quomodo indagandus iii, 203; 483
Hortulanorum et Olitorum genitura. v, 256.
Hyades quales generant. v, 119.
Hydra sidus i, 422

I

Iaculatorum genitura v, 294
Ignis semina ubique i, 850
India Geminis subiecta. iv, 757.
Indorum color iv, 724.
Inquietorum genitura. iv, 578.
Insidiatorum genitura iv, 648.
Insulae maris mediterranei. iv, 631.
Ionia Virgini subiecta iv, 767.
Iracundorum genitura. iv, 187 v, 221
Italia librae subiecta. iv, 773.
Iugulae sidus quales generat. v, 176.
Iulia gens i, 797
Iunius Brutus i, 783
Iurisperitorum genitura iv, 209.

L

Lacteus circulus i, 682
    Heroum sedes post mortem i, 756.
Lanariorum genitura iv, 130
Lascivorum genitura v, 109; 321
Legislatorum genitura. iv, 545
Leoni quae regiones subiectae iv, 759.
    quales generat iv, 178, 536.
Lepus sidus i, 419.
    quales generat v, 160
Liberalium hominum genitura. iv, 271
Libidinosorum genitura iv, 578
Librae quae regiones subiectae. iv, 773.
    quales generat iv, 205; 548.
Livius collega Neronis. i, 789
Lucifer Hesperos idem i, 177
Lunae deliquiis probatur terrae rotunditas. i, 221.
    revocatur crepitu aeris. i, 227.
Lycurgus i, 771
Lyra sidus i, 331
    quales generat. v, 329.

M

Macedonia Leoni subiecta. iv, 762.
Mancipes carcerum sub quo signo v, 621.
Mansuetariorum genitura iv, 235 v, 699.
Marcellus i, 786
Margaritariorum genitura v, 404.
Marii fortuna varia. iv, 46
Marsorum et Psyllorum genitura v, 391.
Mauri a colore oris dicti. iv, 730.
Meleager v, 176
Menander, Poeta comicus v, 475.
Mensorum genitura. iv, 205.
Mercatorum genitura iv, 167
Mercurius inventor Astronomiae. i, 30.
Meridianus i, 631.
Messeniacum bellum. iii, 14
Metallariorum genitura iv, 246.
Metelli. i, 794. iv, 68
Mimorum genitura. v, 479.

Mollium

INDEX.

Mollium et effeminatorum genitura. v, 146.
Mulionum genitura. v, 350.
Mons facer. v, 123.
Mulomedicorum genitura. v, 353; 643.
Mundi origo. i, 149.
variae de ea opiniones. i, 122.
Mundus divino numine vertitur i, 491. ii, 67.
Musicae vis v, 326.
Musicorum genitura. iv, 153; 529. v, 329.

N.

Natatorum genitura v, 422
Navicularioorum genitura. iv,274; 570. v,41.
Naumachorum genitura. iv, 288.
Nero collega Livii i, 789.
Notariorum genitura. iv, 197.
Notia sidera. i, 453

O

Olor sidus i, 344. v, 367.
Ophiuchus. i, 338.
quales generat. v, 390.
Orion. i, 394.
quales generat. v, 61.
Orpheus. i, 332. v, 326.

P.

Paedagogorum genitura. v, 455
Palamedes invenit numeros. iv, 206.
Papirius. i, 784.
Pella Alexandri Magni patria i, 768.
Pensatorum genitura. iv, 205.
Perigrinantium genitura. iv, 513 v, 137
Perseus liberat Andromedam. v, 567.
Persicum mare. iv, 652
Persis subiecta Arieti iv, 750.
Pestis Attica. i, 882.
Petauristarum genitura. v, 439.
Phaethontis incendium. i, 733. iv, 834.
Philippei campi i. 907.
Philoctetae genitura. v, 299.
Phrygia leoni subiecta. iv, 759.
Piscatorum genitura. iv, 285. v, 189; 297; 398.
Pilludiorum genitura. v, 168.
Piscibus quae regiones subiectae. iv, 800.
quales generant. iv, 273; 574.
Piscis Notius. i, 445.
quales generat v, 396
Pistorum genitura. iv, 251. v, 283.
Plato. i, 772.
Pleïades, quales generant. v, 143.
Pompeii, Cn. triumphi et interitus. i, 791. iv, 50.
Pompeius, Sex. i, 918.
Porta laboris in XII domibus. ii, 870.
Praedatorum genitura. iv, 509.
Priami interitus. iv, 64.
Procyon. i, 419.
quales generat v, 200.
Prodigorum genitura. iv, 271
Prophetarum genitura v, 347.
Propontis Arieti subiecta. iv, 749.
Pudibundorum genitura. iv, 200
Pugilum genitura. v, 167.
Pumicatorum genitura. v, 150.
Punica bella. v, 51.
Pyrrhus i, 784.

Q

Quadrigariorum genitura iv, 231. v, 73.
Quaesitorum capitalium genitura. iv, 550. v, 410
Quirinus, i, 799.

R

Rapacium genitura v, 492.
Rhodos secessus Tiberii. iv, 764
Rhodos virgini subiecta iv, 763
Roma sub Libra condita. iv, 773.
Romanorum temperatura. iv, 718.

S

Sagariorum genitura iv, 252.
Sagitta sidus. i, 349.
quales generat. v, 294.
Sagittario quae regiones subiectae. iv, 787.
quales generat. iv, 230; 561
Sagittariorum genitura v, 295.
Salacium genitura. iv, 290. v, 143.
Salinatorum genitura v, 682
Salis conficiendi modus v, 684.
Salmonei genitura. v, 91
Salsamentorum genitura. v, 672.
Saltatorum et scenicorum genitura v, 323.
Salutatorum genitura v, 66.
Sanctorum genitura. iv, 572.
Sardinia scorpio subiecta. iv, 782.
Satellitum genitura. v, 502.
Scaevola. iv, 31.
Scipiones. i, 790.
Scorpioni quae regiones subiectae iv, 778.
quales generat. iv, 220, 554.
Scythia tauro subiecta iv, 753.
Sectorum genitura. v, 319.
Seditiosorum genitura. v, 122.
Sedulorum genitura. v, 634.
Seplasiariorum genitura. v, 263.
Serranus. iv, 148.
Servius iurisconsultus. iv, 213.
Severorum genitura. v, 450.
Sicilia librae subiecta. iv, 783.
Signa antarctica. i, 454.
Signa asyndeta. ii, 391.

Signa

INDEX.

Signa Auſtralia i, 394
Signa biformia ii, 170
Signa communia ii, 230.
Signa contraria ii, 402
Signa currentia ii, 245
Signa debilia ii, 256
Signa dextra ii, 293
Signa duplicia ii, 175.
Signa ecliptica iv, 818
Signa fecunda ii, 236
Signa ferina ii, 156
Signa feſſa ii, 249
Signa gemina et paria ii, 159
Signa hexagona ii, 361, 375
Signa humana ii, 155
Signa maſculina, feminina ii, 151
Signa nocturna, diurna ii, 203
Signa perverſa ii, 197
Signa recta aut ſtantia ii, 247.
Signa ſeptentrionalia i, 301
Signa ſterilia ii, 238.
Signa terreſtria, aquatica ii, 223.
Signa tetragona ii, 290
Signa trigona ii, 276
Signa tropica ii, 265
Signa xii Zodiaci i, 263
Signorum xii Apoteleſmata iv, 122
Signorum orientium apoteleſmata iv, 504
Signorum Chronocratoriae iii, 564
Signorum conſenſus in viſu et auditu ii, 466
Signorum obliquitas iii, 225
Signorum triplicitates contrariae ii, 520
Signorum tutelae in membris humanis ii, 453. iv, 704
Signorum partes noxiae iv, 444
Simplicium ingeniorum genitura iv, 188
Socrates i, 772
Solertium genitura. v, 61, 314
Solon i, 771
Sors Fortunae iii, 96
Spica ſidus quales generat v, 271
Stadiaſmi anaphorici methodus iii, 418
Stadiaſmi anaphorici exemplum iii, 275
Stadiodromorum genitura v, 162, 638
Stellae ſeptem errantes i, 803
Stellarum et ſolis forma rotunda i, 208
Stellarum magnitudo v, 710
Stratorum genitura v, 352
Subulcorum genitura v, 125
Syri criſpi iv, 72?
Syria arieti ſubiecta iv, 750

T

Taciturnorum genitura iv, 150.
Tarquinius Priſcus iv, 66
Tauro quae regiones ſubiectae iv, 753
quales generat iv, 140, 519
Temporum tutelae iii, 510
Temulentorum genitura v, 143; 226, 246, 322
Terra ſtabilis in medio mundi i, 168, 202
Terrae diviſio iv, 588.
Terrae forma rotunda i, 204
colligitur ex eclipſibus i, 221
Teſſellatorum genitura v, 508
Tetragona ſigna ii, 290
Teucri genitura v, 298.
Thebanum bellum iii, 15
Themiſtocles i, 774
Theocritus ii, 40
Thraſymenus lacus iv, 39, 567
Tibicinum genitura v, 330
Timidorum genitura v, 135
Tortorum et carnificum genitura v, 413
Tragoedorum et Comoedorum genitura v 458.
Trebiae clades iv, 567, 661
Trepidorum genitura iv, 138
Trigona ſigna ii, 276
Triumphantium genitura iv, 562 v, 499
Tropicus Cancri i, 566
Tropicus Capricorni i, 580
Typhonis ſedes ii, 874.

V

Varro fugiens ex praelio Cannenſi iv, 38
Varus, Quintilius i, 897
Velocium genitura v, 61, 160, 448.
Venatorum genitura iv, 178, 223 v, 176
Venditatorum genitura iv, 139
Venus in piſcem iv, 580
Veſtiariorum genitura iv, 132
Vinitorum genitura v, 238
Violentorum genitura iv, 579 v, 220
Virgini quae regiones ſubiectae iv, 763
quales generat iv, 189; 513
Univerſi totius dimenſio i, 539
Voluptariorum genitura iv, 290 v, 112
Urbium conditorum ac everſorum genitura iv, 556
Urinatorum genitura v, 399, 434
Urſae caeleſtes i, 301
quales generant v, 699

X

Xerxes iv, 65

Z.

Zodiacus i, 666

www.ingramcontent.com/pod-product-compliance
Ingram Content Group UK Ltd.
Pitfield, Milton Keynes, MK11 3LW, UK
UKHW021927290826
14793UKWH00003B/510

9 781379 608448